MANUEL MÉDICAL

DES

EAUX MINÉRALES

Corbeil, typ., stér. et galv. de Crété fils.

MANUEL MÉDIC L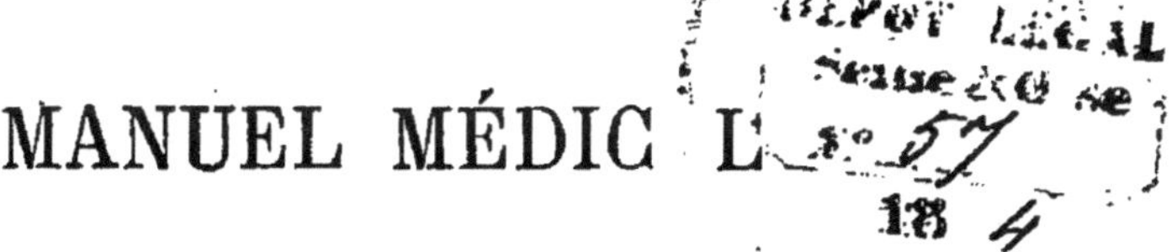

DES

EAUX MINÉRALES

PAR

EUG. LE BRET

MÉDECIN-INSPECTEUR HONORAIRE DES EAUX DE BARÉGES

PRÉSIDENT DE LA SOCIÉTÉ D'HYDROLOGIE MÉDICALE DE PARIS (1873-1874)

VICE-PRÉSIDENT DE LA SOCIÉTÉ DE BIOLOGIE (1859)

LAURÉAT DE L'ACADÉMIE DE MÉDECINE, MEMBRE DES SOCIÉTÉS DE MÉDECINE
DE BORDEAUX, DE CHAMBÉRY, ETC.

CHEVALIER DE LA LÉGION D'HONNEUR.

PARIS

ADRIEN DELAHAYE, ÉDITEUR

PLACE DE L'ÉCOLE-DE-MÉDECINE

—

1874

AVANT-PROPOS

Ce nouveau manuel a pour objet de présenter en substance tout ce que nous possédons de connaissances sur la thérapeutique minéro-thermale. Parmi les publications relatives aux eaux minérales, celles-là seules qui ont une autorité scientifique devaient contribuer à une œuvre sérieuse. C'est surtout des *Annales de la Société d'hydrologie médicale de Paris* que procèdent les éléments de cette synthèse. L'expérience de plusieurs stations thermales différentes et des travaux antérieurs m'ayant porté à comparer la valeur des diverses eaux médicinales, appropriées au traitement des maladies chroniques, je me propose particulièrement de fixer l'attention des médecins sur les établissements les plus accrédités, sur ceux qui associent les conditions d'une installation balnéaire perfectionnée aux ressources naturelles et aux avantages hygiéniques de leur situation. Des exemples notoires sont pris dans ce but en France et à l'étranger, en vue d'être utile aux malades et de seconder l'intervention du praticien.

Je suppose acquise la connaissance des problèmes de pathologie que soulèvent les applications des agents médicaux à la cure des états morbides, constitutionnels ou diathésiques. C'est pourquoi je me suis appliqué à l'exposé des médications représentées par les eaux minérales, soit en elles-mêmes, soit à l'aide des procédés d'emploi qui leur sont propres, soit encore en raison des circonstances accessoires à leur usage. Les indications et les contre-indications ont été retracées aussi fidèlement que possible, telles qu'elles ressortent de l'observation des effets des eaux. Les discussions de doctrines ne pouvaient s'étendre dans un ouvrage qui vise à résumer ce qu'il y a de plus pratique et de plus admissible en hydrologie médicale. Aussi dois-je solliciter l'indulgence pour les formes dogmatiques qu'il m'a fallu prendre parfois, afin de ne pas dépasser mon programme. Ces affirmations sont la résultante d'une étude réfléchie et impartiale, à l'adresse du lecteur bienveillant.

Mai 1874.

MANUEL MÉDICAL

DES

EAUX MINÉRALES

SECTION PREMIÈRE

GÉNÉRALITÉS

Minéralisation. — Thermalité. — Modes d'emploi des *eaux minérales* : eaux en boisson ; bain ; douches ; étuves, bains de vapeur ; salles d'inhalation ; inhalations, bains et douches de gaz acide carbonique ; bains et applications topiques de boues minérales et de conferves ; eaux mères. — Moyens adjuvants et circonstances auxiliaires de l'emploi des *eaux minérales* : massage ; gymnastique et exercice ; hydrothérapie ; cure du petit-lait ; cure de raisin ; climat, altitude et saisons ; régime et hygiène.

Les *eaux minérales* naturelles, considérées dans leurs propriétés médicinales, soit à cause des divers principes qu'elles tiennent en dissolution, soit eu égard à la température dont elles sont douées, constituent une médication complexe, particulièrement appropriée au traitement des maladies chroniques.

1

L'emploi thérapeutique des *eaux minérales* se compose d'une série d'actions destinées à rappeler la santé.

Ces actions doivent être rapportées à quatre éléments curatifs, savoir :

1° L'*eau minérale*, au point de vue de sa composition ;

2° La thermalité ou l'absence de chaleur des *eaux minérales* ;

3° Les modes et procédés d'emploi variés dont dispose la médecine minéro-thermale ;

4° Les conditions hygiéniques et adjuvantes qui concourent au but du traitement.

I. — Minéralisation.

On admet, en général, comme *eaux minérales* celles qui se différencient de l'eau douce parce qu'elles tiennent en solution une quantité assez notable de matières salines, celles qui sont caractérisées par la présence de principes gazeux, ou même uniquement par une température supérieure à celle de l'air ambiant, mais suffisamment, dans toutes ces circonstances, pour exercer sur l'économie animale une action plus ou moins prononcée.

Les *eaux minérales* émergent des terrains anciens ou modernes, de cristallisation ou de sédiment, sous toutes les zones, sous tous les climats et dans toutes les contrées. On remarque que celles qui se distinguent par une haute température sont fréquentes au voisinage des volcans, ou du moins que, lorsqu'elles s'ouvrent dans des terrains de transition ou au milieu des couches inférieures des terrains secondaires, c'est toujours à proximité des roches granitiques, d'origine primitive. Sans qu'il soit possible de l'établir partout d'une manière exacte, il existe un rapport entre la nature des milieux

souterrains où se forment les *sources minérales* et la composition de celles-ci. Il faut tenir compte, à propos de
ces phénomènes, difficiles à apprécier, des conditions
de pression et des forces électro-chimiques qui président
à la minéralisation des eaux dans les profondeurs du sol,
et sur lesquelles nos connaissances sont encore bornées. Pour certaines *eaux minérales*, dites *de lixiviation*,
on assiste en quelque sorte à leur formation à ciel ouvert.
C'est ainsi qu'à *Cransac* (France) les infiltrations pluviales à travers les détritus de terrain houiller et pyriteux ont donné naissance à des eaux très-chargées de
principes minéraux, et qu'à *Püllna* (Bohême) des puits
artificiels sont creusés dans le basalte et communiquent
à l'eau qui s'y amasse des propriétés médicamenteuses.
Mais, comme on l'a fait remarquer, la notion du gisement des sources au voisinage des formations érupti-
ves, anciennes ou récentes, n'éclaire pas complétement
le fait de la minéralisation. Des groupes de terrains, à
peu près de même nature élémentaire fournissent des
eaux minérales différentes, généralement sulfureuses dans
les Pyrénées, bicarbonatées sodiques dans le massif
d'Auvergne, dépourvues de sulfures alcalins dans les
Vosges. Il y a donc autre chose à considérer que la base
soluble dans la composition des *eaux minérales*. « Suivant
« les lieux, disent MM. Delacroix et Robert, des courants
« gazeux, acides, très-divers, font irruption dans les mas-
« ses terrestres et font ainsi, pour les mêmes terrains,
« varier la minéralisation des eaux qui en émanent. Il
« résulte de là que, dans les cas si nombreux où les
« principes minéralisateurs des eaux ne préexistent pas,
« solubles et tout formés, ou prêts à se former entre
« éléments sur place, il y a une importante distinction à
« faire entre le rôle du terrain, qui consiste principale-
« ment alors à fournir des bases, et celui des acides

« dissolvants, dont l'origine peut être fort éloignée (1). »
D'ailleurs il est des *eaux minérales*, et parmi les plus
chaudes en particulier, dont la pesanteur spécifique est
la même que l'eau distillée ; les réactifs n'y décèlent
d'autres substances étrangères qu'une très-faible proportion d'acide carbonique et d'azote et des quantités inappréciables de silice ou de chlorure de sodium ; on doit
leur reconnaître un état de pureté bien accusé. D'autres
sont le résultat de décomposition de leurs principes, en
vertu de laquelle on a admis des *eaux accidentelles* (Fontan),
telles que les eaux sulfatées calciques ou même sodiques
qui ont subi une action réductive, sous l'influence de
matières organiques amassées à la surface du sol, et sont
devenues *sulfurées*. Ces questions reviendront à propos
des diverses sources minérales dont la thérapeutique
dispose ; elles touchent également aux considérations
de thermalité, qui seront envisagées à part. Le seul fait
que l'état de la science autorise à retenir jusqu'ici, c'est
que toutes les eaux ne sont pas rendues minérales et
échauffées par les mêmes causes et les mêmes agents.

Sur les variations et les changements notables que
peut présenter la constitution chimique des *eaux minérales*, examinées à différentes époques, on n'arrive pas
non plus à une détermination rigoureuse. On comprend
cette incertitude due à l'ignorance où nous sommes des
mutations que subissent les couches traversées par les
eaux, soit que ces bancs se disloquent, s'épuisent, ou
changent d'identité par la suite des temps, ou d'une
manière accidentelle. Quelques-unes de ces variations
ont été reconnues à peu près stables dans certaines
sources, et on a pu en tenir compte pour arriver à des
proportions précises d'éléments minéralisateurs, qui

(1) *Les Eaux*, E. Delacroix et A. Robert. Paris, 1865, p. 52.

n'infirment en rien la valeur de l'analyse. Il est des régions montagneuses où la fonte des neiges, l'abondance des eaux pluviales, semblent modifier le débit et la minéralisation des sources. Ailleurs, par exemple à *Balaruc*, le voisinage d'un étang salé et la direction des vents provoquent des variations analogues. Enfin, si les observations des expérimentateurs, notamment à *Vichy*, à *Carlsbad*, à *Manheim*, etc., n'ont pas toujours concordé entre elles, il s'en faut que ces différences, intéressantes au point de vue de la chimie et de la géologie, aient quelque importance pratique, pour la majorité des eaux employées en médecine.

L'*Annuaire des eaux de France*, ouvrage publié par ordre ministériel en 1853 et malheureusement resté inachevé, énonce comme étant assez restreint le nombre des substances qui entrent habituellement dans la composition des *eaux minérales* naturelles. « On y rencontre « un fort petit nombre d'acides et un fort petit nombre « de bases se saturant réciproquement, au moins pour « l'ordinaire. Quand la saturation n'est pas complète, ce « sont toujours les acides qui sont en excès, jamais les « bases. Les acides sont : l'acide carbonique, les acides « sulfhydrique et sulfurique, l'acide chlorhydrique et « ses acolytes, les acides bromhydrique et iodhydrique, « les acides azotique, phosphorique et arsénique. Les « bases sont : parmi les alcalins, la soude, très-rarement « la potasse : parmi les terres, la chaux, la magnésie ; « parmi les métaux, les protoxydes de fer et de manga- « nèse. Il faut ajouter à cette liste des éléments habi- « tuels des *eaux minérales*, deux gaz qu'elles emprun- « tent vraisemblablement à l'atmosphère : l'oxygène et « l'azote ; deux corps que l'on doit considérer comme « indifférents : ce sont l'acide silicique et l'alumine, « enfin, des matières azotées, dont quelques-unes

« jouent le rôle d'acide(1). » Cette énumération, dont l'exactitude n'a pas été contredite jusqu'à ce jour, se complète en signalant quelques corps en proportions peu significatives que la chimie constate également dans les *eaux minérales*, à savoir : les acides borique et fluorhydrique, la lithine, la baryte, la strontiane, et, parmi les métaux, le cuivre, le nickel, le cobalt, le titane. Postérieurement à l'*Annuaire*, la méthode d'analyse spectrale, imaginée par Kirchoff et Bunsen, a permis de découvrir deux nouveaux métaux alcalins, le rubidium et le cœsium, dans plusieurs eaux d'Allemagne (*Kissingen, Kreuznach, Baden*, etc.), et en France dans celle de *Bourbonne*, expérimentée par M. Grandeau (2). A l'exception de la lithine, dont la proportion relativement considérable a été invoquée récemment pour expliquer l'efficacité de certaines eaux, en vue du traitement des affections calculeuses, ces découvertes n'ont pas encore servi à la thérapeutique, sans préjudice toutefois de leur véritable valeur scientifique.

La présence de l'arsenic dans les *eaux minérales* a donné lieu à d'importantes recherches, depuis qu'en 1839, M. Tripier, pharmacien militaire, annonça à l'Académie des sciences qu'il avait trouvé dans les dépôts de l'eau thermale de *Hamman-Meskoutin* (Algérie) une petite quantité de ce corps, à l'état d'arséniate de chaux et de strontiane. Ultérieurement, on en a découvert, à l'état d'acide arsénique combiné aux alcalis dans les eaux de la *Bourboule* (0^{gr},014), de *Vichy* (0^{gr},009), du *Mont-Dore* (0^{gr},003), de *Plombières* (0^{gr},0002). Relativement à l'origine présumée de l'arsenic dans les eaux naturelles ou dans les vapeurs qui s'en dégagent, on a pu se baser sur

(1) *Annuaire des eaux de France* pour 1851, p. 322.
(2) *Annales de la Soc. d'hydrolog. méd.*, tome VIII, p. 452.

ce qui se passe à *Cransac*, où l'eau de mine, produit de l'oxydation des pyrites par combustion, au milieu de terrains volcaniques, contient une certaine proportion de sulfure d'arsenic. A *Chaudes-Aigues*, le sédiment de la fontaine du Par a fourni à l'analyse une véritable pyrite arsenicale (25 p. 100). Quelque contradictoires que paraissent les opinions des chimistes relativement à l'état où on rencontre l'arsenic en dissolution dans les *eaux minérales*, il semble acquis qu'elles empruntent ce métalloïde aux minerais principalement ferrugineux, dans lesquels l'arsenic existe sous forme de sulfure (1).

Sans aller plus loin, il est à remarquer que presque toutes les *eaux minérales* contiennent de l'acide carbonique libre et combiné, et que celles qui en sont chargées en grande quantité sourdent principalement de terrains volcaniques anciens et modernes. Quelques-unes doivent être considérées comme de véritables dissolutions d'acide carbonique, par exemple celle d'*Orezza*. D'autres renferment plus de la moitié de leur propre volume d'acide carbonique, sans compter celui qui est combiné aux bases et aux oxydes, soit près de trois fois le volume de l'eau (2). On sait quel parti la thérapeutique et l'hygiène tirent de cette abondance d'eaux, qualifiées d'*acidules* dans les anciennes classifications et bien caractérisées par leur saveur aigrelette et un dégagement gazeux, plus ou moins intense.

Quant à l'hydrogène sulfuré, dont la présence se révèle dans une certaine catégorie d'eaux et même doit être regardé comme principe minéralisateur essentiel pour beaucoup d'entre elles, il trouve souvent ses applications dans les procédés d'*inhalation*, qu'utilise la médecine thermale.

(1) LEFORT, *Traité de chimie hydrologiq.*, p. 437.
(2) LEFORT, *loc. cit.*

Un des caractères physiques les plus frappants dans un grand nombre d'*eaux minérales*, de composition variée, est leur *onctuosité*. C'est une matière organisée, bien étudiée aujourd'hui, qui leur procure cette propriété remarquable. A Fontan revient le mérite d'avoir, en 1837, donné une bonne description de la plante ou conferve qui se développe spécialement dans les eaux sulfureuses, en filets blancs ou filaments très-ténus, de 1 à plusieurs centimètres de longueur et du diamètre de $\frac{1}{1200}$ à $\frac{1}{400}$ de millimètre, avec les caractères propres aux algues filamenteuses, et que cet observateur désigna sous le nom de *Sulfuraire*. Avant lui, on avait reconnu dans les eaux de la chaîne des Pyrénées, ou qui en proviennent, une substance multiforme, mais toujours de nature organique, *Barégine* (Longchamp), *Glairine* (Anglada), ou encore *Zoogène*, formée en définitive d'algues microscopiques, voisines des *Hygrococis* et *Leptothrix*, et dans la constitution de laquelle entrent une proportion considérable de silice, de la cellulose, et un ou plusieurs principes azotés non cristallisables. Des animalcules infusoires fourmillent parfois dans cette matière, dont l'origine et le mode de formation n'ont pas encore été déterminés. Il est à noter une différence d'habitat pour la sulfuraire qui n'existe que dans les eaux sulfureuses d'une température inférieure à 50° (Fontan); parfois elle offre une coloration noire due à la production d'une certaine quantité de sulfure de fer dans le tissu de la conferve qui s'est décomposée à l'abri du contact de l'air (Filhol). On rencontre la matière gélatineuse ou glairine, dans diverses eaux thermales bicarbonatées ou chlorurées (*Bourbonne, Bourbon-l'Archambaud, Wiesbaden, Carlsbad*), à l'état de dissolution. Au contraire, dans d'autres eaux, comme à *Néris*, à *Dax*, il s'agit d'algues arthrodiées, appartenant à la classe des *nostochs*, des *anabaines*, des *trémelles*, et dont la végétation en tubes membraneux et vésiculeux, d'un beau vert, au fond et sur les parois des bassins d'eau thermale, est des plus curieuses. A *Vichy*, à *Bagnères-de-Bigorre*, se constate une flore cryptogamique analogue dans les réservoirs des sources. M. Filhol a trouvé de l'iode dans la Sulfuraire et la Barégine. Il y en a également dans les conferves immergées à *Néris*, et la masse gélatiniforme que représentent celles-ci est occupée par des bulles de gaz disséminées en grand nombre.

Ces matières trouveront leur place dans les applications thérapeutiques. Toutefois, s'il n'est pas permis d'assigner à la sulfuraire et autres confervacées une signification bien nette dans la composition des *eaux minérales*, ne peut-on rattacher à la présence des substances organiques en question les phénomènes d'affinités encore obscurs, qui relient les principes minéralisateurs entre eux? Autrement dit, nous leur reconnaîtrions volontiers un rôle de catalyse, tel que l'entendait Berzélius, et capable de mettre en jeu la combinaison des éléments de minéralisation, sans y participer chimiquement, par simple phénomène de contact.

Une partie des sels que les *eaux minérales* contiennent peut disparaître, lorsqu'elles se trouvent exposées à l'air; dans certains cas, des dépôts abondants et variés s'amassent, au sortir de la source, et donnent lieu à ces travertins et à ces incrustations calcaires exploitées dans plusieurs localités (Tivoli, Saint-Allyre, Saint-Nectaire). Quelquefois ces dépôts consistent en silice et fer hydraté. On a tiré des inductions de ces nombreux exemples de dépôts formés autour d'une source, et qui se passent sous nos yeux, pour remonter à l'action ancienne qui a pu participer à la création des terrains de sédiment à la surface du globe. Mais la médecine ne profitant pas de ces échantillons de stratification, nous nous bornerons à les signaler. Il n'en est pas de même des dépôts spontanés, connus sous le nom de *Boues*, et que les *eaux minérales* abandonnent par précipitation soit sur le sol, soit dans les réservoirs.

Les *Boues*, pour lesquelles le *Dictionnaire d'Hydrologie médicale* (1) propose de substituer la dénomination de *limon*, mieux adaptée à l'usage thérapeutique, se distinguent en *limon minéral* et *limon végétal*. Le *limon minéral* (*Mineralmoore* des Allemands), est formé tantôt par un terrain marécageux ou tourbeux, que traversent ou même baignent simplement des courants d'*eau minérale*, quelquefois thermale (*Saint-Amand, Barbotan*, en France ; *Franzensbad*, en Bohême ; *Balaton-Füred*, en Hongrie), tantôt par un dépôt limoneux fluviatile, et également minéralisé par des griffons d'eau sulfatée mixte, d'une température de + 60°, ainsi que *Dax*, au bord de l'Adour, nous en fournit un exemple très-digne d'intérêt. Ailleurs, on se sert de boues confervoïdes ou *limon végétal* (*Mineralschlamm*), composé de dépôts organiques, imprégnés d'*eau minérale* (*Néris, Bourbon-Lancy, Bourbonne, Bagnères-de-Luchon* et les stations similaires, en Allemagne). La médication comparative, à laquelle prêtent ces diverses formes de boues minérales, sera appréciée comme il convient à propos de la médication minéro-thermale.

II. — Thermalité.

La thermalité des *eaux minérales* a une importance incontestable dans les applications thérapeutiques de ces eaux qu'on a qualifiées avec justesse de *médicamenteuses*

(1) *Dictionnaire général des eaux minérales, etc.*, Durand-Fardel, Le Bret et Lefort ; 1860.

ou *médicinales*, et pour un certain nombre d'entre elles douées d'une faible minéralisation, c'est en quelque sorte la propriété essentielle, la seule du moins dont nos moyens d'investigation nous donnent la détermination. Il n'y a pas lieu de s'étonner si l'origine et la nature de cette chaleur des eaux naturelles, s'approchant quelquefois de la chaleur de l'eau bouillante, ont fixé l'attention des savants et livré carrière aux théories plus ou moins ingénieuses dans le but d'expliquer un phénomène en apparence extraordinaire. Peu de sujets prêtèrent autant à l'hypothèse dans le passé, et nous ne jurerions pas que quelques opinions chimériques ne règnent encore à cet égard.

En ce qui concerne l'origine de la thermalité des eaux, deux opinions fondamentales sont à considérer, à savoir :

1° Que la température des eaux thermales se lie exclusivement à l'existence des volcans et dépend, ainsi que les phénomènes volcaniques eux-mêmes, de causes purement locales ;

2° On a attribué cette température à des causes plus générales et inhérentes à la constitution même du globe terrestre (1).

On suppose, dans la première de ces théories, et c'était celle qu'adoptait Laplace, que l'eau des sources thermales serait de l'eau de l'extérieur, celle des ruisseaux, des rivières, des fleuves, qui, pénétrant à travers la croûte du globe, jusqu'à la rencontre des couches incandescentes, pyriteuses, houillères en combustion, foyers volcaniques et points de départ des tremblements de terre et des soulèvements, remonterait ensuite, chargée de principes différents, à la surface du

______

(1) GODRON, *De l'orig. et de la tempér. des eaux thermales*, Nancy, 1841.

sol. Lyell n'hésite même pas à croire que les eaux terrestres sont soumises à une double circulation, l'une occasionnée par la chaleur solaire, l'autre résultant de la chaleur produite dans l'intérieur de notre planète (1). Il est certain que beaucoup de sources thermales émergent au pied des volcans en ignition; mais on en rencontre un plus grand nombre à une très-grande distance de ces foyers de combustion, et la température de celles-ci ne peut plus être expliquée comme précédemment. D'ailleurs, il n'existe pas de corrélation parfaite entre les substances gazeuses ou salines dont ces eaux sont chargées et celles que rejette au dehors la bouche des volcans. Ces faits démontrent qu'entre les phénomènes volcaniques et la chaleur des eaux thermales le rapport de causalité ne peut pas passer pour constant.

Au contraire, le gisement uniforme des eaux, lesquelles tirent leur origine de terrains de cristallisation, -soit directement, soit en vertu du mode d'inclinaison des couches sur les flancs des montagnes ; la persistance de leur sortie et de leurs conditions physiques et chimiques aux mêmes points d'émergence depuis un temps fort prolongé, et qui atteste une invariabilité relative de température très - remarquable ; l'existenc dans ces eaux de gaz, tels que l'hydrogène sulfuré, l'a zote, l'acide carbonique, en proportion beaucoup plu grande que l'eau n'en peut dissoudre sous la pression e à la température ordinaire de l'atmosphère, et à plus fort raison à une température aussi élevée que celle de cer taines sources thermales; enfin l'existence du feu ce tral, à laquelle les travaux de Fourier et de Laplace doi nent une si grande vraisemblance, et les observatioi thermométriques, faites dans les mines et dans les exc vations profondes du sol et témoignant d'une progressi

(1) LYELL, *Principes de géologie;* traduc. franç., 1865, II, p. 1

de chaleur dans les parties internes du globe, évaluée, terme moyen, à 1° centigr. pour 25 mètres, et par conséquent portant à 2,500 mètres de profondeur les couches terrestres élevées à la température de l'eau bouillante : autant de raisons démonstratives d'une cause unique, inhérente à la constitution de la terre, invariable et commune, de la thermalité des *eaux minérales.* Il est permis de conclure de la concordance des faits développés dans ce sens, que les eaux souterraines partagent la chaleur propre aux roches qu'elles traversent, et qu'elles sont d'autant plus chaudes qu'elles viennent d'une profondeur plus grande. En un mot, qu'il y a, indépendamment de la contrée, de la nature géologique du sol, du climat et de la saison où on les observe, un foyer de chaleur central, auquel les eaux thermales vont puiser leur température (1).

Quand il s'agit de déduire rigoureusement le degré de thermalité d'une source de la profondeur d'où elle provient, on doit tenir compte des couches qu'elle a pu traverser ou du mélange intercurrent des eaux froides, deux conditions capables de faire varier leur température ainsi que la proportion de leurs éléments minéralisateurs, même avec la donnée d'une origine commune pour des sources voisines. Nous devons à M. Walferdin de belles expériences, faites aux puits de Grenelle, à Saint-André, au Mondorf et au Creuzot, à l'aide de nouveaux instruments de précision, et qui tendent à démontrer que la nappe d'où jaillissent les sources thermales ne dépasse pas 1,300 à 1,400 mètres de profondeur qu'on peut espérer atteindre un jour avec les procédés dont dispose la science de l'ingénieur (2). Ce que l'invention des thermomètres comparatifs a procuré

(1) GODRON, *loc. cit.*, p. 19.
(2) *Annales de la Soc. d'hydrolog.*, X, p. 104.

également l'occasion de vérifier, c'est que, depuis les
observations de Carrère en 1754 jusqu'à celle de M. Le-
grand en 1836, c'est-à-dire pendant un laps de quatre-
vingt-dix années, la température des eaux des Pyrénées
n'a pas varié (1). Il en a été de même au *Mont-Dore*, de
1804 à 1837, d'après Bertrand (2). Ces citations qui
pourraient être multipliées, et dont les recherches de
M. Filhol (3), et l'étude de M. Lefort sur les eaux de
Néris apportent encore des exemples frappants (4),
suffisent pour prouver la constance de la température
des eaux thermales, envisagée d'une manière générale,
et sauf les circonstances accidentelles, ou même les perfectionnements de captage ou d'aménagement, qui peuvent en altérer ou en améliorer les caractères sensibles.

Est-il nécessaire de combattre la croyance déjà ancienne et parfois renouvelée aux prétendues propriétés
spéciales du calorique des eaux? On a pu regarder la
thermalité des *eaux minérales* comme étant d'une nature
différente de la température artificielle procurée à une
eau douce. Certaines eaux thermales, pour ceux qui tiennent aux singularités, se refroidiraient plus lentement
que l'eau ordinaire élevée au même degré ; elles ne se gè-
leraient pas, et elles auraient sur les êtres organisés une
action moins destructive, que l'eau commune préalablement chauffée, etc. Des expérimentateurs plus sérieux ont assuré que l'eau de *Wiesbaden* et celle de
Gastein se refroidissent et se réchauffent plus lentement
que l'eau douce élevée à la même température. Nous
ne parlerons pas des impressions organoleptiques, de

(1) *Comptes rendus de l'Acad. des sciences*, 1836.
(2) *Comptes rendus de l'Acad. des sciences*, 1837.
(3) FILHOL, *Eaux minér. des Pyrénées*, 1853.
(4) *Annales de la Soc. d'hydrolog.*, IV, 316.

saveur, de sensation de chaleur, de tolérance sto-
macale, etc., qu'on a invoquées d'autre part pour établir la supériorité de la chaleur des eaux naturelles sur
celle qu'on obtient au fourneau. L'imagination en a fait
les frais. Il ressort des recherches très-nombreuses, de
vieille et de nouvelle date, que la température des *eaux
minérales* n'a rien qui la différencie, quelque élevée
qu'elle soit, de toute autre production de calorique, dans
les arts ou dans la nature, et qu'elle agit d'une manière
identique à tout effet de chauffage.

On avait émis également l'idée que la thermalité native des *eaux minérales* ne répondait point à la thermalité artificielle, par ce seul fait qu'une partie des éléments chimiques, tenus en dissolution en raison d'un
certain degré de température, s'altérerait en quelque
façon par le refroidissement, et qu'il y avait lieu d'admettre un nouveau mode d'adhésion du calorique
aux eaux naturelles, à l'exclusion des indications du
thermomètre. M. Lefort a eu l'occasion de trancher
cette question par une expérience décisive. L'*eau minérale* de *Néris*, en raison de sa température élevée
(52° cent.), ne peut être employée telle qu'elle jaillit
dans les puits qui la reçoivent. On a imaginé de la faire
refroidir, soit à l'aide de conduites particulières, soit en
l'exposant pendant un certain temps à l'air libre, dans
de vastes bassins de réfrigération. Il résulte de l'analyse
comparative de l'eau puisée au point d'émergence et de
celle qui a subi une évaporation partielle au contact de
l'air, qu'à une minime proportion près, soit en plus, soit
en moins, la minéralisation demeure-identique dans l'un
et l'autre cas (1). Toutefois, comme le fait remarquer
M. Lefort, l'eau thermale et minérale de *Néris* est très-
peu minéralisée, et l'on comprend que le refroidisse-

(1) *Annales de la Soc. d'hydrolog.*, IV, 366.

ment n'opère la précipitation que de quelques principes peu volumineux, comparés à la masse du liquide, et par cela même peu facilement altérables.

L'épreuve contraire à la précédente, mais capable d'en confirmer les résultats par voie indirecte, existe dans l'opération du chauffage des *eaux minérales*. Il est des établissements thermaux où l'on a l'obligation de chauffer préalablement l'*eau minérale* à usage des bains ou des douches, parce que sa température native inférieure la rendrait impropre à l'usage médical. Évidemment dans ces circonstances, il faut éviter de modifier la composition initiale des eaux, surtout sous le rapport du dégagement plus ou moins complet des gaz natifs, et nul doute que les eaux bicarbonatées sodiques ou calciques, sulfureuses, etc., pourraient être altérées par une caléfaction directe et exagérée. Aussi a-t-on recours à d'ingénieux procédés de serpentinage à la vapeur, au moyen d'appareils ou de chaudières à circulation, dont le principe est pris dans l'emploi du bain-marie par immersion, et il a été possible de régler l'action caléfiante, sans porter atteinte à la minéralisation des eaux, et en obtenant un écoulement constant avec une température déterminée. C'est ce qui se pratique à *Uriage*, où par parenthèse un appareil de chauffage en bronze, de l'époque romaine, a été découvert dans l'aire d'une piscine antique, à *Enghien* également, et les analyses chimiques, d'accord avec l'observation des effets physiologiques et thérapeutiques, prouvent que le chauffage par contiguïté n'altère pas sensiblement la composition d'une eau chlorurée sodique et sulfureuse dans le premier cas; sulfurée calcique dans le second, très-chargée de gaz sulfhydrique, l'une et l'autre.

Ce qui compliquerait le problème de la thermalité des *eaux minérales* et tendrait à le soustraire aux notions les plus élémentaires sur la chaleur, ce serait, si elle se vérifiait, l'assertion de médecins autorisés qui assurent que des eaux salines chaudes, celles de *Bourbonne* par exemple, douées d'une chaleur de 65° cent. et d'une notable fixité de principes minéralisateurs, perdent leurs propriétés lorsqu'elles sont transportées. Prises chaudes à la source, elles constipent généralement, tandis qu'elles purgent, quand on les boit froides (Bougard) (1). A la vérité, les expériences de M. Walferdin, poursuivies avec toute la précision désirable à cette même station de *Bourbonne*, prouvent que c'est vers 45° cent. que l'eau thermale se rapproche le plus de la densité de l'eau distillée à 15° centig., et l'observation, d'après M. Bougard, montre que c'est précisément à partir de cette température et au-dessus, que l'eau est plus digestive, et que plus la température s'abaisse à partir de ce point, plus sa densité augmente, et plus elle devient laxative (2). Ces intéressantes études n'ont pas encore été confirmées suffisamment pour autoriser des conclusions décisives; elles méritent un examen approfondi, d'autant plus qu'il paraît certain que les *eaux minérales* transportées, lorsqu'elles sont originairement à basse température, perdent moins de leurs propriétés que les eaux à température élevée, ce qui a établi une prééminence pour l'usage des premières loin des sources sur celles-ci qu'il serait toujours préférable d'employer sur place.

En résumé, à notre jugement, déjà exprimé par d'autres, le calorique qui pénètre les *eaux minérales* n'est pas plus adhérent qu'il le serait dans l'eau commune élevée à la même température ; leur refroidissement n'est pas plus lent ; leur échauffement n'est pas

(1) *Annales de la Soc. d'hydrolog.*, X, p. 106 et suiv.
(2) *Ibid.*, *loc. cit.*, p. 110.

moins praticable ; l'action qu'elles exercent sur l'économie animale, en vertu de leur thermalité, est tout à fait comparable à celle qu'on obtiendrait de l'eau commune élevée artificiellement au même degré de chaleur (1). Loin de considérer le calorique dans une acception mystique, comme une sorte d'esprit vital qui animerait les eaux ou même les assimilerait à la matière organisée et active, il faut le subordonner à la statique, c'est-à-dire à la combinaison respective des éléments qui existent dans les *eaux minérales* (2).

Ici se présente, étroitement liée à la notion de la thermalité des sources minérales, celle de l'électricité et de son intervention possible dans l'équilibre des forces qui président à la dissolution des éléments minéralisateurs des eaux, à leur production de toute pièce, et à leur influence sur l'organisme sain ou malade.

C'est principalement M. Scoutetten (3) qui a appelé l'attention sur l'importance qu'on serait en droit d'attribuer aux phénomènes électriques dans l'origine et dans l'action des *eaux minérales*. Il n'a fait que développer en cela, sous le premier point de vue, des théories scientifiques, déjà acceptées avant lui. Davy considérait l'électricité comme une cause puissante de perturbation dans l'économie de la nature, non-seulement donnant lieu directement à une multitude de changements, mais, de plus, exerçant de l'influence sur presque tous ceux qui s'accomplissent. Les grandes découvertes d'Œrsted sur l'électro-magnétisme et la confirmation qu'en a donnée Ampère ont conduit les géologues à étudier les propriétés électro-magnétiques des veines métallifères

(1) Giraudet, *Traité de géologie*, 1843.
(2) *Annales de la Soc. d'hydrol. médic.*, IV, p. 383.
(3) Scoutetten, *De l'électricité consid. comme cause princ. de l'action des eaux minér.*, 1864.

et à constater la présence de courants électriques dans l'intérieur de la terre. On a également signalé l'électricité comme une des causes premières de la chaleur volcanique. Sans qu'il soit encore possible de décider lequel des deux agents doit être regardé comme la cause de l'autre, l'action réciproque de la chaleur et de l'électricité dans les profondeurs du sol semble de toute nécessité. En tout cas, Lyell n'hésite pas à admettre qu'une telle combinaison de forces ne devienne une source intarissable d'actions chimiques (1), et, si la chaleur volcanique en est un des effets, rien n'empêche d'y rapporter la formation des *eaux minérales* et thermales. M. Scoutetten suppose, d'après ces données, développées d'ailleurs par les recherches modernes, que l'eau, parvenue profondément au sein de la terre, y éprouve des modifications importantes, par suite des actions chimiques auxquelles elle est soumise, de la pression considérable, de la température proportionnelle à la température qu'elle subit, et aussi de l'influence des courants électriques souterrains. Non-seulement cette eau dissout des sels et des gaz dans ces conditions, mais encore elle perdrait tout ou presque tout son oxygène ; elle serait alors, pour employer les expressions de l'auteur de cette théorie, chimiquement éteinte, et ne reprendrait son oxygène qu'à la surface du globe, et particulièrement lorsqu'elle est en contact avec le corps de l'homme qui, lui-même, contient beaucoup d'oxygène (2). D'où, pour M. Scoutetten, l'explication des variations du galvanomètre dans l'emploi du bain minéral, et la possibilité d'expliquer l'action thérapeutique des eaux naturelles, selon qu'elles contiennent plus ou

(1) Lyell, *loc. cit.*, p. 506.
(2) *Annales de la Soc. d'hydr. méd.*, XII, 220 ; *Lettres* de M. Scoutetten.

moins d'oxygène libre, à leur émergence des couches terrestres. Des expériences poursuivies à *Plombières*, à *Vittel*, à *Bourbonne*, à *Contrexeville*, et dans d'autres stations thermales, et faites comparativement avec les sources ou les cours d'eaux simples du voisinage, avaient montré que le courant électrique se dirigeait de l'eau non minérale à l'eau minérale. M. Scoutetten en a conclu à une quantité prédominante d'oxygène dans l'eau ordinaire et réciproquement. Nous répondrons, avec le savant rapporteur d'une commission chargée d'examiner ces faits et ces théories, que la température de l'eau, la quantité de sels dissous, sans parler de causes étrangères à la nature même des *eaux minérales*, augmentent ou diminuent la résistance à la circulation du fluide électrique, et par suite l'intensité du courant. L'expérience précitée manque de précision et ne saurait nullement indiquer la proportion d'oxygène contenue dans deux eaux de nature quelconque opposées entre elles. Par conséquent, jusqu'à nouvelle démonstration, le moyen d'analyse galvanométrique, proposé comme devant découvrir parmi plusieurs eaux celle qui contient le plus d'oxygène libre, avec possibilité de déterminer ainsi la valeur relative de plusieurs *eaux minérales* d'une même station, et, qui plus est, de témoigner de l'activité plus ou moins énergique des unes par rapport aux autres, n'a pas répondu à ce qu'il promettait pour l'avancement de l'hydrologie médicale (1).

Les eaux sulfureuses, étant très-altérables au contact de l'air, il importait de rechercher si, indépendamment de tout mélange avec un liquide quelconque, dans leur administration en bains, ou en douches, par exemple elles donneraient lieu à un dégagement d'électricité et

______

(1) *Annales, loc. cit.,* p. 197 ; *Rapport* de M. Jutier.

dans quelles conditions s'opérerait ce dégagement. M. Lambron a étudié cette question à *Bagnères-de-Luchon*, et il résulte de son observation que de l'eau sulfureuse, reçue dans un vase ou dans une baignoire, présente un excès d'électricité *positive* dans ses couches superficielles soumises à des transformations chimiques incessantes, sous l'influence de l'air, tandis que ses couches profondes moins altérées ont un excès d'électricité *négative*. Le phénomène est inverse pendant l'immersion du corps de la personne qui prend un bain ou pendant l'application de la douche. Des eaux sulfureuses transportées présentent encore des effets électriques, d'une durée en rapport avec le temps nécessaire à la complète désulfuration. Mais, dans toutes ces circonstances, c'est aux transformations chimiques que se rapporte l'origine de l'électricité développée dans les eaux sulfureuses (1). M. Gigot-Suard, en opérant sur les eaux de *Cauterets*, est arrivé à des résultats identiques à ceux exposés par M. Lambron ; il a été frappé surtout de la faible intensité et du peu de stabilité des phénomènes obtenus, quelque comparables que fussent les conditions d'expérimentation (2).

Le rôle de l'électricité dans l'action thérapeutique des *eaux minérales* appelle de nouvelles recherches ; la Société d'hydrologie, en adoptant les conclusions de la commission chargée d'examiner l'ouvrage de M. Scoutetten, l'a reconnu ; il est à souhaiter que la science soit ultérieurement fixée sur une question digne d'attention.

La minéralisation et la thermalité des eaux médicinales n'ont de valeur qu'autant qu'elles gardent une certaine stabilité à leur émergence et dans leur emploi. On a déjà vu, à propos de la température observée à des épo-

(1) *Annales de la Soc. d'hydrol.*, XI, p. 185.
(2) *Annales de la Soc. d'hydrol. méd.*, XII, p. 419.

ques très-éloignées, même à un siècle de distance, qu'elle se maintient généralement au même degré pendant un grand nombre d'années. On peut en dire autant de la composition chimique, d'après la concordance des analyses qui ont été publiées à différentes dates. Il y a des exceptions à cette règle. Ainsi le dégagement des gaz que laissent échapper les eaux peut varier dans quelques sources ; les degrés de chaleur sont parfois soumis aux influences des changements de saison et des variations atmosphériques, grandes sécheresses ou grandes pluies, fontes de neige, etc. ; mais ces modifications n'ont point paru jusqu'ici altérer le régime des eaux provenant de grandes profondeurs de la terre : elles n'ont d'importance que pour les sources froides, circulant dans des terrains meubles peu profonds, et dont la température, la composition, le volume même, peuvent dépendre de ces circonstances. Nous mentionnons pour mémoire les effets des commotions souterraines, des tremblements de terre, lesquels se manifestant dans des contrées même éloignées de celles où surgissent les sources minérales à la surface du sol, ont pu provoquer dans celles-ci des changements considérables, temporaires ou durables, comme le tremblement de terre de Lisbonne en 1757, entre autres, en fournit des exemples historiques.

Il y a des moyens de conserver dans son intégrité l'agrégat que constitue l'eau minérale, telle que la nature le forme et nous le procure. C'est le fait de l'art de capter les sources, pratiqué savamment par les anciens, à en juger d'après les vestiges de leurs travaux de toute part, et que d'éminents ingénieurs ont singulièrement perfectionné dans une période assez récente. Il suffit pour se convaincre des progrès accomplis à cet égard de recourir au Rapport de M. J. François, inspecteur général des mines, inséré dans les Rapports du jury international de l'Exposition universelle de 1867 à Paris. La recherche des sources, qu'on poursuivait depuis longtemps par voie d'excavation en tranchées et par foncement de puits creusés dans la roche, pour aboutir à un captage au moyen de tubes ou de colonnes verticales, combinées avec des massifs de retenue en béton, a été étendue par le percement de galeries souterraines qui permettent d'explorer le gisement des eaux avec rapidité sur une grande surface. Enfin, l'emploi de la sonde, utilisé par les Allemands bien avant nous dans l'exploitation des salines de *Kreuznach, Kissingen, Nauheim,* etc., a pris en France une extension remarquable, et nous lui devons un accroissement des plus précieux dans le nombre et dans le débit de nos sources thermales. Des procédés nouveaux, empruntés en partie au drainage et à la pression hydrostatique, facilitent la complète séparation des *eaux minérales* et des infiltrations souterraines et assurent encore les conditions du captage (1). L'exploitation des établissements thermaux a bénéficié amplement du concours des connaissances spéciales qui président à ces recherches et à ces travaux, pour la meilleure garantie de l'usage médical et au profit des malades.

III. — Modes d'emploi des eaux minérales.

§ 1. EAU EN BOISSON. — L'usage interne des eaux fait partie intégrante de la thérapeutique minéro-thermale. Mais cette règle n'est pas uniforme, soit que dans certaines stations, comme celles de *Néris*, d'*Évaux*, par exemple, la boisson ne participe que très-accessoirement au traitement, soit qu'ailleurs, entre autres à *Niederbronn*, aux *Eaux-Bonnes*, elle devienne la prescription

____

(1) *Annales de la Soc. d'hydrolog. méd.*, **XIV**, p. 331.

principale ou constitue à elle seule en quelque sorte la médication.

C'est ordinairement par verres que se dispense la dose des *eaux minérales*, qu'on boit, autant que possible, aux sources elles-mêmes, dans les divers établissements de France et de l'étranger. Rien de plus variable et de plus sujet à la routine que cette mesure de capacité. Il faut en déplorer l'emploi, non-seulement par rapport à l'incertitude qui en résulte pour la saine appréciation des effets thérapeutiques des eaux, mais surtout dans l'intérêt de la clientèle des sources médicinales.

En effet, si nous consultons les évaluations adoptées par le Codex pharmaceutique, le verre y est indiqué comme équivalent à 8 cuillerées ordinaires de 20 grammes, soit en totalité 160 grammes. Les verres usités dans les buvettes minérales ne se conforment nullement à cette estimation. A *Châteldon*, à *Luxeuil*, ils sont de 125 grammes, à *Vichy* et à la *Bourboule* de 200, à *Baularuc* de 250, à *Contrexeville* même de 350 grammes. Nous pourrions étendre cette énumération. Dans beaucoup de stations, il n'y a même pas de verres attitrés, et les buveurs ingèrent les eaux d'après ce qu'ils appellent des *mesures*, selon leur caprice ou en obéissant à une tradition irréfléchie. Lersch exprime les mêmes plaintes en Allemagne et propose un verre type, basé rigoureusement sur les divisions du litre décimal, et dont les médecins et les malades auraient à tenir compte (1). M. C. Daumas, à *Vichy*, luttant contre des habitudes invétérées, avait déjà demandé qu'on contraignît les buveurs à se servir de verres gradués d'après un modèle divisé par fractions du système décimal, en quatre parties d'égale capacité, le tiers et les deux tiers

(1) LERSCH, *Die physiolog. und therapeut. Fundamente der praktischen Balneologie und Hydroposie.* Bonn, 1868, p. 14.

du verre représentant 80 et 160 grammes, et d'autre part, le quart, la demie et les trois quarts : 60 grammes, 120 grammes et 180 grammes (1). C'est certainement ce qu'on peut souhaiter de mieux, mais il est à craindre que, malgré les avantages évidents de cette utile réforme, elle ne reste à l'état de proposition chez nous et ailleurs.

Le nombre de verres à boire à la source, dans un temps donné, doit varier, cela ne fait aucun doute, selon l'espèce d'eau, les effets qu'on veut obtenir, et selon l'époque ou la marche du traitement. Il y aura des considérations à tirer de ces diverses pratiques au sujet des médications dans lesquelles elles remplissent un rôle et que nous exposerons par la suite. Ce qu'il importe encore de combattre à ce propos, c'est l'empire fâcheux de la coutume en beaucoup de stations minéro-thermales. On peut regretter le laisser-aller qui règne encore à certains endroits sur l'usage en boisson des eaux. A *Châtel-Guyon*, à *Contrexeville*, l'opinion vulgaire pousse à une consommation exagérée, sous prétexte que les effets salutaires des eaux sont en raison des quantités qu'on ingère. Dix, douze verres, de 250 à 350 grammes chacun, se boivent dans la matinée, avant le moment du premier repas. Parfois, il est de rigueur d'entreprendre cette ingestion avant le lever du soleil, méthode d'origine cabalistique sans doute. A *Bourbon-l'Archambault*, on voit certains malades vider deux fois, coup sur coup, une mesure contenant plus de 300 grammes d'eau (2). Ces excès produisent des troubles préjudiciables de la santé, particulièrement du côté des fonctions digestives ; mais il faut reconnaître que certaines eaux sont douées d'une composition capable de les faire to-

(1) DAUMAS, *Note sur l'utilité des verres gradués pour boire les eaux de Vichy à la source*. Paris, 1864.
(2) ROTUREAU, *Des principales Eaux de l'Europe*. France, p. 332.

lérer en grande quantité. Ainsi les copieuses verrées de *Contrexeville* n'entraînent presque jamais à leur suite qu'une forte et fréquente diurèse et des selles nombreuses, sans aucun accident (1).

Il n'en serait pas de même aux eaux sulfureuses par exemple. Gerdy a cité des cas de gastro-entérites consécutifs à l'imprudente ingurgitation, à peu d'intervalle, de cinquante à soixante verres de la source d'*Uriage* (2), et nous avons vu nous-même, dans cette station, des ébriétés produites par l'absorption de l'hydrogène sulfuré, à la suite de libations abusives d'eau minérale. Andrieu signale le retentissement funeste qu'exerce sur l'appareil respiratoire l'usage intempestif des *Eaux-Bonnes* (3). A la *Bourboule*, où l'arsenic, combiné avec les autres principes, peut être considéré comme un agent modificateur à ménager, il est rare que la dose des sujets qui font un traitement sérieux dépasse deux ou trois verrées, de 200 grammes chacune (4); les médecins y ont mis bon ordre, comme il convenait de le faire. De même à *Balaruc*, on ne parle plus de ces tours de force de boisson de dix litres dans la journée, dont un docteur de l'Aveyron y donnait le mauvais exemple (5). De pareilles excentricités se sont renouvelées et se reproduiront peut-être à bien des buvettes, ceux qui les commettent ne se vantant pas des conséquences de leur imprudence; mais elles passeront de mode avec l'expérience. La présence du gaz acide carbonique dans les eaux peut encore, lorsqu'elles sont prises à haute dose, agir sur le cerveau et provoquer des symptômes alar

(1) Rotureau, *loc. cit.*, p. 100.
(2) Gerdy, *Études sur les Eaux. min. d'Uriage*, 1849, p. 142.
(3) Andrieu, *Essai sur les Eaux-Bonnes*, 1847.
(4) *Annales de la Soc. d'Hydrolog.*, IX, 234. *Lettre* de M. Peyronnel.
(5) Rousset, *Eaux thermales de Balaruc*, 1844, p. 26.

mants de congestion. A *Vichy*, la cure interne est sagement graduée, depuis un quart de verre, un demi-verre le matin à jeun, et portée progressivement de un à cinq et six verres dans la même journée. A *Spa*, on observe une méthode analogue, et les eaux du *Rakoczy*, de *Carlsbad*, s'administrent, à deux reprises, par verrées de 125, 150 et 200 grammes, suivant une formule raisonnée. En définitive, pour tout praticien éclairé, il n'y a pas lieu de mettre en balance que l'usage des eaux en boisson demande à être soigneusement surveillé.

Les eaux, destinées aux buvettes, dans la plupart des établissements, manquent souvent d'appareils de distribution qui les préservent de toute altération au contact de l'air. M. Rotureau s'est élevé avec beaucoup de justesse contre l'inconvénient des sources de la Grande-Grille, de l'Hôpital et des Célestins, à *Vichy*, où l'eau est puisée à ciel ouvert, sans souci de la déperdition possible de la chaleur et des principes volatils et gazeux (1). C'est un aménagement défectueu x et auquel le robinet fixe, d'un métal approprié à la nature de l'eau, comme est le robinet de platine des *Eaux-Bonnes*, devra toujours être préféré pour le maintien de l'intégrité du médicament. En Allemagne, dans les stations où les fontaines à ciel ouvert existent encore, on se sert de hampes terminées par des compartiments de quatre, six ou huit verres, et qui facilitent un puisement simultané, à l'usage de plusieurs buveurs en instance. Ce procédé nous paraît également recommandable.

Quand les eaux en boisson ont une thermalité native assez élevée pour en rendre l'ingestion pénible, ou par trop excitante dans ses effets, il est nécessaire de les couper avec de l'*eau minérale* refroidie. C'est ce qui se pratique à *Plombières* (sources du Crucifix, 42° cent., des

______
(1) ROTUREAU, *loc. cit.*, p. 28 et suiv.

Dames, 52°). En Allemagne, si les eaux sont trop chargées de gaz acide carbonique, pour les rendre plus digestibles, on les chauffe, de façon à chasser immédiatement tout l'acide carbonique libre, en ne laissant à l'eau que celui qui est en combinaison. M. Rotureau assure qu'on aurait avantage à appliquer cette opération dans l'emploi de certaines de nos eaux; mais il nous semble que ce serait détourner, sans un bénéfice réel, la portée curative de l'*eau minérale*.

Presque partout, principalement pour l'emploi des eaux sulfureuses, il est usuel d'associer à l'*eau minérale* diverses préparations médicamenteuses, ou simplement édulcorantes, dans le but de diminuer les effets de la boisson naturelle, ou d'en adoucir la saveur plus ou moins désagréable. Dans les Pyrénées, ce sont les sirops béchiques, ou les décoctions de plantes émollientes, rafraîchissantes, qui se partagent cette faveur. Ailleurs, comme à *Royat*, le lait, les infusions de tilleul et de violette, les sirops de gomme et de Tolu, et, dans les stations allemandes et suisses, le petit-lait, contribuent à des mixtions, dont l'utilité ne paraît vraiment que secondaire, relative du moins à des circonstances spéciales de tempérament, d'idiosyncrasie, de susceptibilité du malade, et dont la pratique devient de plus en plus restreinte. Quant au mélange de décoction concentrée de bourgeons de sapin, réputée sous le nom d'*eau balsamique*, et, comme telle, additionnée efficacement, dit-on, aux eaux de *Soultzmatt*, elle appartient plutôt au domaine de la pharmacie qu'à celui de l'hydrologie médicale.

En général, on recommande de mettre un certai intervalle entre l'ingestion de chaque verre, et l'exer cice qui facilite la digestion dans cette pratique est très opportun. Quant aux répétitions de l'usage interne de.

Eaux minérales, en deux ou trois séances dans la journée, à distance voulue des repas, elles ne manquent pas d'utilité ; près de beaucoup de sources de nature différente, cette prescription commence à prendre faveur, surtout quand il s'agit d'eaux hépatiques, beaucoup plus irritables que d'autres. M. de Puisaye, à *Enghien*, prescrit un verre ou deux dans les vingt-quatre heures et s'applaudit de ce fractionnement des doses, qui sont mieux supportées ainsi, et révèlent mieux leurs effets que par une méthode contraire. Nous remarquerons encore qu'à *Enghien*, les eaux étant froides, on les fait tiédir au bain-marie (1).

Déjà, à propos de la thermalité des Eaux, il a été question de la variété des effets que produirait l'ingestion de l'*eau minérale*, selon que la température de cette eau se rapproche de la température du sang, ou reste *indifférente*. Ces remarques, sur lesquelles l'accord n'est pas fait parmi les médecins, regardent particulièrement l'action purgative des eaux chlorurées sodiques. A *Bourbonne*, on a observé que l'eau thermale, prise à l'intérieur, ou à la température native de 50° cent., constipe ; tandis que, bue à une température basse, elle devient laxative, à la façon de l'eau chlorurée sodique froide de *Niederbronn* (2). En attendant une explication satisfaisante de ce phénomène remarquable, il y a lieu de le retenir et de le soumettre à de nouvelles épreuves.

Parmi les eaux douées d'une composition chimique bien tranchée, celles où les sulfates de soude et de magnésie prédominent révèlent amplement la part qui revient à l'action médicamenteuse des principes minéralisateurs. Quelques verres d'eau de *Püllna*, de *Sedlitz*, de *Friedrichshall*, de *Birmenstorf*, de *Miers*, suffisent

(1) *Annales de la Soc. d'Hydr.*, IV, p. 146.
(2) *Ibid.*, X, 114.

2.

pour provoquer promptement des évacuations alvines, plus ou moins abondantes. La méthode *purgative* profite de ces agents naturels, et nous aurons l'occasion d'apprécier le rôle que remplissent les propriétés des sels neutres dans la cure d'un grand nombre d'affections chroniques. Les eaux purgatives (eaux amères, *Bitterwassern* des Allemands) ont aussi ce privilége d'être facilement transportables et, par conséquent, de pouvoir servir au loin comme médicaments pharmaceutiques.

Nous mentionnerons, non pas au même titre que les précédentes, mais en raison de leur usage répandu et praticable loin des sources, les eaux digestives, dites de *table*. Toutes froides à leur émergence, saturées de gaz acide carbonique, riches en bicarbonates alcalins, généralement peu ferrugineuses, ces eaux stimulent les fonctions de l'estomac et exercent une action reconstituante, dont le principe gazeux dont elles sont chargées semble l'agent essentiel. On a vanté légitimement leur supériorité sur les eaux artificielles, due à l'état de dissolution de l'acide carbonique qu'elles contiennent et qui se rapporte à la température originelle des sources, comprise entre 10 et 18° cent., condition reconnue pour assurer la qualité gazeuse de ces eaux et qu'on a soin de garantir, en vue de la conservation et du transport par des moyens appropriés (1). On sait combien l'usage des eaux de table a pris d'extension, depuis quelques années, comme boisson hygiénique et médicamenteuse à la fois. En France, les plus recherchées sont les eaux de *Saint-Galmier*, *Bussang*, *Saint-Alban*, *Condillac*, *Châteldon*, *Saint-Pardoux*, *Couzan*, *Renaison*, etc.; en Allemagne, celles de *Selters*, *Schwalheim*, etc. L'usage de ces eaux s'écarte du traitement thermal proprement dit

____

(1) *Annales de la Soc. d'Hydrol.*, XV, p. 136.

et n'interviendra, au point de vue qui nous occupe, que subsidiairement.

Pour les mêmes motifs, il ne saurait s'agir ici des *eaux minérales transportées*, à quelque classe qu'elles appartiennent, sinon lorsqu'elles sont aptes à compléter un traitement commencé près d'une station. Outre les eaux *purgatives* et les eaux *digestives* dont nous venons de parler, les eaux *sulfurées, chlorurées, bicarbonatées sodiques, ferrugineuses*, se prêtent à la transportation et à l'usage à distance, avec d'autant plus d'avantages qu'elles ont à la source une température basse, que certaines sont chargées d'acide carbonique et que la proportion des matières organiques y est insignifiante. Ce sont là les conditions spéciales de leur stabilité et, par suite, de leur parfaite conservation. Quant à leur emploi en médecine, il rentre dans les attributions de la matière médicale proprement dite.

§ 2. Bains. — Le bain général de l'*eau minérale* étudié dans ses effets et pour les besoins d'une formule pratique, comprend deux ordres de considérations :

1° Quant à sa température et à sa durée ;

2° Quant à l'absorption des principes dont il est chargé et qu'on peut supposer transportés dans l'organisme par l'entremise de la peau.

Ce problème complexe a fait l'objet de recherches et d'expériences multipliées et très-soigneusement instituées, de la part d'un grand nombre de savants. Il ne paraît pas qu'on soit encore fixé sur sa solution définitive, en physiologie ni en médecine. Mais au milieu des conclusions contradictoires en apparence, qui embarrassent la question de l'absorption cutanée dans le bain médicamenteux, il y a des lois établies expérimentalement, et c'est sur elles qu'il faut insister.

Ainsi, étant données les deux grandes fonctions de

l'appareil tégumentaire, l'exhalation cutanée et la sensibilité tactile, on observe un point d'équilibre un peu variable chez les différents individus, soumis au bain, et qui se trouve à quelques degrés au-dessous de la température du sang, c'est-à-dire entre 32 et 33° cent. A ce degré, l'homme plongé dans le bain, ne gagnant ni ne perdant de son poids, il semble bien que l'exhalation cutanée et l'absorption de l'eau se balancent (1). C'est ce qu'on a jugé comme étant le propre du bain de température *indifférente* passant pour sédatif (2), par cette raison qu'aucun effet particulier ne se produit sous l'influence du calorique. Cependant, pour prendre une caractéristique en rapport avec la majorité des cas, et étant tenu compte de l'impressionnabilité des individus, de la saison et de la température de l'atmosphère, c'est à 35° cent. qu'existe en réalité le point de sédation extrême, la chaleur restant normale et la régularité des battements du cœur étant la même. C'est là le bain *tiède*, limite au delà de laquelle comme en deçà, le pouls s'accélère plutôt qu'il ne se ralentit : en deçà, par suite de la réaction que produit l'impression du froid ressentie par toute la surface dermique ; au delà, par l'excitation que provoque une chaleur plus élevée que celle de la peau.

Les bains sont *chauds* de 35 à 38° cent., et leur action consiste en une sensation de chaleur assez marquée et persistante à la surface du corps, un peu d'accélération du pouls, de la sueur à la tête, une légère excitation générale qui se traduit en de l'affaiblissement plus ou moins prononcé et va parfois jusqu'à la fatigue nerveuse. Comme l'a fait observer Gerdy, s'il n'y a pas de sédation immédiate sous l'influence de ce bain, elle est

(1) BECQUEREL, *Traité élément. d'Hygiène.*
(2) KUHN, *Les Eaux laxat. de Niederbronn*, 1854. *Introduction,* p. XXV.

souvent consécutive et quelquefois plus marquée qu'après le bain tiède (1).

Le bain *très-chaud*, au delà de 38° cent., est un bain sudorifique, mais ses effets immédiats étant ceux d'une pléthore factice, il réclame de la prudence dans son emploi, d'autant que les phénomènes de la congestion qu'il entraîne avec lui ne s'effacent que lentement et développent un état de fatigue grave, en proportion de la durée de l'immersion et du degré de chaleur de l'eau.

Quelle que soit la composition du liquide qui sert au bain, l'influence de la température prédomine dans tous les cas. Aux températures autres que le degré où les bains sont plus ou moins sédatifs, tous sont à peu près également excitants (2), et l'application des *eaux minérales* naturelles se subordonne habituellement à cette règle. Il est clair que, selon les idiosyncrasies, l'aptitude individuelle et l'état de santé ou de maladie, on modifiera la prescription du bain. Pour s'en tenir à des extrêmes, en général, les sujets d'un tempérament nerveux et sanguin supportent difficilement une température supérieure à 33 ou 34° cent. ; les lymphatiques, au contraire, résistent à une chaleur de 33 à 37° cent. Enfin, la température de l'eau peut n'être pas la même pendant toute la durée du bain ; dans certaines circonstances, on l'augmente graduellement (3).

Des recherches expérimentales que M. Willemin a faites avec le concours de M. Hepp et que relatent deux importants mémoires, publiés en 1863 et 1864 dans les *Archives générales de médecine*, il résulte, en conformité

<hr>

(1) Gerdy, *loc. cit.*, p. xxv.
(2) Gerdy, in *Archives génér. de médecine*, 1838, 3ᵉ série.
(3) E.-G. Henny, *Essai sur l'emploi des bains*, thèse de Paris, 1855.

avec Haller et les physiologistes les plus considérables de notre époque, Flourens, Edwards, Longet, Béclard, que :

L'absorption de l'eau dans les bains simples ou diversement minéralisés est hors de doute, comme le prouvent des pesées exactes avant et après le bain ;

Que l'absorption de l'eau ne semble ni influencée par la composition ni par la densité du liquide employé, et qu'elle varie surtout avec les conditions physiologiques (1).

On peut pressentir que la température du bain interviendra dans les phénomènes d'absorption cutanée. C'est ce que M. Willemin a déjà constaté en démontrant, avec toutes les preuves désirables dans ces sortes d'expériences, que l'exhalation cutanée, supposée fort amoindrie par les uns, annihilée par les autres, continue à se faire dans un bain à 35° (2). Si, au contraire, la transpiration est forcée d'une façon quelconque, l'absorption ne paraît point s'opérer ; c'est ce que produit un exercice violent. Il semble donc que les phénomènes d'exhalation ou d'absorption ne concordent pas toujours ensemble. Le fait certain est que, dans le bain très-chaud, si l'absorption proprement dite s'exerce encore, ce ne peut être que faiblement, le liquide agissant alors et surtout par ses propriétés physiques (3). L'axiome proposé par M. Kuhn à savoir : que la température chaude favorise l'absorption des sels n'est pas absolument acceptable. Il est plus vrai de dire que s'il y a absorption dans le bain minéral ou médicamenteux, elle aura lieu à une douce chaleur, ni basse ni élevée.

Un autre résultat, des recherches de M. Willemin,

(1) WILLEMIN, *Archiv. gén. de médec.*, mai 1864.
(2) WILLEMIN, *Revue d'Hydrol. méd.*, 1865, n° 2.
(3) GERDY, *loc. cit.*

non moins significatif, ressort de l'examen des urines ;
c'est ainsi que s'exprime l'auteur des recherches expérimentales sur l'absorption cutanée.

« A la suite des bains simples, d'acide qu'elle était,
« l'urine devient généralement alcaline. Après un bain
« alcalin, elle conserve le plus souvent sa réaction
« acide.

« A la suite de bains simples ou minéralisés, la den-
« sité de ce liquide est presque constamment dimi-
« nuée (1). »

M. Duriau avait déja constaté cette alcalinité de l'u-
rine consécutivement : au bain que celui-ci renferme des
alcalins, qu'il n'en contienne pas, ou même qu'on y
trouve des principes acides (2), le phénomène est encore
inexpliqué, mais il n'en reste pas moins acquis à l'expérience. M. Homolle avait aussi annoncé la diminution de
densité de l'urine et en concluait à l'absorption de l'eau
dans le bain (3). Les recherches les plus récentes confirment donc, par des observations d'immersion de
l'homme dans le bain, celles dues à Edwards sur les
animaux inférieurs et dont il avait conclu à l'absorption
cutanée et à la persistance de la transsudation du corps
humain dans le bain.

Où la divergence des opinions éclate et où la solution
du problème se recule de plus en plus, c'est sur le passage des substances solubles, salines ou autres, à travers
la peau intacte, en l'absence de toute altération de l'épiderme. Sans remonter plus haut que nous ne l'avons fait
pour la détermination de l'absorption de l'eau, à la
surface tégumentaire, dans le bain, il faut convenir de

(1) WILLEMIN, *loc. cil.*, 2ᵉ mémoire, 1864, p. 31.
(2) DURIAU, *Recherc. sur l'action physiolog. des bains*, in *Annales
de la Soc. d'Hydrolog.*, II, p. 295.
(3) HOMOLLE, *Archiv. gén. de Médec.*, 1856, 5ᵉ série, t. VII.

la contradiction des résultats obtenus par les expérimentateurs les plus autorisés.

M. Henry fils a reconnu le passage de l'iodure de potassium dans l'urine ; mais avec le ferro-cyanure de potassium et le bichromate de potasse, les résultats ont été négatifs, si ce n'est toutefois pour le bichromate de potasse. lorsque le bain avait été légèrement alcalisé par l'addition d'une petite quantité de carbonate de soude (1). On a objecté que, dans ce dernier cas, le sel alcalin avait pu dissoudre l'enduit sébacé épidermique et favoriser l'absorption (2).

M. le professeur Westrumb, après avoir pris toutes les précautions pendant l'expérience du bain, pour éviter l'absorption par les muqueuses aériennes, a assuré le passage dans les urines de différents principes salins, odorants et colorants (3).

M. Willemin affirme formellement l'absorption de l'iodure de potassium dissous dans le bain, à la dose de 100 grammes, et que démontre l'analyse chimique des urines. A la vérité, avec une moindre proportion d'iodure (30 grammes dans le bain), on ne retrouve point d'iode dans l'urine (4).

Des expériences de M. Ch. Hoffmann, pour lesquelles l'auteur a imaginé de se placer dans les conditions d'un malade soumis pendant plusieurs jours à un traitement thermal et a essayé successivement l'emploi dans le bain de la digitale, de l'iodure de potassium et du chlorure de sodium, il résulte les conclusions suivantes (5) :

« 1° Les agents chimiques et autres, dissous dans l'eau,

(1) HENRY fils, *loc. cit.*, p.
(2) *Annales de la Soc. d'Hydrolog.*, IX, p. 470.
(3) *Archiv. gén. de Médec.*, 5ᵉ série, t. VII.
(4) WILLEMIN, *loc. cit.*, 2ᵉ mém., p. 31.
(5) *Comptes rendus hebdom. des séances de l'Académ. des Sciences*, t. LXIV, n° 13 (avril 1867).

« pénètrent très-lentement, mais d'une manière mani-
« feste, dans l'économie par la voie du tégument
« externe, et c'est seulement lorsque le sang et les autres
« liquides en sont saturés que l'organisme les rejette
« au dehors;

« 2° Tous les agents médicamenteux ne sont pas absor-
« bés par la peau au même degré;

« 3° les résultats contradictoires obtenus jusqu'ici pro-
« viennent uniquement de ce que les expériences n'ont
« pas été poursuivies pendant un temps assez long. »

Lorsque ces très-intéressants résultats furent commu-
niqués à la Société d'hydrologie, M. Mialhe s'empressa
de les confirmer par ses propres observations (1).

Néanmoins une commission, désignée dans le sein de
cette Société, pour étudier la question de l'absorption
cutanée dans le bain médicamenteux, après avoir contrôlé les travaux nombreux publiés sur cette étude, et
notamment en s'appuyant sur des expériences poursuivies pendant sept ans à *Néris* par M. de Laurès, et après
avoir institué elle-même de nouvelles expériences, a été
amenée à conclure que, *dans les conditions ordinaires du
bain, la peau de l'homme, à l'état sain, n'absorbe pas les
matières dissoutes dans l'eau.* Les résultats contradictoires
annoncés jusqu'ici seraient dus à des causes d'erreur
qu'on peut éviter. Nous renvoyons à la teneur même du
rapport pour l'exposé des arguments à l'appui de ces
conclusions, sur lesquelles la savante société a pris des
réserves, en les adoptant (2).

Il est évident que la solution du problème de l'absorption cutanée dans le bain minéral nous laisse encore indécis. Probablement, au point de vue physiologique,
cette incertitude durera, tant qu'aux notions de la struc-

(1) *Annales de la Soc. d'hydrolog. méd.*, XIII, p. 438.
(2) *Ibid.*, XVI, p. 422.

3

ture de la peau on ne joindra pas celle des modes d'activité motrice et endosmotique, qui président aux phénomènes d'absorption cutanée et que la température, la nature du bain, sa durée et sa répétition, sont à même de modifier, dans un sens ou dans un autre. M. le professeur Béclard suppose que les variations subies par l'évaporation pulmonaire dans le bain n'ont pas été assez étudiées dans les expériences dont il s'agit (1). Une récente communication de M. Jamin, à l'Académie des sciences, dans le même sens, confirme cette présomption (2). Mais toutes les circonstances capables d'influencer les résultats d'une recherche de ce genre ont-elles été appréciées à leur importance? Nous avons déjà mentionné ce qu'on obtient par l'addition d'alcalins au liquide du bain et l'effet de pénétration qui a lieu dans un cas où l'enduit sébacé épidermique a disparu, tandis que la conservation de cette couche protectrice avait interdit l'entrée de la matière saline en dissolution. M. Henry s'est encore demandé si, dans les essais opposés aux siens, on n'avait pas agi avec des solutions chargées de quantités un peu trop fortes de substances actives. Dès lors il a pu arriver que l'économie animale, éprouvant une sorte d'*intolérance organique*, fît obstacle à l'absorption (3). Les difficultés naissent à chaque pas dans cette question, et il faut bien en appeler au zèle des expérimentateurs pour l'éclairer et la résoudre définitivement.

Ce qu'il importe par-dessus tout, c'est de ne pas perdre de vue dans ces recherches que le traitement minéro-thermal n'a pas le caractère de simplicité que les expériences, tentées jusqu'ici sur les fonctions absorban-

(1) Béclard, *Diction. Encyc.*, Absorption.
(2) *Union médic.*, 1872, n° 86.
(3) Henry, *loc. cit.*, p. 74.

tes de la peau dans le bain, ont semblé affecter. Abstraction faite de tout ce qui a contribué à la croyance séculaire en une action des bains d'*eau minérale* naturelle, les résultats de la pratique journalière, dans la cure des maladies chroniques par ces eaux, témoignent qu'il y a là autre chose qu'un moyen purement hydrothérapique. Nous rencontrerons des preuves confirmatives de cette thérapeutique spéciale, et dont on ne peut pas plus nier les conséquences que celle des applications externes de teinture d'iode ou d'extrait aqueux de belladone, sur la peau revêtue de sa couche épidermique. Pour ces substances même, on ignore d'une manière précise quelles sont celles qui, après avoir traversé l'épiderme, s'introduisent dans le tissu dermique, pour de là se répandre dans le reste de l'économie; et quant aux conditions les plus favorables à cette pénétration, elles sont encore à découvrir (1).

Dans le bain sulfureux, alcalin ou salin, auquel un malade est soumis pendant une série non interrompue de jours, avec une habile direction et l'observance rigoureuse des prescriptions d'usage, sait-on si l'imbibition continue de la couche épidermique ne provoque pas de nouvelles conditions de vitalité et d'endosmose à la fois qui, au bout d'un certain temps, facilitent le passage des principes minéralisateurs du bain dans le torrent circulatoire? Peut-être la production de courants électriques pendant l'immersion du corps concourt-elle à ces phénomènes? Quoi qu'il en soit, tous les médecins qui exercent aux eaux ont observé qu'après un nombre de bains déterminé, des effets physiologiques sont accusés par les malades, variables selon les circonstances de l'observation, mais assez généralisés pour qu'on ait à en tenir compte. Anciennement, sous le règne de la doctrine des

(1) *Annales de la Soc. d'hyd.*, IX, 203, *Commun. de M.* GUELER.

crises, les symptômes dont nous parlons passaient pour critiques et ouvraient le champ aux hypothèses ; il n'en est pas moins vrai que ces idées, d'ailleurs encore partagées en médecine hydrologique, avaient leur raison d'être. Des communications, non encore concluantes, ont été faites sur ce point d'étude, mais elles devront se préciser par la suite (1).

Quant à comparer, dans une vue d'ensemble, les eaux sous ce rapport, il n'y a pas à y penser ; les *eaux minérales*, de diverses classes, sont employées en bains froids, ou tièdes, ou chauds, ou d'une température encore plus élevée, et pendant une durée très-variable, de sorte que, même en supposant deux sources parfaitement identiques de composition, mais l'une à 27° cent. de température et où l'on ne se plonge que pendant une demi-heure, chaque jour, tandis que l'autre, employée à 35°, comporte des bains de six heures de séjour quotidiennement, les effets obtenus, même dans des cas aussi rapprochés que possible, seront complétement différents. La réciproque a lieu dans l'emploi de sources de nature dissemblable, ou administrées d'une manière opposée, et qui néanmoins produisent des effets identiques dans certains cas. L'action des bains offrira encore plus de variétés, quand l'usage interne ou en boisson des eaux leur sera associé, comme c'est la pratique la plus commune dans les établissements thermaux.

En conséquence de ces considérations, nous admettrons, jusqu'à plus ample informé, que les autres fonctions, et en particulier celles de nutrition, étant solidaires des fonctions de la peau, et le tégument externe présentant une vaste surface à l'absorption, en même temps qu'il est un moyen de perméabilité et, comme on l'a dit, un agent de révulsion circulatoire et nerveuse,

(1) *Annales de la Soc. d'hydr.*, IV, 193. — XIV, 45.

l'influence du bain minéral sur toutes ces modalités est effective, par conséquent appropriée au but des médications dans lesquelles elle occupera une place importante.

Le bain peut se prendre de plusieurs manières, en *baignoire* ou en *piscines*.

Le bain de baignoire est distingué en bain *général* ou bain de corps, et en bain *partiel*, désigné encore sous le nom de *demi-bain*, où l'on plonge seulement la moitié inférieure du corps. Enfin, il y a des bains *locaux*, s'appliquant tantôt à une région assez étendue, le bassin, un membre tout entier, etc., tantôt à une partie limitée, l'œil, le nez, les lèvres, etc., selon les indications tirées de l'affection de ces organes.

Le bain général, le plus fréquemment usité, offre l'avantage de pouvoir être acommodé par sa température et ses autres qualités à l'état respectif de chaque malade. Sa contenance varie ordinairement entre 250 et 300 litres d'eau. Dans la plupart des établissements thermaux, la cuve de bain, d'usage ancien, a fait place aux baignoires en pierre, en ciment, en marbre, ou en métal, soit en cuivre, soit en zinc étamé ; parfois la fonte émaillée a son emploi. Mais, quoi qu'il en soit de ces installations, différentes selon la nature des eaux et selon les matériaux dont on dispose le plus facilement dans chaque localité, le point essentiel est qu'il y ait un équilibre parfait de température entre les parois du réservoir et le liquide qui le remplit, au moment de l'immersion de la personne qui prend un bain. Toutes les précautions doivent être combinées à l'avance dans ce but. Il en sera de même pour les moyens d'empêcher l'altération ou la déperdition des éléments de minéralisation de certaines eaux, capables de se modifier au contact de l'air. On connaît la particularité qu'ont cerlaines eaux sulfureuses, celles de *Bagnères-de-Luchon* entre autres, de dégager du gaz sulfhydrique dans l'atmosphère et de contracter par suite, pendant le bain, un blanchiment dont nous aurons à examiner la signification dans les effets de la médication sulfureuse. Les eaux qui renferment du gaz acide carbonique, comme en Auvergne, à *Ems*, à *Nauheim* (Allemagne), réclament également des aménagements spéciaux dans les conduites d'admission, et il faut dire que ces détails d'installation, reconnus indispensables à la conservation des propriétés médicamenteuses des eaux naturelles, ont été étudiés et réalisés de nos jours avec une grande perfection dans les stations importantes de France et de l'étranger.

Il n'y a pas de règle fixe, bien entendu, pour la température et la durée du bain. Près de certaines sources qui ne sont pas tout à fait froides, dont la température est assez peu élevée, et où l'on n'a pas développé les modes d'emploi, les bains se prennent frais, ou très-peu tièdes, pendant une demi-heure environ, et se répètent deux fois dans la journée. En général, dans la majorité des établissements, on administre les bains tièdes, depuis 32° jusqu'à 37° cent, tantôt à la température même de la source qui les procure, tantôt à une température variable et qu'il est possible de modifier à l'aide de prises d'eau, autant que possible minérales et identiques en composition, mais inégalement thermales ou même froides. La durée du bain est alors, à peu près partout, d'une heure au plus. On a reproché avec raison à beaucoup d'établissements insuffisants les restrictions qui sont apportées, dans une vue d'intérêt mercantile, à la durée, parfois même trop courte, du bain. Il appartient aux médecins de faire plier cette pratique, dans tous les cas, aux exigences impérieuses de leur prescription.

Quant aux bains qui se donnent très-chauds en quelques lieux, au delà de 37 et 38°, et à plus forte raison vers 40, 42 et même 45°, la durée de l'immersion ne saurait dépasser un quart d'heure, et même 10 et 5 minutes, dans les conditions spéciales de maladie ou de complexion qui les font supporter. Autrement il surviendrait des risques graves de congestions, sur lesquels nous n'avons pas besoin de revenir à nouveau.

Quand l'abondance et la thermalité des sources y prêtent, c'est une précieuse condition que celle des bains dits à *eau courante*, dans des baignoires relativement plus grandes que celles dont on se sert ailleurs; il s'agit presque toujours d'une température tempérée, par conséquent facile à supporter, qui de plus reste égale pendant la durée du bain et autorise la continuité du séjour dans l'eau, pendant plus d'une heure. On en a des exemples à *Bagnères-de-Bigorre*, à *Royat*, à *Gréoulx*; dans certaines stations (*Bains, Gastein*), une eau courante alimente des piscines de dimension réduite.

La *piscine*, ou le bain en commun, telle que l'antiquité romaine nous l'a transmise et dont Montaigne décrivit l'usage au xvi° siècle (1), fournit un mode de balnéation dont l'efficacité a maintenu, et même étendu de nosjours, la mise en pratique, dans un grand nombre de localités thermales. On distingue trois sortes de piscines : 1° celle qui, d'une forme quadrangulaire ou circulaire, peut contenir de 15 à 25 personnes à la fois; elle existe à *Néris, Plombières, Luxeuil, Châteauneuf, Amélie-les-Bains, Baréges, Louèche*, etc.; 2° celle qu'on utilise en *bain de famille*, petit bassin qui peut passer pour une vaste baignoire, destinée à six ou huit malades (*Royat, Saint-Nectaire, Bagnères-de-Bigorre, Wildbad-Gastein*,

(1) MONTAIGNE, *Journal du Voyage en Italie par la Suisse et l'Allemagne, en* 1580 *et* 1581, édit. de 1774, tome III.

Pfœffers, etc.); 3° la piscine ou bassin de *natation* et de *gymnastique*, dont *Aix-en-Savoie*, *Bagnères-de-Luchon*, *Cauterets*, *Dax*, entre autres, nous offrent des modèles, avec toutes les conditions d'étendue et de profondeur, réunies en vue du double bénéfice de l'exercice facultatif et du bain prolongé à grande eau.

Ce qui caractérise l'usage de la piscine et ce qui en a fait préférer depuis longtemps la pratique à celle du bain isolé, c'est, au point de vue médical exclusivement, l'avantage de pouvoir étendre la durée du bain au delà des limites habituelles, et aussi cette considération de la liberté des mouvements et des déplacements que ne comporte pas la baignoire. Accessoirement, on ne saurait négliger l'influence des distractions que le bain pris en commun apporte en compensation de quelques désagréments, et qui l'a fait accepter sans répugnance en beaucoup d'endroits. D'ailleurs, comme cela a été établi avec une réelle autorité (1), il n'est aucune crainte à concevoir de la communication possible de germes nuisibles par l'intermédiaire de l'eau de la piscine; aucun fait d'observation n'a jamais donné le moindre prétexte à cette appréhension, dans aucune des très-nombreuses stations qui ont des bassins communs. Une réglementation rigoureuse veille partout à la propreté et à la salubrité, ainsi qu'aux convenances. Cela est incontestable et en harmonie avec les habitudes modernes, bien contraires en ce point au laisser-aller du moyen âge. L'aération suffisante du local, le renouvellement de l'eau, et le maintien d'une température constante, s'imposent également à l'installation des piscines, selon les exigences de l'hygiène, autant que pour les besoins de la thérapeutique. Enfin qu'on se reporte aux conclusions

(1) *Annales de la Soc. d'hydrol. méd.*, I, p. 32.

de la discussion très-compétente qui a épuisé cette question, on verra que tout a été prévu et que, si les piscines établies sur une grande échelle ont l'inconvénient de soumettre un certain nombre de malades à une thermalité uniforme et qu'ils ne peuvent pas tolérer à l'unisson, il est facile d'y remédier, soit en multipliant les *bains de famille*, soit en divisant les bassins vastes par des compartiments qui permettent d'en varier la température (1).

Les piscines de *Louèche*, en Suisse, sont renommées comme étant le type du bain en commun et proclament son importance en médecine thermale. Nous aurons l'occasion d'en apprécier l'action réelle, mais il est bon de noter que la durée des bains ou de la baignée, selon l'expression locale, est de trois quarts d'heure à une heure, le premier jour, l'eau gardant la température réglementaire de 34° 8 cent. On va graduellement selon la constitution du malade et la marche des phénomènes observés, en augmentant journellement d'une demi-heure à une heure, jusqu'à ce que les malades séjournent dans l'eau des piscines quatre, cinq et même six heures en deux séances, dont la plus longue est toujours réservée au matin (2). C'est là une démonstration d'accoutumance au traitement thermal qui n'est pas à négliger et dont les résultats bien constatés relèvent la valeur. Dans la plupart des établissements, où le bain de piscine est employé, l'immersion ne s'étend pas d'ordinaire au delà d'une ou deux heures par jour.

L'air que respirent les malades prenant des bains de piscine, dans les stations d'eaux sulfureuses notamment, a des propriétés particulières. L'action des émanations sulfureuses tient un rôle capital dans la méthode dite

(1) *Annales de la Soc. d'hydr.*, *loc. cit.*, p. 32.
(2) Rotureau, *loc. cit.* (Supplément), p. 485.

3.

d'inhalation, dont nous aurons à nous préoccuper. Les recherches de M. Filhol ont prouvé que, non-seulement les eaux des anciennes sources de *Bagnères-de-Luchon* étant facilement décomposables, le bain de piscine préparé avec les eaux de ce genre doit avoir une action spéciale, mais qu'aussi l'atmosphère ambiante reçoit du gaz sulfhydrique, dont on peut déterminer la quantité (1). Cet air, en définitive, respiré par les malades, est très-chaud (de 26 à 30° cent.), sensiblement saturé de vapeur d'eau, plus pauvre en oxygène que celui du dehors, par suite de l'altération de l'eau sulfureuse au contact de l'air, et il contient un peu d'acide sulfhydrique. M. Filhol ajoute que la décomposition de l'acide sulfhydrique par l'oxygène répand dans l'atmosphère du soufre en nature, très-divisé, et très-propre à pénétrer dans les organes respiratoires. Il est vraisemblable que pour ceux qui se sont soumis, un certain temps, au milieu constitué de la sorte par la piscine et l'air ambiant, la réaction et même l'état de malaise qu'ils accusent, et dont les rhumatisants ou d'autres obtiennent du soulagement, s'expliquent d'après ces circonstances. A *Baréges*, M. Filhol a également fait l'analyse de l'air recueilli dans les piscines, et où la voûte surbaissée le confine d'une manière particulière ; il y a constaté la diminution notable de l'oxygène, dépendant du dégagement de l'hydrogène sulfuré hors de l'*eau minérale*, concurremment avec la chaleur de l'atmosphère (30° cent.). Selon cet éminent chimiste, un adulte, passant une heure dans la piscine, absorbe 7 litres 37 centilitres d'oxygène de moins que dans l'air normal (2). Il est évident que cette désoxygénation de l'air dans la piscine de *Baréges*

(1) Filhol , *loc. cit* , p. 295.
(2) Filhol, in *Annales de la Soc. d'hydrol.* xiii, 112.

doit modifier l'hématose, et entrer pour une part dans les effets du traitement.

A *Châteauneuf*, M. Lefort a profité, pour éclairer la question de l'air des piscines, de ce que l'eau sourd du sol même des piscines et dégage incessamment une grande quantité de gaz acide carbonique dont ces sources bicarbonatées acidules sont chargées. L'air qui devait servir à ses expériences a été recueilli avec toutes les précautions usitées en pareille analyse, et à des heures différentes de la journée : le matin, peu de temps après le commencement des bains, et le soir, quelques heures avant la fermeture des piscines. Il résulte de ces recherches que l'air confiné de cette enceinte, quand elle n'a pas été suffisamment ventilée, surtout pendant les bains de la matinée, peut contenir 14 p. 100 d'acide carbonique, ce qui devient en réalité un inconvénient et même un danger, dans certains cas, pour la respiration. A d'autres heures, et dans les locaux mieux disposés pour l'aération, les proportions de gaz acide carbonique s'élevaient encore à 10, 8,5, 7,5, 6,5, centimètres cubes pour 100 parties d'air, conditions encore défavorables pour les malades impressionnables, et dont il est utile de les préserver par un système rationnel de ventilateurs, lesquels permettraient l'introduction de l'air extérieur, sans empêcher la vapeur d'eau de se produire. Les analyses de M. Lefort ont démontré également que l'air des piscines de *Châteauneuf* contient un excès d'azote qui varie entre 5 cent. cubes, et 3 cent. cubes p. 100 (1).

En revanche, dans les piscines de *Néris*, sans doute en raison de la minéralisation plus fixe des eaux et aussi de conditions tout autres d'aération, le même observateur, analysant l'air recueilli dans les salles de piscine,

____

(1) Lefort, in *Annales de la Soc. d'hydrolog.*, I, p. 70 et suiv.

avant, pendant et après le bain, n'a pas trouvé de différence entre la composition de ce milieu et celle d'une habitation ordinaire disposée de même. Nous remarquerons, à propos de cet établissement thermal, supérieurement organisé, qu'il est pourvu de piscines chaudes, où quinze personnes peuvent se baigner ensemble à l'aise, et dont l'eau est entretenue à 42° ou 43° cent. La piscine tempérée de *Néris* représente une magnifique pièce d'eau dont les dimensions facilitent aux baigneurs un exercice profitable. Des indications bien diverses et des effets très-contraires différencieront l'application de ces deux modes balnéaires très-distincts.

On déduira de notre exposé que le bain de piscine ne peut pas être prescrit indifféremment, non-seulement par rapport au bain de baignoire, mais encore quant à la composition de l'*eau minérale* qui l'alimente, à la température dont celle-ci est douée, et aussi à la différence de pression que l'organisme subit par l'immersion dans l'un ou l'autre cas et dont l'action, si elle n'a été que soupçonnée, ne saurait être sans influence sur les conditions d'équilibre physiologique. La piscine a pour principal avantage de faciliter les bains à longue durée, avec une température tiède et uniforme, associés à la liberté des mouvements. Elle a aussi pour but, à un autre point de vue, d'opérer de grandes révulsions cutanées, en provoquant la transpiration et déterminant l'éruption exanthémateuse, décrite sous le nom de *poussée thermale*, et dont il y aura lieu de peser la valeur dans le traitement des affections diathésiques.

L'utilité des piscines pour l'assistance publique et pour la simplification du service dans un grand nombre de stations, à l'exclusion de l'économie qu'on peut tirer de leur emploi, les recommande à des titres sur lesquels nous n'avons pas à insister.

Le bain *partiel* ou *demi-bain* s'administre tiède, mais surtout très-chaud, dans le but de déterminer une vive excitation générale, une révulsion énergique de la peau, comme l'entendait Bertrand au *Mont-Dore*, et ainsi qu'on le pratique à *Cauterets* (*source de la Raillère*), en vue de la cure des affections chroniques du poumon. L'immersion doit être courte, ne pas dépasser quinze minutes ; elle s'accompagne d'une forte accélération du pouls et de la respiration, et des sueurs abondantes lui succèdent. Selon la remarque de Gerdy (1), ces demi-bains, à température élevée, et rapides, n'exposent pas au refroidissement des parties supérieures du corps, qu'il est plus facile de préserver alors qu'on ne le peut avec le demi-bain tiède, à moins de baignoires spécialement disposées pour cet usage. En outre, comme ils congestionnent beaucoup moins la tête que ne le font les bains entiers et qu'ils ne gênent pas les mouvements respiratoires, ou les supporte facilement ; ils remplacent avec avantage dans certains cas les bains généraux.

Les effets des bains *locaux* ont été retracés magistralement par Gerdy. Ils s'emploient, dit-il, dans trois buts principaux :

1° Pour appeler le sang dans une partie, soit parce qu'il est nécessaire d'établir une congestion sur ce point, soit parce qu'il est important de détourner le sang d'une autre partie, fâcheusement congestionnée. Ainsi, les bains de siége pour provoquer l' apparition ou le rétablissement des menstrues, ainsi les pédiluves et les manuluves pour combattre les congestions de la tête et de la poitrine.

2° Pour agir sur une partie malade, à la manière dont agissent les bains généraux, du moins quant à l'ac-

_____

(1) GERDY, *loc. cit.*, p. 29.

tion directe de l'eau et des principes qu'elle contient, l'absorption étant alors de très-peu d'importance. Ainsi les bains donnés à un membre pour combattre une maladie de peau localisée, une affection scrofuleuse qui a plus ou moins profondément envahi une jointure, un rhumatisme qui a laissé, dans les ligaments et le tissu cellulaire des articulations, une rigidité gênante ou douloureuse.

3° Enfin, sans qu'on se rende bien compte de ce mode d'action, pour agir, soit par absorption locale, soit par dérivation de voisinage. Ainsi les bains de siége donnés contre certaines affections chroniques des organes intra-pelviens (1).

Bertrand, qui se flattait d'employer les bains de pieds au *Mont-Dore* avec un véritable succès, les prescrivait avant le repas, et autant que possible aux sources elles-mêmes (entre 43 et 49° cent.), ou avec des précautions telles que la température native de ces eaux fût très-affaiblie, la durée du pédiluve devant être de six ou sept minutes. Dans quelques circonstances, il en faisait prendre deux et même trois, chaque jour, et l'on admettra facilement que ce moyen puissant de révulsion, dont les signes, rougeur et chaleur de la peau, fluxion locale, persistent quelquefois plus de deux heures après l'immersion, soit suivi d'un appel ou raptus salutaire vers les extrémités inférieures (2).

Quant aux bains de siége d'*eaux minérales*, ils n'échappent pas aux inconvénients qu'on reconnaît au même moyen de balnéation pratiqué avec l'eau ordinaire. La température trop élevée ou trop basse du bain, en pareil cas, peut accroître l'état congestif des organes pelviens, soit directement, soit en conséquence d'une réaction

(1) GENDY, *loc. cit.*, p. 30.
(2) BERTRAND, *Recherch. sur les Eaux du Mont-Dore*, 1823, p. 112.

intempestive ; tièdes, ils sont accusés de disposer au relâchement les organes contenus dans le bassin. Il y a
donc à se prémunir, relativement à ce bain local, contre
divers effets, indépendants de la composition de l'eau
naturelle, mais eu égard à sa thermalité principalement.

Les mêmes réflexions s'appliqueraient aux bains partiels de régions circonscrites, qu'on peut avoir l'occasion
de soumettre à l'action topique des *eaux minérales*.

§ 3. DOUCHES. — La meilleure définition de la douche
générale est la plus ancienne, et celle qu'a reproduite
Pâtissier, à savoir, une colonne d'eau qui vient frapper
avec une vitesse déterminée une partie quelconque du
corps (1). Autrefois on se bornait à une prise directe
sur la source minérale elle-même, sans l'exhausser dans
un réservoir et sans se préoccuper d'en graduer la
chute d'une manière quelconque. Il reste encore de
rares exemples du simple robinet d'eau minéralisée
et thermale, ouvert à volonté, fournissant un jet plus
ou moins volumineux, ordinairement chaud, sous lequel le patient s'exposait pendant un temps variable,
ou du moins autant qu'il pouvait le supporter, soit
avant, soit pendant ou après le bain. On comprend qu'à
cet état de simplicité, le plus souvent en l'absence de
toute pression, la douche peut passer pour une espèce
d'embrocation, plus puissante, plus continue, et d'autre
matière que celles dont on se sert en médecine pour
l'embrocation proprement dite. Ainsi la décrivait
Daquin à *Aix en Savoie* (2). Il n'y a pas longtemps qu'à
Balaruc, suivant une vieille pratique dont s'étonne
déjà à bon droit Astruc (3), on douchait les paralytiques

(1) PATISSIER et BOUTRON-CHARLARD, *Manuel des Eaux minérales,*
1847, p. 90.
(2) DAQUIN, *Traité des Eaux d'Aix,* 1773.
(3) ASTRUC, *Mém. sur l'hist. natur. du Languedoc,* 1740.

étendus sur une paillasse, la tête tantôt tournée au plafond, tantôt du côté opposé, et suspendue sur un des
puits de la source : un homme de service, à l'aide d'un
entonnoir, laissait tomber d'assez haut de l'eau immédiatement puisée à la source, pendant qu'un autre dou-
cheur frictionnait et brossait vigoureusement le malade
pendant quinze à vingt minutes. On n'a pas relaté les
effets probables de cette manœuvre quelque peu violente,
mais elle s'est continuée jusqu'à nos jours (1), et vraisemblablement, avant l'usage des douches à la pompe,
elle avait cours dans certaines stations thermales. Ce
n'est qu'assez tard qu'on a songé à élever les eaux
destinées à l'emploi de la douche ; il ne semble pas que
cette hauteur ait dépassé quatre à cinq mètres, ainsi
qu'on la retrouve encore maintenue dans quelques établissements, demeurés en arrière du progrès. A la
pompe d'élévation s'est ajouté le perfectionnement du
tuyau mobile, à l'aide duquel on conduit avec la main
l'eau sur les parties du corps qui doivent la recevoir. Marchant, en exprimant le regret que l'usage de la douche
fût un peu négligé, à son époque pourtant assez rapprochée de la nôtre, y voyait un simple supplément du bain
général, lorsque celui-ci n'est pas nécessaire, ou lorsqu'il peut être nuisible (2).

Aujourd'hui l'installation des douches à subi une
transformation complète dans la plupart des établissements bien aménagés ; d'ailleurs quelques-uns, comme
ceux d'*Aix en Savoie* et de *Néris* en particulier, avaient
devancé cet élan par le développement des douches
nombreuses et parfaitement établies, dont ils disposent

---

(1) Rousset, *loc. cit.*, p. 43.

(2) Marchant, *Recherc. sur l'action thérap. des Eaux minér.* en
1832, p. 473.

et qui constituent une méthode balnéaire spéciale. L'extension qu'à prise l'hydrothérapie depuis la vulgarisation des méthodes de Priessnitz n'a pas peu contribué à propager la faveur des douches dans les stations d'*eaux minérales* et à en faire un auxiliaire important du traitement. Il faut enfin convenir de l'amélioration remarquable apportée dans la construction des appareils, à mesure qu'ils se sont multipliés pour le service de la clientèle des localités thermales.

Nous ne pouvons ici que poser des jalons sur la pratique des douches empruntées aux *eaux minérales* et qui nécessairement touche par bien des côtés à l'hydriatrie, domaine trop vaste pour que nous n'ayons pas lieu de renvoyer aux traités spéciaux qui lui sont consacrés, sauf quelques données capitales à retenir.

Il y a évidemment à considérer dans les douches la température de l'eau, la force, la direction et la durée du jet. Il n'est pas démontré que la composition de l'eau naturelle qui sert à les donner ne participe que secondairement aux effets produits par la température et la percussion ; on est du moins en droit de présumer, d'après ce qui se passe dans le bain, que l'excitation organique, d'abord locale, puis générale, produite par l'action de la douche, se double de l'influence des principes absorbés, sinon immédiatement par la peau, en tout cas par la muqueuse pulmonaire, au milieu de la buée résultant de la dispersion de l'eau, et surtout en raison de la répétition et de la continuité des mêmes douches minérales pendant un certain laps de temps.

Sans doute la *force de projection* avec laquelle l'eau frappe les tissus est une des circonstances les plus importantes du procédé opératoire, et la *réaction* que l'on cherche à provoquer dans l'organisme soumis à la douche est corrélative à ces effets de contact (1). Si la douche est chaude (à 40 ou 42° cent.) et que le douché soit plongé dans la vapeur, comme on l'observe à *Aix en Savoie*, la stimulation générale est des plus marquées, diffuse pour ainsi dire, et l'on a en main un procédé pertubateur, dont il sera opportun de surveiller les effets, de les atténuer même souvent, en donnant une douche à une température moins élevée et avec le moins de vapeur possible. Toutes choses égales d'ailleurs, doit-on compter pour rien l'inhalation qui forcément est de moitié dans ces phénomènes d'excitation, quand il s'agit d'eau sulfureuse par exemple ? Là encore, nous invoquerons l'autorité de M. Filhol qui, à *Bagnères-de-Luchon* a analysé l'air des salles de douches et a annoncé, à la suite de ses recherches, qu'un homme qui séjourne un quart d'heure dans cette salle fait passer dans ses poumons environ 82 litres d'air contenant $1^{cc},40$ d'acide sulfhydrique (2). A *Baréges*, d'après le même savant, l'air de l'enceinte de la douche du *Tambour* présente une désoxygénation de 3 p. 100, absolument comme celui des piscines, dont il a été déjà question. Il est à croire que des recherches analogues poursuivies près des sources d'autres classes et qui dégagent une certaine proportion de gaz, d'acide carbonique par exemple, donneraient la même démonstration de l'action complexe de la douche, en certaines circonstances. Le fait de la sulfuration atmosphérique n'en reste pas moins considérable.

Nul doute que la douche chaude et minéralisée ne puisse se confondre à cet égard avec le bain de vapeur; mais on les distinguera par cette seule condition de tolérance de la douche à température élevée qu'entre-

(1) Fleury, *Traité prat. et rais. d'Hydrothérap.*, p. 150, 1re édit.
(2) Filhol, *loc. cit.*, p. 300.

tient l'action percutante elle-même, bien dirigée, et secondée encore par les frictions et le massage, lorsqu'on
les pratique, de telle sorte qu'il ne se produit ni congestion ni gêne aussi forte du côté de la tête et de la poitrine que dans l'étuve ou même dans le bain très-chaud.
C'est là une des différences de ces procédés, mais en
même temps on y trouve l'explication des résultats
semblables qu'on obtient dans un certain nombre de
maladies en leur appliquant des eaux très-opposées par
leur composition chimique.

La douche tiède, comprise entre 38 et 28°, exerce une
action plus calmante que la précédente, et, en augmentant la circulation capillaire dans l'étendue du tégument
externe, elle est à même de provoquer facilement les
actes de résorption interstitielle, dépendant de l'activité
de la nutrition ; elle peut donc être prescrite comme
étant à la fois sédative et résolutive. Quelle part les élé-
ents minéralisateurs de l'eau prennent-ils à ces effets
e la douche tempérée? C'est ce qu'il est impossible de
réciser, quoique l'expérience s'accomplisse sur une
grande échelle dans la plupart des établissements
thermaux.

De la douche froide, nous n'aurions guère à nous en-
uérir que comme agent de reconstitution et de tonicité,
nnexé au traitement thermal, suivant les principes d'une
age hydrothérapie, et dont beaucoup d'états morbides
prouvent l'application avantageuse, surtout quand on
eut faire suivre immédiatement cette pratique d'un
xercice suffisant. Toutefois on a signalé avec raison que
ertaines eaux, les sulfureuses principalement, et parmi
lles, celles qui tiennent du soufre hydraté en suspension,
éposent une partie de ce soufre à la surface de la peau,
en juger par l'odeur que celle-ci conserve pendant
eux à trois jours et transmet aux vêtements. C'est un

phénomène comparable à celui qui s'observe aux bains de mer, puisque M. Dutrouleau a pu faire constater par M. Lefort que le chlorure de sodium dépasse d'un quart environ le chiffre normal de ce sel dans les urines de sujets soumis aux bains froids de *Dieppe*, de courte durée, étant tenu compte des effets de l'inhalation marine prolongée (1). Encore le chlorure de sodium, prédominant dans l'eau de mer, n'est pas le seul principe absorbé, quoique l'analyse chimique ne puisse jusqu'ici déceler le passage d'autres substances salines dans l'organisme. Il en est de même pour l'absorption du soufre que les réactifs ne contredisent pas, s'ils ne sont point encore en mesure de l'affirmer.

La douche mixte, appelée encore *jumelle, douche écossaise*, se compose d'appareils distincts ou combinés pour administrer alternativement une douche à deux températures diverses, une douche chaude et une douche d'eau tiède ou fraîche, projetées tour à tour, à plusieurs reprises, pendant un temps plus ou moins long. Suivant les degrés de chaleur, ainsi alternés, on obtient tantôt un effet simplement reconstituant et sédatif du système nerveux, tantôt des sueurs modérées chez les malades, particulièrement chez les rhumatisants, dont l'impressionnabilité nerveuse contre-indiquerait l'emploi des douches chaudes ou des bains de vapeur.

Pour graduer, selon les indications, l'épaisseur de la colonne liquide que représente la douche, on se sert de tubes d'ajutage, dont la lumière varie de 2 à 15 et même 20 millimètres de diamètre. Lorsqu'il convient d'amortir la percussion, on a des pommes d'arrosoir qui éparpillent l'*eau minérale* sous forme de pluie. L'élévation et la charge du réservoir distributeur déterminent la force du jet de la douche, la pression ordinaire

____

(1) *Annales de la Soc. d'hydr.*, IV, 192.

étant admise de 3 à 6 mètres et pouvant être portée, pour les douches fortes, jusqu'à 8 et 9 mètres.

La durée la plus habituelle d'une douche est de 10 à 20 minutes, et c'est seulement dans les cas de douches faibles ou en arrosoir qu'elle dépasse cette limite. Rarement on administre la douche deux fois par jour; son emploi est diversement associé à celui du bain, et se subordonne aux circonstances de la pratique.

Autant que possible, il est recommandé, d'une manière générale, de doucher le malade dans le décubitus, comme étant la position la plus favorable au relâchement des muscles, soit que la douche soit projetée dans une baignoire, soit qu'on dispose à cet effet d'un plan incliné, installé conformément aux exigences de l'opération. Cette installation facilite surtout l'application du massage pendant la douche. Mais souvent la douche est reçue debout ou sur un siége, en contre-bas du jet promené à la main sur telle ou telle région du corps.

A *Aix en Savoie*, le *bain de pluie* consiste en un appareil distributeur muni d'une série d'arrosoirs, de 20 à 35 centimètres de diamètre. On y joint la douche en *panier écossais*, véritable bain de pluie à température saccadée. Ces variétés de douches, que le débit considérable des sources dans cette station thermale a permis de développer, représentent des procédés hydrothérapiques par excellence.

Dans presque tous les établissements thermaux, les douches locales sont utilisées comme de précieux auxiliaires de l'emploi de la douche générale, quand elles ne sont pas destinées à la suppléer pour des cas particuliers. C'est surtout dans le sens de l'action tantôt dérivative, tantôt résolutive, qu'elles servent, sous la dénomination de douches *des extrémités, de siége, ascendante, en injection*. On y a joint assez récemment les douches spéciale-

ment destinées à agir sur un organe ou une région déterminée du corps. Telles sont les douches *périnéales, faciales, buccales, pharyngiennes, oculaires, nasales, des
oreilles.*

Tout ce que nous avons énoncé relativement aux
différences d'effets de la douche, selon sa température et sa pression, s'entend également des douches locales. Avec Gerdy, on doit reconnaître que, si la douche
portée sur une partie circonscrite et malade peut produire une action résolutive très-énergique, il y a à se
méfier des effets d'une excitation exagérée, dépassant
le but, et qui, n'étant pas suivie d'une réaction favorable,
provoquera des inflammations fâcheuses, de la suppuration, etc. Il est donc avantageux, dans cette prévision,
de joindre à la douche locale une douche générale qui,
en dispersant l'excitation sur toute la périphérie du
corps, atténue à la fois les inconvénients de la stimulation locale et rend celle-ci plus profitable. Ces préceptes nous paraissent mériter l'approbation des praticiens aux *eaux minérales.*

Il faut admettre encore que la douche des extrémités inférieures produit parfois un effet inverse à
l'action dérivative qu'on en attendait. Gerdy a vu
des personnes, soumises aux douches à 45 et même
à 47°, sur les pieds et les jambes, avoir ensuite les
pieds plus froids qu'auparavant (1). Il s'opère là un
phénomène de refoulement vers les organes centraux,
de nature réactionnelle, et qu'on ne saurait négliger,
pas plus pour la douche locale que dans la douche gé-
néralisée. Cependant la répétition d'un certain nombre
de douches sur les jambes finit par fluxionner les extrémités et y ramener la chaleur réclamée. Il est essentiel

(1) GERDY, *loc. cit.*, p. XLIV.

de ne pas perdre de vue ces effets de la médication, très-analogues d'ailleurs à ceux du bain de pieds chaud.

La douche ascendante est réservée spécialement au rectum, au vagin, à l'utérus, au périnée, et comporte des ajutages appropriés aux indications. Dans les établissements bien organisés, une installation distincte est consacrée à la douche à destination des maladies utérines.

Quand la douche ascendante doit servir à vaincre une constipation opiniâtre, c'est comme énergiquement dérivative qu'elle est employée. Le malade étant assis sur un siége convenablement disposé, on donne issue à la colonne du liquide à très-petite distance de l'orifice du rectum ; sous cet effort, la résistance du sphincter anal est surmontée, l'eau projetée pénètre très-avant et d'autant mieux que l'ascension du jet continu s'oppose à sa sortie ; il en résulte des contractions des intestins, fortement provoquées et capables d'amener l'expulsion des matières fécales. On comprend que ce procédé, non-seulement excite la tonicité et la contractilité des fibres musculaires du rectum, mais encore contribue, en stimulant l'influx nerveux, à imprimer, par mode réflexe, une secousse aux muscles abdominaux et au diaphragme, et à seconder ainsi l'évacuation, que le mouvement péristaltique du gros intestin était impuissant à produire. C'est un moyen efficace dans certaines paralysies ; son action est d'autant plus assurée que les eaux employées en douche ascendante contiennent une plus grande proportion de principes susceptibles de réveiller les fonctions du rectum, particulièrement celles de la muqueuse intestinale, comme font les sels purgatifs par exemple. Il est d'observation que cette muqueuse supporte facilement des eaux à haute température, telles que celles de *Balaruc* (47° cent.), et on a constaté qu'à la longue la liberté du ventre peut être rétablie par ce moyen chez des personnes habituellement et fortement constipées. Cependant, surtout au début, des ménagements sont à garder quant à la force de projection du liquide, à sa durée, à la température de l'eau, et aussi sous le rapport de l'activité de ses éléments chimiques. On risquerait autrement d'amener des irritations douloureuses, avec sécrétion muqueuse, séreuse, bilieuse, ou même des flux sanguins préjudiciables. Nous en dirons autant du simple lavement d'*eau minérale* qui peut être utilisé dans beaucoup de cas, mais avec les mêmes précautions.

Les douches ascendantes du vagin, et à plus forte raison celles qui sont administrées en vue de modifier un état morbide de l'utérus et de ses annexes, ne sauraient être trop surveillées dans leur emploi. Car, prises inconsidérément et suivant le caprice des personnes qui en usent, elles deviennent l'occasion d'accidents sérieux, dont le moindre se traduit par des symptômes de congestion et de surexcitation avec leurs conséquences. Elles doivent être de courte durée, sans jamais dépasser une dizaine de minutes. On les prend avant, pendant ou après le bain, hors du bain, et dans la position assise, ou étendue, selon les indications. On mitigera parfois l'*eau minérale*, quelle qu'en soit la composition, et surtout on aura égard aux effets possibles du choc du liquide contre un organe de texture délicate, avec l'impressionnabilité duquel il est urgent de compter. Faute de prudence, la douche vaginale peut devenir le point de départ de phénomènes plus ou moins graves. Cela va de soi, et on est en droit de déplorer l'abus de ce moyen dans certaines stations, ainsi qu'en témoigne la *Buhenquelle* à *Ems*, jet d'eau jaillissant à 75 centim. de hauteur et constituant une douche ascendante naturelle, en grande faveur auprès des femmes stériles. Bien souvent les injections d'*eau minérale* rendent plus de services que la douche, par ce seul motif que leur action est moins brutale et peut être graduée avec discernement.

La douche *périnéale* participe de la douche ascendante anale, et détermine une stimulation locale, suivant qu'elle est appliquée plus ou moins chaude, avec plus ou moins de force et pendant un temps variable. On la met à profit, notamment à *Contrexeville*, en la dirigeant, froide et en pluie, sur le périnée et sur le bas-ventre, pour entretenir ou développer la contractilité vésicale, déjà stimulée par l'usage interne des eaux, pour faciliter la résorption des engorgements de la prostate ; elle a d'excellents effets également dans le traitement des pertes séminales (1). A vrai dire, son rôle est en pareille circonstance celui d'un adjuvant hydrothérapique, subsidiairement indiqué. Il en sera de même des injections d'*eau minérale* dans la vessie, soit avec la sonde ordinaire, soit avec la sonde à double courant, dans le but de modifier certains états de la muqueuse vésicale, et qu'on ne manie qu'avec une juste circonspection.

A *Néris*, la douche en cercle, pouvant être administrée par zones concentriques à telle hauteur du corps qu'on le prescrit, est combinée heureusement avec la douche périnéale. Cet emprunt à l'hydrothérapie est fort utile dans le traitement des affections nerveuses.

Parmi les douches locales, que les perfectionnements modernes tendent à diversifier dans l'usage médical des eaux, nous citerons la douche *oculaire* et la douche *pharyngienne*, à cause de l'intérêt de leur application.

______

(1) Debout, *Des Eaux minér. de Contrexeville*, etc., 1872.

4

Des expérimentations méthodiques avaient été instituées à l'hôpital des Enfants trouvés dans le service de
M. Chassaignac, et ont prouvé l'efficacité de la douche d'eau froide dans certaines phlegmasies de l'œil.
M. Bricheteau a préconisé les avantages de cette méthode empruntée à l'hydrothérapie, et son mémoire en
retrace les conditions et les règles avec soin (1). Les
douches oculaires d'*eau minérale* ont été appliquées
presque constamment à *Uriage*. M. Doyon, ayant constaté la guérison d'affections chroniques des yeux, chez
des malades qui avaient été envoyés à la salle de pulvérisation de cet établissement, a eu la pensée de soumettre ces mêmes affections à la douche oculaire, à
l'aide d'appareils spéciaux ; il se loue de cette pratique,
ajoutée au traitement général, dans un grand nombre
d'ophthalmies scrofuleuses, et même pour le traitement
de la congestion choroïdienne (2). A *Saint Christau*,
M. Tillot a également utilisé pour la cure des ophthalmies chroniques le jet d'*eau minérale* à basse température, sous forme de douches pulvérisées, et il en recueille des résultats favorables (3).

La douche *pharyngienne*, telle qu'elle fonctionne à
Bagnères-de-Luchon, à *Cauterets*, à *Enghien*, et ailleurs,
a surtout en vue l'emploi topique des eaux sulfureuses
pour modifier l'angine granuleuse ou folliculeuse à l'état
chronique. Elle peut être donnée chaude, tempérée ou
fraîche ; mais il est indispensable, ainsi que M. Lambron
l'a expérimenté, que les eaux employées soient riches
en principe sulfureux et que ce principe soit le moins
possible sujet à se perdre ou à s'altérer sous l'action de
l'air et des frottements de l'appareil. Les transformations

(1) BRICHETEAU, in *Annales de la Soc. d'hydrol.*, VIII, p. 410.
(2) DOYON, *Ibid.*, XI, p. 231.
(3) TILLOT, *Ibid.*, XI, p. 296

complexes, que subit l'eau sulfureuse dans cette projection en poussière plus ou moins ténue, rendent le procédé assez délicat ; mais il reste évident que l'action des douches à filet très-fin peut s'exercer très-utilement sur toutes les parties situées au-devant de l'isthme du gosier, par exemple le voile du palais, les amygdales, modifier même par continuité la muqueuse pharyngienne, et qu'elle justifie par conséquent les applications qu'on en propose. Ces observations ne peuvent s'entendre d'une douche volumineuse ; toutefois, même avec un peu d'habitude, la douche pharyngienne en question ne tarde pas à pénétrer assez profondément (1).

M. de Laurès a imaginé d'adapter un ajutage particulier à certains appareils de douche ou de pulvérisation, et en obtenant un filet d'eau très-mince, qui est rendu rigide, en quelque sorte, par une pression équivalant à 10 atmosphères, il obtient une douche *capillaire*, d'un effet puissant dans les maladies où les troubles de la sensibilité et de la motilité prédominent, sans lésion matérielle des centres nerveux. Ce mode de traitement a été qualifié d'*aquapuncture* par son auteur (2), et donne des succès à *Néris*, à l'aide d'un appareil de grande dimension, pour le traitement de certaines espèces de névralgies et de paralysies.

Les contre-indications des douches se relient très-étroitement à celles des médications dépendant des *eaux minérales*, dans lesquelles leur emploi trouve sa place, et hormis qu'on ne doit les recevoir ni sur la région du cœur, ni sur le passage des gros vaisseaux, ou sur la tête, quand elles sont à haute pression et d'une température élevée, et qu'il faut les éviter pendant l'é-

(1) *Annales de la Soc. d'hydrolog.*, VII, p. 460 et suiv.
(2) *Ibid.*, XI, p. 253.

coulement menstruel, nous renvoyons là-dessus aux déductions thérapeutiques qui confirmeront ces notions préliminaires.

§ 4. ÉTUVES, BAINS DE VAPEUR. — Les étuves, dans la plupart des établissements thermaux, consistent en des cabinets peu spacieux, presque toujours voûtés, recevant la vapeur qui s'élève de la source, à travers des ouvertures pratiquées dans le plancher, et où plusieurs malades peuvent être soumis, pendant un temps plus ou moins long, à l'impression d'une atmosphère chaude et humide, parfois minéralisée. Des gradins sont généralement disposés dans cette enceinte pour permettre de faire varier l'influence de la température suivant la hauteur à laquelle s'expose le patient, les couches élevées étant les plus chaudes et contenant beaucoup plus de vapeur d'eau que les couches inférieures. On distingue les vapeurs ainsi employées, selon qu'elles se dégagent immédiatement de la source minérale, douée de sa température native, et c'est là ce qui s'entend par *vapeurs spontanées;* ou bien en vapeurs artificiellement produites, sous une pression définie, par une chaudière générateur alimentée avec de *l'eau minérale;* ce sont les vapeurs dites *forcées* (1). Nous ne nous occuperons pas du chauffage de l'eau simple qu'on utilise dans le même but. D'ailleurs, avec les vapeurs minérales, de l'une et l'autre provenance, non-seulement les salles d'étuve fonctionnent, mais encore on adapte à leur emploi des caisses fumigatoires, pouvant recevoir à volonté le corps, moins la tête, ou bien une partie du corps, procédé bien connu sous le nom de *boîte de vapeur* ou d'*étuve partielle.* Enfin nous verrons le *vaporarium* lui-même se transformer en *salle d'aspiration* et remplir

(1) FRANÇOIS (J.), in *Annales de la Soc. d'hydrol.*, I, 124.

un rôle complexe, dont il convient de contrôler la valeur et les indications respectives.

Le plus souvent la température de l'étuve est de 40° cent., on la porte au delà dans quelques stations thermales. A *Néris*, elle est de 42° à 46° cent. Mais une chaleur de 37 à 42° cent. suffit pour provoquer promptement la sudation, sauf le cas de dispositions individuelles qui différencient ces effets. Pour certaines personnes, le bain de vapeur à 38° est intolérable; pour d'autres, ces limites doivent être dépassées pour obtenir le résultat voulu. On a donc pu comparer avec justesse l'action de l'étuve à celle des bains très-chauds. Les phénomènes d'excitation de la peau, d'accélération de la circulation, de congestion vers la tête, suivent la même marche dans les deux procédés. En général, on ne doit pas séjourner plus de 10 à 15 minutes dans l'étuve, au risque de contracter de la céphalalgie, des vertiges, et même de tomber en syncope. Quelquefois, il est bon de mouiller le visage avec de l'eau fraîche pour éviter l'action congestive de ce milieu. Les précautions imposées au malade en sortant d'une étuve sont minutieuses; il lui est recommandé de se tenir le plus chaudement possible, de se mettre au lit, et afin d'entretenir la transpiration, de faire usage, pendant ce repos, de quelque boisson théiforme. La provocation de sueurs abondantes est donc le résultat de l'étuve humide, comme elle semble en être le but particulier. On comprend que le système cutané éprouve beaucoup plus de stimulation par cette méthode que dans le bain d'immersion, et il est certain aussi que la vapeur dont l'air de l'étuve est chargé contribue à en rendre le séjour supportable. La déperdition par la peau d'une certaine quantité d'éléments organiques qui constituent la sueur, et le surcroît d'activité imprimée à la circulation générale, consécutivement, caractérisent en réalité l'influence de l'étuve et les effets thérapeutiques qu'on en retire dans un nombre considérable et varié d'affections chroniques, rhumatismales, herpétiques, névrosiques, etc.

A *Aix en Savoie*, la douche chaude est fréquemment associée à la pratique de l'étuve, la chaleur, la disposition et l'abondance des sources et leur élévation naturelle, apportant aux douches et aux étuves .d'*Aix* une perfection rare. Cependant il est bien reconnu que l'action de la douche produit une perturbation plus marquée dans l'organisme que celle du *vaporarium*. Quoique le douché soit plongé dans la vapeur également, il reste en plus soumis au jet de l'eau, à la percussion, au massage, et M. Vidal ne manque pas de donner la préférence à l'étuve sur la douche, quand il s'agit de déterminer une stimulation modérée, générale et diffuse, sans crainte d'appel fâcheux vers un organe faible, peu réagissant (1). Le même observateur consigne un résultat qui ne peut être passé sous silence et qu'il regarde comme une continuation de l'excitation thermale, même pendant plusieurs mois après la cessation de ce traitement, à savoir, que les sueurs se répètent alors quelquefois avec une certaine périodicité aux heures de l'étuve et de la douche. D'autres fois, ces symptômes tenus par M. Vidal pour des manifestations de crises, consistent en un coryza, une diarrhée, une poussée exanthémateuse, etc.; enfin, après des oscillations plus ou moins marquées d'abattement ou d'agitation, l'équilibre se rétablit.

De même qu'à *Aix*, on joint le massage à l'étuve dans l'établissement de *Néris*. On a même combiné ces actions par une méthode d'alternance qui paraît devoir

______

(1) VIDAL, *Des Eaux d'Aix envisagées comme pierre de touche*, etc. Paris, 1865, p. 8.

modifier favorablement l'état des rhumatisants. Ainsi un malade entre pendant quelques minutes dans l'étuve et y prend une certaine moiteur superficielle; puis il rentre dans une salle voisine, dont la température est moins élevée ; là un masseur lui fait subir, sur un lit de camp, une opération d'une demi-heure environ. Après cela, il rentre dans l'étuve et une transpiration copieuse s'établit immédiatement sans qu'aucune fatigue produite par le massage résiste à cette détente (1). La double influence de la transpiration provoquée et du massage alternés dans son emploi est à même, nous le croyons, de donner des résultats satisfaisants et mérite d'être expérimentée à nouveau.

Faire intervenir des affusions d'eau froide, la douche écossaise et les pratiques analogues dans l'étuve, c'est rechercher l'action du *bain russe*, et, quoiqu'on applique, dans quelques stations, ce mode balnéatoire, il sort du cadre des *eaux minérales.*

Les étuves *partielles*, dont l'installation met l'appareil respiratoire à l'abri de l'impression de la vapeur, comportent l'application de températures assez élevées sur telle partie du corps qu'il est question de surexciter localement. On les administre à 50° cent. et avec avantage dans certains cas. Il en est de même des douches de vapeur, qui nécessairement sont fournies par un foyer d'ébullition, et amenées largement sur une région plus étendue que le point malade, avec une vitesse et un degré de chaleur prudemment calculés pour ne pas occasionner de brûlures à divers degrés.

Quant à l'appréciation des effets qui peuvent se produire par l'emploi de l'étuve sur la muqueuse pulmonaire et secondairement sur toute l'économie en vertu

(1) Maurin, *Étude histor. et clin. des Eaux min. de Néris.* Paris, 1858, p. 152.

de l'absorption, elle se relie à celle de l'inhalation des vapeurs minérales qui va suivre.

§ 5. SALLES D'INHALATION. — A en juger par les résultats des analyses chimiques déjà signalées à propos des piscines, des douches et des étuves, toutes les fois que de la vapeur hydro-minérale se dégage dans un espace confiné, soit spontanément, par l'abandon qu'en font les eaux laissées à leur température native, soit par suite d'une chute naturelle ou artificielle, soit enfin par une évaporation active qu'entretiennent des moyens de caléfaction, il est certain que ces vapeurs, en raison des gaz qui se répandent en même temps qu'elles dans l'air respiré par les malades, ou des matières salines qu'elles entraînent et qui restent en suspension au milieu de la buée, contractent des propriétés particulières et peuvent exercer sur l'économie une action spéciale. La vapeur d'eau, le calorique, les différents gaz, acide carbonique, acide sulfhydrique, oxygène et azote, certains principes minéraux, comme le sel marin, ou d'autres non encore déterminés, même des substances organiques, qui s'y rencontrent, doivent concourir, par suite de la pénétration dans les poumons de l'air ainsi modifié, aux effets les plus variés; c'est sur cette efficacité que se fonde la méthode dite *d'inhalation* aux *eaux minérales*.

Tandis qu'en Allemagne on faisait, depuis une époque déjà assez ancienne, aspirer les gaz et la vapeur qui se dégagent des eaux sulfureuses, à volonté par voie sèche ou humide, et surtout qu'on utilisait dans un but thérapeutique l'atmosphère des bâtiments de graduation, ou celle des chaudières d'évaporation dans plusieurs stations, voisines d'exploitations de salines, il n'y a, chez nous, qu'une quarantaine d'années à peine que des salles furent installées au *Mont-Dore* par Bertrand pour l'inhalation des vapeurs. Encore cette innovation naquit-elle

d'une circonstance toute fortuite, un malade rhuma-
tisant qui avait pris des douches, se trouvant débarrassé
d'un asthme opiniâtre et ayant fixé l'attention de son
médecin sur l'action curative des vapeurs d'eau en pareil cas (1).

Les salles d'aspiration du *Mont-Dore*, assez vastes pour
contenir plus de cinquante personnes chacune, ont été
comparées au *sudatorium* des thermes antiques, et ce
parallèle est exact, puisque des gradins y sont disposés,
de façon à ce que la température varie de 28° à 45° cent.,
suivant la hauteur à laquelle on porte le thermomètre, et
qu'il est prescrit aux malades, avant de se soumettre à
l'inhalation, de déposer une partie de leurs vêtements
dans un vestiaire qui précède les salles, et de n'entrer
que très légèrement couverts (2) C'est la source de la
Madeleine, déjà originairement à 45° cent., dont on force
la vapeur par ébullition : plusieurs chaudières, échauffées
par une machine à vapeur, reçoivent l'*eau minérale*, tandis que des tuyaux correspondant aux générateurs distribuent la vapeur aqueuse, à la fois dans les cabinets de
douches et dans les salles d'inhalation (3). Des vasistas et
des tubes aspirateurs établissent une circulation continuelle de l'air qui se renouvelle sans exposer les malades
au refroidissement. Entre cette installation et celle d'une
étuve, il n'est vraiment pas de différence, et l'on conçoit que Bertrand, en réalisant ces conditions, ait pu
vanter, selon ses expressions, « l'influence d'une
«atmosphère artificielle, agissant tout à la fois par sa
«température élevée, par un travail dérivatif énergique

(1) ALLARD, *Michel Bertrand, sa vie, ses œuvres,* 1861.
(2) CHABORY, *Études méd. sur les E. m. du Mont-Dore,* 1859,
p. 55
(3) LEFORT, *Étude chim. des E. m. du Mont-Dore. Annales de
la Soc., d hydr.,*VIII.

« et à vaste surface, et enfin par son contact direct sur
« l'organe respiratoire, pénétré jusque dans ses plus in-
« times replis (1). »

M. Lefort, après avoir, par de nouvelles expériences,
vérifié celles de ses devanciers, et particulièrement celles
de Thénard à ce sujet, a mis hors de contestation que
la vapeur forcée et condensée de l'*eau minérale* du *Mont-
Dore* contient une proportion appréciable de matières
salines, dans des rapports et dans des états toutefois
différents de celles existant dans les *eaux minérales* elles-
mêmes. La présence d'un sel arsenical, en proportion
minime pour un volume déterminé de vapeur, demeure
également confirmée par ses recherches (2). Ces consta-
tations se rattachent à celles de MM. Henry et Lhéritier,
qui, ayant analysé l'eau de condensation des étuves de
Plombières, ont conclu à ce que l'eau produite par la
concentration de ces vapeurs contient des traces de matière saline et de la matière organique (3).

A *Vichy*, les essais de M. Petit ont fourni des résultats analogues. Mais surtout à *Royat*, dont la salle d'aspiration est alimentée par de la vapeur d'*eau minérale*
dégagée d'une chaudière avec une pression de deux ou
trois atmosphères, il y avait intérêt à étudier la nature
des vapeurs émises par ce procédé. M. Nivet, qui a opéré
sur deux litres d'eau provenant de la condensation de
de 3,396 litres environ de vapeurs d'*eau minérale* mêlées
à l'air atmosphérique, a pu reconnaître dans le résidu
la présence de l'acide carbonique, de la soude, de l'acide
sulfurique et de la matière organique (4).

---

(1) Parissier, *Rapport sur le serv. médic. des étab. thermaux pour
1849 et 1850*, p. 72.
(2) Lefort, *Annales de la Soc. d'hydrol.*, VIII, p. 513, 518.
(3) *Annales de la Soc. d'hydrol.*, I, p. 131.
(4) Nivet, in *Annales de la Soc. d'hydrol.*, I, 153.

Comme celle du *Mont-Dore,* la salle d'aspiration de *Royat* représente un bain de vapeurs avec gradins. A son admission dans la salle, la vapeur marque 75 et 80° cent. Arrêtée dans sa marche ascensionnelle par un appareil de distribution, elle s'échappe en divergeant et se mêle à l'air de l'enceinte ; mais elle tend toujours à monter vers la voûte, et il en résulte, de même que dans les étuves proprement dites, que les couches les plus élevées sont les plus chaudes et contiennent plus de vapeurs d'eau que les couches inférieures. Il importe donc de surveiller les malades qui affrontent ce traitement, non-seulement parce qu'il convient de ménager la tolérance d'une manière progressive chez la plupart d'entre eux, en les faisant monter d'étage en étage, ou redescendre, s'il survient de l'oppression ou de la céphalalgie, mais encore en considération du danger qu'il y aurait à respirer des vapeurs trop chaudes dans un grand nombre d'affections des voies respiratoires. Les menaces de congestion du côté de la tête sont conjurées avec des lotions d'eau froide sur le front et sur le visage. On doit être réservé sur la provocation de sueurs abondantes et débilitantes. La durée de chaque séance d'aspiration est en rapport avec les circonstances du traitement ; elle varie entre une demi-heure ou une heure, après quoi, les malades qui n'étaient recouverts que d'un peignoir de laine et devenu humide, l'échangent contre un peignoir chauffé et rentrent dans un vestiaire, où ils transpirent pendant deux à trois quarts d'heure ; puis ils se sèchent avec des serviettes chaudes, s'habillent, et vont se mettre au lit préalablement chauffé. Une boisson adoucissante est administrée à ceux que la soif tourmente et qui ont fait de copieuses déperditions (1). C'est

____

(1) Nivet, *loc. cit.*

bien à un procédé de transpiration, concurremment avec l'inhalation de *l'eau minérale* vaporisée et des gaz dissous dans ce liquide, et aux effets dépendants de cette méthode, que répond la salle d'aspiration de *Royat*, en conformité avec celle du *Mont-Dore*.

Les types pris ainsi dans nos stations thermales de l'Auvergne réunissent ce qui a trait au fonctionnement de la vapeur *forcée*, partout où l'on a utilisé l'air des salles d'étuves humides pour la cure des phlegmasies chroniques des muqueuses nasale, pharyngienne et pulmonaire. L'inhalation fournie par les vapeurs hydro-minérales *spontanées*, suivant le sens attribué à cette désignation, présente d'autres propriétés à considérer, par cela même qu'elles sont le résultat d'un fait d'évaporation simple à la température naturelle de l'eau. Dans le premier cas, en raison de la pression et de la caléfaction constante qui en activent la production, il y avait un entraînement à distance de vésicules de l'*eau minérale* elle-même et par conséquent de ses éléments fixes en proportions appréciables. C'est ce que démontre l'exemple souvent reproduit des cristaux de chlorure de sodium, déposés sur les parois des tuyaux de conduite des chaudières d'évaporation dans les salines. Avec les vapeurs spontanées proprement dites, la médication emprunte davantage aux gaz libres, soit qu'ils se dégagent de l'eau mise au contact de l'air extérieur, dans un milieu limité, soit qu'ils proviennent de l'action décomposante de l'air atmosphérique, soit que les actions réciproques des éléments minéralisateurs de l'eau leur donnent naissance (1). Il est vrai que l'analyse décèle aussi dans les vapeurs de cette nature des sels fixes, des produits organiques; on en cite de bitumineuses à *Euzet*,

(1) J. FRANÇOIS, *Ann. de la Soc. d'hydrol.*, I, p. 125.

dans le Gard, et les eaux chlorurées tapissent d'efflorescences les parois de leurs réservoirs ; mais, comme le
fait remarquer M. Lefort, on doit tenir compte du lieu
où elles se produisent (1), et le plus ordinairement les
vapeurs dont nous parlons ne renferment que du gaz,
sans traces pondérables de matières salines.

Les atmosphères médicamenteuses se différencieront
dans les diverses stations thermales qui les mettent à
profit, d'après la composition des *eaux minérales* dont on
dispose. Leur action sur l'économie varie dans le même
rapport et détermine leur emploi thérapeutique.

C'est du dégagement d'une quantité notable d'acide
sulfhydrique dans les eaux sulfurées qu'est partie l'initiative des salles d'aspiration gazeuse, du moins en France.
On présumait, d'après les observations de M. Despine,
que l'air des étuves d'*Aix en Savoie*, chargé d'hydrogène
sulfuré, à en juger par l'odeur caractéristique, par l'altération des objets métalliques à ce contact, etc.,
exerce une action thérapeutique sur les malades qui le
respirent. Anglada avait fait des remarques analogues
dans les étuves d'*Amélie-les-Bains* et du *Vernet*. Ces deux
stations des Pyrénées-Orientales ont précisément inauguré, en 1845, l'installation des salles d'inhalation sulfureuse.

A *Amélie-les-Bains*, dans l'établissement du docteur
Pujade, existent depuis cette époque des chambres dites
sulfuraires, où l'on respire le gaz venant directement du
griffon, lequel a une température de 43° cent., et se mêle
à l'air atmosphérique dans de faibles proportions ; la vapeur y pénètre au moyen de soupapes graduées qui permettent d'en régler le dosage et en même temps de
diversifier la température de l'enceinte, qu'on maintient

____

(1) Lefort, *Chimie hydrolog.*, p. 165.

habituellement à 18° cent., à l'aide d'une ventilation méthodique, ce qui constitue une atmosphère sulfureuse douce, tempérée, légèrement humide, et reconnue pour s'approprier aux maladies chroniques des organes de la respiration (1).

Au *Vernet*, dans les anciens thermes, qui possèdent plusieurs sources abondantes à 45, 57, 58° cent., on a construit une salle d'aspiration, de 7 mètres carrés d'étendue et de 5 mètres de hauteur, au-dessus du *vaporarium*, véritable étuve sulfureuse elle-même à la température de 44° cent. Les vapeurs s'échappent par des ventilateurs ménagés à la voûte, en sorte que l'air et la vapeur sont continuellement renouvelés. Les malades séjournent dans cette salle quatre ou cinq heures, et même plus par jour, en plusieurs séances, la température y étant entretenue, en général, à 18 ou 20° cent. (2). D'après M. Rotureau, la respiration est facilement pratiquée au milieu de l'atmosphère ainsi composée, sans excitation du pouls, sans provocation de la transpiration ; on y éprouve seulement une légère moiteur à la peau ; les sécrétions bronchiques et laryngiennes se font plus abondamment et plus facilement, et il en résulte dans les fonctions respiratoires et celles de l'hématose une sédation très-marquée (3). On sait combien le suffrage du professeur Lallemand a contribué à faire valoir cette méthode.

Depuis lors, les recherches de M. Filhol, auquel nous sommes redevables des premières analyses *quantitatives* de l'air confiné dans les salles de douches, piscines, étuves, etc., des principaux établissements thermaux des Pyrénées, ont donné à l'expérience de l'inhalation sulfu-

<hr>

(1) Patissier, *Ann. de la Soc. d'hydrol.*, 1, p. 133.
(2) Piglowski, *Notice*, 1851.
(3) Rotureau, *loc. cit.*, p. 666.

reuse, des bases nouvelles et aussi une sanction importante. Il ressort de ces savantes études, particulièrement
en ce qui concerne *Bagnères-de-Luchon*, dont les eaux
sont facilement altérables au contact de l'air, que la
décomposition de l'acide sulfhydrique par l'oxygène répand dans l'atmosphère confinée des piscines et des
douches du soufre en nature. Ce soufre très-divisé, disséminé dans cette atmosphère humide, pénètre, à chaque instant, dans les organes respiratoires, en même
temps que l'acide sulfhydrique non décomposé. De plus,
l'air inspiré alors est riche en azote, et l'on conçoit que
sous l'influence complexe de ces diverses conditions
s'effectuent des modifications fonctionnelles qui, si elles
ne sont pas encore suffisamment connues, peuvent se
pressentir. M. Filhol a d'ailleurs établi que les eaux sulfureuses très-altérables sont seules propres à fournir
une atmosphère d'inhalation, de la nature de celles dont
il a rapporté l'analyse (1). Il a également appelé l'attention des médecins sur ce fait que les eaux les plus excitantes sont celles qui laissent dégager le plus d'acide
sulfhydrique (2). Ces idées sont opposées à l'opinion assez
répandue sur l'action sédative des émanations sulfureuses; mais nous les retrouverons contradictoirement
dans l'exposé de la médication des eaux sulfurées, envisagée à un point de vue d'ensemble, et dont l'inhalation
n'est qu'un complément. Ce qu'il importe de ne pas
oublier, c'est qu'aux Pyrénées, dans ce groupe de sources qui n'a pas d'analogues en sulfurées-sodiques, il existe
des différences de stabilité de composition chimique
qui font varier la proportion de gaz versé dans l'air, et
par conséquent doivent, eu égard à l'aspiration pulmo-

(1) Filhol, *Eaux minér. des Pyrénées*, 1853, p. 304.
(2) Filhol, in *Annales de la Soc. d'hydrol.*, I, 143.

naire, produire des effets physiologiques et thérapeutiques dissemblables.

Quoique issues spontanément, les vapeurs sulfureuses, dont il vient d'être parlé présentaient un caractère spécial de provenance d'eaux à température élevée, et, sans qu'il fût possible de nier le rôle de la thermalité dans leur production et dans leur application, on objecterait volontiers à ce procédé qu'il se distingue peu des effets de l'étuve ou du bain de vapeur. C'est l'*inhalation gazeuse froide*, que nous allons maintenant mettre en regard de la précédente, avec des exemples également recueillis dans les stations françaises.

A *Allevard*, deux salles sont consacrées au traitement par l'inhalation; dans l'une, les malades respirent l'*eau minérale* en vapeurs, mais l'autre renferme une atmosphère purement gazeuse, ne contenant que les gaz de la source, dont les analyses nombreuses ont fait connaître les proportions suivantes :

Pour un litre :

Gaz acide sulfhydrique libre...........	24^{cc},75
— carbonique.................	97 00
Azote.............................	41 00

Au milieu d'une vaste pièce carrée, se trouve une grande vasque surmontée de plusieurs vasques superposées et de plus en plus petites, à mesure qu'elles s'élèvent. Au-dessus de la dernière, font issue deux jets d'où l'*eau minérale* retombe, sous forme de pluie, dans la première vasque; de celle-ci dans l'inférieure, et ainsi de suite jusque dans la dernière où elle se déverse, pour de là être entraînée au dehors par des conduits (1).

La température originelle de cette eau est de 24° cent.,

____

(1) Niepce, *Mémoire sur l'action thérap. de l'Eau d'Allevard*, 1855.

et un système de conduite, depuis le griffon jusqu'à la salle d'inhalation, la préserve du contact de l'air et par conséquent des causes d'altération. Les gaz amenés de la source se dégagent dans l'enceinte ambiante, comme il est facile de s'en assurer par les réactifs. On y a même signalé avec eux la présence de l'iode, mais c'est un élément douteux de cette minéralisation. Des clefs graduées permettent de régulariser à volonté le dégagement de gaz qui doivent pénétrer dans la salle et en rendre l'atmosphère plus ou moins sulfureuse.

La température de la salle étant analogue à celle de l'extérieur, et en l'absence de vapeurs humides, les malades ne sont pas obligés de quitter leurs vêtements et séjournent dans cet espace, pendant une, quatre et même cinq heures par jour, en commençant par de courtes séances, espacées dans le cours de la journée, selon les indications du traitement. Il ne semble pas que le séjour dans cette salle cause d'autres malaises qu'une légère céphalalgie, qui se dissipe à l'air libre. M. Niepce a insisté sur l'action sédative et hyposthénisante de cette inhalation dans les affections catarrhales et pulmonaires chroniques, et en même temps sur les modifications salutaires qu'elle imprime à l'hypersécrétion muqueuse, dans la bronchite chronique, dans la phthisie; ses observations sur la cure des asthmatiques soumis à l'usage de l'émanation sulfureuse doivent être également mentionnées; mais comme la plupart des malades observés à *Allevard* ont associé l'eau en boisson et même les bains et les douches à l'inhalation gazeuse, il ne s'agit plus d'une médication simple, mais au contraire de la résultante d'activités diverses qui se relient entre elles, ce qu'on ne doit pas perdre de vue (1).

(1) NIEPCE, *loc. cit.* et *Annales de la Soc. d'hydr.*, IV, 243.

L'établissement thermal de *Saint-Honoré*, dans la Nièvre, nous offre des salles d'inhalation, installées au-dessus de grands réservoirs, au fond desquels se voient encore les puits creusés par les Romains et d'où émergent des sources sulfurées (1). Par suite de perfectionnements récents accomplis sous la direction de M. Collin, l'eau sulfureuse, amenée d'un niveau supérieur, est reçue dans des appareils diviseurs très-ingénieux, qui la projettent en mille jets dans l'un, en nappes circulaires et perpendiculaires dans l'autre, et qui, obéissant à un mouvement de rotation continuelle, remplissent la salle de vapeurs hydrosulfurées, sans aucune incommodité pour les personnes réunies et à même de tenir conversation entres elles, pendant la séance d'aspiration. La température moyenne de ce milieu reste maintenue entre 18 et 20°, et c'est un avantage de soustraire ainsi aux dangers de l'inhalation d'un air trop échauffé les malades, notamment menacés de congestion pulmonaire ou d'hémoptysies qui peuvent en être la suite. M. Collin reconnaît néanmoins que l'on ne séjourne pas impunément dans les salles d'inhalation de *Saint-Honoré*, et il recommande une surveillance nécessaire pour l'emploi de ce moyen. Nous remarquerons que l'ouverture d'un des puits qui alimentent la salle principale y répand assez de vapeur d'eau pour que l'air soit suffisamment chargé d'humidité, sans qu'il y ait rien de commun avec l'étuve. Quant aux effets physiologiques et thérapeutiques de l'inhalation sulfureuse à *Saint-Honoré*, ils se rapprochent sensiblement de ceux constatés à *Allevard;* la sédation y tient une place capitale ; toutefois, suivant M. Collin, après un certain temps, qui varie avec les sujets, l'hématose et la respiration re-

---

(1) Collin, *Ann. de la Soc. d'hydrolog.*, X, 297 et suiv.

viennent à un rhythme normal, sous l'influence de l'inhalation, et si l'on poursuit l'expérience, des phénomènes
d'excitation fonctionnelle se manifestent et réclament la
suspension du traitement. Ces questions de saturation
minérale ne sont point particulières à l'absorption pulmonaire de l'hydrogène sulfuré ; elles font partie des
effets de la médication sulfureuse. Toujours est-il qu'en
fait d'inhalation gazeuse, telle qu'elle se pratique à *Saint-
Honoré*, ou partout ailleurs d'une manière analogue, il
appartient au médecin de prescrire et régler en quelque
sorte les doses, suivant les besoins que présentent ses
malades et conformément à la tolérance dont ils font
preuve ou non. Le caprice ou l'imprudence pourraient
coûter cher à ceux qui négligent ces conseils, lorsqu'ils
sont atteints d'affections des organes respiratoires, à un
degré quelconque.

Les inhalations gazeuses constituent aussi la spécialité
de l'établissement de *Marlioz*, à peu de distance de celui
d'*Aix en Savoie*. Un tube de cuivre oxydé, supporté par
un rocher artificiel, à fleur d'eau, dans un bassin de
marbre blanc, élève à 85 centimètres de hauteur une
pomme d'arrosoir à huit jets filiformes. Ces jets vont se
briser sur un dôme circulaire de zinc et dégagent par ce
choc une certaine quantité d'hydrogène sulfuré, dont
l'odeur atteste la présence, lorsque l'appareil fonctionne,
mais qui ne passe pas en réalité pour le produit d'une
désulfuration bien complète. Les malades sont assis autour du bassin et inhalent pendant le temps prescrit.

M. Lambron, en présence des inconvénients sérieux
que l'emploi des eaux sulfureuses administrées en vapeur, dans des salles d'inhalation humide, et de ceux des
étuves sèches, où la respiration s'opère difficilement, a
eu la pensée de suppléer à ces méthodes par celle du
humage, pratiqué suivant un mode intermittent. D'après

ses instructions, à *Luchon*, les malades aspirent la vapeur sulfureuse qui se dégage naturellement de la source du *Pré*, au moyen d'un embout qu'ils tiennent à quelques millimètres de la bouche ; par des inspirations plus ou moins fortes et effectuées lentement, ils reçoivent la vapeur sulfureuse d'une façon ·passive, et il leur est recommandé de ne se livrer au humage que pendant quelques minutes, pour le cesser, se reposer, respirer l'air du dehors, après quoi le reprendre et ainsi de suite. M. Lambron assure avoir retiré, dans la phthisie, les bronchites chroniques, l'affection granuleuse du pharynx et du larynx, de bons effets de la pratique du humage, dont on peut graduer l'action, sans exposer le corps à une atmosphère trop chaude ou altérée, comme cela a lieu dans certaines salles d'inhalation. Cette préférence n'était pas acceptée par Pâtissier, qui avait vu le humage des eaux sulfureuses provoquer de la toux et de la fatigue chez les patients (1).

L'absorption par la voie de la muqueuse pulmonaire des substances volatiles et des principes divers qui sont en suspension dans l'air, trouve des applications si multipliées en médecine, et l'expérience a prononcé à tant de reprises sur cette méthode que nous n'avons pas à développer l'utilité de l'inhalation gazeuse, en ce qui concerne du moins l'introduction dans les bronches du gaz hydrogène sulfuré et même des principes fixes qu'on est à même de supposer entraînées par les vapeurs aqueuses. De l'azote et du gaz acide carbonique, il doit · être fait mention à part. Pour ne pas quitter le domaine des eaux sulfureuses, avec d'autant plus de motifs que l'innovation a pris naissance dans une station de cette classe d'*eaux minérales*, nous comparerons aux procédés

---

(1) *Annales de la Soc. d'hydrol.*, **IV**, 299 et suiv.

déjà exposés celui de la *pulvérisation*, ou autrement dit
de la méthode qui consiste à réduire mécaniquement
l'eau à l'état de division extrême et à la faire aspirer
ainsi pulvérisée ou poudroyée, selon l'expression du médecin inspecteur des eaux de *Pierrefonds*, auquel revient l'honneur de cette initiative.

L'idée de porter sur la surface interne des bronches directement, non-seulement les gaz et les matières disséminées dans l'atmosphère par l'évaporation, mais surtout
les principes fixes des *eaux minérales* conservés inté-
gralement, avait déjà reçu un commencement d'exécution dans l'établissement thermal de *Lamothe-les-Bains*.
Dans le vaporarium, une colonne d'eau se précipitant de
la hauteur de 7 mètres par un grand nombre de petits
trous, il se produisait divers filets qui venaient se briser avec force contre les parois de la salle et entouraient
les malades d'une buée épaisse, condition favorable pour
l'inhalation médicamenteuse. En 1857, M. Sales-Girons
a fait instituer à *Pierrefonds* une chambre qu'il appela
salle de respiration et qui était desservie par un appareil
de pulvérisation, de l'invention de M. de Flubé, tendant à faire passer dans l'air de cette enceinte de l'eau
sulfurée à l'état de poudre, ou mieux de globules, avec
les principes qui la minéralisent, intacts dans leur nature et leur quantité normales. A l'aide d'une pression de
3 à 4 atmosphères en moyenne, et exercée de bas en haut,
on obtient un ou plusieurs filets d'eau, non interrompus,
qui jaillissent à travers des orifices filiformes, et venant
rencontrer, à 6 ou 7 centimètres et sous un angle variable, des disques métalliques résistants, s'y brisent et se
divisent à l'infini. De cette fragmentation en poussière
très-fine, résulte un nuage, une fumée, et finalement
une sorte de brouillard d'eau sulfurée qui se répand dans
la salle et que les malades aspirent, en ouvrant la bouche

sans effort. Tel est dans sa simplicité le principe de l'appareil pulvérisateur et qui représente, comme l'a dit M. Reveil, l'éclaboussement perfectionné jusqu'au poudroiement, la poussière d'eau, ainsi formée, se répandant dans l'atmosphère et s'y soutenant, grâce à son état de division extrême, comme font les poussières les plus ténues (1). Un rapport fait à l'Académie de médecine par MM. Pâtissier et O. Henry a déclaré que ce procédé était fondé sur des principes rationnels et en a recommandé la propagation dans les établissements thermaux (2). Depuis lors, un grand nombre de stations thermales, non pas seulement près des sources sulfurées, mais avec des eaux de différentes compositions, ont suivi l'exemple de *Pierrefonds*. Des améliorations notables, réalisées dans l'installation des appareils et des salles de respiration, se poursuivent et en vulgarisent l'emploi. M. Sales-Girons, qui avait doté la pratique des *eaux minérales* de cet intéressant auxiliaire, en a étendu lui-même les applications à la médecine usuelle, en créant des appareils pulvérisateurs portatifs qui permettent de prescrire les inhalations de toutes solutions médicamenteuses indiquées par l'état des malades et en rendent l'usage facile à ceux-ci. Ces instruments, simplifiés par l'habileté des constructeurs, servent encore dans beaucoup de stations pour l'inhalation à domicile; de même dans certains établissements maritimes, où l'on a cru devoir soumettre par ce procédé les sujets lymphatiques ou scrofuleux à l'action directe de l'eau de mer pulvérisée et respirée; enfin, les douches pharyngiennes, employées dans le but de modifier par un jet d'*eau minérale* continu les muqueuses irritées ou granuleuses de l'arrière-gorge, ainsi

(1) Reveil, *Formulaire de médicam. nouveaux*, 1864, p. 754.
(2) *Bulletin de l'Ac. de médecine*. Paris, 1857, t. XXII.

qu'on en use à *Luchon*, aux *Eaux-Bonnes*, au *Mont-Dore*, à *Cauterets*, à *Enghien*, à *Pierrefonds*, empruntent aux appareils de pulvérisation une activité plus énergique que par le passé.

L'eau minérale, réduite en poudre d'après le système de *Pierrefonds*, se distingue formellement de l'eau en vapeur, par cela seul qu'elle est très-divisée et fragmentaire, ainsi que MM. Jamin et Lefort l'ont fait remarquer; mais, d'après les mêmes observateurs, il est difficile d'admettre que le liquide, projeté dans l'espace avec une certaine violence et en raison de l'élasticité de ses molécules, ne subisse pas un mouvement de rotation, depuis le moment du choc jusqu'à celui où il se dépose sur les objets environnants, et cette circonstance, parfaitement démontrée d'une manière expérimentale, assimile l'atmosphère aqueuse ainsi développée à la précipitation vésiculaire du brouillard (1). Qu'elle soit à l'état fragmentaire ou vésiculaire, cette eau pulvérisée est-elle minéralisée d'une façon constante, et surtout identique à la composition de la source d'origine? Cette question, déjà entrevue et signalée dès le début de la découverte de M. Sales-Girons, a été controversée. M. de Pietra-Santa, à la suite d'études poursuivies aux *Eaux-Bonnes*, avait conclu à l'abaissement considérable de la température de l'eau et à une perte très-appréciable du sulfure de sodium dans l'acte de la pulvérisation (2). Une commission nommée dans le sein de la Société d'hydrologie reprit ces expériences, et le rapporteur M. Réveil, après un exposé détaillé et appuyé sur les recherches les plus rigoureuses, annonça, entre autres faits, qu'il y a à tenir compte des différences de sulfuration des eaux pulvérisées dans ce mode d'em-

(1) Lefort, *Chimie hydrolog.*
(2) Pietra Santa, *La Pulvérisation en 1861*, p. 30.

ploi (1). Les eaux sulfurées-calciques, ou simplement sul-
fhydriquées, perdent considérablement de leur principe
sulfuré par la pulvérisation, et, au contraire, pour les
eaux sulfurées-sodiques, par exemple celles de *César* et
de la *Raillère* à *Cauterets*, de *Baréges,* etc., la désulfuration est beaucoup moindre, bornée à 2 à 3 p. 100.
Quant à l'abaissement de la température au jet de l'eau
pulvérisée, il importe assez peu puisque la poussière
d'eau se met rapidement en équilibre avec le milieu
ambiant et qu'on est en état de maintenir la température de ce milieu à un degré plus ou moins élevé. Ces
conclusions n'ont pas été contredites depuis leur mise
au jour, ni en ce qui regarde la pulvérisation des eaux
sulfureuses, ni touchant des eaux autrement minéralisées et soumises au même procédé.

Un autre problème, soulevé par la pulvérisation des
eaux minérales, a provoqué des opinions et des expériences contradictoires. On en trouvera l'énoncé très-
complet dans le même Rapport de M. Réveil à la Société
d'hydrologie, et dont les conclusions, tirées des expériences de MM. O. Henry, Demarquay, Moura-Bourouil-
lou, Tavernier, et du rapporteur lui-même, expriment
« que les liquides pulvérisés, respirés dans de bonnes
« conditions, pénètrent dans les voies aériennes en pe-
« tite quantité (2). » A l'Académie de médecine, dans la
séance du 4 mars 1867, M. Béclard, à propos d'un mémoire de M. Sales-Girons sur la thérapeutique respiratoire, a certifié la pénétration de la poussière d'eau à
l'état de nuage ou de fumée, dans toute l'étendue des
canaux bronchiques, quoique anguleux et diminuant de
calibre, et jusqu'aux extrémités de l'arbre aérien. La

____

(1) Reveil, *Annales de la Soc. d'hydrol.*, VIII, p. 170.
(2) Id., *ibid., loc. cit.*, p. 170.

muqueuse pulmonaire réunissant toutes les conditions voulues du pouvoir absorbant le plus rapide, il semble naturel d'introduire par cette voie des poussières liquides, qui tiennent en dissolution des matières solides douées de vertus thérapeutiques, et de les offrir à l'absorption des poumons, qui les répartira dans l'organisme. Toutefois la dose des solutions médicamenteuses pulvérisées et devant pénétrer dans le sang par absorption pulmonaire reste incertaine pour le savant rapporteur, et il en appelle à de nouvelles expériences du soin de décider la question. Les estimations qu'avait faites M. Sales-Girons sur cette pénétration quantitative lui paraissent hypothétiques. En résumé, pour M. Béclard, si la physiologie indique la voie pulmonaire comme la porte la plus largement ouverte à l'absorption, c'est à l'expérience clinique à justifier les espérances que la pulvérisation a pu faire concevoir (1).

M. Sales-Girons, en développant les applications de l'inhalation des eaux sulfurées pulvérisées, considère bien l'introduction d'un principe médicamenteux dans les bronches comme le point capital de la méthode, mais aussi il attire l'attention sur l'appauvrissement en oxygène de l'air respiré au milieu de la chambre de respiration de *Pierrefonds*. Dans une première communication même, il n'hésitait pas à attribuer au tamisage de l'air par l'eau pulvérisée une propriété de salubrité très-contestable (2). Quoi qu'il en soit, le brouillard sulfureux, dans lequel une ou plusieurs personnes séjournent enveloppées d'humidité, peut avoir des inconvénients qui se traduisent par des malaises, des céphalalgies, des syncopes (3), mais on y remédiera, au besoin, à l'aide de

---

(1) Béclard, *Comples rend. de l'Académ. de médecine*, 1867.
(2) Sales-Girons, *Annales de la Soc. d'hydr.*, III, 65.
(3) Pietra-Santa, *loc. cit.*

précautions de bonne ventilation. M. Filhol a écarté cette objection de la désoxygénation de l'air dans les salles d'inhalation, démontrant que quelques litres d'oxygène de moins dans une demi-heure sont sans influence appréciable, eu égard à la grande quantité d'air inspiré dans les vingt-quatre heures. M. Réveil s'est demandé lui-même si, par comparaison avec ce qu'on a observé sur les hauts plateaux des Cordillères, l'inhalation permanente ou prolongée dans un air pauvre en oxygène ne serait pas favorable dans certains cas morbides (1). Nous rapprocherons de cette visée importante l'explication que donne Lersch des succès de la salle d'inhalation de *Lippspring*, en Allemagne, où le dégagement de gaz azote est très-notable. Ce serait surtout à la diminution de la proportion d'oxygène dans l'air respirable de cette enceinte, et par suite à la somme moindre d'efforts que l'appareil respiratoire est obligé de fournir dans un temps déterminé, qu'il faudrait rapporter l'amélioration constatée sous l'influence de ces inhalations, chez des malades atteints de catarrhe bronchique ou de phthisie pulmonaire au premier degré (2). On peut concevoir que la répétition d'un acte fonctionnel devenu de plus en plus facile ramène un rhythme normal et dégage l'hématose de ses obstacles. Il est à souhaiter que des études soient entreprises dans cette direction physiologique pour éclairer la valeur curative des diverses méthodes d'inhalation aux *eaux minérales*, et combler une lacune toujours persistante, malgré les progrès poursuivis dans les procédés de pulvérisation.

Jusqu'à ce jour, la médecine hydrologique n'a enregistré que trop peu de documents sur les résultats qu'on

(1) Réveil, *loc. cit.*
(2) Lersch, *Enleitung in die Miner. Quellenlehre*, 1855-1858.

obtient des nouvelles méthodes d'inhalation dans le traitement des maladies des voies respiratoires : encore les plus importants émanent d'une pratique mixte, celle de l'établissement d'*Enghien*, où la salle de pulvérisation, parfaitement installée, réunit les deux modes d'action, l'un résultant du poudroiement de l'eau sulfureuse qui arrive directement du réservoir sans avoir subi d'altération et est convertie en brouillard épais, l'autre étant une véritable inhalation gazeuse, associée à la précédente.

M. de Puisaye a exposé les résultats de quatre années d'expérimentation sur des malades soumis à cette double influence et dans les conditions les plus favorables pour le but qu'on se proposait (1). Il n'hésite pas à croire, d'après ces faits, que l'inhalation sulfureuse aussi bien que la pulvérisation, dans l'état physiologique comme dans l'état pathologique, exerce une action directe sur la muqueuse des voies aériennes, soit en excitant, soit en modifiant la sécrétion. Ses observations confirment également ce qui a déjà été mentionné de l'action sédative des mêmes inhalations sur la circulation centrale, capable de déterminer, si elle est prolongée, des céphalalgies, des syncopes, voire même des phénomènes d'intoxication, mais aussi très-profitable au premier degré de la tuberculisation, alors qu'il y a hémorrhagie. Tandis que l'intensité de la toux chez les phthisiques n'est pas modifiée dans la salle de respiration d'*Enghien*, on obtient au contraire dans ce milieu une atténuation des plus marquées de la toux de la bronchite catarrhale, sèche ou spasmodique, ainsi que de celle des diverses espèces de pharyngite. La toux hystérique, les accès de

---

(1) DE PUYSAYE, in *Annales de la Soc. d'hydrol.*, XI, p. 385 et suiv.

coqueluche, la dyspnée de certains asthmatiques, sont profondément modifiés d'une manière analogue. C'est principalement dans la bronchite, la pharyngite et la laryngite, de nature catarrhale, que M. de Puisaye a constaté l'efficacité de l'atmosphère sulfureuse et pulvérisée, au point qu'à moins de complications diathésiques, cette méthode, pour lui, formerait à elle seule tout le traitement. Un témoignage d'une si entière compétence, en déduction d'un vaste champ d'observations pratiques, devait être signalé, et l'application thérapeutique des eaux sulfurées peut le revendiquer à juste titre.

La pulvérisation, en pleine vogue, tend à franchir la circonscription des sources sulfureuses, et elle fonctionnera bientôt dans un certain nombre de stations thermales à minéralisation variée. A *Uriage*, il y a une salle aménagée dans ce sens, mais il ne paraît pas que l'atmosphère chlorurée-sulfureuse dont on y dispose agisse autrement que par la présence du gaz acide sulfhydrique. Les eaux chlorurées-sodiques de la *Bourboule* sont également pourvues d'appareils pulvérisateurs; l'appropriation en est trop récente pour asseoir un jugement sur ses applications thérapeutiques.

Faute de posséder en France de vastes salines, autres que celles qui s'étendent à ciel ouvert sur notre littoral maritime de l'ouest et du midi, nous n'avons pas, comme à *Nauheim* et à *Kreuznach*, en Allemagne, la possibilité de faire respirer aux malades, particulièrement dans les affections lymphatiques, un air imprégné de parcelles de chlorure de sodium, ni des vapeurs d'eau salée, émanant des chaudières d'évaporation, ainsi que cela se pratique à *Ischel*, dans les Alpes tyroliennes. Il est à remarquer d'ailleurs que ces inhalations chlorurées s'emploient rarement seules et participent à peu près toujours à l'ensemble du traitement qu'on suit dans ces stations de l'étranger.

§ 6. INHALATIONS, BAINS ET DOUCHES DE GAZ ACIDE CARBONIQUE. — L'emploi thérapeutique du gaz acide carbonique, que certaines *eaux minérales* dégagent en grande abondance est adopté en Allemagne depuis une date assez ancienne. Les établissements de *Marienbad, Carlsbad, Meinberg, Cronthal, Eger-Franzensbad, Canstatt, Kissingen, Nauheim*, pourvus d'installations spéciales, ont utilisé le gaz carbonique, émergeant des sources ou des fissures du sol, tantôt pur, tantôt mélangé en proportions plus ou moins considérables avec de l'air atmosphérique ou du gaz sulfhydrique, à l'état sec ou humide, parfois uni avec la vapeur d'*eaux minérales*. C'est par voie d'inhalation ou de déglutition, soit en bains généraux ou partiels, soit sous la forme de douches ou d'injections, que la médication gazeuse s'administre sur une certaine échelle (1). Les affections catarrhales, l'angine, les névroses de l'appareil respiratoire, les rhumatismes, les névralgies, la paralysie fournissent le plus d'indications à ce mode de traitement.

En France, où de nombreuses sources et de localités thermales sont vraiment riches en acide carbonique libre et disponible, des tentatives sérieuses ont été faites pour développer les applications d'un agent thérapeutique qui semble appelé à rendre des services dans beaucoup de cas morbides. Jusqu'à ce jour, il s'en faut que l'emploi du gaz acide carbonique en médecine hydrologique ait été adopté chez nous, et nous sommes forcés de chercher des modèles au dehors, non-seulement quant à son importance curative, mais même pour les procédés qui lui conviennent. C'est principalement à

---

(1) HERPIN, *De l'acide carbonique, de ses propriétés*, etc., 1864.

Celles (Ardèche), *Saint-Alban* (Loire), *Saint-Nectaire*, en dernier lieu à *Vichy* que des essais de pratique ont été ébauchés dans ce sens (1). Il faut souhaiter qu'en faisant la part de l'engouement qui a peut-être exagéré ailleurs les propriétés du gaz acide carbonique, l'attention des médecins et des administrations thermales se reporte de nouveau sur les avantages qu'il serait possible d'en tirer pour les malades et par suite pour la prospérité de certains de nos établissements, notamment en Auvergne.

L'inhalation nécessite toujours un mélange du gaz acide carbonique avec une forte proportion d'air, parce que pur, ou même mélangé avec un volume égal d'air atmosphérique, il est irrespirable. Suivant M. Herpin, à l'excellent ouvrage duquel nous ferons de fréquents emprunts, il y a plusieurs manières d'inhaler le gaz carbonique pour le traitement des maladies qui affectent les organes de la respiration ou de la voix :

1° On hume, on aspire le gaz au moyen d'un petit tube en métal ou en caoutchouc, communiquant soit avec un réservoir de gaz ou gazomètre, soit avec la couche gazeuse qui se trouve naturellement au-dessus des sources minérales et de leur puits d'origine; soit avec de l'air pris à la surface d'un vase contenant de l'eau carbogazeuse. Il est recommandé de respirer par le nez pour que l'aspiration de l'air atmosphérique en quantité suffisante corrige celle du gaz lui-même. Ce humage cause promptement de la fatigue à ceux qui le subissent.

2° On injecte dans la bouche, largement ouverte, le gaz carbonique, préalablement recueilli dans un gazomètre, et qui s'échappe avec une vitesse déterminée d'un petit tube que l'on tient à la main, à la distance

(1) DURAND-FARDEL, *Annales de la Soc. d'hydrolog.*, V, 302.

d'environ 30 à 60 centimètres, précaution utile pour mêler d'avance le gaz avec l'air atmosphérique ambiant. Ainsi cela se pratiquait à *Ems*. Quelquefois il y a deux tuyaux de conduite, l'un pour le gaz, l'autre pour l'air atmosphérique, et ils s'abouchent à un troisième d'où s'échappe le mélange d'air à respirer (1).

L'inhalation a lieu le plus ordinairement dans une pièce ou un salon, de dimensions variées, exactement clôturée, où le gaz carbonique parvient à l'aide d'un ou plusieurs gros tuyaux appliqués contre les parois du mur et aboutissant vers le plafond dans une grande couronne métallique percée à jour et de petits trous, pour l'issue du gaz et sa diffusion dans la salle. La proportion la plus convenable de gaz carbonique pour le mélange d'air et de gaz destiné à l'inhalation varie de 2 à 4 ou 5 parties d'acide carbonique pour 95 à 98 parties d'air atmosphérique ; on peut quelquefois pousser jusqu'à 8 ou 10 p. 100, mais au delà de ces limites il y aurait de graves accidents à encourir. Des robinets et des soupapes servent à régler l'écoulement du gaz. Un filet d'eau, amené en pluie fine en même temps que le gaz, permet l'inhalation humide, et parfois on mélange au gaz de la vapeur d'eau chaude, autant de moyens qui, combinés ou diversifiés, rendent la méthode plus tolérable dans certains cas et appropriée à d'autres.

En général, les séances d'inhalation sont relativement courtes et ne doivent être prolongées que d'une manière progressive de dix, à quinze et vingt minutes au plus. M. Willemin a étudié les phénomènes que provoque cette pratique inhalatoire, et ses expériences nous apprennent que l'effet primitif ou d'excitation, traduit par une irritation légère du larynx et des bronches,

____

(1) HERPIN, *loc. cit.*, p. 510 et suiv.

une certaine gêne concomitante, est suivi bientôt d'une sédation des plus manifestes, qui paraît dépendre d'une action spéciale du gaz carbonique sur le système nerveux (1). Ces effets d'ailleurs se prononcent plus sur les femmes et les enfants que chez les hommes. Si l'inhalation était prolongée au delà d'une sage mesure, elle amènerait une surexcitation, de la fatigue, de l'oppression et des symptômes de congestion.

Les bains généraux de gaz acide carbonique sont administrés, soit dans des bains en commun ou piscines, soit en baignoires.

Les piscines sont le plus ordinairement des bassins creusés dans le sol, à environ un mètre de profondeur, aménagés comme de véritables salons pouvant contenir vingt à trente personnes assises, et où tout a été prévu pour la ventilation et pour que les baigneurs aient la tête, et même la moitié de la poitrine, au-dessus du niveau de la couche de gaz accumulée dans la partie inférieure du bassin. Aucun apprêt préalable n'est nécessaire pour prendre un bain d'acide carbonique, dit M. Rotureau ; les malades ne dépouillent pas leur toilette, mais on leur prescrit de se munir d'un vêtement plus chaud pour s'en couvrir au sortir du bain, parce que le gaz provoque une transpiration marquée et qu'ultérieurement la sensation de l'air, quelle que soit la température de l'atmosphère, est toujours désagréable, et parfois peut-être dangereuse (2). La sensation de chaleur, avec sueurs copieuses, que détermine cette sorte de bain, s'accompagne de turgescence, de coloration et de picotement à la peau, de prurit à l'anus, d'envie d'uriner, d'éréthisme génital, et d'accélération du pouls.

(1) WILLEMIN, *Des inhalations et des bains d'acide carb. à Vichy*, in *Revue d'Hydrolog. médic.*, 1858, p. 66.
(2) ROTUREAU, *loc. cit.*, p. 34.

Ces phénomènes se manifestent plus ou moins vite et à un degré plus ou moins intense selon les impressionnabilités des malades. Quoique la proportion du gaz carbonique ne soit guère que de 15 à 30 p. 100 de la totalité du mélange gazeux des piscines, il n'en résulte pas moins une action puissante de stimulation sur l'économie, et dont M. Rotureau a tracé le tableau, d'après son expérimentation personnelle à *Nauheim* (1). La durée ordinaire du bain de gaz carbonique est de dix à vingt minutes ; on le prolonge quelquefois jusqu'à une demi-heure, mais le malade doit en sortir sur-le-champ, s'il éprouve de l'accablement ou une surexcitation excessive.

A *Franzensbad*, à *Marienbad*, et dans plusieurs autres localités où le gaz sort abondamment de la terre, les baignoires sont disposées au-dessus de l'ouverture de dégagement, et par leur fond garni d'un treillage à jour, l'acide carbonique s'y renouvelle constamment et s'échappe au dehors par des ouvertures de ventilateurs. Le dessus de la baignoire est fermé soit par un couvercle en bois, soit au moyen d'une couverture en étoffe.

Dans les établissements qui usent de gaz recueilli sous une cloche et sur la source, ensuite conduit pour les besoins du service, la baignoire de métal ou de bois, pourvue d'un siége à fond sanglé, a une paroi supérieure mobile. En faisant glisser cette paroi dans sa rainure, le malade s'introduit dans la baignoire, et lorsqu'il ramène cette paroi, elle entoure son cou et laisse la tête seule à l'air libre. Ailleurs il est fait usage de caisses connues sous le nom d'appareil fumigatoire de Darcet, à usage de bains de vapeur. Les bains, administrés dans les baignoires

(1) Rotureau, *Étude sur les Eaux therm. de Nauheim*, 1856, p. 63.

ou dans les caisses, sont préférés à ceux de piscines, leur clôture hermétique permettant d'employer un gaz plus pur, moins mélangé, avec une température plus égale, et par conséquent d'obtenir des effets plus prompts et plus énergiques. Dans quelques cas, on augmente l'action du gaz par un courant de vapeur d'eau minérale chaude. Le bain en caisse paraît plus facile à supporter que celui pris en baignoire.

Les dispositions des appareils, pour les bains partiels, dans l'application du gaz carbonique à un membre ou à une partie isolée du corps, ne diffèrent pas des appareils qui sont employés dans les établissements thermaux pour soumettre les cuisses, les jambes, les bras, les mains, etc., à des bains de vapeur d'eau partiels. Ce bain local développe une sensation de chaleur agréable qui va en augmentant pendant sa durée, s'étend aux parties voisines, et produit une transpiration abondante sur une région circonscrite de la peau.

Pour les douches et injections, le gaz est conduit au moyen de petits tubes flexibles en caoutchouc, dont l'extrémité est munie d'ajutages en corne ou en buis, de formes et d'ouvertures variées. Un robinet règle les conditions du courant ou du jet, selon les prescriptions.

Les injections et douches gazeuses dans l'utérus et dans le vagin se font au moyen d'un speculum fenêtré traversant un anneau ou bourrelet en caoutchouc élastique souple et rempli d'air. Ce bourrelet, qui s'applique exactement sur les parties externes, empêche la sortie du gaz. C'est d'ailleurs une manœuvre qui réclame les précautions les plus strictes et doit être surveillée avec soin. Il suffirait de la moindre surface dénudée, par excoriation ou autrement, pour occasionner des accidents d'intoxication, suites de l'absorption de l'acide carbonique. La stimulation du côté de l'utérus et des fonctions menstruelles est en rapport avec le mouvement fluxionnaire qui s'observe partout où l'on applique ce gaz et peut parfois dépasser le but thérapeutique ; il y a même une certaine analogie entre ces effets et ceux des douches ordinaires d'eaux carbo-gazeuses auxquelles, à *Vichy*, par exemple, M. Willemin a suppléé de préférence par des irrigations vaginales ou utérines, prises dans le bain, à l'aide d'un appareil cylindrique très-simple et avec un jet d'une douceur extrême, pouvant se continuer sans gêne, pendant un quart d'heure ou vingt minutes (1).

Le courant de gaz carbonique se dirige encore avec succès, sur les yeux, dans les oreilles, sur la muqueuse nasale (2). Il ne peut être question en pareils cas que d'affections chroniques, et en cherchant à transformer par une action substitutive le mode d'inflammation des muqueuses, on ne se départira jamais de la prudence avec laquelle il faut manier un modificateur aussi puissant.

§ 7. BAINS ET APPLICATIONS TOPIQUES DE BOUES MINÉRALES ET CONFERVES. — La division que nous avons adoptée en *boues à limon minéral* et en *boues confervoïdes* ou mieux *boues à limon végétal* se représente en présence des procédés d'emploi qui concernent ces matières.

Les bains de boues minérales, dans leur acception thérapeutique, comptent en France trois stations, où leur usage crée une véritable spécialité, à savoir : *Barbotau* (Gers), *Saint-Amand* (Nord) et *Dax* (Landes). Il importe de connaître les analogies et les différences existant entre ces diverses installations et qu'on ne peut ratta-

(1) WILLEMIN, *De l'emploi des E. de Vichy dans les affect. de l'utérus*, 1857, p. 74.
(2) HERPIN, *loc. cit.*, p. 48 et suiv.

cher à un type commun, si ce n'est qu'il s'agit d'immersion du corps, pendant un temps variable, dans un dépôt d'humus minéralisé naturellement ou artificiellement, et d'une température plus ou moins élevée.

Les boues de *Barbotan* sont contenues dans des piscines, incessamment parcourues par l'eau ferrugineuse bicarbonatée des sources minérales, et cette masse de limon noirâtre qui les constitue, au milieu d'un terrain tourbeux, n'a guère plus de 36° cent. au fond et 26° à la surface. Vingt personnes peuvent prendre le bain à la fois. Une notoriété fort ancienne amène beaucoup de sujets rhumatisants à ces bains. La consistance sablonneuse des boues de *Barbotan*, dont l'alumine la silice, la magnésie, le sulfate de chaux, les oxydes terreux, forment les principaux éléments, outre ceux des eaux qui les imprègnent, et leur température relativement peu élevée, peut-être même trop faible pour certains états pathologiques, les rendent utiles dans les affections rhumatismales qui contre-indiquent toute excitation.

A *Saint-Amand*, au milieu des sources sulfatées-calciques, jaillissant du terrain tertiaire, se rencontrent trois lits superposés, l'un superficiel et formé d'une terre noire semblable à la tourbe, le second de marne argileuse, le troisième de sable mouvant, le tout sur une épaisseur de 5 mètres environ. C'est dans ce sable que viennent sourdre une infinité de petits filets d'*eau minérale* qui, détrempant les deux couches superficielles, en composent une espèce de bourbier, d'une température de 26° cent. assez constante, et d'où s'exhale une odeur sulfureuse et marécageuse. La composition de ces boues participe de celle du sol qui les fournit et de l'eau qui les délaye de bas en haut ; l'acide carbonique et l'hydrogène sulfuré s'en dégagent en petite proportion. Leur thermalité est élevée, tantôt en y mélangeant de l'eau chauffée, tantôt par serpentinage. Un vaste bassin, recouvert par une rotonde vitrée, les renferme. L'intérieur de ce bassin est symétriquement divisé en 68 cases ou loges, disposées en quatre séries concentriques et toutes profondément séparées les unes des autres par une clôture de ciment. Des rideaux sont disposés de manière à cacher le baigneur et à faire de sa loge, s'il le désire, un véritable cabinet isolé. Le plus ordinairement la douche précède le bain de boue. Au sortir de la douche, le malade soigneusement vêtu d'un peignoir de laine est dirigé vers la case qui lui a été assignée pour toute la période de son traitement. Il s'y plonge, selon la partie affectée, jusqu'à la ceinture, aux aisselles ou au cou. La durée du bain, généralement subi en commun par les personnes que réunit cette sorte de piscine, varie d'une à six heures; elle est en moyenne de quatre à cinq; la pratique ne s'en répète pas dans la journée. Des lavoirs latéraux attendent le baigneur en dernier ressort et il s'y débarrasse dans un bain simple de la boue attachée à la peau, pour de là gagner son lit ou compléter la réaction par l'exercice (1). Telle est en traits sommaires la méthode suivie à *Saint-Amand*, et dont les effets réactionnels, révulsifs et résolutifs se rattachent évidemment à la suractivité du tégument externe que doit produire cette forme de bain boueux, supporté pendant plusieurs heures. On pressent qu'un semblable moyen serait nuisible dans toutes les affections avec imminence de congestion.

Les mêmes boues sont employées en applications locales, à la manière d'un cataplasme chauffé par l'addition d'eau thermale, et maintenu sur la partie malade,

(1) ISNARD, *Les boues minér. de St-Amand*, 1869, p. 15.

procédé que nous retrouverons dans beaucoup de stations qui possèdent du limon ou simplement des conferves.

Les boues minérales de *Dax* se distinguent de celles de *Barbotan* et de *Saint-Amand* par leur gisement même. Ce sont des dépôts limoneux et fluviatiles, formés depuis des siècles par l'Adour, rivière à débordements très-fréquents, et que traversent les griffons mêmes de sources minérales, en leur abandonnant non-seulement une partie de leurs sédiments, mais encore la substance même des conferves ou autres matières organiques qui se développent au sein de l'eau thermale, sous l'influence des rayons solaires. Cette qualité complexe de boues à la fois minérales et végétales, que pénètre sans cesse une eau à la température de 60°, leur confère-t-elle des propriétés médicatrices qu'on ne rencontre pas ailleurs? C'est ce que l'expérience vérifiera d'autant mieux qu'une installation récente des thermes de *Dax* a apporté des perfectionnements exceptionnels dans l'administration des boues. Au milieu de pièces voûtées parfaitement closes et complétement séparées entre elles, des piscines de un mètre de largeur et de 2 à 3 mètres de longueur, creusées dans le sol, contiennent le limon ; celui-ci est parcouru par des courants d'*eau minérale* à débit variable, de manière à obtenir une échelle thermométrique de boues graduées, depuis 35° jusqu'à 45°. A côté de chacune de ces piscines se trouvent des baignoires et des appareils de douches, en jet, en pluie, pourvus d'*eau minérale* chaude ou refroidie. De vastes réservoirs collecteurs, placés au centre des cours de l'établissement, et bien exposés aux rayons du soleil, sont pleins de boues, traversés par l'*eau minérale*, du fond à la surface, et c'est là un terrain fertile pour le développement des conferves qui se recueillent dans les eaux de *Dax* en abondance prodigieuse. Les applications topiques ont reçu également aux nouveaux thermes de *Dax* les appropriations les mieux entendues ; des récipients à double fond, parcourus par de la vapeur et remplis de boue, en diversifient tous les modes d'action, suivant la région et conformément aux indications (1).

Dans d'autres stations françaises que celles que nous venons de citer, on se borne à puiser les boues qui se rassemblent au fond des bassins ou des puits, et à en composer des sortes de cataplasmes d'enveloppe, à destination d'un membre ou d'une articulation, dans les cas de tumeurs blanches, d'ankyloses, etc. La température de ce topique est maintenue et avivée par de l'eau de la source, dont on l'arrose continuellement. C'est ainsi qu'à *Balaruc*, à *Bourbonne* entre autres, sont utilisés les dépôts vaseux des sources, d'une façon accessoire, et qui est loin d'égaler en importance curative les méthodes précédentes.

Nous trouvons à l'étranger les mêmes distinctions de pratique. Ainsi la station de *Franzensbad*, en Bohême, peut être comparée en certains points avec celles de *Saint-Amand* et de *Dax*. M. Labat, qui a publié une très-intéressante étude sur les eaux et les boues de *Franzensbad*, décrit celle-ci comme un type des formations tourbeuses appartenant aux principaux bains de la Bohême et fournissant des matériaux d'une médication particulière (2). D'une prairie marécageuse et qui peut passer pour une tourbière, s'extrait de la terre par fragments cubiques, qu'on entasse en pente et qu'on laisse exposée à l'air. L'extraction ayant lieu généralement au com-

______

(1) DELMAS et LARAUZA, *Étude comparat. sur les stations de boues minér. françaises et allemandes*, 1872. — Voir *Annales de la Soc. d'hydrolog.*, XVII.

(2) LABAT, in *Annales de la Soc. d'hydrol.*, XV, 282 et suiv.

mencement de l'automne, la masse de terre passe ainsi l'hiver jusqu'au printemps, où elle est soumise à divers maniements, surtout après les pluies, dans le but d'en favoriser l'oxydation. La tourbe primitivement humide et spongieuse passe alors à l'état de terreau, dans lequel, concurremment avec des produits acides et solubles, prédomine du sulfate de protoxyde de fer, environ pour la dixième partie de la terre à lui seul. Avant de transformer cette terre en boue, on lui fait subir des opérations qui la débarrassent de ses éléments les plus grossiers et la réduisent en terreau finement pulvérisé, analogue à celui de nos serres. La dernière préparation de cet excipient consiste à l'entasser dans d'immenses cuves fermées, à mouiller la masse d'*eau minérale*, et à élever la température du mélange par des jets de vapeur très-chaude qui le traversent ; un système de soupape en facilite le déversement des cuves dans des baignoires de bois mobiles. Là encore se surajoute de la terre et de l'*eau minérale* froide pour ramener la température et la consistance du bain au degré voulu ; finalement ic tout est fortement brassé avec une spatule de bois ou à la main. On obtient après ces manipulations préliminaires une matière boueuse, noirâtre, grasse, onctueuse, très-acide et très-styptique, d'une odeur maremmatique, quelquefois un peu sulfureuse. Les médecins de *Franzensbad* ont qualifié avec justesse cette boue de *terre marécageuse minérale (mineral moor erde)*. M. Labat fait observer combien la minéralisation des boues ainsi préparées artificiellement est riche en sels de fer solubles, et il attribuerait volontiers à l'action des principes salins et acides dissous dans ce bourbier les effets physiologiques et curatifs du bain de boue de *Franzensbad*. Néanmoins nous devons tenir compte avec lui de la température élevée qu'on est forcé de maintenir dans

une masse de matière terreuse et végétale, peu capable
de pouvoir conducteur du calorique, et aussi des mouvements prescrits aux malades pendant le bain, sans oublier que ceux-ci ont l'habitude de se frictionner avec
la boue chargée de particules solides, végétales et sa-
blonneuses. La chaleur d'un bain semi-liquide, d'une
durée de 15 à 30 minutes, et l'action mécanique de matières insolubles expliquent assez l'excitation à la peau,
devenue rouge et un peu turgescente, qu'on signale
dans cette pratique. Les observations d'affections rhumatismales, de paralysies idiopathiques ou sympathiques d'états anémiques, etc., guéris par ce moyen, sont
bien en rapport avec la méthode révulsive que ces bains
artificiels réalisent. D'ailleurs on ne les prescrit à *Franzensbad* qu'après le traitement commencé, le plus souvent d'un jour entre autres, en alternant avec les bains
d'*eau minérale*.

A *Franzensbad*, la boue est encore employée en demi-
bains, bains partiels, cataplasmes et fomentations.

En d'autres stations de l'Allemagne, les procédés peuvent différer, comme à *Elster*, où la terre est emmaga-
sinée et arrosée d'*eau minérale* sous des hangars, à
Nenndorf qui est dotée d'une vase marécageuse très-
sulfurée, etc., mais partout le bain de boue comporte des
préparations et produit des effets identiques à ceux de
Franzensbad, sur lesquels nous avons cru devoir nous
arrêter. L'engouement ne s'en est même pas tenu
aux dépôts limoneux et minéralisés ; il y a tel établissement, celui de *Gleissen*, dans la province de *Brandebourg*,
qui joint à l'usage en boisson de l'*eau minérale* celui de
bains de *scories de charbon*.

En Hongrie, le lac renommé de *Balaton-Füred* procure
une boue grisâtre, avec laquelle les baigneurs se font
frotter les parties du corps qu'il s'agit de soumettre à

une révulsion énergique et presque instantanée. Ce dépôt a été analysé et contient une forte proportion de carbonate et de sulfate de chaux, de sulfate de soude, d'éléments ferrugineux et organiques; mais c'est surtout à la présence d'une quantité extrêmement considérable de cristaux de silicate de chaux qu'on doit vraisemblablement rapporter les résultats des frictions opérées avec cette boue. Des bains s'administrent également avec l'eau chauffée du lac, mélangée à 8 ou 10 litres de boue, et leur emploi ne doit pas être prolongé, parce qu'il occasionne des érythèmes ou même de l'érysipèle (1).

A *Acqui* (Italie), station d'eau sulfurée et thermale, une vase boueuse, dont la température est de 38 à 45° cent., sert plutôt à des applications topiques qu'à des bains entiers, et la vapeur abondante qui s'en dégage transforme en véritable étuve la pièce où le malade prend séance.

De la supériorité de ces divers modes d'emploi des boues minérales, mis en parallèle, il ne saurait être disserté, sans courir le risque de baser un jugement sur des données bien disparates. Ce qui apparaît du moins, c'est que nos installations en France, sous ce rapport, ne le cèdent pas à celles de l'étranger, et que, si elles sont peu nombreuses encore, elles l'emportent sur d'autres par les propriétés essentiellement *naturelles* du dépôt qu'on y utilise.

Les conferves, ou plantes thermales, propres à diverses sources thermo-minérales *Néris*, *Bourbon-Lancy* (France), *Valdieri* (Italie), entrent pour une grande part dans la méthode topique associée à l'emploi des Eaux. « Elles sont employées, soit pour modifier le tissu même « de la peau dans certaines formes d'affections cutanées,

(1) ROTUREAU, *loc. cit.*, p. 535.

«soit pour agir par l'intermédiaire de cette membrane
« sur les tissus qu'elle recouvre (névralgies, rhumatisme,
« goutte, maladies du système musculaire et articulaire
etc.). » Ainsi l'envisagent MM. de Laurès et Becquerel
dans leur mémoire sur les conferves de *Néris* (1). Les développements de ce travail établissent que c'est surtout
en frictions qu'il convient d'employer les conferves, soit
pendant le bain, ou au sortir du bain, soit dans l'intervalle des bains, et tous les avantages de la pratique se
déduisent de l'espèce de massage qu'on imprime ainsi
à la partie frictionnée. L'action irritative, toute de contact, et par conséquent mécanique, due à la présence
de cristaux insolubles de chaux carbonatée, très-abon-
dants au milieu des conferves, surtout quand la plante
a vieilli, donne la raison des effets stimulants ou excitants qu'on en retire. MM. de Laurès et Becquerel ne
croient pas que les propriétés des conferves doivent être
considérées comme émollientes et calmantes, ainsi que
leur aspect gélatiniforme l'avait fait supposer. Les myria-
des de parcelles cristallines, qui sont pressées par la
main contre les téguments pendant les frictions déterminent une rubéfaction de la peau suffisante et médicatrice.
En dehors de cela, ces applications locales ne peuvent
agir que par imbibition.

Les eaux sulfureuses tiennent en suspension une matière organisée, *sulfuraire, glairine, barégine*, dont il est
fait usage comme topiques, à *Bagnères-de-Luchon*, à *Ax*,
etc., mais leur emploi semble assez restreint. A *Valdieri*
dans le Piémont, des conferves analogues rangées parmi
les espèces du genre *Leptothrix*, sont de même mises à
profit, sous le nom de *muffe*, en même temps qu'une
boue argileuse, imprégnée d'*eau minérale*, dans une visée topique.

(1) *Annales de la Soc. d'hydrolog.*, I, p. 205 et suiv.

§ 8. *Eaux mères.* — On entend par *eau mère* le résidu liquide de la cristallisation dans la préparation du sel marin, extrait soit des eaux de la mer, soit des sources salées, sortant de terrains porphyritiques et houillers, comme il en existe un grand nombre en Allemagne, principalement au pied des chaînes du Taunus et des Alpes (1), et quelques-unes en France, dues à l'exploitation de bancs de sel gemme.

Les *eaux mères* participent à la composition des eaux salées, desquelles elles proviennent, aux proportions près qui sont plus considérables pour le liquide de concentration que pour l'eau d'origine. Nécessairement leur constitution varie avec celle de chacune des sources où on les obtient. Cependant il y a à signaler dans ces résidus une prédominance des chlorures d'une part, de la soude de l'autre, qui les caractérise. Le fer et le brôme s'y rencontrent en proportion variable, et sans qu'il soit toujours facile d'y déceler leur présence. Eu égard à la rareté de l'iode dans les *eaux mères*, on a pu les regarder plutôt comme des eaux bromurées que iodurées, quelle que soit la divergence des analyses chimiques de ce produit (2).

En général, l'*eau mère* se présente sous l'apparence d'un liquide brunâtre, poisseux et âcre, assez semblable à de la lessive. En soumettant l'*eau mère* à une nouvelle évaporation, on en retire une substance à cristallisation irrégulière et incomplète, qui n'est que de l'*eau mère* solidifiée, et dont l'emploi n'est pas très-répandu même dans les stations des bords du Rhin. Tout au plus l'*eau mère* solide servirait-elle à l'exportation, si l'influence de l'humidité et de la chaleur, qui la font repasser à l'é-

(1) ROTUREAU, *Des princip. Eaux min. de l'Europe*, p. 42.
(2) DURAND-FARDEL, in *Annales de la Soc. d'hydrol.*, II. p. 28 et suiv.

lat liquide, n'en rendait la conservation difficile (1).

L'eau mère a été conseillée à l'intérieur par le professeur Lebert à titre d'agent puissant et tolérable dans certaines affections diathésiques (2). Cette pratique, que M. Rotureau regarde comme à peu près impossible, est abandonnée. Il n'en est pas de même de l'emploi des *eaux mères* à l'extérieur, soit en applications locales, soit par addition aux bains généraux, qui a conservé toute sa portée thérapeutique.

Des compresses imbibées d'*eau mère* pure, et appliquées sur les engorgements ganglionnaires et sur les ulcères atoniques des scrofuleux, offrent un moyen révulsif naturel d'une grande énergie, et dont l'action résolutive en pareils cas en recommande l'usage (3).

C'est surtout en bains additionnés d'*eaux mères* que les établissements thermaux de l'Allemagne administrent ce moyen, et les stations de *Kreuznach* et de *Nauheim* en partagent pour ainsi dire la spécialité, tirée de leur installation privilégiée au milieu de salines considérables. Les médecins allemands n'hésitant pas à renforcer de la sorte les eaux chlorurées qui ne leur semblent pas suffisantes par elles-mêmes dans le traitement des maladies strumeuses, *Hombourg* emprunte des *eaux mères* à *Nauheim*, *Wiesbaden* à *Kreuznach*, *Kissingen* aux salines de *Bocklet* qui l'avoisinent et en fournissent à plusieurs autres localités thermales. On retrouve l'imitation de cette pratique en Suisse aux eaux de *Lavey*, étant mise à profit la proximité des salines de *Bex*. En France, l'exemple a été suivi à *Salins*, dans le Jura, et dans des conditions qui mériteraient d'être étendues et encouragées (4).

(1) Labat, *Annales de la Soc. d'hydrol.*, XIV, p. 20.
(2) Lebert, *Compte rendu des eaux de Lavey pour 1840*. Lausanne, 1861.
(3) Rotureau, *loc. cit.*, p. 47.
(4) Durand-Fardel, *loc. cit.*, p. 31 et suiv.

A *Salins*, l'évaporation n'a pas lieu à l'air libre, et à l'aide de bâtiments de graduation, comme cela s'accomplit à *Kreuznach* et à *Nauheim*. L'eau salée, obtenue de forages artésiens, aux dépens de cours d'eau souterrains, qu'alimentent en partie au moins les eaux de pluie venant laver le banc de sel gemme, est soumise à une série d'évaporations successives, dont le résidu fournit une proportion remarquable de chlorure de sodium (157^{gr}, 980 sur 317^{gr}, 720 de matières solubles par litre), et de 2^{gr}, 700 de bromure de potassium dans un litre d'eau mère (1), d'après les analyses de MM. Dumas, Faivre et Pelouze.

La concurrence avec les eaux mères allemandes est très-réalisable chez nous; tout tend à le démontrer, et on peut invoquer sur ce sujet un travail de MM. Figuier et Mialhe, déjà de date reculée. L'étude comparative des chimistes français a eu surtout en vue les eaux mères des salines du Midi; il résulte de leurs recherches que deux parties en poids des eaux mères de la saline de *Salies-de-Béarn* renfermeraient à peu près autant de bromures qu'une partie de l'eau mère de *Nauheim* et pourraient par conséquent, dans les cas indiqués, remplir un rôle thérapeutique analogue (2). A la vérité, les analyses des mêmes eaux mères répétées par MM. Reveil et O. Henry fils ont donné des chiffres moins élevés, mais l'assimilation n'en reste pas moins acquise au point de vue général de la minéralisation de ces résidus (3). Ajoutons que les sources de *Salies* (Basses-Pyrénées), très-remarquables par leur richesse en chlorure de so-

(1) GERMAIN, *Source minér. de Saline de Salins*. Paris, 1854, p. 40 et suiv.

(2) FIGUIER et MIALHE, *Étude compar. des princip. Eaux minér. de France et d'Allemagne*, etc., 1848.

(3) REVEIL et HENRY fils, *Ann. de la Soc. d'hydr.*, VI, 435.

dium, ne comportent que par exception l'addition des eaux mères, qui n'est pas là, comme ailleurs, une nécessité de traitement (1).

Les bains généraux, additionnés d'eaux mères, déterminent une stimulation des plus marquées. M. Rotureau prescrit d'en surveiller les effets et de proportionner le mélange d'eau mère à la sensibilité cutanée des malades. Selon lui, le premier phénomène de l'immersion dans le bain mixtionné est une impression de froid, commune à toute la surface du corps et bientôt remplacée par une chaleur agréable. Si le baigneur non prévenu faisait imprudemment réchauffer son bain, il s'exposerait à une surexcitation, manifestée par une rougeur intense de la peau, des démangeaisons intolérables, et consécutivement à des palpitations, de la dyspnée, des bourdonnements d'oreilles, des éblouissements, préludes d'accidents plus graves encore. M. Rotureau insiste également sur l'urgence des précautions à prendre, lorsqu'on fait usage des eaux mères dans les cas de plaies ou d'ulcères, des érysipèles déjà redoutables, alors même qu'il n'existerait aucune solution de continuité, devenant bien plus à craindre si le tégument externe est dénudé (2).

La dose d'eau mère, qui doit additionner les bains, varie de 1 à 20 litres. D'habitude, on débute par verser un litre d'eau mère dans le bain, quelquefois une quantité moitié moindre; et même ces additions ne commencent qu'après les trois ou quatre premiers bains d'eau pure de la source, et la progression graduée est exécutée avec soin par la suite. M. Labat a observé, comme l'avait fait déjà M. Rotureau, que les enfants supportent

---

(1) Coustalé de Larroque, *Étude théor. et clin. des Eaux de Salies-de-Béarn*, 1865, p. 38.
(2) Rotureau, *Étude sur les Eaux min. de Nauheim*, p. 83.

très-facilement les bains fortement additionnés d'eaux mères (1). C'est principalement dans le premier âge, chez les rachitiques et les scrofuleux, que cette tolérance presque exclusive se constate.

Les eaux mères, en vertu de leur action révulsive sur la peau, représentent donc un complément important dans le traitement balnéaire et concourent aux ressources curatives de la médication tonique.

De la réunion plus ou moins complète et de l'organisation des moyens thérapeutiques, qui viennent d'être passés en revue, dépend la bonne installation des établissements thermaux. Il n'est pas possible de circonscrire dans un aperçu général toutes les conditions de l'appropriation des *eaux minérales* sur leurs lieux d'emploi. On comprend qu'elles varient avec une infinité de circonstances, dont la topographie, le gisement, la minéralisation des sources, la distribution des eaux, l'aménagement et la diversité des procédés d'application, sont inséparables. Le progrès des connaissances spéciales, les enseignements de la médecine, les améliorations du service, d'heureuses innovations, la diffusion de procédés nouveaux ou mieux connus, aidés par des perfectionnements d'appareils, et enfin l'émulation qui tend à élever le niveau de beaucoup de stations, plus fréquentées aujourd'hui qu'autrefois, contribuent à différencier les thermes entre eux. Les apparences de supériorité qu'ont acquises certaines localités thermales des pays étrangers, mises en parallèle avec les eaux françaises, ne doivent pas être non plus acceptées sans examen. Aussi convient-il de renvoyer de pareilles appréciations à la partie descriptive de cet ouvrage.

(1) LABAT, *loc. cit.*, p. 3.

IV.— Moyens adjuvants et circonstances auxiliaires de l'emploi des eaux minérales.

Aux modes d'emploi qui diversifient les applications des *eaux minérales*, sous toutes les formes précédemment exposées, s'adjoignent des pratiques accessoires du bain, de la douche, de l'étuve, etc., et des conditions d'hygiène générale. Ces moyens et ces circonstances peuvent seconder ou développer les effets du traitement hydro-thermal. Parfois même on semble en droit de rapporter à leurs influences auxiliaires, en grande partie sinon en totalité, le bienfait de guérisons obtenues par l'usage d'une source médicinale. Il importe donc d'en faire un contrôle sérieux.

MASSAGE. — Le *massage* figure en première ligne parmi les adjuvants des procédés balnéaires, mais non d'une manière aussi répandue qu'on pourrait le croire, ni surtout en conformité avec la méthode orientale qui lui appartient et que nous n'imitons, en général, que très-imparfaitement. On sait que dans le bain maure, suivant la relation d'un témoin oculaire (1), lorsque le patient a subi une étuve chauffée à 45° cent., et entre en transpiration, un Arabe, nu jusqu'à la ceinture et vêtu simplement d'un caleçon, vient l'éponger, fait graduellement abaisser la température du milieu dans lequel ils sont tous deux, et le fixe horizontalement couché sur le dos ; puis il commence par un bras, faisant craquer toutes les articulations, tirant le bras avec grande force, en se servant de son genou placé comme levier de résistance sous l'aisselle ; par un mouvement rapide d'arrière en avant et d'avant en arrière il fait tourner le bras brus-

____

(1) MAURIN, *Étude histor. et cliniq. des Eaux de Néris*. 1858, p. 170.

7

quement et tord l'avant-bras dans le sens de la rotation, en tenant le bras immobile. La même manœuvre se répète sur l'autre membre, à tour de rôle. En second lieu, c'est aux articulations des membres inférieurs, et avec un manége analogue, que s'adresse le masseur, déployant une force proportionnée à l'énergie de la résistance. Ensuite, il couche le patient à plat sur le ventre, et avec les genoux il lui presse de haut en bas et de bas en haut les muscles de la colonne vertébrale, pesant ainsi de tout son corps sur celui qui est sous-jacent; enfin, il le retourne comme un corps inerte et recommence la même pression sur les parties antérieures du thorax et sur les parois abdominales. L'opération, présentée de la sorte en raccourci, mais telle qu'on l'exécute à Alger, à Oran, à Tunis, et dans tous les bains du Levant, dure en moyenne une heure (1). Rapou, dans son atmidiatrique, a formulé une pratique de massage peu différente de celle que nous venons de reproduire, et, à son avis, c'est un moyen non-seulement d'entretenir le libre exercice des organes et de régulariser le jeu des fonctions, mais encore de prolonger la vie et de la rendre plus agréable en éloignant les causes de maladies et d'infirmités (2). Il recommandait, après le massage, d'essuyer le malade, de l'envelopper de linges chauds et de le mettre au lit. C'est ce qui se pratique dans beaucoup d'établissements hydrothérapiques, où le massage est plus fréquemment usité que dans les stations thermales.

On s'accorde à préconiser les suites de ce traitement, en apparence quelque peu violent. Sans nous étendre sur les sensations de bien-être que l'opération du massage

(1) MAURIN, *loc. cit.*
(2) RAPOU, *Essai sur l'atmidiatrique.* 1809, p. 127.

détermine ou laisse après elle, il est certain que l'élasticité des membres s'en accroît d'une façon étonnante, que le poids du corps s'allége considérablement, et qu'au sortir des mains du masseur, on se sent disposé à des exercices de force et d'agilité insolites. (1) La respiration est infiniment plus libre, les fonctions digestives plus stimulées et plus énergiques, et par-dessus tout il y a une suractivité de l'appareil cutané qui retentit favorablement sur le reste de l'économie (2). S'il en advient ainsi chez l'homme valide qui se soumet au massage, on comprend que ce mode d'excitation de la circulation superficielle ou profonde, convenablement et méthodiquement mesuré, soit appelé à modifier avec une certaine puissance les débilités nerveuses, en particulier celles où la déperdition des forces se rattache à un appauvrissement du sang, à un trouble simultané de l'innervation et de l'hématose. C'est à ces cas morbides et aussi aux affections lymphatiques, parmi elles aux engorgements articulaires, que le massage s'applique avec le plus de succès.

On obtient aussi des résultats remarquables du massement dans les atrophies musculaires, succédant aux paralysies d'origine rhumatismale, et ces effets ont été rappprochés de ceux que l'emploi de l'électricité médicale procure en pareille circonstance. Avec l'un et l'autre procédé il est possible de rétablir l'état physiologique des muscles frappés temporairement d'atonie et de les mettre en mesure d'obéir à l'influx nerveux moteur, quand celui-ci reprendra son cours. Des expériences de M. Brown-Séquard ont démontré que, malgré l'absence de l'action nerveuse, des membres paralysés

(1) Maurin, *loc. cit.*
(2) Rostan, *Dict. des Sc. médic.*, XIV.

déjà atrophiés, peuvent recouvrer la contractilité musculaire à un degré suffisant et leur volume normal en même temps (1). Le massage, uni à la douche percutante, répond à ces indications.

Il en sera de même pour le traitement par le massage des contractions musculaires, de nature spasmodique, et des affections rhumatismales qui, se localisant sur les articulations, y produisent des roideurs, des ankyloses, à certaines périodes de l'arthrite chronique. Bonnet regardait le traitement local comme indispensable, dans les rhumatismes chroniques, pour combattre les conséquences de l'inaction des mouvements volontaires, et il attachait la plus grande importance à l'excitation qu'on obtient d'impulsions communiquées aux jointures par la combinaison des frictions, du massage et des douches (2). Bien entendu, il faut toujours proportionner ces divers moyens au degré d'inertie des parties malades, ainsi qu'à la constitution, à l'âge, au sexe, en un mot, aux conditions de résistance du sujet et à la tolérance que la répétition de semblables pratiques peut lui faire acquérir graduellement.

A *Aix en Savoie*, où les procédés balnéaires sont par tradition l'objet d'une direction expérimentée, deux doucheurs frictionnent la peau, massent les chairs, plient les articulations du malade, pendant que celui-ci reçoit une chute d'eau, à la température de 41 à 43° cent. ou s'expose aux vapeurs de l'étuve seule. Une sueur abondante ne tarde pas à couvrir tout le corps, et on avait l'habitude, d'ancienne date, d'entretenir cette sudation en enveloppant le malade de serviettes, de draps et de couvertures et en le transportant, dans une chaise

_____

(1) BROWN-SÉQUARD, *Comptes rend. de la Soc. de biolog.*, 1849.
(2) BONNET, *Traité de Thérapeut. des malad. articul.* 1853, p. 177.

à porteurs fermée, jusqu'à son lit préalablement chauffé et préparé dans le but de parachever une sorte de paroxyme fébrile. Aujourd'hui cette méthode d'excitation est mesurée avec discernement, un grand nombre de rhumatisants devant être exemptés d'une diaphorèse inutile, qui peut avoir pour effet de troubler l'ensemble des fonctions, comme l'a très-bien observé M. Vidal. Ainsi, dans beaucoup de cas de ce genre, s'en tient-on à une réaction modérée, obtenue de la douche tiède avec massage, sans emmaillottage et sans port (1). Encore, avons-nous lieu de croire que le massage se borne alors à de véritables frictions, générales ou localisées, et ne ressemble que d'assez loin à la manœuvre usitée en Orient sous ce même nom, et telle qu'elle à été décrite plus haut.

A *Néris*, à *Plombières*, à *Uriage*, à *Bagnères-de-Luchon*, l'action du bain, de la douche ou de l'étuve, se complète également par des pressions et des tractions imitées du massage, méthode à laquelle il serait désirable de donner plus d'extension, et surtout d'assigner un personnel d'hommes et de femmes de service, spécialement exercés à cette manœuvre.

GYMNASTIQUE ET EXERCICE. — Si le massage n'est pas passé en usage dans beaucoup de stations thermales de France et de l'étranger, la *gymnastique médicale*, à quelques tentatives près, a pris moins de place encore dans ces établissements. On n'ignore pas cependant quel parti la médecine, aussi bien que l'hygiène, peut tirer d'un pareil auxiliaire, surtout dans le traitement des maladies du jeune âge, avec prédominance de lymphatisme et de diathèse scrofuleuse. L'activité imprimée aux muscles et la réaction cutanée qui coïncide avec la

(1) VIDAL, *Aix-les-Bains en* 1867, p. 42.

répétition systématique des mouvements musculaires sont bien capables de seconder les effets de la médication des *eaux minérales*, lorsqu'il est urgent de reconstituer un organisme débilité et de le prémunir contre les manifestations ultérieures de la scrofule. M. Doyon a protesté, avec raison, contre l'inperfection d'un exercice accompli à pas comptés, montre en main, sous des galeries couvertes d'*instituts* ou de *casinos* à la mode (1). Mieux valent, à coup sûr, les courses pédestres ou à cheval en plein air des champs ou des montagnes, et dont les fonctions d'hématose et d'assimilation bénéficient largement. Peut-être même y a-t-il lieu de modérer l'entraînement des malades aux excursions plutôt que de le stimuler, tellement l'attrait est vif et les moyens de distraction multipliés dans les sites thermaux alpestres, pyrénéens ou autres. Toujours est-il que les exercices gymnastiques appropriés aux diverses conditions d'âge, de sexe, de tempérament, de constitution, d'idiosyncrasie morbide, dosés en quelque sorte rationnellement, mériteraient plus de faveur qu'ils n'en ont obtenu jusqu'ici dans la pratique hydrologique.

Hydrothérapie. — L'*hydrothérapie* commence à prendre domicile à côté des *eaux minérales*, dont elle est appelée à doubler l'action dans des cas déterminés. C'est ainsi qu'à *Vichy*, à *Enghien*, *Dax*, etc., des installations distinctes et complètes lui sont consacrées. Dans d'autres localités, à *Néris*, à *Cauterets*, à *Royat*, par exemple, on a recours à des appareils hydrothérapiques, douche écossaise, douche en cercles, bains de siége à eau courante, cuve d'immersion, etc., qui ont été réunis pour étendre le champ du traitement hydrominéral.

---

(1) Doyon, *Traitement curat. du lymphatisme aux eaux d'Uriage*, in *Ann. de la Soc. d'hydrolog.*, XVIII, p. 97.

Cure du petit-lait. — La *cure du petit-lait*, basée sur l'emploi interne et externe (boissons et bains) du sérum du lait de vache ou de chèvre, dont le crédit est considérable en Suisse et en Allemagne, ne compte comme adjuvant des eaux que dans deux localités françaises, à *Uriage* et à *Allevard*. Encore les ressources d'approvisionnement de petit-lait et l'aménagement balnéaire à destination de la cure, dans ces stations, ne peuvent se comparer à ce qu'on trouve en deçà ou au delà des Alpes, partout où il y a de nombreux troupeaux et de copieux pâturages. Le canton suisse d'Appenzell comprend jusqu'à quatre établissements, où il se consomme par jour dans un but thérapeutique quelque chose comme 350 kilogr. de petit-lait (1). Un grand nombre d'autres localités exploitent, sur les pentes des grandes Alpes, cette médication, qui se résume en effets sédatifs dans les affections nerveuses, les maladies de l'appareil digestif, les débilitéc's'hez les convalescents, etc. Pour les médecins allemands, le rôle du petit-lait est capital en ce qu'il facilite singulièrement la tolérance d'eaux très-minéralisées et sert à rétablir le cours des fonctions gastro-intestinales (*Carlsbad, Marienbad*). En général, on trouve en Allemagne des établissements de petit-lait dans les établissements balnéaires de quelque renom, ou tout au moins dans leur voisinage. Ce traitement mixte, qui a ses règles comme sa vogue et ses préventions, n'est pas sorti chez nous de limites assez restreintes.

Cure de raisin. — De la *cure de raisin*, autre genre de traitement très-patronné dans les mêmes régions à l'égal de celle du petit-lait, et qui consiste dans l'usage métho-

____

(1) Carrière, *Les Cures de petit-lait et de raisin*. 1860, p. 87 et suiv.

dique des raisins mûrs, combiné avec un régime diététique approprié, nous n'avons pas à nous occuper avec
détails. Car, malgré les publications intéressantes sur ce
sujet de Carrière (1), d'Herpin (de Metz) (2), et de
Cazenave de la Roche (3), les cépages français n'ont pas
été utilisées à l'exemple de ceux du Rhin, du Tyrol et
de la Suisse, et quant à l'analogie qu'on a cherché à
établir entre le mode d'action du jus de raisin et celui
des eaux d'*Ems* et du *Mont-Dore*, il s'en faut que l'approbation de l'expérience lui soit acquise.

CLIMAT, ALTITUDE ET SAISONS. — On fait principalement
consister les circonstances adjuvantes de l'action des
Eaux minérales, dans le climat des localités où elles sont
employées d'une part, et de l'autre dans le régime
observé pendant le cours du traitement, les conditions
d'alimentation, de mouvement et d'impressions extérieures contribuant au résultat définitif qu'il s'agit de
produire par l'accord d'influences multiples.

La situation géographique d'une station thermale et
l'époque appropriée au traitement des malades dans cette
résidence, peuvent servir à caractériser les propriétés climatériques d'une localité donnée au point de vue qui
nous intéresse, sans l'intervention absolue des moyennes
météorologiques dont se compose le climat proprement
dit. Il est évident que le médecin, en prescrivant une
source minérale, doit s'enquérir, comme le voulait Pâtissier, de sa situation plus ou moins élevée au-dessus
du niveau de la mer, parce que la différence seule de la
pression atmosphérique impressionne en divers sens les

(1) CARRIÈRE, *loc. cit.*

(2) HERPIN (de Metz), *Du Raisin et de ses applications thérapeut.*,
1865.

(3) CAZENAVE DE LA ROCHE, *De la possibilité d'établir en Béarn une
cure aux Raisins*, 1866.

principales fonctions de l'économie. Mais aussi cette altitude n'aura pas des effets identiques sur un plateau élevé, dans une vallée profonde, sur la pente méridionale ou au nord d'une montagne, èt le mode d'administration des eaux doit se subordonner, en outre, aux conditions purement locales, telles que, le degré d'humidité ou de sécheresse, les vents dominants, les courants d'air, les variations plus ou moins brusques de la température, la fréquence des orages, etc., y compris le choix de la *saison* à faire avec discernement dans beaucoup de cas (1). Ce n'est pas que les moyennes barométriques, thermométriques, hygrométriques, obtenues par des observations exactes, manquent d'importance et ne puissent éclairer les applications de la thérapeutique hydrothermale. Mais si ces renseignements réunis en tableaux font connaître le climat général d'un pays, on admettra avec M. Richelot qu'il y a plus d'avantage encore à donner une idée aussi exacte que possible de la physionomie atmosphérique quotidienne d'une station, pendant la saison consacrée aux bains, et à en tirer des déductions pratiques (2).

Ce qui est vrai pour toutes les latitudes, c'est que le refroidissement de la température atmosphérique augmente à mesure qu'on s'élève et que la densité de l'air diminue. Scoutetten, en énonçant cette remarque générale, a également fixé l'attention sur les ombres portées par les montagnes et qui imposent aux variations diurnes un cachet tout spécial à certaines hauteurs. A *Pfeffers*, par exemple, station élevée de 685 mètres au-dessus du niveau de la mer, le jour complet commence à huit heures du matin, en été, et cesse vers

---

(1) Herpin, *loc. cit.*, p. 70 et 107.
(2) Richelot, *Du climat du Mont-Dore pendant la saison des Bains,* 1867.

quatre heures de l'après-midi, tandis qu'à *Vichy*, à *Luxeuil*, à *Enghien*, etc., il n'a d'autre limite que celle afférente au cours des astres (1). Il est de rigueur au *Mont-Dore*, en raison de l'altitude de 1,046 mètres, de se prémunir par des vêtements chauds contre l'abaissement de la température, qui se produit naturellement toutes les fois que le soleil ne vient pas échauffer l'atmosphère, et en particulier après son coucher. Par compensation, les rayons solaires ayant une action calorifique plus énergique, à cause de la transparence et de la moindre densité de l'air ambiant, la chaleur des rayons directs et celle du sol sont plus considérables sur les sommets qu'au niveau des plaines ; c'est ce que Darcet avait relevé dans ses expériences thermométriques aux Pyrénées, et les observations de M. Armieux à *Baréges* ont donné plus de certitude encore à la constatation de ce phénomène. On ne s'étonnera donc pas si malgré l'altitude des thermes de *Baréges* précisément, laquelle atteint 1,240 mètres d'après la hauteur moyenne de la colonne mercurielle dans cette station, l'humidité de l'air n'y est jamais excessive, pendant les mois d'été, aux brouillards près que la situation de cette localité dans la région moyenne des nuages rend fréquents, sans pour cela saturer l'air de vapeur d'eau (2). Une rapide condensation des vapeurs favorisant la formation des orages, tous les pays de montagnes sont sujets à cette perturbation, dans le cours de la saison chaude, mais leur durée est, en général, assez courte et n'entraîne guère de suites fâcheuses pour le climat. Quant à la neige, elle ne tombe que très-exceptionnellement au

(1) Scoutetten, *De la Température du corps de l'homme*, etc. *Influence de l'altitude des lieux sur les fonctions physiolog*. Paris, 1867, p. 51.

(2) Armieux, *Études médic. sur Baréges*. 1871, p. 106 et suiv.

milieu de l'été, même dans les localités dont l'altitude s'approche de la région des neiges permanentes (*Mont-Dore, Baréges, Louêche, Saint-Moritz*).

M. Richelot, pendant huit années consécutives, s'est astreint à noter jour par jour, et presque heure par heure, au *Mont-Dore*, pendant la saison des bains, les états de l'atmosphère, appréciés par les sensations et les effets produits sur l'organisme sain du malade, et il a classé tous les jours ainsi observés en trois catégories, caractérisées sous les désignations de jours beaux, moyens et mauvais. Il résulte de l'observation d'un total de 610 journées, de 1859 à 1866 inclusivement, pendant la période comprise entre le 15 juin et les premiers jours de septembre, que plus de la moitié des journées ont été remarquables par la beauté du temps. Si l'on additionne les jours beaux et les jours moyens, on a une somme de 437 jours, ou près des trois quarts de la totalité de la saison, qui ont été favorables à la cure thermale. Encore deux des étés en question avaient été contrariés par des pluies abondantes et continuelles, communes alors partout (1).

A *Baréges,* où les observations météorologiques se recueillent à l'hôpital militaire d'après la méthode la plus scrupuleusement scientifique, M. Armieux est amené à conclure des relevés de six années, que chacun des quatre mois de la saison thermale peut-être assimilé à un mois de printemps ou de l'automne du Sud-Ouest de la France, par sa température moyenne et ses autres accidents climatériques. C'est du 15 juin au 20 septembre que la saison est le plus accessible aux constitutions morbides et aux cas pathologiques du ressort de *Baréges* (2).

(1) Richelot, *loc. cit.*, p. 4.
(2) Armieux, *loc. cit.*, p. 117.

Si nous consultons une savante étude publiée sur les eaux et le climat de *Saint-Moritz*, dans la haute Engadine en Suisse, la démonstration est frappante de ce qu'à *priori* la seule notion de l'altitude d'une localité thermale peut causer d'erreur ou d'inexactitude (1).

Les sources ferrugineuses de *Saint-Moritz*, jaillissant à 1,770 mètres au-dessus du niveau de la mer, élévation qui dépasse de beaucoup celles des établissements thermaux les plus élevés en Europe, on devait présumer que cette station participait au climat relativement froid des localités alpestres d'altitude égale. Or, les moyennes de l'état atmosphérique, entre le 15 juin et le 15 septembre, tirées de nombreuses observations, assignent à *Saint-Moritz* les caractères d'un climat tempéré, en rapport avec une végétation arborescente et une flore comparables à ce qu'on rencontre dans les contrées montagneuses d'une altitude moindre, entre 325 et 650 mètres plus bas, ou encore sur les versants méridionaux des Pyrénées, à une hauteur équivalente. La disposition des montagnes, leur groupement, la direction des vents, le voisinage de l'Italie expliquent ces conditions exceptionnelles d'une vallée extrêmement élevée, et qui joint la douceur du climat à une incomparable pureté d'atmosphère. Bien entendu, à *Saint-Moritz*, comme dans toutes les stations de montagnes, les écarts considérables de la température quotidienne imposent certaines précautions aux valétudinaires. M. Jaccoud leur enjoint de se munir de vêtements d'hiver, de prendre garde à ne pas sortir le matin avant sept ou huit heures, ni le soir après la fin du jour.

En définitive, ce dernier conseil est le plus obligatoire dans toutes les stations thermales très-élevées, sujettes

---

(1) J*accoud*, *La Station médicale de St-Moritz*. Paris, 1873.

par conséquent à de brusques variations de température.
Il est utile également, dans ces localités, de terminer
le traitement avant que le froid et le mauvais temps
n'arrivent. Il en sera de même dans les vallées resserrées,
quoique d'une altitude moindre que celle des précédentes, aux *Eaux-Chaudes*, à *Cauterets*, à *Plombières*, où la
hauteur des rochers et des montagnes rend les matinées
et les soirées généralement fraîches et humides. Là aussi,
à certaines heures du jour ou selon les vents, règnent
des courants d'air plus ou moins vifs, qu'il serait impru-
dent d'affronter lorsque le corps transpire, sans être suffisamment et chaudement couvert. Enfin, la proximité
des hautes montagnes, aux cimes neigeuses pendant une
partie de l'année, ou celle de vastes forêts, influencent
les contrées avoisinantes ; c'est ainsi que *Vichy* et *Néris*
se sentent du voisinage des montagnes de l'Auvergne ;
Plombières de celui des Vosges.

Un examen circonstancié des conditions d'orientation
et d'exposition, capables d'impressionner la santé de
ceux qui séjournent dans les stations thermales, nous
entraînerait hors des bornes de notre sujet. Cependant les influences physiologiques de l'altitude prise en
elle-même et dans ses rapports avec l'emploi des sources médicinales, ne doivent pas être passées sous silence.
Il n'y a pas à se préoccuper ici des troubles fonctionnels
souvent très-variés et très-considérables, qu'éprouve
l'économie pendant l'ascension sur les hautes montagnes, et qu'on a pu rapporter à une véritable intoxication
par l'acide carbonique en excès dans le sang et à une
accumulation momentanée de produits de décomposition
dans le système musculaire (1). Les expériences de

(1) Gavarret, *Les Phénomènes physiologiq. de la Vie.* 1869,
p. 164.

M. Paul Bert sur l'altération des phénomènes de la vie
par l'action d'une atmosphère à pression plus ou moins
forte et sur les effets toxiques de l'oxygène absorbé en
trop forte proportion, quelle que soit leur portée, ne
touchent que secondairement à la direction des malades
placés dans une station thermale. L'élévation absolue
au-dessus du niveau de la mer dans les localités les
plus fréquentées d'Europe est loin d'atteindre les importantes altitudes des Andes et des Cordillères, où
l'homme habite à plus de 3,000 mètres au-dessus de l'O-
céan. D'ailleurs les accidents qu'ont signalés les voya-
geurs sous le nom de *mal des montagnes* varient d'intensité suivant la nature et l'escarpement du terrain et suivant
la dépense d'efforts et la rapidité de la marche, autant
que suivant l'altitude affrontée. Pour nous, avec M. Lombard (de Genève), nous distinguerons les régions qu'il
appelle Alpestres, moyennes et inférieures , situées
au-dessous de 2,000 mètres, comme pouvant offrir des
lieux de séjour dans un but sanitaire (1). Dans le tableau
suivant, extrait de celui qu'a dressé Scoutetten, sont
rangés les principaux établissements thermaux de cette
catégorie d'après l'ordre des estimations rationnelles de
la pression atmosphérique que supporte le corps de
l'homme à diverses hauteurs, le poids de 15,487 kilogrammes étant admis comme mesure de la pression au
bord de la mer, à 0^m,76 (2) :

(1) LOMBARD, *Le Climat de montagne consid. au point de vue médic.*
1858, p. 67.
(2) SCOUTETTEN, *loc. cit.*, p. 43 et suiv.

NOMS DES LOCALITÉS.	ÉLÉVATION au-dessus du niveau de la mer.	HAUTEUR barométrique en millimètres.	DIMINUTION du chiffre de la pression.
			kilogrammes.
Saint-Moritz (Suisse)..	1770	609	3005
Louêche (Suisse)......	1450	633	2515
Tarasp (Suisse)........	1401	637	2433
Baréges	1240	650	2170
Wildbad-Gastein (Autriche).............	1066	663	1906
Mont-Dore...........	1046	666	1905
Cauterets...........	932	671	2744
Saint-Sauveur........	728	693	1298
Eaux-Bonnes........	726	693	1298
Eaux-Chaudes	680	698	1198
Pfeffers (Suisse)..	685	697	1217
Bagnères-de-Luchon...	629	702	1115
Le Vernet.......... .	620	703	1095
Saint-Gervais........	573	707	1015
Allevard.............	475	716	832
Plombières	430	720	751

A l'élévation modérée des lieux montueux, c'est-à-dire lorsque l'altitude ne dépasse pas 1000 à 1,500 mètres, il ne survient ordinairement dans la respiration et la circulation aucun de ces désordres observés à des hauteurs considérables, et la diminution de la pression atmosphérique n'amène pas le dépérissement de la constitution décrit par M. Jourdanet sous le nom d'anémie des altitudes; ou *anoxyémie*, particulière au séjour permanent des plateaux du Mexique (1). « Il semble, au con- « traire, » dit M. Lombard, auquel nous sommes rede- vables des notions les plus complètes sur l'influence de cette zone par rapport à la santé de l'homme (2), « que

(1) JOURDANET, *Application artific. de l'air des montagnes au traitem. curat. des malad. chroniques.* 1863, p. 13.
(2) LOMBARD, *loc. cit.*, p. 114 et suiv.

« malgré la diminution du poids de l'atmosphère, les
« fonctions vitales s'accomplissent avec plus de facilité
« et de régularité. La respiration devient plus ample et
« plus profonde, comme si l'on avait soustrait des pa-
« rois thoraciques un poids considérable. Cette activité
« imprimée à l'inhalation, est accompagnée d'une sen-
« sation de bien-être qui se traduit par la désignation
« de légère, appliquée à l'atmosphère des montagnes,
« en opposition à l'épithète de pesante ou étouffante que
« l'on donne à l'air des plaines environnantes. » La
circulation se régularisant et la digestion devenant plus
facile, il s'ensuit une hématose plus parfaite et une assimilation plus active. En outre, on constate une augmentation des forces musculaires et de notables changements dans la mobilité nerveuse, qui se révèlent par un
sommeil paisible et restaurant, et aussi par un grand
calme des fonctions intellectuelles. Ce sont autant de
motifs qui militent en faveur du séjour dans quelque
localité élevée, toutes les fois qu'on a l'intention de stimuler la nutrition, ou de rétablir l'équilibre entre les
fonctions animales et celles de la vie de relation.

La résidence dans les stations thermales, où les qualités de l'air en font un agent curateur et s'ajoutent à
l'action des *eaux minérales*, sera donc indiquée dans les
anémies, les chloroses, les débilités constitutionnelles in-
nées ou acquises, quand celles-ci ne dépendent pas d'une
maladie organique du cœur ou des gros vaisseaux, et
qu'il n'y a pas de processus inflammatoire, en état d'a-
cuité, à entretenir ou développer. Chez les enfants entachés de lymphatisme, voués aux progrès de la scrofule
ou affectés par des antécédents diathésiques, nul doute
que le pouvoir reconstituant de l'air vivifiant, qu'on respire dans les hautes vallées des Alpes ou des Pyrénées, ne
se fasse sentir avec un succès que personne ne nie. Aux

phthisiques, Laennec prescrivait le déplacement et le changement d'air, parce que de tous les moyens vantés contre la phthisie tuberculeuse, il n'en reconnaissait aucun de préférable (1). On les dirige vers les établissements thermaux, où les poitrines délicates, irritables, s'accommodent à merveille d'une diminution de la pression atmophérique, pourvu que l'air ne soit ni trop chaud ni trop froid, ainsi que les conditions estivales de la montagne permettent de l'aspirer au *Mont-Dore* (1,046 mètres d'altitude), à *Cauterets* (932 mètres), à *Weissembourg* (Suisse) (1000 mètres), aux *Eaux-Bonnes* (726 mètres), à *Allevard* (475 mètres), etc., et aussi avec les précautions hygiéniques de rigueur. Les formes de la phthisie, son caractère torpide principalement, doivent déterminer le choix du climat montagneux, auquel on expose les malades (1).

Pour M. Jaccoud, les conditions climatériques d'un endroit aussi élevé qu'est *Saint-Moritz* (1770 mètres) procurent un avantage réel, non-seulement dans la période prodromique ou prémonitoire des phthisies, mais même en présence des signes d'une infiltration tuberculeuse ou caséeuse, circonscrite et stationnaire, pourvu que la maladie soit apyrétique. Dans un grand nombre de cas ainsi désignés, la restauration générale de la constitution et l'arrêt ou la régression des lésions locales confirmeraient l'efficacité du climat de l'Engadine. M. Jaccoud va peut-être un peu loin quand il se refuse à admettre la contre-indication absolue de cette altitude excessive pour les malades menacés d'hémorrhagies broncho-pulmonaires et d'hémoptysie. Suivant lui, il n'y a pas de rapprochement possible entre les conséquences

____

(1) LAENNEC, *Traité de l'Auscultat. méd.* II, p. 276.

des efforts et des intempéries propres aux ascensions des touristes et l'effet d'une habitation tranquille dans une localité alpestre. S'appuyant sur les recherches de Poiseuille et de Volkmann, qui montrent que la charge sanguine est directement proportionnelle au degré de la pression atmosphérique, il considère les poumons comme devant être assimilés aux organes profonds et frappés d'un état d'anémie relative, sous l'action de la dépression barométrique de l'altitude (1). Cette manière de voir nous rejette bien au delà des idées reçues. Mais, sans parler des suites d'un excercice inopportun, de l'ascension des pentes plus ou moins rapides, il est vraisemblable que l'influence de l'air raréfié sur la circulation à elle seule, en modifiant la répartition de l'afflux sanguin dans un sens ou dans l'autre, provoquera des hémorrhagies. Si des exemples heureux engagent à combattre l'opinion généralement admise à cet égard, et qui interdit les hauteurs aux malades exposés à l'hémoptysie, elle sera encore de longtemps la règle d'une pratique prudente. La même remarque s'applique aux phthisiques dont la maladie est avancée, aux emphysémateux, qui se trouveraient mal d'un air trop rare.

Quant aux maladies du système nerveux, celles qui sont accompagnées d'une grande irritabilité sensitive, réclament un milieu plus doux et moins excitant que l'atmosphère des montagnes. Mais l'air tonique convient à celles qu'entretient l'asthénie ou qu'il faut contre-balancer par une réparation des forces générales ; ainsi en est-il pour les débilités chez les chlorotiques et pour celles de l'enfance.

Dans certaines stations, aux *Eaux-Bonnes*, au *Mont-Dore*, à *Weissembourg*, les émanations balsamiques des

____

(1) Jaccoud, *loc. cit.*, p. 39.

forêts de pins ont été recommandées, comme offrant une inhalation salutaire aux phthisiques. En Allemagne, à *Nauheim*, à *Kreuznach*, on fait respirer aux malades l'air chargé de particules salines entraînées par le vent, dans le voisinage des bâtiments de graduation des salines. C'est une imitation de l'emploi de l'air marin, appliqué à la cure des affections lentes de la poitrine, de toute antiquité, mais dont l'utilité a été souvent mise en discussion. Cette médication ne peut convenir à tous les cas indistinctement ; elle regarde la phthisie torpide, et s'adresse surtout aux individus lymphatiques et scrofuleux (1).

Des climats de plaine, à propos des *eaux minérales*, françaises en particulier, il n'y a à faire d'autre mention sinon qu'ils participent, soit au climat dit *Girondin*, ou du sud-ouest, lequel s'étend depuis la Loire et le Cher jusqu'aux Pyrénées, soit au climat *Rhodanien*, ou du sud-est, comprenant toute la vallée de la Saône et du Rhône, tous deux avec les caractères du climat continental tempéré, avec des étés modérément chauds ; d'autres appartiennent au climat du Midi et *Méditerranéen*, dont la moyenne de température estivale est assez élevée, et enfin au climat *Vosgien* ou du nord-est, qui a la plus grande analogie avec celui de l'Allemagne continentale (2).

On sait que la France doit à son sol accidenté et aux eaux qui la baignent la variété de conditions climatériques par laquelle, eu égard à son étendue, elle se distingue des autres états européens. Ce qui la concerne, relativement à l'époque où l'on peut suivre une cure thermale, s'entendra à peu de chose près des contrées limitrophes. A *Amélie-les-Bains* et au *Vernet*, stations des

<hr>

(1) Patissier, *Annales de la Soc. d'hydrol.*, IV, p. 98.
(2) Martins, in *Patria*. 1847, p 215.

Pyrénées-Orientales, tout contribue à attirer les malades, particulièrement pour le traitement des affections respiratoires, pendant la mauvaise saison. *Amélie* s'abrite dans une vallée ouverte seulement aux vents de l'est et de l'ouest, à 276 mètres d'altitude, et une végétation méridionale y plaide pour la beauté du climat, qui toutefois subit des oscillations, particulièrement le matin et le soir. Le *Vernet* est plus élevé (620 mètres), mais le thermomètre s'y abaisse rarement à — 2° 1/2; le laurier-rose, l'oranger, le grenadier, etc., se cultivent également là en pleine terre. On comprend que ces deux stations aussi privilégiées aient été presque exclusivement adoptées pour les cures thermales d'hiver.

Récemment la création de thermes à *Dax*, pourvus des meilleurs aménagements en vue des variations atmosphériques, en même temps qu'ils réalisent une installation balnéaire complète, a accru nos ressources en ce sens. Le climat dans cette région sud-ouest de la France, à peu de distance de *Pau* et de *Bayonne*, est reconnu doux et assez constant, en toute saison.

Malgré de nombreuses tentatives pour avancer ou reculer l'époque de la saison thermale de la part des possesseurs de beaucoup d'établissements, c'est pendant les mois de juin, juillet, août et septembre qu'on fréquente ces localités. Il faut reconnaître que la température atmosphérique est ordinairement favorable, durant cette période, au traitement des affections chroniques par les eaux, et la mode ou les convenances n'en ont pas tout à fait réglé la préférence. Dans quelques thermes du Midi, à *Cambo*, à *Balaruc*, et dans beaucoup de bains d'Espagne, pour éviter de trop grandes chaleurs, le printemps et l'automne sont choisis par la clientèle, sans que les établissements demeurent fermés dans l'intervalle. En général, un climat tempéré est plus favorable aux affections nerveuses et gastro-intestinales, tandis que pour les rhumatismes, les dermatoses, les scrofules etc., la température élevée des mois de juillet et d'août ne peut qu'aider puissamment aux effets de la cure thermale. Dans les localités élevées, où de brusques variations de climat sont à redouter, il est nécessaire de terminer le traitement avant l'arrivée des froids et des mauvais temps. On risquerait autrement de compromettre les effets curatifs de la médication entreprise dans de meilleures circonstances hygiéniques.

Il est d'observation que le traitement thermal, surtout sous l'influence des bains et des douches, rend le corps très-sensible aux impressions atmosphériques, et de là, entre autres motifs, celui du précepte qu'on ne saurait trop rappeler aux malades, et parmi eux aux rhumatisants et aux névropathiques, de se vêtir convenablement pendant toute la durée de leur cure. Gerdy appuyait à *Uriage* sur l'urgence de ces mêmes précautions pendant plusieurs semaines, et même souvent pendant deux mois, après le traitement thermal, l'impressionnabilité aux intempéries faisant partie des effets consécutifs des eaux. Aussi croyons-nous, avec lui encore, que les malades ont tort de ne se rendre auprès des sources minérales qu'au milieu du mois de juillet, et surtout au mois d'août, comme on le fait trop souvent. Les temps humides et froids de septembre et d'octobre peuvent nuire aux conséquences de la médication thermale, et il serait bien plus rationnel de commencer les traitements, au milieu de juin, pour profiter de la longue période de chaleur qui succède aux début de l'été et contribue à entretenir l'action des eaux. Enfin, lorsqu'une maladie demande un second traitement dans la même année, on aurait la faculté d'y recourir encore en temps opportun. Dans tous les cas, une époque avancée de la saison interdit le moyen de donner au traitement la latitude qu'il exige, et sur laquelle nous nous proposons d'insister.

RÉGIME ET HYGIÈNE. — Au régime se rattachent les conditions d'alimentation, d'exercice, d'habitudes sociales, dont l'ensemble forme un milieu nouveau pour les malades et qui certainement favorise la cure chez beaucoup d'entre eux. Il n'y a pas lieu de tracer des règles générales, pouvant servir de base de conduite indistinctement aux personnes qui fréquentent les Eaux, tellement ces considérations varieront sous une infinité de rapports individuels, de santé et de maladie, d'effets curatifs, de ressources locales, etc., toutes circonstances relevant de l'expérience du médecin traitant, et nullement de l'autorité de formules inflexibles, ou de l'ingérence de préjugés étrangers à l'art de guérir, trop répandus dans le public des stations thermales. Quelques points essentiels d'hygiène relative à l'emploi des *eaux minérales* nous arrêteront néanmoins.

La diététique, comprenant le choix et la préparation des aliments, le nombre et l'heure des repas de chaque jour, occupe une bien plus grande place dans la pratique allemande que près de nos établissements français. On y trouve des prescriptions rigoureuses et rangeant sur une même ligne l'alimentation avec la médication minérale. A *Kreuznach*, « le régime, dit M. Henri Prie-« ger, doit être en rapport avec l'affection morbide et la « constitution du baigneur ; les aliments doivent en gé-« néral servir en même temps de médicaments dans les « maladies que nous traitons. » Il ajoute que la nature de ces aliments ne doit pas être antipathique aux propriétés chimiques de *l'eau minérale* et que leur usage correspondra aux dispositions particulières et aux facultés digestives (1). Suit une liste de mets recommandés à

(1) PRIEGER (H.), *Kreuznach, ses Eaux minér.*, etc. 1862, trad. française, p. 42.

ce point de vue, y compris leur préparation culinaire ;
mais, la conclusion de la carte à consulter eût pu dis-
penser d'amples détails, puisqu'on y voit une nourriture
animale primer le régime mis en harmonie avec les maladies scrofuleuses et le traitement qui leur est approprié à *Kreuznach*, comme ailleurs. Nous avons un exemple plus sérieux de la sévérité du régime dans ce qui se
passe à *Carlsbad*, où, d'après M. Caulet, cette diététique ne se sépare pas de la cure elle-même (2).

Un repas de viande au milieu du jour et deux collations
légères, à huit heures du matin et huit heures du soir,
composent le régime traditionnel des eaux de *Carlsbad*.
Il est ordonné par les médecins, à de rares exceptions
près, et pour le suivre la grande majorité des buveurs
vit séparément et non en commun à table d'hôte. Il paraît même qu'un serment oblige les maîtres d'hôtels à
ne servir sur les tables, même aux gens bien portants,
que des aliments de facile digestion, accommodés d'une
certaine façon et autorisés par les ordonnances des médecins (2). M. Durand-Fardel avait déjà justifié cette
réglementation d'hygiène qui a cours également à *Marienbad*, à *Hombourg*, à *Wiesbaden*, etc., par ce fait seul
que les *eaux minérales*, dans ces stations, sont purgatives
à des degrés divers. De l'action purgative prolongée résulte un état de dépression des forces, auquel succède
une réaction salutaire, mais qu'il faut se garder d'aggra
ver par des dérogations au régime (1). M. Caulet apporte
des arguments plus explicites encore en faveur d'une
méthode qui peut passer pour réellement préventive. Les
eaux de *Carlsbad*, en particulier, sont douées de proprié-

(1) Caulet, *Étude médic. sur la cure de Carlsbad.*, in *Annales de
la Soc. d'hydr. médic.*, XVI, p. 68 et suiv.

(2) Durand-Fardel, *Sur l'usage diététiq. des acides organiques*, in
Annales de la Soc. d'hydrolog. méd., XI, p. 138.

tées stimulantes énergiques et disposent l'économie aux mouvements fluxionnaires ; on peut redouter que cette fluxion ne se porte de préférence sur les parties malades, et les précautions minutieuses du régime, leur stricte exécution, ont pour but de détourner l'imminence d'accidents graves. Pour les dyspeptiques et les hypochondriaques, si nombreux à *Carlsbad*, et dont l'appétit est nul ou peu développé, la contrainte d'une alimentation univoque et l'entraînement de l'imitation deviennent un bienfait.

Hors de *Carlsbad*, il semble bien que la discipline se soit relâchée, ainsi que l'a observé M. Labat à *Hombourg* (1). On y permet deux bons repas, le vin et le thé, et même au delà, jusqu'au maintien des habitudes. Vogler se contentait, à propos du régime d'*Ems*, de conseiller une grande tempérance, sans faire une règle générale du choix des aliments réglementairement distribués à certaines tables des eaux d'Allemagne (2). C'est de même que s'exprimait Michel Bertrand, en se plaignant du trop d'abondance des mets servis au *Mont-Dore* (3), et plus que jamais, de nos jours, dans les stations françaises, on encourt pareil reproche, grâce à la liberté et à la concurrence illimitées.

Il a été longtemps d'usage à *Vichy* de proscrire les acides de l'alimentation des buveurs, sous prétexte de ne point contrarier les effets des eaux alcalines. Les fruits et le vin partageaint cette réprobation, celui-ci parce qu'il contient du tartrate acide de potasse et de chaux et de l'acide acétique, et ceux-là chargés de citrates et

---

(1) Labat, *Étude sur les Eaux de Hombourg. Annales*, XII, p. 352.

(2) Vogler, *De l'usage des Eaux minér. et en partic. de celles d'Ems.* 1841, p. 270.

(3) Bertrand, *loc. cit.*, p. 173.

de malates potassiques décomposables, autant de substances aptes à neutraliser l'alcalinisation des buveurs.
M. Durand-Fardel a ruiné ces théories chimiques et leurs
applications routinières (1). Il est bien vrai que, chez
certains individus, affectés de gastralgie ou de dyspepsie,
l'estomac ne tolère que difficilement les acides, mais ce
qui a trait à un certain nombre de malades ne peut être
étendu à tous, sous forme de sentence sans appel. On
n'ignore plus que les acides des aliments et des boissons
ingérées, étant des acides organiques, se décomposent par
assimilation de manière à donner des produits alcalins.
Les recherches spéciales de Wœhler, de Milon, de Berzelius, de Lehmann, etc., ont établi que l'usage suffisant
des fruits qui renferment ces acides, cerises, fraises,
raisins par exemple, rend l'urine alcaline, en raison
des transformations qu'ils ont subies dans le sang.
M. Mialhe, reprenant cette question et la contrôlant par
ses propres expériences, conclut que l'action de l'eau
de *Vichy* est absolument la même, soit qu'on l'associe à
l'usage du vin, du vinaigre, de fruits très-acides, comme
les citrons ou les groseilles, soit qu'on ait privé le malade
de ces boissons et de ces aliments. Bien plus, il reste
prouvé, d'après lui, que, consécutivement à l'introduction des fruits à sels alcalins acides dans le traitement,
l'alcalinisation de l'économie est beaucoup plus marquée que si l'eau de *Vichy* a été administrée seule (2).
Nécessairement, dans certains cas où l'eau de *Vichy* est
prescrite à titre d'absorbant des acides gastriques, de
même que lorsqu'il se rencontre des estomacs réfractaires
aux acides des fruits, ceux-ci devront être bannis du
régime. Dans ce dernier cas, il est assez ordinaire de

---

(1) Durand-Fardel, *Lettres médic. sur Vichy*. 1855, p. 181 et suiv.
(2) Mialhe, *Ann. de la Soc. d'hydrol. méd.*, XII, p. 121.

voir les conditions vicieuses de l'estomac corrigées par l'eau de *Vichy*.

En résumé, on ne saurait imposer de régime prétendu en relation avec la composition des *eaux minérales* dont on fait usage. Indépendamment des goûts, des désirés, de l'instinct des malades qui les trompe rarement, et dont on doit tenir compte dans la prescription de l'alimentation, c'est surtout aux indications tirées de la maladie et aux effets des eaux observés pendant le traitement qu'il faut conformer le régime qu'ils suivront.

Le changement d'habitudes, la distraction et l'exercice auxquels conduit habituellement le séjour des eaux, ont été depuis longtemps considérés comme des adjuvants indispensables des médications thermales. On a même pu croire que les conditions hygiéniques dans lesquelles se trouvait placé le malade avaient plus de part au succès de la cure que la minéralisation et le mode d'administration des *eaux minérales*. Cette opinion n'est plus soutenable aujourd'hui que l'assistance des classes nécessiteuses s'exerce sur une très-grande échelle dans les stations thermales. Pour ces malades, qu'ils soient soignés dans un hôpital, ou confondus avec les privilégiés de la fortune, il n'y a pas d'amélioration du genre de vie bien notable, et leur traitement est à peu près borné à l'usage des eaux. Ceux d'entre eux qui sont voués aux travaux de la campagne, et ils sont nombreux, ne viennent pas toujours respirer un air plus tonique que celui dans lequel ils ont vécu depuis l'enfance. On arguerait mal pour eux des avantages du déplacement qui sont évidents chez l'habitant des villes transporté dans un site de montagnes ou même simplement en pleine atmosphère salubre des champs, loin des affaires, des soucis, ou des écarts d'hygiène, dont il porte souvent la peine. D'ailleurs les résultats considérables obtenus parmi l'affluence des malades pauvres, que développent la facilité de communication et l'émulation de la charité de toute part, fournissent des exemples saisissants de l'action rapide et puissante de remèdes bien indiqués, et là où il n'y a rien d'imaginaire à soupçonner. Enfin, nous invoquerons les relevés de la clinique militaire, appuyés sur des données statistiques incomparablement convaincantes. Ils ont d'autant plus de valeur que, pour les malades militaires, le traitement thermal est gradué et surveillé sous une rigoureuse et habile direction, dans les services hospitaliers thermaux de l'armée, et par conséquent établit la mesure exacte des effets des *eaux minérales*.

On a dit que la distraction est une chose tout individuelle et chacun la recherche et la ressent à sa guise (1). Rien de plus juste; aussi serait-il oiseux à notre avis de tracer à l'avance le programme de la journée des baigneurs, dont la personnalité, les habitudes et l'état de santé modifieront les allures dans une station thermale quelconque. Celle-ci même ne devra-t-elle pas diversifier le plan de vie dont il s'agit, selon les ressources dont elle dispose pour l'exercice, les relations de société, voire même le plaisir, à la condition qu'il soit modéré et exempt d'entraînements fâcheux? Par eux-mêmes, le but et les moyens d'excursion ne peuvent pas offrir à *Enghien*, à *Vichy*, à *Aix en Savoie*, les mêmes attraits qu'aux eaux du Dauphiné, de l'Auvergne ou des Pyrénées. Ailleurs les exigences du traitement et du régime, l'obligation de se lever de grand matin, de prendre le lit de bonne heure, restreignent encore le chapitre des distractions et n'autorisent guère les malades

____

(1) Durand-Fardel, *loc. cit.*, p. 208.

à user d'autre diversion que de celle de la promenade. Cela seul, en y joignant la contrainte de sortir du cercle habituel de leurs occupations, suffit pour seconder l'influence médicatrice des eaux chez la plupart d'entre eux. Quand on peut monter à cheval, l'équitation réalise une salutaire gymnastique, sur laquelle tout le monde est d'accord. L'essentiel dans l'exercice journalier au grand air, si profitable à l'activité fonctionnelle de l'économie, consiste en ce qu'il soit toujours régulier et accommodé aux forces de ceux qui s'y livrent. Beaucoup de calme et de tranquillité d'âme, l'éloignement des passions, ont été prescrits très-anciennement à quiconque apporte aux eaux le désir de retrouver la santé, et l'on ne se lassera jamais de répéter que l'équilibre des dispositions morales concourt à assurer les effets de la thérapeutique thermale, quand il n'en est pas une partie intégrante.

SECTION DEUXIÈME

PRÉCIS THÉRAPEUTIQUE ET DESCRIPTIF

Classification des Eaux minérales. — Effets généraux, physiologiques et thérapeutiques. — Médication sulfureuse. — Médication saline. — Médication alcaline. — Médication arsenicale. — Médication ferrugineuse. — Médication minérothermale simple. — Stations, Établissements thermaux.

I. Classification des eaux minérales.

De ce qu'elles représentent des composés multiples, ou plutôt des mélanges de composition variable, les *eaux minérales* sont très-difficiles à ranger dans un ordre méthodique et formel. Aussi, depuis les anciens écrivains imparfaitement renseignés jusqu'à nous, bien des systèmes se sont succédé pour diviser les sources minérothermales en plusieurs genres, d'après leurs caractères physiques, leur minéralisation plus ou moins connue, la nature des terrains où elles se montrent, etc. Beaucoup de ces classifications et notamment celles qui essayèrent de coordonner la constitution chimique des *eaux minérales* avec les conditions de leur gisement, ont servi à l'avancement des sciences naturelles; mais pour le médecin il importerait par-dessus tout de connaître les rapports qui relient la composition des eaux à leurs effets thérapeutiques. C'est à cette considération qu'il faut s'arrêter, ce qui n'exclut malheureusement pas les difficultés inhérentes au sujet ni le caractère artificiel, inséparable de toute classification hydrologique.

L'*Annuaire des Eaux minérales de France* ne s'est pas dissimulé les obstacles qui embarrassent le classement des eaux au double point de vue des données de la chimie et de leurs applications médicales. Mais, en attendant que les principes actifs des sources minérales aient été déterminés par les chimistes et que la pratique soit fixée sur les effets particuliers de tel ou tel de ces éléments constitutifs, les savants auteurs proposent six grandes divisions, qui, avec leur signification respective, réalisaient un véritable progrès sur les essais antérieurs de nomenclature. Ces six classes sont :

Eaux acidules-alcalines	Thermales. / Froides.
— — calcaires ou acidules simples	Toutes froides.
— — ferrugineuses	Thermales. / Froides.
— sulfureuses, ou plutôt sulfurées	Thermales. / Froides.
— salines-sulfurées	Thermales. / Froides.
— — chlorurées	Thermales. / Froides (1).

Dans le *Dictionnaire des Eaux minérales* (2), on a cherché à perfectionner cette classification et à la mettre d'accord avec les acquisitions les plus récentes de l'hydrologie médicale. C'est à la *prédominance* thérapeutique de certains éléments minéralisateurs, au milieu des principes différents signalés par l'analyse d'une eau minérale

____

(1) *Annuaire des Eaux de la France pour* 1851, 2ᵉ part., p. 237.
(2) Durand-Fardel, Le Bret et Lefort, *Dictionn. génér. des Eaux minérales*, art. *Classification*.

quelconque, jusqu'à quinze à vingt pour quelques-unes, que se subordonne ce nouveau classement.

L'*Annuaire* attribuait, chimiquement parlant, à la présence des acides dans les *eaux minérales* une importance que justifie également la caractéristique de ces combinaisons, au point de vue médical. Quatre acides figurent comme éléments essentiels de la composition des eaux naturelles, ce sont les acides :

<table>
<tr><td>Carbonique,</td><td>Sulfhydrique,</td></tr>
<tr><td>Chlorhydrique,</td><td>Sulfurique.</td></tr>
</table>

Encore, les deux derniers acides, dont le premier n'existe jamais sans l'autre, et qui, dans tous les cas, dérivent toujours l'un de l'autre, peuvent être réunis sous un même titre, celui d'acides du soufre. Les données de la géologie, d'après l'*Annuaire*, conduisent à reconnaître que les acides du chlore, du soufre, du carbone, sont les réactifs qui ont rempli, aux époques anciennes du globe, et remplissent encore actuellement un rôle prépondérant dans tous les phénomènes d'émanation en corrélation avec l'origine des *eaux minérales*. Quant aux bases qu'on rencontre avec ces acides en saturation réciproque, elles sont peu nombreuses, à savoir : parmi les alcalis, la soude, très-rarement la potasse ; parmi les terres, la chaux, la magnésie, parmi les métaux, le protoxyde de fer et le manganèse (1).

Quatre grandes classes résultent de la division des *eaux minérales* envisagée d'après la nature de l'acide dominant et des sels qui s'y rapportent :

EAUX

<table>
<tr><td>Bicarbonatées,</td><td>Sulfatées,</td></tr>
<tr><td>Chlorurées,</td><td>Sulfurées.</td></tr>
</table>

(1) *Annuaire*, etc., p. 322.

Les bases fournissent les sous-divisions dans chacune de ces coupures, ainsi qu'il suit :

> Sodiques,
> Calciques,
> Magnésiques.

Comme il arrive que ces combinaisons ne donnent pas des caractéristiques très-nettes, et qu'au lieu de la prédominance cherchée, on constate à l'analyse une proportion à peu près identique de bases sodiques ou terreuses, il a été formé en surplus une subdivision d'eaux *mixtes* :

> Carbonatées mixtes,
> Sulfatées mixtes.

Une cinquième classe, à l'inverse des autres, a été caractérisée par la considération de la base et subdivisée d'après la prédominance des acides, ce sont les :

> Eaux ferrugineuses .... { Carbonatées.
> { Sulfatées.

L'*Annuaire*, s'en tenant à la prépondérance au point de vue du chiffre absolu fourni par l'analyse, n'avait pas admis les eaux ferrugineuses à titre de classe, mais seulement comme divisions secondaires des carbonatées et des sulfatées. Il y a, pour le *Dictionnaire*, opportunité à séparer, d'une manière méthodique, des eaux dont la qualité ferrugineuse et les propriétés thérapeutiques font un groupe distinct.

Nous devons encore faire remarquer, contradictoirement avec l'*Annuaire*, la séparation formelle des eaux sulfurées et des eaux sulfatées, ainsi que la suppression des dénominations de *salines, alcalines, acidules*, assignées à certaines classes d'*eaux minérales*.

L'*Annuaire* avait réuni en une même catégorie les eaux que minéralisent un sulfure et celles qui ne contiennent

que des sulfates par ce seul motif qu'entre les premières
et certaines catégories des autres il y a un passage insen-
sible, l'action de l'air suffisant pour amener la *dégénérescence* complète du sulfure alcalin et sa transformation en
sulfate. Les recherches d'Anglada sur les eaux des Pyrénées-Orientales ont, en effet, démontré cette réaction
dans diverses sources sulfureuses. Celles de Fontan en
étendirent la signification et lui avaient servi à établir
une ligne de démarcation entre les eaux sulfurées primitives, à base sodique, et celles qu'il dénommait *accidentelles*, à base de sulfure de calcium et émergeant de terrains
modernes (calcaires, grès, schistes argileux, argile, etc.).
MM. O. Henry et Filhol ont repris cette question, et il ressort de leurs études qu'en principe le mode de formation
est le même pour toutes les eaux sulfurées; seulement
celles des terrains primitifs seraient minéralisées par le
sel marin (sel gemme), et celles des terrains secondaires par le sulfate de chaux. L'intervention des matières
organiques hydrogénées agissant sur le sulfate terreux,
dont certaines eaux froides sont chargées, expliquerait
la présence de l'élément sulfuré dans ces eaux, celles
d'*Enghien* par exemple. Mais d'autres théories, soutenues
par M. Frémy et par MM. Leconte et de Puisaye, dans
un remarquable travail sur les eaux d'*Enghien*, tendent
non-seulement à repousser la notion d'une origine accidentelle de cette minéralisation, mais encore à considérer l'acide sulfhydrique comme son principal élément.
Quoi qu'il en soit de la nature intime et du mode de
formation de ces différents composés, la caractérisation
chimique et thérapeutique des eaux sulfurées et des
eaux sulfatées est tellement dissemblable en réalité,
qu'avec M. Durand-Fardel nous ne trouvons aucune raison valable de les rapprocher dans la classification, mais
beaucoup de les éloigner les unes des autres.

La qualification d'*alcalines*, attribuée aux eaux bicarbonatées, a été rejetée de la nouvelle momenclature, parce que toutes les *eaux minérales* sont alcalines à des degrés divers. Il en est de même de la dénomination de *salines* qui peut aussi bien convenir aux eaux sulfatées, aux bicarbonatées même, qu'aux chlorurées. C'est un essai de précision de langage sur lequel l'expérience devra prononcer. Quant au nom d'*acidule-alcaline*, inscrit dans la classification de l'*Annuaire* pour les eaux sursaturées de gaz carbonique et minéralisées par des bicarbonates de soude, de chaux et de magnésie, il énoncerait un contre-sens chimique, puisque l'acide et l'alcali sont convertis en sel par combinaison, et que la désignation d'acidule n'indique même pas d'une manière approximative la composition de l'eau à laquelle elle s'applique. On a donc cru devoir le supprimer pour plus de clarté.

M. Durand-Fardel, sans se rebuter devant les difficultés de la classification des *eaux minérales*, a apporté à cette question de méthode, toujours mise en suspens, de nouvelles contributions qui ne peuvent que l'éclairer. Nous prendrons à son étude ce qu'elle a de plus saillant (1).

Du fait de la prédominance d'un acide, sur laquelle est basée la classification des *eaux minérales* ayant pour corollaire une spécialité d'actions thérapeutiques déterminées, découle l'importance de multiplier les classes établies sur la prédominance des acides, autant qu'il est nécessaire.

La classe des eaux sulfurées échappe aux divergences, du moins tant que de nouvelles analyses n'auront pas

____

(1) DURAND-FARDEL, *Étude sur une nouvelle classification des Eaux minér.*, in *Annales de la Soc. d'hyd.*, XVII, p. 497.

précisé leur caractère sodique ou calcique, autrement qu'il est admis aujourd'hui.

Les eaux chlorurées, parfaitement caractérisées en vertu de la fixité de leur principe dominant et de la prédominance formelle de sa base sodique, avaient été subdivisées par M. Durand Fardel en eaux chlorurées sulfureuses (eaux d'*Uriage*, d'*Aix-la-Chapelle*). Il ajoute deux divisions à cette famille, l'une d'eaux chlorurées-bicarbonatées (*la Bourboule, Saint-Nectaire, Bourbon-L'Archambault*), l'autre de chlorurées-sulfatées (*Lamotte, Saint-Gervais, Baden* (Suisse), *Cheltenham*). C'est sur les attributions thérapeutiques bien plus que sur la prédominance chimique que se base ce classement.

La classe des eaux bicarbonatées, divisée déjà en bicarbonatées - sodiques, bicarbonatées - calciques, et bicarbonatées mixtes, devra se spécialiser encore, au point de vue thérapeutique, selon que les bicarbonatées sont attirées, par leurs propriétés et leurs applications usuelles les unes vers les chlorurées, les autres vers les sulfatées. M. Durand-Fardel propose les trois subdivisions suivantes :

1° Eaux *bicarbonatées-chlorurées* . . . . . .
- Vic-sur-Cère.
- Vic-le-Comte
- Clermont (St-Allyre).
- Royat.
- Ems.
- Selters.

2° Eaux *bicarbonatées-sulfatées* . . . .
- Contrexeville.
- Sermaise.

3° Eaux *bicarbonatées, sulfatées, chlorurées* . . . .
- Châtel-Guyon.
- Jenzat.
- Carlsbad.
- Marienbad.
- Franzensbad.
- Saxon.

Les eaux sulfatées tombent, au contraire, à un nombre et à une valeur bien inférieurs à ce que nous venons de passer en revue. Étant accepté le point de départ de la nouvelle classification, il y a pour cette classe d'*eaux minérales* une atténuation de spécialisation qui en réduit singulièrement la portée. La prédominance du sulfate de soude et du sulfate de magnésie ne fournit pas, à proprement parler, un traitement thermal, mais exclusivement un agent médicamenteux. Quant au sulfate de chaux, M. Durand-Fardel le regarde comme un véritable embarras, et il en trouve un exemple dans les eaux ferrugineuses de *Passy*.

Aux eaux ferrugineuses elles-mêmes il n'y a pas lieu, suivant lui, de décerner un rang capital. Elles sont innombrables, mais presque toutes froides et peu abondantes; quant à celles qui alimentent de véritables stations thermales, elles ne semblent destinées qu'à un rôle d'adjuvant d'autres principes qu'elles accompagnent.

Enfin M. Durand-Fardel a rassemblé sous le titre d'*eaux minérales dépourvues d'acides prédominants* ou *eaux indéterminées*, celles dont la constitution chimique n'implique aucun principe dominant et ne peut rentrer que très-approximativement dans les classes précédentes, ni euégard aux résultats de l'analyse, ni par rapport à leurs applications à la médecine. Ce sont ces mêmes eaux que les Allemands avaient appelées *indifférentes* (*chemisch indifferenten Quellen* de Vetter), que M. Rotureau désigne comme *amétalliques*, et qui ont été nommées *inermes* par M. le professeur Gubler. Il semble que la thermalité de ces eaux, marquée même à un degré supérieur pour la plupart d'entre elles, suffise pour leur imprimer un cachet particulier. En France, les eaux de *Néris*, de *Dax*, de *Châteauneuf*, de *Bains*, d'*Ussat*, etc., et à l'étranger, celles de *Schlangenbad*, de *Teplitz*, de *Wildbad-Gastein*, de *Louêche*, nous le présenteront avec de tels caractères qu'il faudra bien les envisager dans l'acception d'une médication déterminée et effective.

D'ailleurs le côté artificiel de la classification même la mieux raisonnée s'accuse dans la concession que fait M. Durand-Fardel, en réservant à certaines, parmi ces eaux à température élevée et à applications pour ainsi dire externes, la désignation d'*eaux faiblement minéralisées;* pour lui, les eaux du *Mont-Dore*, d'*Evaux*, de *Saint-Christau*, d'*Evian*, de *Bagnoles* (Orne), malgré les spécialisations thérapeutiques qu'on leur assigne, et quoique la thermalité ne soit guère égale pour toutes, appartiennent à la classe des *indéterminées*, sauf le correctif ci-dessus énoncé.

Comme on le voit, le champ de la classification des *eaux minérales* tend à se renfermer dans des limites assez définies. C'est un essai très-louable de certitude pour la médecine hydrologique. Toutefois, si les procédés d'analyse atteignent plus de précision et permettent d'introduire la considération d'éléments constitutifs nouveaux, passés inaperçus ou peu prisés jusque-là, encore convient-il d'apprécier expérimentalement leur valeur thérapeutique dans la caractérisation des eaux médicinales. Ni le cœsium, ni le rhubidium, découverts dans les eaux de *Kissingen*, de *Kreuznach*, par Kirchoff et Bunsen, dans celles de *Vichy* par M. Grandeau, à l'aide de l'analyse spectrale, n'ajoutent de propriétés notables à l'action curative de ces sources. Il en sera de même pour les divers métaux alcalins et alcalino-terreux que l'observation des raies du spectre a signalés à côté des précédents, en proportions infinitésimales. La lithine, ayant été constatée en quantité relativement considérable dans les eaux, particulièrement à *Bourbonne*, à *Baden*, à *Martigny* (Vosges), on a pu la doter d'une certaine action, surtout en vue du traitement des affections calculeuses, mais cette spécialité reste encore dans le domaine théo=

rique. Nous attendons de même la confirmation de l'efficacité attribuée à l'association des silicates alcalins avec le sulfure de sodium pour la guérison des dermatoses (1).

Toutes les *eaux minérales* sont iodurées, ou peu s'en faut, mais en des proportions généralement si minimes que la présence de l'iode, même dosable, n'impose aucun caractère à leur emploi. On en dirait autant du fluor, dont il y a, d'après une dernière analyse de M. de Gouvenain, dans les eaux de *Bourbon-l'Archambault*, 3 milligrammes pour 1 litre (2). M. Garrigou vient également de signaler la présence du chrome dans les eaux d'*Aulus* (Ariége) (3). Les bromures appartiennent aux eaux chlorurées sodiques ; c'est ainsi que les eaux d'*Aix-la-Chapelle*, de *Wildegg*, de *Heilbrun*, de *Kissingen*, contiennent de 0,01 à 0,008 de bromure de sodium, mais cette proportion ne constitue pas un caractère majeur, quoiqu'on ait cru devoir en tirer une division particulière de la classe des chlorurées.

L'arsenic fait-il exception à ces réserves? Est-on fondé à admettre une classe d'*eaux minérales* arsenicales ou arséniquées, en se plaçant exclusivement au point de vue de la prédominance thérapeutique de l'élément le plus actif, entre tous ceux que l'analyse chimique nous révèle dans une eau donnée, principe qui d'ailleurs a été appliqué aux eaux sulfureuses et aux eaux ferrugineuses? Depuis qu'en 1839 M. Tripier, pharmacien militaire, eut l'honneur de découvrir la présence de l'arsenic dans les *eaux minérales* de l'Algérie, de nombreuses recherches confirmatives de ces résultats, en multiplièrent la constatation dans un grand nombre de sources, tant en France

(1) GIGOT-SUARD, in *Annales de la Soc. d'hydrol.*, XIV, p. 301.
(2) *Comptes rend. de l'Acad. des sciences*, mai 1873.
(3) *Académie de médecine, séance du 23 juillet 1873.*

qu'à l'étranger. L'historique et le tableau des eaux arsenicales de notre pays font l'objet d'un mémoire de M. le
professeur Chevalier (1), et depuis lors on doit à Thénard et à des chimistes distingués de nouvelles lumières
sur le rôle de l'arsenic dans la minéralisation des eaux
médicamenteuses. Néanmoins, eu égard à la diffusion de
ce métalloïde dans la nature, et aussi de ce que la plupart des analyses d'*eaux minérales*, qui sont notablement
chargées de fer, démontrent que beaucoup de ces eaux,
sinon toutes, contiennent de l'arsenic, tantôt à l'état
d'arsénite, tantôt à l'état d'arséniates, un doute persistait
sur la valeur médicale de l'arsenic dans les *eaux minérales*.
Des hypothèses relatives à la forme sous laquelle l'arsenic
y existe, et surtout quant à son origine différant d'après
diverses circonstances géologiques, pouvaient encore faire
hésiter sur la solution d'un problème assez obscur. Enfin
le dosage de cet agent n'étant pas toujours en rapport
avec les propriétés curatives qu'on attribuait aux eaux
les plus arséniquées, ni surtout avec la proportion relativement élevée à laquelle on administre ces eaux en boisson, la part effective qui devrait revenir à l'arsenic dans
l'usage de ces eaux a pu être contestée, comme l'a fait
M. Durand-Fardel, sans rien préjuger de ce que l'observation clinique apporterait de preuves ultérieurement (2).
Aujourd'hui que les arsenicaux tiennent un certain rang
en thérapeutique, à titre de modérateurs directs ou indi-
rects de l'hématose pour les uns, de spécifique dans beaucoup de maladies de la peau et particulièrement dans
l'herpétisme (Bazin), il semblerait illogique de méconnaître les propriétés de la solution arsenicale naturelle,
pour peu que la qualité du médicament soit appréciable

(1) *Bulletin de l'Acad. de médecine*, tome XX, p. 454.
(2) Durand-Fardel, *Annales de la Soc. d'hyd.*, IX, 159 et suiv.

et déterminée, et que ses effets deviennent comparables à ceux d'une préparation pharmaceutique analogue. A la *Bourboule*, suivant M. Lefort, la source du *Bagnassou* contient par litre : arséniate de soude, 0,01468, et celle du *Grand-Bain*, 0,01263 du même sel (1). L'étude pratique de ces sources n'est pas encore achevée ; mais les documents que nous possédons permettent déjà de considérer une médication arsenicale, parmi celles dont nous aurons à présenter l'exposé.

Il a été proposé une classe d'eaux cuivreuses, empruntée à l'analyse de l'eau de *Saint-Christau*, dans laquelle M. Filhol a reconnu la présence du cuivre en quantité suffisante pour établir une certaine prédominance de cet élément minéralisateur. Sans citer les eaux dites de *mines*, qui, comme celles de *Levico* (Italie) et un grand nombre de sources d'Espagne, renferment du sulfate de cuivre en proportion manifestement toxique, on pouvait présumer que le cuivre, très-répandu, figurerait dans la composition de presque toutes les eaux naturelles, y compris l'eau de la mer. C'est l'opinion de M. Béchamp, qui en a trouvé 14 milligrammes dans l'*eau minérale* de *Balaruc*. Les sels de cuivre n'ont, que nous sachions, d'autre prétention jusqu'à ce jour qu'à l'action cathérétique, étrangère à l'emploi des *eaux minérales*. Ce n'est donc pas le cas d'introduire dans la classification un groupe, non encore défini dans ses propriétés thérapeutiques, et pour lequel on ne possède même pas une caractéristique suffisante de minéralisation en volume et en poids.

____

(1) LEFORT, *Annales*, t. IX, p. 63.

II. — Effets généraux, physiologiques et thérapeutiques, des eaux minérales.

Pour dégager l'emploi des *eaux minérales* d'un empirisme aveugle, il n'est pas de méthode qu'on n'ait essayée aux différentes périodes de l'histoire de la médecine.

Bordeu, envisageant dans leur action substitutive et reconstituante la propriété de ramener les maladies chroniques à l'état aigu, proclama les eaux naturelles comme un moyen de guérison sans équivalent, conséquence de ce fait primordial. Depuis lors, les effets de révulsion se sont surajoutés à cette doctrine. De ce que les eaux principalement thermales ranimaient les fonctions d'hématose et de nutrition, en doublaient l'énergie, modifiaient les sécrétions viciées, produisaient des phénomènes réputés critiques, par les sueurs, par les urines, par les éruptions cutanées, ou par des évacuations alvines, ou par des abcès, on a déduit de ces phénomènes leur efficacité dans toutes les affections chroniques sans altération organique des tissus et des parenchymes, et surtout dans celles qui proviennent d'un transport, déplacement, répercussion ou métastase d'une humeur sanguine, séreuse ou lymphatique (1). La peau, par sa structure, ses fonctions, son étendue, ses sympathies et ses corrélations, devait être le siége de cette révulsion. C'est précisément sur l'action révulsive des eaux sulfureuses à la surface du tégument externe que s'étaya ce système emprunté à l'humorisme et dont les traces se retrouvent encore aujourd'hui.

La même école a insisté sur l'importance du travail révulsif que provoquent les applications des *eaux minérales*, et des données de la révulsion sortit ce qu'on appelle

____

(1) PATISSIER, *Recherc. sur l'action thérapeut. des Eaux min.*, 1832.

l'*excitation minérale*, dépendant de l'*excitation révulsive*, commune à toutes les eaux médicamenteuses naturelles, qu'elles soient sulfureuses ou acidules, ferrugineuses ou salines (1). Cette théorie, basée sur l'hypothèse de l'irritation et de son rôle dans l'activité vitale, rencontra sa contre-partie. C'est ainsi que nous voyons les médecins italiens nier l'excitation minérale, en s'efforçant de prouver que les eaux sont douées de propriétés contro-stimulantes (2). Pour eux les eaux ne rappellent pas la subinflammation à l'état aigu; autrement l'administration de ce remède réclamerait des ménagements extrêmes et ne devrait jamais franchir un cercle assez étroit; au contraire, l'action élective sur tel ou tel organe, sur tel ou tel appareil, prend dans l'emploi des Eaux, comme dans celui de beaucoup de remèdes, une place à part, et c'est même, à cause de ces propriétés, que les *eaux minérales* ne sont pas succédanées les unes des autres.

D'autres ont voulu rapprocher les effets des *eaux minérales* de ceux de certains agents de la matière médicale, l'opium, le quinquina par exemple. Mais ces prétendus parallèles n'ont aucun fondement. Il en est autrement des propriétés médicamenteuses attribuées aux éléments minéralisateurs qui constituent les *eaux minérales*. Les chlorures, les iodures, les bromures, le gaz carbonique en dissolution dans les eaux, produisent sur l'économie les effets qui leur sont propres. On connaît l'action purgative des eaux, où prédominent les sulfates de soude et de magnésie. C'est à l'acide carbonique dont elles sont chargées que les eaux de *Carlsbad*, de *Marienbad* doivent d'être facilement digérées en

____

(1) L. MARCHAND, *Recherch. sur l'action thérap. des Eaux min.*, 1832, *passim*.

(2) GIACOMINI, *Traité philosoph. et expériment. de matière médic.*

même temps qu'elles activent les sécrétions intestinales. Les eaux chlorurées de *Bourbonne, Balaruc, Salies, Nauheim, Kreuznach*, à la fois toniques et résolutives, agissent de préférence sur le système lymphatique et glandulaire, favorisent la régénération du tissu osseux, et par cela même entrent pour une grande part dans le traitement des scrofules. Les eaux, franchement alcalines, comme celles de *Vichy*, d'*Ems*, de *Vals*, exercent une action intime sur les phénomènes d'assimilation à laquelle on a rattaché leurs succès dans la cure de la goutte, du diabète, de la gravelle, etc. Aux eaux sulfurées appartiennent les modifications fonctionnelles des muqueuses et de la peau. Les eaux ferrugineuses et les eaux qu'on regarde comme arsenicales empruntent leur qualité curative au fer ou à l'arsenic, n'existant jamais seuls, mais associés dans leur composition à des éléments salins ou alcalins en plus ou moins grande proportion. Évidemment la constitution chimique entrera la première en ligne de compte dans l'appréciation des effets physiologiques et thérapeutiques d'une eau minérale déterminée, mais ce n'est qu'un côté de la question, et le problème qui nous occupe se complique de beaucoup de facteurs étrangers aux contributions du laboratoire. La thermalité à elle seule, dans un groupe d'eaux faiblement minéralisées, ne détermine-t-elle pas en partie leur caractéristique thérapeutique? Enfin, si l'on observe les résultats de l'action des eaux en général, l'expérience enseigne que les sources les plus différentes par leur composition chimique produisent des effets curatifs semblables et réciproquement. L'analyse chimique ne doit donc pas régler, d'une façon absolue, l'usage des *eaux minérales* en médecine.

Le mode d'administration et d'emploi des eaux prend une importance égale à celle de leur minéralisation; car la manière de les appliquer peut modifier, changer leurs qualités naturelles, et même leur en communiquer de nouvelles. Suivant la température, les doses auxquelles on les emploie, les agents balnéothérapiques variés, qui en secondent l'application, elles peuvent produire des effets diurétiques, sudorifiques, purgatifs, toniques, sédatifs, excitants, résolutifs, dérivatifs, révulsifs, irritants, altérants, et cela, nous ne dirons pas indifféremment, mais selon le but que le médecin se propose, et, dans beaucoup de cas, en présence de maladies très-différentes, et avec la même source minérale (1). Les conditions hygiéniques, relatives au changement de milieu et de régime et aux caractères propres à chaque localité thermale, interviennent en ce qui les concerne dans ces résultats.

M. Durand-Fardel a pensé que la méthode, la plus capable de dissiper une confusion fâcheuse au sujet des applications thérapeutiques des *eaux minérales*, consisterait à envisager d'une part la médication thermale dans son ensemble, et de l'autre les propriétés particulières ou spéciales à chacune des classes d'*eaux minérales*, rangées d'après leur constitution propre ou leurs qualités médicamenteuses (2). De cette double notion et de la comparaison de leurs groupes naturels, découle la *spécialisation* des *eaux minérales*, ou, en d'autres termes, la distinction des *applications spéciales* qui leur sont propres. Le savant hydrologue a résumé ces principes dans cette formule : *Etant donnée une maladie, connaître l'eau minérale qui lui convient le mieux.*

Certes la *spécialisation* des eaux ainsi entendue simplifierait singulièrement la thérapeutique, et elle a déjà rendu de réels services à l'hydrologie médicale. Mal-

---

(1) HERPIN, in *Annales de la Soc. d'hydrol.*, IV, p. 494.
(2) DURAND-FARDEL, in *Annales de la Soc. d'hyd.*, V, 286.

heureusement nous sommes loin de connaître, avec précision, l'action physiologique de chaque classe d'*eaux minérales*, et les entités que représentent les maladies chroniques embarrassent la pratique de trop d'individualités morbides pour se plier à une méthode doctrinale, quel que soit son mérite.

La sagacité des observateurs les plus compétents s'est exercée à découvrir les modifications que l'organisme peut ressentir des principaux agents balnéothérapiques, auxquels il est soumis. On a enregistré avec soin, dans la plupart des recherches de ce genre, les phénomènes relatifs à la température, à la circulation et à la respiration, résultant de l'emploi interne ou externe des *eaux minérales*. A l'aide des procédés usuels il est facile de soumettre à un examen minutieux, en pareil cas, les productions immédiates de l'assimilation, comme dans la digestion des aliments, et de toutes les sécrétions et excrétions. Seegen se prononce avec raison sur l'utilité relative de cette méthode scientifique (1). Mais si l'expérimentation des médicaments jouit d'une faveur justifiée par son influence sur les progrès de la thérapeutique, il s'en faut de beaucoup que les manifestations physiologiques, quelque scrupuleusement qu'elles aient été constatées, expliquent toujours l'action curative des *eaux minérales*.

Des exemples abondent à l'appui de cette proposition. Ainsi Seegen lui-même a contrôlé, avec toutes les conditions désirables d'exactitude, neuf personnes subissant un traitement aux eaux de *Carlsbad ;* son observation portait spécialement sur la nature des évacuations alvines, sur la quantité, la densité, la réaction des urines, la

(1) Seegen, *Compendium der allgemein. und speciell. Heilquellenlehre*, 1857, tome I, p. 221.

9.

proportion d'urée, d'acide urique, d'acide phosphorique, de chlorure de sodium, de sulfates, qu'elles renfermaient, et sur les variations de poids total du corps (1). Chez deux sujets seulement, les fèces furent abondantes, sans changement anormal chez trois autres, et la constipation survint chez ceux qui n'ingéraient pas de grandes doses d'*eau minérale*. Du côté de la miction, diminution dans un cas sur sept, accroissement dans cinq, et pas de modification chez un buveur. Mêmes irrégularités pour la densité des urines, tantôt acides, tantôt alcalines ou neutres. Quant à la proportion d'urée, elle a varié également à l'examen de ces différentes personnes ; toutefois il semblait que l'élimination en était, en général, plus copieuse, quand on augmentait l'usage de l'eau en boisson. Nous relèverions autant de contradictions, par rapport aux autres résultats de ces expériences, et il est presque oiseux d'insister sur les notions à courte portée qu'on en retire. Cependant c'est en s'appuyant sur des données aussi vagues qu'en Allemagne on compare volontiers les effets de diverses *eaux minérales*, dont la composition offre des points de similitude. Et ce n'est pas seulement sur l'usage interne que roulent ces expériences. Le Dr Hlawacek a pris des bains du *Sprudel* à *Carlsbad* pendant douze jours consécutifs, et il a remarqué l'alcalinité de ses urines et de ses sueurs ; deux jours après le douzième bain, survint de la diarrhée, et le patient accuse les bains, sans plus d'explications, de lui avoir occasionné une congestion intense vers la tête, en même temps qu'un abaissement notable du pouls (2). Sur l'influence variable du bain à l'endroit du rhythme des pulsations artérielles, on connaît les remarquables recherches poursuivies par

(1) *Wiener medizinische Wochenschrift*, 1860, n°s 22, 46, 48, 50, 51.

(2) ALTHAUS, *the Spaa of Europs*, 1862, p. 221.

M. Armieux à l'hôpital militaire de Baréges, et qui tendraient à démontrer une action hyposthénisante des eaux sulfureuses sur la circulation. Mais aux bains de *Gastein*, tandis que, d'après Vivenot et Schlesinger, la diminution du pouls est de règle, après une demi-heure même d'immersion, Eble déclare que l'accélération des pulsations est, au contraire, le phénomène le plus frappant de ces bains, à minéralisation peu effective ; il y a vu son pouls s'élever de quinze pulsations en vingt minutes. Granville constate le même phénomène. Ne se peut-il pas que la thermalité différente, à laquelle s'exposait chacun de ces expérimentateurs, ait produit à elle seule les variations physiologiques dont ils nous entretiennent? C'est ce que suggèrent beaucoup d'observations analogues, quoique recueillies très-conciencieusement par leurs auteurs.

Est-ce à dire qu'il n'y a pas, physiologiquement parlant, de traits généraux, dans l'action des *eaux minérales*, dont ne puisse profiter la direction du traitement lui-même? Loin de là et, depuis longtemps déjà, l'hydrologie médicale posait les jalons que l'expérience n'a fait que suivre ou confirmer. La *fièvre thermale*, la *poussée*, les *crises curatives* gardent encore la signification pratique qu'elles avaient chez nos devanciers, à des divergences près d'interprétation moderne.

Nous n'en sommes plus sans doute à considérer l'excitation fébrile qui se montre au cours d'une maladie chronique, soumise aux médications minéro-thermales, comme un effet de la force conservatrice de la nature, ce qui s'appelait jadis la fièvre médicatrice, et dont la fameuse théorie des crises exaltait la puissance finale. On sait d'ailleurs combien les *eaux minérales* ont été systématisées dans le sens de l'irritation curative, avec accumulation d'arguments en faveur de cette explication de leurs effets. Or la réponse à ces théories est tout entière dans les diverses modifications qu'une foule d'agents de la matière médicale produisent dans l'organisme et qui se rapporteraient de même et aussi bien à l'excitation. La température, nous le répétons, fera varier l'action d'une eau prise en boisson ou administrée en bain, qu'elle soit minéralisée ou simplement potable.

M. Pétrequin, auquel on doit des expériences très-intéressantes, accomplies sur lui-même à *Aix en Savoie* touchant l'action des eaux thermales sur la circulation et la calorification, et qu'il a résumées dans un tableau synoptique et démonstratif, distingue entre l'excitation thermale et l'excitation minérale (1). Les caractères de l'une et de l'autre de ces manifestations ne sont peut-être pas assez nettement tranchés, et cependant l'expérimentateur en a éprouvé personnellement les effets et tour à tour à des eaux alcalines, salines et sulfureuses. C'est qu'aussi partout les deux influences étaient simultanées. Quatre phases, d'après cet habile observateur, sont à noter dans la marche des phénomènes : l'excitation constitue la première ; la seconde lui succède plus ou moins vite en réaction, dont la durée et l'intensité correspondent à l'excitation minéro-thermale d'une part, et à la sensibilité du sujet de l'autre. La troisième phase commence au moment où la réaction, en se dissipant, laisse un état général plus ou moins calme ; c'est la sédation, plus ou moins prononcée également selon les circonstances. Enfin, en quatrième lieu, lorsque le traitement a été énergique ou prolongé, et en vertu d'une certaine impressionnabilité individuelle, se développe la fièvre thermale ; tantôt c'est une fièvre rémittente avec des exacerbations plus ou moins régulières, tantôt c'est une fiè-

______

(1) Pétrequin, *De l'action des Eaux d'Aix*, 1852.

vre intermittente à paroxysmes quotidiens. La cessation de la cure thermale, le déplacement, le changement d'air par le voyage, en font justice la plupart du temps (1). Ces résultats, énoncés dans une frome synthétique, n'en sont pas moins en harmonie avec la pratique générale des *eaux minérales*. La continuité d'action, inhérente à cette thérapeutique, ponctuellement appliquée et subie pendant une certaine série de jours ou de semaines, suffit pour les expliquer.

L'expérience nous enseigne encore que si les phéno-mènes produits dans le commencement du traitement minéro-thermal, et ceux qui apparaissent pendant toute sa durée, ne sont pas identiques chez tous les sujets as-sociant l'usage interne et externe des eaux, ils suivent une marche assez régulière, dans la grande majorité des cas. M. Chenu en a donné une description très-fidèle qui vaut la peine d'être retracée en substance (2).

Ainsi du premier au cinquième jour : lassitude générale plus ou moins prononcée, disposition au sommeil, sen-sibilité plus grande des muqueuses et surtout des yeux et des oreilles ; oppression légère ; météorisme ; quelquefois prurit, coloration de la peau, rarement éruption cutanée. Il reste sous-entendu que le malade, dont on relate alors les impressions, ne prend pas un bain trop chaud ou trop prolongé ni n'est exposé à l'inhalation d'une atmosphère trop chargée de vapeurs, ni n'ingère d'eau minérale en trop grande quantité à la fois. En cas contraire, les dis-positions individuelles et la nature de la source compli-queraient la situation de symptômes perturbateurs qu'il est facile de prévoir.

---

(1) Pétrequin et Socquet, *Traité général et prat. des Eaux minér.*, p. 113.

(2) Chenu, *Essai pratiq. de thérapeut. des Eaux minér.*, p. 177.

Du sixième au dixième jour : transpiration cutanée plus active, avec augmentation des sécrétions cutanée, rénale et intestinale. Rien de plus fréquent que cette suractivité fonctionnelle, qui devient une règle à peu près absolue de la période initiale du traitement minéro-thermal comme en témoignent les faits. « On observe généralement, ajoute Chenu, que les premières évacuations ou sécrétions ont une odeur particulière et désagréable et que leur couleur ordinaire est comme altérée ; ainsi on voit les sueurs légèrement colorées en jaune ; elles sont visqueuses ; les crachats amers, la salive plus épaisse, les selles noires, et les urines plus ou moins chargées. » Ce sont les urates qui dominent dans le dépôt de celles-ci. Nous n'avons qu'à reconnaître l'exactitude de ces observations.

Du onzième au quinzième jour : il s'opère comme une détente passagère, exprimée par une sensation de bien-être et un fonctionnement régulier ; bientôt survient une réaction plus ou moins accentuée, surtout chez les sujets nerveux et délicats. Trouble plus ou moins général, agitation, insomnie, anxiété, palpitations et élévation du pouls, irritabilité prononcée, constipation, inappétence, soif ardente, tels sont les traits principaux de cette phase du traitement, laquelle exige parfois la suspension momentanée de l'usage du bain et des Eaux, et peut aussi se juger par de l'épistaxis, une apparition du sang hémorrhoïdal ou menstruel, ou des évacuations alvines copieuses.

Du seizième au vingt-cinquième jour, la tolérance de la médication minéro-thermale s'est établie, ou du moins, si l'économie accuse de la fatigue, il n'y a plus à compter avec ces modes d'*altération*, dont il vient d'être parlé, et, comme on l'a observé avec justesse, c'est alors que les circonstances accessoires, ou mieux adjuvantes du traitement, l'exercice, la distraction, etc., participent à la cure avec une certaine efficacité.

Pendant la période de réaction qu'amène le traitement minéro-thermal, chez beaucoup de rhumatisants ou de névropathes, il n'est pas rare de constater des recrudescences de douleurs articulaires et nerveuses d'ailleurs temporaires. Les foyers inflammatoires, sous cette même impulsion, passent de l'état chronique à une forme aiguë. On utilise même ces manifestations en les modérant, et c'est ainsi qu'une surexcitation tégumentaire, provoquée et surveillée avec prudence, détermine des effets de substitution, si salutaires dans un grand nombre de maladies de la peau.

Les maladies rhumatismales et goutteuses, à l'égal de celles qui dépendent de l'herpétisme, sont sujettes à des évolutions pareilles, sans pourtant que le travail opéré de la sorte suive une loi constante. On a signalé avec raison les métastases qui surviennent avec le retour ou la réapparition des maux anciens et dont il est possible de faire profiter le malade, en rendant ces déplacements permanents. Souvent le diagnostic lui-même se redresse en présence de pareils phénomènes (1).

Sous la dénomination de *poussée*, les anciens hydrologistes ont désigné une éruption à forme variable déterminée sur la peau par l'usage du bain en particulier, et en rapport, dans certaines stations thermales comme celles de *Louèche* et de *Pfeffers*, avec des procédés d'immersion prolongée et supportée, chaque jour, pendant plusieurs heures de séjour au bain. Cet exanthème, *psydracia thermalis* des Allemands, varie depuis l'inflammation tégumentaire aiguë, qui s'accompagne de fièvre et revêt les caractères d'un véritable état maladif, jus-

____

(1) VIDAL, *Des Eaux d'Aix*, etc., 1865, p. 14.

qu'aux éruptions éphémères qui succèdent souvent à l'emploi des bains, des douches, ou des étuves, près des sources de minéralisation diverses. On a pu exagérer l'importance de ce phénomène et l'envisager à tort comme un signe de saturation de l'économie, tandis qu'il répond en réalité à l'augmentation artificielle d'activité dans les capillaires sanguins et le réseau nerveux du tégument externe, parfois avec de l'hypersécrétion sébacée et sudorale ; mais c'est précisément ce redoublement d'émonction contracté par la peau en pareil cas qui constitue un moyen puissant de révulsion et dont bénéficie la cure de beaucoup d'affections chroniques. La poussée, qu'on a étudiée aussi fréquemment aux eaux très-sulfurées de *Schinznach*, qu'à celles simplement sulfatées de *Louèche*, n'offre pas une marche constante, et les idiosyncrasies, morbides ou autres, en modifient le développement. On a même observé dans quelques établissements thermaux, qu'à certaines années une constitution médicale particulière entretenait la fréquence des *poussées* sans que les résultats du traitement balnéaire en parussent influencés.

Quand l'enveloppe tégumentaire est déjà le siége d'une inflammation quelconque, dans l'eczéma par exemple, il peut arriver que la *poussée*, produite pendant l'usage des *eaux minérales*, dépasse, par suite de son intensité et de sa durée, la mesure des méthodes curatives qui conviennent à cette dermatose. L'exacerbation de la lésion cutanée fait partie de toute méthode substitutive qu'on lui oppose, mais il est d'une saine pratique de tempérer cette action soit avec les *eaux minérales*, soit par tout autre médication. Si la suspension du traitement, l'emploi des émollients ont dû être recommandés dans les cas de recrudescence que produisent les *eaux sulfurées sodiques* chez les eczémateux, il n'en est pas de même avec les *eaux chlorurées sodiques sulfureuses*, telles que celles d'*Uriage*. MM. Gerdy et Doyon ont vu maintes fois à cette station la disparition des maladies dartreuses de la peau, quand elle ne s'accomplit pas sans excitation pendant la durée de la cure, survenir même avec un certain degré d'irritation, consécutif à l'amélioration sensible que produisent les premiers bains. Le meilleur moyen de modérer la poussée alors est encore de continuer le traitement; du moins c'est ce que l'on constate très-positivement à *Uriage* (1).

C'est enfin au même ordre de manifestations cutanées comprises dans la *poussée thermale* que se rattache la propriété revendiquée par certaines *eaux minérales*, de révéler la syphilis latente, et qui les a fait passer pour la pierre de touche de cette diathèse. Il ne s'agit pas dans ce fait de l'appel au dehors d'une excrétion humorale ni du virus lui-même. De la fluxion à laquelle la peau est soumise pendant un temps plus ou moins long, y compris le mouvement imprimé à l'économie entière, résulte l'éruption précitée, et, si elle se montre avec les caractères syphilitiques chez certains individus qui étaient préalablement entachés de véroles constitutionnelles, il en est de même chez ceux à disposition dartreuse, et qui contractent un exanthème de nature herpétique, sous les mêmes influences. Aussi les eaux sulfureuses ont perdu le privilége exclusif de cette prétendue révélation; toutes les eaux, dont l'action dynamique ou le mode d'emploi se traduit par des phénomènes de stimulation, le partagent avec elles; on obtient de semblables effets des pratiques de l'hydrothérapie pure.

Pour beaucoup de médecins les exhalations et les érup-

____

(1) Doyon, in *Traduction* de Hébra, I, p. 54'.

tions, dont la peau est le terrain pendant le cours du traitement hydro-minéral, doivent être considérées comme des phénomènes critiques, et cela en faveur de la terminaison de la maladie. Ces vues viennent en droite ligne de l'école de Bordeu, dans laquelle on n'avait que généralisé les principes d'Hippocrate, au sujet des crises et de la coction de la matière morbifique, pour en faire la base du traitement des maladies chroniques. Accélérer à l'aide des *eaux minérales*, et principalement des eaux sulfureuses, l'excrétion des humeurs, dont le séjour, dans les tissus ou les organes, occasionnait certains états morbides, tel fut le thème de la médecine hydrologique pendant longtemps. Ce qui a été dit de la peau s'entendrait encore des changements survenant, pendant le cas du traitement, dans l'exhalation des membranes muqueuses, soit par accroissement de l'exhalation normale, soit par des hémorrhagies ou desflux muqueux accidentels. L'urine, les sueurs ont toujours pris part à ces signes réputés critiques, ainsi que l'impressionnabilité nerveuse.

Une discussion sur la valeur de ces caractères en eux-mêmes, et par rapport à l'issue des maladies qu'on traite aux *eaux minérales*, ne peut s'engager ici. S'il n'y a pas à rejeter le sens hippocratique des crises en tant qu'elles ont trait à des changements considérables, il faut convenir aussi que l'influence des phénomènes critiques sur la solution d'une maladie chronique est souvent très-obscure et qu'on ne l'admet dans bien des cas que par analogie. L'opinion qui rattache ces divers phénomènes aux effets du rétablissement des fonctions précédemment troublées ou suspendues paraît au contraire acceptable.

Nous ferons encore plus de réserves touchant les arguments pris à la chimie et à l'aide desquels on a cherché à doter certaines *eaux minérales* du pouvoir d'expulser au dehors, par la voie des sécrétions qu'elles surexcitent, un principe morbide, supposé en permanence dans le corps depuis un temps plus ou moins long, d'une manière apparente ou cachée. Fontan ne doutait pas de la possibilité de suspendre, par les eaux de *Luchon*, la salivation mercurielle, chez les individus affectés de ptyalisme à la suite d'un traitement anti-syphilitique immodéré; d'après lui, l'excès du principe mercuriel serait neutralisé par le principe sulfureux, qui en forme un sulfure de mercure insoluble, et dont les urines, les sueurs et les autres excrétions dépouilleraient l'économie (1). Astrié a fait des essais pour déterminer l'action chimique en vertu de laquelle les sulfures alcalins doivent favoriser l'expulsion des composés mercuriels, restés dans la trame des organes, et dont la présence ne faisait pas de doute pour lui, malgré qu'elle ne fût aucunement démontrée. Or, de ses expériences il ressort que c'est, au contraire, sous forme de composés solubles que les sels de mercure sont éliminés, après que les sulfites et les hyposulfites ont été introduits dans le sang en suffisante quantité pour agir sur les principes hydrargyriques ; à plus forte raison, pour les besoins de la théorie invoque-t-on le rôle de la suractivité imprimée aux surexcitations cutanées, urinaires et muqueuses (2). M. Bazin a renouvelé ces interprétations. Seulement à son avis, les eaux chlorurées sodiques et bromo-iodurées sont seules capables d'intervenir efficacement chez les syphilitiques, soumis aux mercuriaux, parce qu'en décomposant les albuminates mercuriels, elles donnent lieu à des bi-iodures et des bi-bromures qui, par leur solubilité, développent l'action curative du

<hr>

(1) Fontan, *Recherch. sur les Eaux min.*, etc., 1853, p. 384.
(2) Astrié, *De la médicat. therm. sulfureuse*, etc., 1852, p. 233.

mercure, ou, s'il est en excès, activent son élimination par les émonctoires (1). Ces explications s'appuient sur des réactions de laboratoire, mais la preuve physiologique leur fait défaut.

Les *eaux minérales* ont certainement un rôle éliminateur dans beaucoup de circonstances. Celles qui contiennent des sulfates de soude ou de magnésie, comme celles de *Sedlitz*, de *Püllna*, de *Carlsbad*, etc., procurent promptement des évacuations intestinales plus ou moins abondantes. Nous aurons à apprécier les effets diurétiques des *eaux minéralisées* en diverses proportions par les carbonates alcalins. A ne considérer que les agents capables de surexciter l'excrétion sudorale, l'eau simple et le calorique combinés n'influent-ils pas déjà avec énergie sur la circulation périphérique, en provoquant l'afflux du sang dans les capillaires de la peau et notamment dans les réseaux qui entourent les follicules sudoripares? Dans l'observation des médications minéro-thermales, ces actions dynamiques sont si souvent associées aux propriétés *électives*, dépendant des principes minéralisateurs des eaux, qu'il n'est pas toujours aisé de discerner ce qui revient aux unes et aux autres dans les effets du traitement. C'est pourquoi on s'expose à bien des mécomptes en voulant simplifier à toute force des phénomènes compliqués dans leur essence et dans leurs effets.

De ce que le bicarbonate de soude exerce une stimulation sur la sensibilité de l'estomac, de ce que le soufre irrite la peau, que le brome et l'iode agissent sur les glandes sébacées, faut-il admettre avec M. Bazin la propriété morbigène des *eaux minérales* dans lesquelles ces principes prédominent, et du *pathogénétisme* expérimenté

____

(1) Bazin, *Leçons sur les traitements des mal. chron.*, etc., par *l'emploi compar. des eaux minér.*, p. 417.

chez l'homme sain, conclure à l'action médicamenteuse qui s'adapte au malade, dans des affections déterminées(1)? Si le principe homœopathique dont ces vues dérivent a pu être réfuté victorieusement, en ce qui regarde le médicament en lui-même (2), à plus forte raison succomberait-il devant l'analyse des éléments complexes qui concourent aux médications minéro-thermales.

D'ailleurs la question des actions pathogénétiques propres aux *eaux minérales* avait déjà été soulevée par M. Pidoux, il y a quelques années, devant la Société d'hydrologie. Tout en reconnaissant que la chimie anatomique nous renseigne mal sur les changements intimes survenus dans la constitution et les humeurs, sous l'influence des *eaux minérales*, ce savant médecin a établi une comparaison entre les effets tantôt reconstituants, tantôt altérants ou cachectisants, qu'on observe dans l'emploi des eaux, selon les doses plus ou moins modérées, auxquelles elles sont administrées, même chez l'homme sain. L'action substitutive, et suivant lui pathogénétique des *Eaux-Bonnes*, par exemple, se traduit par une susceptibilité catarrhale toute nouvelle chez beaucoup de personnes affectées d'irritations chroniques plus ou moins graves des bronches ou des poumons. Elle tendrait à démontrer qu'indépendamment d'une action manifeste sur les fonctions vitales communes ou formatrices, les *eaux minérales* sont à même de stimuler certains appareils organiques, préalablement souffrants. Ce que l'appareil respiratoire a pu ressentir de l'action des eaux sulfureuses, les autres grands appareils de l'économie, l'appareil digestif, l'appareil nerveux, l'appareil circulatoire l'éprouveraient en temps et lieu

(1) Bazin, *loc. cit.*, p. 201.
(2) Trousseau et Pidoux, *Introduct. au Traité de thérapeutiq.*, 1855, p. 59 et suiv.

de l'action distincte d'autres eaux diversement minéralisées. Les actions pathogénétiques, comprises ainsi
dans une acception assez éloignée de celle dont se sert
M. Bazin, reviennent en définitive à la théorie de Bordeu sur la curation des maladies chroniques par les
eaux des Pyrénées, et qui, selon la remarque de son
continuateur, M. Pidoux, consiste à ramener le type
chronique à un type aigu, comme condition du succès
de la médication (1). Quel programme plus séduisant
que cette recherche expérimentale et clinique des rapports qui peuvent exister entre l'agent modificateur de
l'économie et les transformations qu'il imprime aux
états morbides ! Jusqu'à ce moment il n'a été qu'ébau-
ché supérieurement, mais il prépare sans doute de nouvelles voies à l'hydrologie médicale.

Nous n'en dirons pas autant de la prétendue spécificité des *eaux minérales*, basée sur l'état pathologique
que leur emploi déterminerait et que M. Bazin juge en
puissance d'empêcher les manifestations de maladies
constitutionnelles ; l'arthritis est ainsi justiciable des eaux
bicarbonatées sodiques, l'herpétisme des arsenicales, la
scrofule des chlorurées sodiques et bromo-iodurées (2).
Qui parle de *spécifique* en matière médicale reconnaît,
avec M. Pidoux, un agent thérapeutique allant, *sans
intermédiaire* au principe d'une maladie, et, *par sa force
propre*, le neutralisant directement (3). Il est possible
que le progrès des connaissances en médecine hydrologique ratifie plus tard le beau titre que les doctrines de l'hôpital Saint-Louis décernent à certaines
eaux, mais jusqu'ici nous sommes d'avis avec Pâlissier,

(1) *Annales de la Soc. d'hydrolog.*, t. VIII, p. 230 et suiv.
(2) BAZIN, *loc. cit.*, p. 207.
(3) PIDOUX, *Les vrais principes de la matière médic. et de la thérapeut., Lettre*, etc., 1853, p. 29.

interprète en cela de l'expérience la plus rationnelle, que les *eaux minérales* n'ont rien de spécifique dans leur manière d'agir et que leur emploi médical, non-seulement doit être dirigé d'après les règles de la thérapeutique générale, mais encore raisonné comme celui des autres médications, c'est-à-dire qu'il importe avant tout d'en conformer la prescription aux indications particulières (1).

Lorsque M. Durand-Fardel, le premier, fixa l'attention sur la *spécialisation* des eaux, qu'on ne confondra pas avec leur attribut de *spécificité*, il a eu également pour but de compléter les grandes vues de Bordeu. A côté de l'action générale ou *dynamique*, exercée par les *eaux minérales* sur les fonctions de la peau, sur les sécrétions, sur la nutrition et l'assimilation, et qui est commune à beaucoup de sources différentes, il fait envisager les propriétés médicamenteuses spéciales de chaque espèce d'eaux, résultante de leur constitution ou de leurs qualités originelles, en un mot ce qu'on appelle leur action *élective* (2). C'est là sans contredit un moyen de méthode très-précieux. Toutefois, pour que la spécialisation des *eaux minérales* tînt ce qu'elle promet, il faudrait que les groupes pathologiques auxquels correspondent ses divisions fussent à l'abri de la critique. Un classement des maladies chroniques, réunissant tous les suffrages, pourra seul nous donner cette solution dans l'avenir.

Ce n'est point le lieu de juger le système qui hiérarchise la maladie, l'affection générique, la lésion élémentaire, et subordonne les indications thérapeutiques à ces catégories d'états morbides. Personne ne contes-

<hr>

(1) *Annales de la Soc. d'hydrolog.*, t. V, p. 213.
(2) *Idem*, VI, p. 317 et suiv.

tera la valeur des tentatives faites pour fixer la doctrine des maladies chroniques, sinon dans son ensemble, du moins dans quelques parties importantes de leur étude, dans la dermatologie entre autres. Mais le champ des applications des *eaux minérales* ne se prête pas à des distinctions aussi absolues. Si les prédispositions diathésiques, originelles ou acquises, imposent aux malades un cachet indélébile dont profite le diagnostic, on ne saurait méconnaître que, chez une infinité de ces sujets, les conditions individuelles modifient ou transforment l'expression de la diathèse, et les soustraient d'emblée au niveau d'une thérapeutique uniforme. Les diathèses scrofuleuse, herpétique, catarrhale, rhumatismale, goutteuse, syphilitique, composent, il est vrai, en majeure partie, la clientèle des *eaux minérales*. Cependant combien de variétés se signalent dans ces affections constitutionnelles, avec leurs nuances ou leurs phases, leur caractère asthénique ou sthénique, l'inflammation chronique des organes, soit internes, soit externes, exigeant autant de modes de traitement appropriés que le tempérament morbide lui-même? Il suffit de jeter les yeux à côté des manifestations diathésiques qu'on traite à l'aide des eaux, sur ces affections qui s'y rencontrent également si nombreuses, celles des centres nerveux, du cœur, du foie, des reins, de l'utérus, etc., hors de la série des unités pathologiques. Enfin, on ne saurait faire table rase des lésions dites chirurgicales, fractures, ankyloses, rétractions musculaires, blessures de guerre, etc. A coup sûr, le traumatisme passe dans bien des cas à côté des diathèses et peut leur rester étranger. Sera-t-il exclu du ressort des médications minéro-thermales qui lui réservent des ressources uniques de curation?

A notre tour, nous nous en tiendrons à l'aphorisme

connu de Hufeland : « Le grand talent du médecin consiste à généraliser les maladies et à individualiser le
plus possible les maladies (1) », parce qu'en pratique
thermale cette formule se dégage très-nettement de
l'expérience médicale.

Enfin, la composition chimique des *eaux minérales*
déterminant l'*action élective* des principes qui prédominent dans leur minéralisation, les modes d'emploi de
ces eaux exerçant des *actions dynamiques*, auxquelles
s'unissent des conditions accessoires, il en résulte un
ensemble de propriétés et d'effets qui convergent vers
une guérison prochaine ou éloignée. C'est dans ce sens
que l'expression de *médication* nous semble préférable à
tout autre pour caractériser la thérapeutique minéro-
thermale. Mais cette donnée générale comporte des subdivisions. Nous nous proposons donc de passer en revue
une série de médications distinctes et établies d'après
l'état actuel des connaissances en hydrologie.

Avec le secours de la classification il a été possible de
grouper les *eaux minérales* et les principales stations
qu'elles desservent, de manière à mettre en relief la solidarité de certaines d'entre elles, au point de vue chimique et médical à la fois, et de procurer aux praticiens
les renseignements qui leur sont utiles, tant sur la valeur
thérapeutique des sources elles-mêmes que sur les
conditions d'installation et d'hygiène propres aux localités et aux établissements thermaux de France et de
l'étranger.

Faute de locutions plus correctes et, avec la sanction
d'un usage ancien, les dénominations d'*alcalines* et de
salines reparaîtront dans la nomenclature de notre choix.
L'essentiel est que leur signification ne semble pas obs-

____

(1) HUFELAND, *Manuel de médec. pratique*, 1838, p. 97.

cure, ce à quoi obviera le commentaire préliminaire de chacune des médications exposées dans l'ordre suivant :

1° Médication SULFUREUSE ;
2°   —   SALINE ;
3°   —   ALCALINE ;
4°   —   ARSENICALE ;
5°   —   FERRUGINEUSE ;
6°   —   MINÉRO-THERMALE SIMPLE.

III. — Médication sulfureuse.

Les *eaux minérales*, que comprend la médication sulfureuse, sont désignées sous le nom d'eaux *sulfureuses*, ou mieux encore *sulfurées*. Les principes minéralisateurs suivants les caractérisent :

1° Les monosulfures de sodium et de calcium ;
2° Le gaz acide sulfhydrique (hydrogène sulfuré).

Les eaux sulfurées n'agissent pas toutefois, comme le feraient, à dose égale, le sulfure de sodium ou l'acide sulfhydrique, que l'analyse chimique signale dans leur composition. A côté des sulfures, on y constate des silicates, des chlorures, des carbonates alcalins, des matières organiques (Filhol), autant d'éléments plus ou moins actifs, dont il n'est pas toujours possible de déterminer les propriétés thérapeutiques dans l'emploi de l'agrégat minéral, et qu'il ne faut pas néanmoins négliger en pratique. Quelquefois encore les eaux sulfurées contiennent du gaz acide carbonique, de l'azote, du fer, de l'iode, etc., mais en proportions peu considérables.

Les eaux sulfurées se distinguent en *sulfurés sodiques* et *sulfurées calciques* d'après leur composition respective. On n'admet plus aujourd'hui la division proposée par

Fontan en eaux sulfureuses *naturelles* et eaux sulfureuses *accidentelles*. Si les eaux sulfurées sodiques sont minéralisées par le sel gemme des terrains primitifs d'où elles émergent, les eaux sulfurées calciques sont en relation avec le sulfate de chaux des terrains secondaires, à leur point d'origine. On est donc fondé à reconnaître, avec MM. Filhol et O. Henry, que les *eaux minérales* sulfurées, à quelque section qu'elles appartiennent, se minéralisent de la même manière, sauf la base qui est tantôt le sulfure de sodium, tantôt le sulfure de calcium.

Les eaux sulfurées peuvent subir une altération au contact de l'air, et c'est alors l'oxygène ambiant qui décompose les sulfates alcalins, les transforme d'abord en polysulfure, puis en hyposulfite, et finalement en sulfite et sulfate alcalins. Quand cette altération dépasse un certain degré, on dit que les eaux sont *dégénérées ;* l'expression d'eaux sulfureuses *modifiées*, qu'adoptait Réveil, semble plus juste.

On s'est demandé si la présence des sulfites et des hyposulfites existant en quantités appréciables dans beaucoup d'eaux sulfurées, ayant éprouvé un commencement de décomposition à l'air libre, ne leur communiquait par des propriétés nouvelles. Or, les données relatives à l'élimination des sulfites et des hyposulfites introduits par expérimentation dans l'organisme vivant ne confirment pas les hypothèses qui ont été émises à ce sujet. On sait seulement que les principales eaux sulfurées des Pyrénées sont loin d'être également altérables, et l'on présume que les sources de certaines stations thermales de cette région doivent peut-être, au moins en partie, à leur plus ou moins de résistance à la décomposition, les propriétés thérapeutiques, qui les distinguent des autres (Filhol). Cependant il est essentiel de retenir que le phénomène de dégénérescence, observé dans certaines eaux sulfurées, donne lieu non-seulement à un dégagement d'hydrogène sulfuré, dont l'influence importe au point de vue de l'inhalation gazeuze, mais encore entraîne avec lui un dépôt d'une certaine quantité de soufre, très-divisé, et communiquant à l'eau l'aspect d'un lait de soufre. Ce sont les eaux ainsi altérées qu'on appelle *blanchissantes*, telles que celles de *Bagnères-de-Luchon*, d'*Ax*, etc. L'action topique du soufre ainsi divisé et tenu en suspension dans l'eau du bain quand elle a blanchi, a été indiquée comme efficace pour la cure des maladies cutanées. Enfin, dans plusieurs établissements des Pyrénées-Orientales, les eaux dégénérées tiennent encore de la matière organique en dissolution ; elles sont alcalines comme les eaux sulfureuses intactes, et, si elles ne possèdent plus l'odeur ni la saveur caractéristiques de ces dernières, elles agissent encore sur l'économie comme si elles étaient riches en sulfure de sodium. Nous devons conclure à l'importance des modifications dépendant de l'action de l'air dans les eaux qui nous occupent, et variant avec la nature de l'eau, sa température, son degré de sulfuration, même avec la pression barométrique, quoique non suffisamment précisée dans le sens médical jusqu'à ce jour.

Déjà Wölher, en 1824, avait démontré que les sulfures s'oxydent dans l'organisme. On s'accorde à reconnaître qu'après leur ingestion dans le tube digestif, une partie des sulfures que contiennent les eaux sulfurées est décomposée au contact de l'acide chlorhydrique du suc gastrique, d'où résulte la mise en liberté d'une quantité correspondante d'acide sulfhydrique, qui est absorbé avec celui que les eaux renferment déjà à l'état libre. Cette absorption est suivie de l'élimination par les voies respiratoires et par la peau d'une certaine quantité d'acide sulfhydrique, et dans les urines se retrouve un excès de sulfates. L'expérience de Claude Bernard qui témoigne de la facilité avec laquelle l'hydrogène sulfuré, préalablement introduit dans les veines, est éliminé par le poumon, vient à l'appui de ces considérations. Il résulte de l'élimination physiologique : 1° une action sur les muqueuses des bronches dont la sécrétion est activée, avec une expectoration plus facile ; 2° une action sur l'excrétion des sueurs qui sont augmentées dans certaines limites ; 3° quelques effets diurétiques produits soit par l'acide sulfhydrique, soit par les sulfates, qui s'éliminent par les reins (1). On a cru devoir ajouter à ces effets des eaux sulfurées, bien constatés expérimentalement, l'observation de symptômes généraux de suractivité de la circulation, qui iraient jusqu'au mouvement fébrile, et s'accompagneraient d'autres phénomènes de surexcitation, d'augmentation de l'appétit par exemple. Mais les avis restent partagés à cet égard. M. Lambron, expérimentant à *Luchon*, affirme que l'élément sulfuré des eaux prises en boisson et en bain tempéré exerce une action hyposthénisante très-marquée sur le système circulatoire. Suivant lui, sans que les différences de sexe, d'âge et de constitution changent ces résultats observés à diverses reprises, les contractions du cœur deviennent moins énergiques et moins nombreuses; le pouls, pendant plusieurs heures après le bain, baisse de 8, 10 ou 12 pulsations sur le rhythme normal et habituel. Les relevés de M. Armieux à l'hôpital militaire de *Baréges*, les observations de Gerdy, de M. Doyon, à *Uriage*, et d'autres, tendent à établir l'action sédative des eaux sulfureuses en opposition avec les opinions qui régnaient anciennement sur leurs propriétés stimulantes. Nous croyons de-

______

(1) Rabuteau, *Éléments de thérapeut. et de pharmacolog.*, p. 866.

voir prendre des réserves à ce propos, en considération des difficultés du problème et des conditions complexes dans lesquelles ont pu être faites les observations. Le plus sûr parti est d'en appeler de nouveau à l'expérience.

Si les eaux contenant des sulfures alcalins exercent une action évidente sur la muqueuse des voies respiratoires, leurs effets ne sont pas moins marqués du côté du système cutané, dont elles augmentent la vitalité et les facultés d'exhalation. Ce n'est pas, comme on l'a écrit, que ces eaux doivent leur activité au soufre lui-même et puissent passer avec ce corps pour anti-psoriques ou parasiticides. Le soufre ne devient apte à stimuler localement les tissus, et consécutivement à pénétrer dans la circulation, que lorsqu'il est délayé dans un liquide alcalin, transformé partiellement en sulfure de sodium ou de potassium et par conséquent amené en dissolution (Gubler). La nature nous fournit précisément dans les eaux sulfurées ce composé soluble, assimilable d'emblée d'une part, et de l'autre capable de modifier l'état anatomique de la peau et par suite son mode de fonctionnement. Il résulte des travaux de M. Filhol que les eaux, dont le sulfure de sodium est le principal élément minéralisateur, sont à la fois les plus stables et celles dont l'action locale se prononce le plus, par rapport aux dermatoses, aux plaies, aux ulcères, aux trajets fistuleux, etc. Les eaux très-altérables, qui dégagent une forte proportion de gaz acide sulfhydrique, agissent à la fois sur la peau et sur les poumons, mais leur action est moins durable, et quant à celles qui blanchissent par la précipitation du soufre, on sait qu'elles perdent une partie de leur sulfuration, et consécutivement de leur énergie. Dans les eaux sulfurées calciques particulièrement, la plus grande partie, sinon la totalité du principe sulfureux consiste en acide sulfhydrique. Aussi les propriétés thérapeutiques des sources minérales sulfurées ne peuvent pas être rapportées à un seul type, sous aucun point de vue, mais elles se différencieront d'après leur mode de sulfuration, toutes choses égales d'ailleurs.

Les eaux à base de sulfure de sodium sont les plus nombreuses, les plus abondantes, et elles surgissent pour la plupart dans les Pyrénées, soit des terrains primitifs, soit à la limite des terrains primitifs et de transition ; toutes sont thermales, présentent une réaction alcaline, contiennent en dissolution une matière azotée ou organique, *glairine*, *barégine*, *sulfuraire*. Exemple : les eaux de *Bagnères-de-Luchon*, de *Baréges*, de *Cauterets*, etc.

Les eaux à base de sulfure de calcium, prenant leur origine dans le terrain secondaire ou tertiaire, sont le plus ordinairement froides et contiennent une forte proportion de substances salines, sulfate de chaux et de magnésie, chlorures, etc. Leur alcalinité est moindre que que celles des sulfurées sodiques. Les eaux d'*Enghien*, de *Pierrefonds*, de *Cambo*, appartiennent à cette division.

Les eaux sulfureuses *dégénérées* ou *modifiées*, dans lesquelles le sulfure de sodium a fait place à du carbonate, de l'hyposulfite, du sulfite et du sulfate de soude, sont alcalines, mais dépourvues de l'odeur et de la saveur sulfureuses. On y trouve de la matière organique en dissolution ; elles sortent toutes de terrains primitifs de nature granitique et se rencontrent surtout dans les Pyrénées orientales (*Amélie*, *Moligt*, la *Preste*, le *Vernet*, *Olette*, etc.).

Le gaz acide sulfhydrique, *hydrogène sulfuré*, est parfois tenu en dissolution par des eaux déjà minéralisées d'une manière différente, mais par cela même revêtant un caractère mixte et particulier. Telles sont les eaux d'*Uriage*, d'*Aix-la-Chapelle*, à la fois chargées en chlorure sodique et dégageant de l'hydrogène sulfuré. D'autres fois, comme à *Allevard*, à *Saint-Honoré*, ce même gaz acide sulfhydrique à l'état libre détermine une minéralisation effective dont nous avons apprécié le rôle dans l'air des étuves, des piscines, des salles de douches, etc., relativement aux méthodes d'*inhalation* (voir Section Iʳᵉ, § 5), *Aix-en-Savoie* et *Schinznach* sont aussi des types d'eaux *hydro-sulfurées*.

En général, la proportion du principe sulfureux dans les *eaux minérales* semble très-faible.

Le poids des sulfures alcalins ne s'élève pas au delà de 10 cent. pour 1 kilog. d'eau. Le volume de gaz sulfhydrique ne dépasse pas la moitié du volume de l'eau 0^{lit}, 50. On a calculé qu'un bain de 200 litres à *Bagnères-de-Luchon* contient 5 gram. de sulfure de sodium, à *Baréges* 5^{gr}, 2, à *Cauterets* 2^{gr}, 9, à *Ax* 2^{gr}, 6, etc. (Herpin).

La matière organisée qui se trouve en dissolution dans les eaux sulfurées de diverses localités entre sans doute pour une certaine part dans leur action thérapeutique; mais, comme les moyens dont on dispose pour déterminer la proportion de cette substance organique sont encore imparfaits, il n'est pas possible d'en juger avec certitude, tant sous le rapport médical que chimiquement parlant (Filhol). Les dépôts de sulfuraire et de barégine qui abondent dans quelques sources sont recueillis avec soin et destinés à des usages topiques et résolutifs, dont on retire quelques bons résultats.

Si la médication sulfureuse est envisagée exclusivement d'après sa prédominance élective, l'action qu'elle exerce sur la qualité des sécrétions et des excrétions, soit dans les membranes muqueuses, soit sur la peau, servira à la caractériser. C'est ce qui a lieu, indépendamment d'un mode commun d'efficacité que les eaux sulfurées empruntent soit à divers degrés de thermalité, sois aux procédés attribués à leur administration dans les différents établissements qu'elles alimentent. A s'en tenir aux phénomènes de stimulation qui marquent l'emploi de la plupart des eaux de cette catégorie et qui ont pu être comparés par Bordeu aux effets du café, la médication sulfureuse passe pour très-excitante. On a même circonscrit ses applications aux maladies, où il s'agit de réveiller l'énergie vitale, et de préférence au tempérament lymphatique. Mais, en pratique, de fréquentes exceptions contrarient cette règle. Quoi qu'il en soit des interprétations du fait, il n'y a pas à contester la sédation obtenue à l'aide des eaux sulfurées, prises en boisson et en bain tempéré, près de certaines sources, au profit d'états morbides déterminés. La relation des propriétés médicales de l'agrégat minéral avec les affections, auxquelles il remédie, n'est donc pas aussi absolue qu'il semblerait possible de l'admettre à première vue. Néanmoins, d'accord avec les données qui précèdent, s'établissent les indications suivantes des eaux sulfurées, en général :

1° *Affections catarrhales des muqueuses.* — Elles conviennent dans les cas d'irritation passive chronique des membranes muqueuses pharyngienne, bronchique, pulmonaire, gastrique, intestinale, vésicale et utérine.

2° *Affections des organes respiratoires. — Phthisie pulmonaire.* — Elles modifient efficacement les états anatomo-pathologiques qui peuvent provoquer le développement de la phthisie pulmonaire, en cas de prédisposition plus ou moins prononcée, ou qui compliquent l'évolution tuberculeuse, à la condition que la diathèse n'ait atteint ni une forme grave, ni un degré avancé. Tels sont les hyperémies fluxionnaires, l'œdème, l'engouement, la pneumonie chronique, le catarrhe bronchique, autant de processus que la médication sulfureuse est apte à enrayer, produisant alors un arrêt de la maladie, une amélioration dans l'état général, et conséquemment favorisant la régression de la lésion organique, si elle est possible. En raison de l'influence qu'elles exercent sur les affections de l'appareil respiratoire, c'est surtout à la deuxième période de la phthisie pulmonaire que l'emploi des eaux sulfurées, qu'elles soient sodiques ou calciques, présente le plus d'avantages. C'est également aux formes torpides, indolentes et aux sujets lymphatiques qu'elles s'appliquent le mieux. Quant à la diathèse tuberculeuse proprement dite, on s'accorde à reconnaître qu'elles sont impuissantes à la guérir.

3° *Maladies de la peau.* — L'action curative des eaux sulfurées dans les maladies de la peau est pleinement manifeste, que l'affection cutanée soit herpétique, arthritique, scrofuleuse, et dans certains cas syphilitique. Mais il y a des distinctions à tirer de la minéralisation des diverses sources qui contribuent à cette médication ; leur choix et leur application doivent se subordonner par-dessus tout aux formes des dermatoses, à la période et au degré de ces éruptions, à leur siége, à leur caractère d'alternance ou de rétrocession avec d'autres troubles de l'économie, surtout avec les affections analogues des muqueuses. Il y aura enfin à tenir compte de l'impressionnabilité du malade et des complications constitutionnelles, de nature diathésique ou occasionnelles, dont il est porteur. A cet égard, l'expérience a posé en pratique hydrologique, des règles formulées comme il suit :

Les affections cutanées à forme humide, et parmi elles, en première ligne, l'eczéma dartreux, sont très-promptement modifiées par l'action substitutive et altérante à la fois qui appartient à la médication sulfureuse.

La cure des dermatoses humides ou sécrétantes n'est

rendue ni plus longue ni plus difficile par l'étendue de
ces affections, l'amélioration de l'état constitutionnel et
la disparition des lésions cutanées marchant de pair, le
plus ordinairement, pendant l'emploi des eaux sulfurées.

Ni la coïncidence des affections dartreuses des membranes muqueuses broncho-pulmonaire, gastro-intestinale. urino-génitale, avec les affections cutanées dépendant de la même diathèse, ni cette sorte de balancement
qu'on observe entre les diverses fluxions à siége différent
et qui établit entre elles une connexion évidente, ni
même le retentissement que les dartres externes ou internes peuvent avoir sur le reste de l'économie, ne contre-indiquent la médication sulfureuse. Au contraire,
comme le prouve la pratique, les eaux sulfurées, méthodiquement appliquées en pareils cas, appellent ou main-
tiennent à la surface du tégument externe des manifestations herpétiques, dont la présence offre moins
d'incommodité ou de danger et donne plus de prise au
succès du traitement. Des malades chez lesquels, après
quelques semaines, à un suintement eczémateux cutané,
succédait soit un coryza violent, soit de l'asthme avec
ou sans bronchorrhée, ou tantôt une gastralgie, tantôt
une gastrorrhée très-fatigante, ultérieurement une diarrhée que rien n'enrayait, etc., ont pu se débarrasser entiè-
rement de ces affections complexes, en se soumettant,
pendant tout le temps nécessaire, à l'usage des eaux de
Luchon (Lambron).

Dans les affections cutanées à forme sèche, dont le psoriasis représente le type le plus fréquent, quels qu'en
soient l'origine constitutionnelle et les caractères, la
médication sulfureuse procure les ressources d'une stimulation énergique, d'autant plus facile à manier qu'on
a le plus souvent à traiter des sujets pourvus d'excellentes conditions de santé générale et que les métastases

sont moins à redouter alors que pour d'autres dermatoses. A la vérité, il ne semble pas, en raison de la ténacité de ces affections et de leur tendance aux récidives que l'action des eaux sulfurées suffise, en les améliorant notablement, pour les guérir d'une manière radicale.

Les affections cutanées à forme ulcéreuse, en particulier celles qui appartiennent à la scrofule tégumentaire, telles que le *lupus exedens* ou simplement tuberculeux, résistent très-formellement à l'emploi absolu des sources sulfurées, et parmi celles-ci, les eaux à la fois chlorurées sodiques et sulfurées, comme sont celles d'*Uriage*, conviennent de préférence à la cure des scrofulides de la peau.

Le lymphatisme l'emportant de beaucoup sur les autres tempéraments chez les individus affectés de dermatoses sécrétantes, il n'y a pas à contester que la médication sulfureuse, en vertu de ses propriétés reconstituantes, leur soit applicable. Par des motifs tirés également des considérations précédentes, elle excluera le tempérament sanguin, pléthorique, ou nerveux et très-excitable, la diathèse goutteuse, et les affections aiguës ou récentes, capables d'une irritabilité trop vive du tissu cutané.

Dans le traitement de la plupart des dermatoses, et surtout à propos des formes sécrétantes, il est opportun d'user des eaux d'une thermalité peu élevée et d'une sulfuration relativement inférieure ; ou, si l'on dispose de sources de divers degrés de température et de composition dans une station thermale, d'en graduer l'administration selon les indications tirées des lésions locales, de l'état général et de l'impressionnabilité du malade.

4° *Ulcères.* — Les ulcères développés sur la surface du tégument externe, ne relevant pas de la diathèse scrofuleuse ni de la syphilis, ni du cancer, à forme atonique, à marche lente, à production invétérée, tels que les ulcères calleux, d'après Boyer, dont les caractères d'inflammation chronique sont suffisamment connus, les ulcères variqueux, entretenus par la présence des varices aux membres inférieurs et par l'engorgement consécutif à la dilatation variqueuse des veines de la partie affectée, ceux qui, plus ou moins fistuleux, en présence ou non d'un corps étranger, d'esquilles ou de séquestres dans les parties molles, comprennent ce que l'on a longtemps appelé les vieilles plaies, sont du ressort des eaux sulfurées. Le mode d'action de ces eaux se traduit alors en un travail de néoplasie, par stimulation de la circulation capillaire locale, accroissement de bourgeonnement, résolution plus ou moins rapide des tissus infiltrés, et cicatrisation finale. A plus forte raison ce travail cicatriciel est-il accéléré et rendu plus parfait, si quelque influence constitutionnelle, sur laquelle les eaux sulfureuses ont prise, en retardait la réalisation ; mais il n'en reste pas moins certain que les ulcères simples ou ceux qui sont causés par le traumatisme se cicatrisent rapidement à l'aide des eaux sulfurées. Toutefois des observations prises dans la pratique de *Baréges* ont fourni matière, non-seulement à établir la contre-indication de ces eaux dans le traitement des ulcères phagédéniques et cancéreux, mais encore à prévenir ceux qui les appliquent à la cure des plaies atoniques contre la possibilité de développer ainsi des fausses membranes, véritable dipthérite gangréneuse, à la surface des ulcères, et fâcheuse aggravation de cet état pathologique. En général, il convient d'apporter beaucoup de ménagements dans le traitement et d'user de préférence des eaux sulfurées, les moins minéralisées et les moins chaudes, pour guérir les ulcères et les plaies anciennes.

5° *Affections du tissu osseux.* — Les affections du tissu

osseux, très spécialement l'ostéite scrofuleuse, sont traitées avec efficacité par les eaux à sulfuration élevée. C'est
encore en vertu de la suractivité imprimée à la nutrition
des tissus malades qu'on agit sur les os atteints de carie
ou de nécrose. Les phases par lesquelles passe l'ostéite
dans ce traitement consistent en une suppuration abondante, en l'exfoliation nécrosique, l'issue des séquestres,
consécutive au travail inflammatoire provoqué, le bourgeonnement et la cicatrisation définitive. La modification
opérée en même temps sur les conditions diathésiques
du sujet contribue aux effets de néoplasie énergique que
produit l'application méthodique des eaux sulfurées en
bains, douches et usage interne. Dans les os longs, ce
sont surtout les extrémités épiphysaires qui fournissent
les cas les plus fréquents de succès, et les os courts du
pied et de la main ne faisant pas exception à cette règle,
on doit admettre que la carie des parties spongieuses des
os est aussi accessible à l'action des eaux sulfurées que
l'ostéite des parties compactes. Quant au mal de Pott,
lequel peut tenir à la fois ou partiellement de l'altération
de la substance celluleuse du corps des vertèbres, de l'ul-
cération des cartilages intervertébraux, et de l'infiltration
tuberculeuse du tissu osseux, ou d'une arthrite inter-
vertébrale, il est évident que le degré de simplicité ou
de peu d'étendue de l'ostéite qui lui appartient, dans des
cas déterminés, permettra de l'arrêter dans ses progrès,
comme en font foi beaucoup d'observations recueillies
près des stations thermales des Pyrénées et leurs analogues. Pour toutes ces circonstances, un traitement sulfureux prolongé et répété pendant plusieurs années consécutives est indispensable. En vue de la restauration des
forces et de l'amendement progressif de l'inflammation
locale, qu'il faut supposer toujours en dehors des accidents aigus et réduite à la forme torpide, se particulari-

seront les prescriptions de l'emploi des eaux en question.

· 6° *Affections des articulations.* — L'arthrite chronique, pourvu qu'elle n'ait pas dépassé une première période, signalée par des lésions initiales des cartilages, des exsudats muqueux et des troubles fonctionnels, rentre dans les attributions formelles des eaux sulfurées, et cela indifféremment avec la prédominance du rhumatisme, du tempérament lymphatique, ou de la scrofule, par rapport à l'évolution de la tumeur blanche. Il y a le plus souvent un double effet d'action résolutive, locale, dissipant l'épanchement, favorisant la résorption des dépôts plastiques qui engorgent les tissus et s'opposent au jeu des articulations, ainsi que de remontement de l'économie, par la restauration des forces générales et l'éloignement des influences diathésiques. Si la cure thermale, en pareils cas, ne peut être formulée à l'avance, on doit poser en principe de la prolonger et de la renouveler avec persévérance, autant que le réclame la résistance de la chronicité morbide dans l'arthrite, soit uniloculaire, soit affectant plusieurs articulations à la fois. C'est par exception que la guérison s'effectue pendant le cours ou à la fin d'un premier traitement par les eaux sulfurées, et fréquemment les résultats décisifs ne sont obtenus qu'après plusieurs cures ou saisons consécutives.

Le degré de la maladie est à prendre en considération. Car la coxalgie, par exemple, chez la plupart des enfants, cédera facilement, si elle se borne à une douleur provoquée par des pressions au niveau de l'articulation ou par l'exagération des mouvements, et coïncidant avec une attitude vicieuse du membre. Il n'en est pas de même de la coxalgie confirmée, à une époque ultérieure de la vie. La médication sulfureuse sert par-dessus tout à combattre l'inflammation intra-capsulaire qui caractérise l'arthrite sèche et semble l'attribut de la coxalgie rhumatismale des adultes; avec elle, on arrive à modifier l'arrêt de nutrition qu'entraîne l'incapacité plus ou moins marquée de la marche, à compléter, par voie de résolution, le travail de soudure des surfaces osseuses, mais là s'arrête l'action curative. et il s'en faut que le traitement thermal réponde aux indications plus pressantes que remplissent l'immobilisation, les révulsifs, etc. Évidemment ce ne sera encore qu'à titre d'auxiliaire qu'on l'utilisera en présence d'une luxation spontanée ou d'une terminaison par ankylose. Si l'inflammation a envahi la jointure et qu'il s'agisse de la seconde période de la tumeur blanche, avec toutes les conséquences de la synovite et de l'ostéite, forme grave et bien accusée de la scrofule simultanée des os et des articulations, c'est un nouvel ordre de considérations et qui se relie à ce qui a été dit déjà du traitement de la carie et de la nécrose. Néanmoins l'ostéite articulaire, quand elle ne se présente pas au degré d'une altération trop profonde des tissus et que l'état constitutionnel du sujet l'autorise, peut déterminer l'usage des eaux, à la condition d'une surveillance attentive, relativement à la sensibilité des parties affectées et à la présomption d'un retour subaigu de l'affection. Les bains sulfureux ont été très-profitables, même à l'égard d'altérations sérieuses de cette nature.

7° *Lésions traumatiques.* — Le traitement des lésions traumatiques par les eaux sulfurées ne diffère ni dans ses indications ni dans ses résultats de celui de l'ostéite et de l'arthrite, lorsqu'il s'agit de blessures accidentelles que complique ou aggrave un état constitutionnel préexistant. Pour les suites de fracture et de luxations, et les blessures par armes de guerre, en particulier, ces mêmes eaux ont acquis un renom d'appropriation que l'expérience ne cesse de confirmer, à en juger par les recueils de médecine militaire. C'est ainsi qu'on adresse à *Baréges* les accidents éloignés de ces blessures, intéressant presque toujours plusieurs tissus à la fois, cicatrice avec gêne des mouvements, paralysies, atrophies, rétractions musculaires, aponévrotiques, tendineuses, raideurs ou douleurs des membres, plaies non fermées par suite de la présence d'un corps étranger et surtout de portions d'os nécrosés dans la profondeur des tissus, etc. Déterger les plaies, procurer l'élimination de smatières étrangères et l'afflux des éléments de réparation, tel est le but poursuivi dans la majeure partie de cas de traumatisme et qu'on atteint avec l'action intime des eaux sulfurées puissantes. L'opinion ancienne sur la propriété qu'auraient ces eaux de ramollir les cals récents s'étant réformée, on admet aujourd'hui les ruptures osseuses au bénéfice de leur emploi six mois après l'accident, et même avant (Armieux). Quant aux paralysies partielles, limitées, avec ou sans atrophie des muscles correspondants au siége de la lésion, et consécutives aux blessures de guerre, il est ordinaire de les voir disparaître. A mesure que les tissus cicatriciels s'atténuent et que les parties lésées, os, tendons, muscles, vaisseaux, nerfs, sont dégagés, les membres recouvrent ensuite de la force et de l'agilité.

8° *Syphilis.* — La syphilis constitutionnelle n'est point guérie spécifiquement par la médication sulfureuse. Tous les symptômes syphilitiques récents s'aggravent sous l'influence des eaux sulfurées, qui, au contraire, sont capables de surmonter l'état d'anémie et d'anervie générale, conséquence très-fréquente et de la maladie et des traitements antérieurs eux-mêmes. C'est à la fois sur la diathèse et sur la cachexie acquise, en un mot, sur l'ensemble de la constitution affaiblie des syphilitiques qu'elles exercent leurs puissantes propriétés de stimulation, tellement qu'on voit l'économie, en se relevant, devenir de nouveau impressionnable aux altérants spécifiques qui semblaient inefficaces. A mesure que s'effectue la reconstitution organique , les productions morbides persistantes sont résorbées et on obtient la guérison formelle de la syphilis. Ce résultat se montre d'autant plus rapide et plus parfait que la cachexie syphilitique se complique de lymphatisme et surtout de scrofule. Des observations recommandables tendent à prouver que l'emploi des eaux sulfurées prévient les accidents mercuriels et particulièrement la salivation, et surtout quand on administre les préparations hydrargyriques, spécialement le bichlorure de mercure, dans la boisson minérale (Lambron). A l'occasion de cette association des agents spécifiques et de la médication sulfureuse, il importe le plus souvent de prescrire des eaux qui ne soient pas trop minéralisées, d'en graduer les doses et de ne pas donner de bains trop chauds ni trop prolongés, une excitation vive pouvant exalter les manifestations syphilitiques et en retarder la guérison. Des théories chimiques d'Astrié et de Fontan sur la prétendue élimination de l'excès des sels mercuriels sous forme de composés solubles, ou en vertu de la production d'un sulfate de mercure insoluble, inerte et éliminable par les sueurs et les urines, il n'y a à s'enquérir que secondairement. Pas plus dans le traitement de l'intoxication mercurielle que dans celui de la cachexie syphilitique on n'a encore démontré qu'il s'agisse d'autre chose que de la réaction énergique imprimée aux fonctions émonctoires et à l'économie. De plus, il a été attribué aux eaux sulfureuses une action révélatrice des affections syphilitiques larvées ou latentes, qu'elles ne montrent pas d'une manière constante, mais qu'en bonne logique tous les moyens balnéaires excitants, quelle que soit la composition des *eaux minérales* utilisées, partagent avec elles. Il n'en est pas de même de la possibilité de diagnostiquer par l'emploi des eaux sulfurées les affections cutanées, dépendant de la diathèse herpétique, et mêlées parfois aux manifestations syphilitiques. On a remarqué que les herpétides, après avoir été exagérées dans les pre-mières périodes du traitement thermal, s'amendent pour bientôt disparaître par la suite, tandis que les altérations de la syphilis opposent une résistance beaucoup plus marquée ; mais ce n'est toutefois que dans la cir-constance d'affections herpétiques et syphilitiques sim-ples, existant concomitamment chez le même individu (Lambron).

9° *Affections rhumatismales.* — Les eaux sulfurées inter-viennent dans le traitement du rhumatisme chronique, autant par leur thermalité et les effets des diverses ma-nières de les appliquer en bains, douches, étuves, etc., qu'en raison de leurs propriétés médicamenteuses. Ce-pendant l'action stimulante qu'on reconnaît au composé sulfureux naturel, et qui tend principalement à activer les fonctions de la peau, à provoquer des sudations abondantes, à accroître l'énergie de la circulation capil-laire et périphérique, ne pourra que seconder l'emploi du calorique dans le même sens. Aussi toutes les varié-tés du rhumatisme articulaire, musculaire, nerveux et viscéral, figurent-elles parmi les attributions de la plu-part des thermes de cette classe. On est unanime à exclure de la pratique des eaux sulfurées, relativement très-miné-ralisées, les rhumatismes accidentels ou diathésiques, empreints d'une certaine acuité, ou qui menacent de reprendre un caractère aigu ; de même un tempéra-ment sanguin prononcé et l'idiosyncrasie nerveuse, indé-pendamment de la nérvosité temporaire que développe le rhumatisme et qui disparaîtra avec lui. La contre-in-dication ressort également du rhumatisme goutteux à moins qu'il n'affecte une forme très-manifestement torpide. En ce qui concerne les maladies du cœur et des gros vaisseaux, rattachées à l'état rhumatismal, et dans lesquelles on a insisté sur l'efficacité de la sédation que produisait l'application méthodique des eaux sulfurées, c'est un aperçu qui relève, selon nous, de la médication thermale proprement dite, et dont il sera question à propos de cette médication. En général, en présence du rhumatisme des viscères, il importe d'éviter les réactions trop vives qui auraient un retentissement nuisible sur l'organe affecté.

10° *Maladies du système nerveux.* — Les mêmes considérations que celles relatives au rhumatisme guideront dans la cure des maladies du système nerveux par les eaux sulfurées. On ne traite les névropathies qu'aux sources les moins élevées en sulfuration et en thermalité dans la série, et encore à la condition de n'avoir point affaire à des sujets irritables et d'éloigner du traitement toutes les causes capables de surexciter l'affection locale ou générale. Les paralysies rentrent plus directement et avec plus de succès dans la pratique de ces eaux, pourvu qu'elles ne succèdent pas à une altération organique des centres encéphalo - rachidiens et qu'elles soient plutôt dues à quelque influence, soit dyscrasique, soit fonctionnelle, appauvrissement du sang, rhumatisme, paralysie de l'enfance, etc.

A un point de vue d'ensemble les contre-indications des eaux, sulfurées embrassent l'état aigu, à peu près d'une manière absolue, la disposition aux congestions actives, aux hémorrhagies, qu'il s'agisse d'affections localisées, comme celle des organes respiratoires, ou d'une pléthore générale, et au même titre l'irritabilité nerveuse à tous les degrés ; enfin, on doit s'en abstenir dans les affections de nature cancéreuse.

Cinq subdivisions, empruntées aux contributions de la chimie, faciliteront l'exposé des sources et des stations qui concourent à la médication sulfureuse :

    1er groupe : Eaux sulfurées-sodiques.
    2e   —   Eaux sulfurées-sodiques
    •   — hyposulfitées.
    3e   —   Eaux sulfurées-calciques.
    4e   —   Eaux hydrosulfurées.
    5e   —   Eaux sulfurées et chlorurées-sodiques.

§ 1. EAUX SULFURÉES-SODIQUES.

Bagnères-de-Luchon (France, Haute-Garonne). — Ligne de Paris à Bagnères-de-Luchon par Bordeaux, Toulouse et Montrejeau), 975 kil. — Petite ville placée au milieu de l'une des plus gracieuses vallées des Pyrénées, à proximité de l'Espagne, abritée contre les vents froids par les montagnes, douée à la fois d'un climat doux et d'un air vif, son altitude étant de 618 mètres. Toutes les ressources de la vie et du comfort s'y trouvent réunies et les sites les plus variés pour la promenade en font une résidence pleine d'attrait, ce qui légitimerait seul l'affluence considérable qu'elle reçoit chaque été, et même assez avant dans l'automne. A ces avantages se joint un grand nombre de sources, environ 40, dont la température varie de 34° à 68° et qui présentent une diversité de composition très-favorable aux applications thérapeutiques, comparée avec justesse à une sorte de *gamme* sulfureuse, depuis les sources les plus riches en sulfures, jusqu'à celles faiblement minéralisées, en passant par des eaux de force moyenne. On y rencontre particulièrement des eaux *blanchissantes*, c'est-à-dire ayant la propriété de subir au contact de l'air une décomposition assez manifeste, pour qu'une partie du soufre qu'elles

11.

renfermaient primitivement à l'état de sulfure de sodium, devenant libre, se suspende dans l'eau minérale et lui donne l'apparence d'une émulsion (Filhol), modification qui procure une action topique utile dans le traitement des maladies de la peau.

La source dite de *la Reine* étant prise pour type, nous en retraçons l'analyse chimique, d'après M. Filhol.

EAU 1 LITRE.

Sulfure de sodium	$0^{gr},0550$
— de fer	0 0028
— de manganèse	0 0033
Chlorure de sodium	0 0674
Sulfate de potasse	0 0087
— de soude	0 0222
Silicate de soude	traces.
— de chaux	0 0118
— de magnésie	0 0083
— d'alumine	0 0274
Carbonate de soude	traces.
Alumine, magnésie	traces.
Matière organique	traces.
	$0^{gr},2671$

L'inspection du tableau suivant, également emprunté à M. Filhol, démontre qu'il n'existe pas de rapport entre la température des principales sources de Luchon et leur sulfuration.

	Température.	Sulfure de sodium pour 1 litre.
Reine	57°	0,050
Bayen	68	0,077
Azémar	54	0,018
Richard supérieur	51	0,059
Grotte supérieure	56	0,031
Blanche	47	0,033
Ferras supérieur n° 2	34	0,005
Bordeu n° 1	35	0,069
Pré n° 1	61	0,072
Grotte inférieure	56	0,058

Il ressort, toutefois, de ce tableau, des différences très-appréciables parmi les sources qu'il comprend, les unes (*Bayen*, *Pré* nᵒ 1) très chaudes et fortement minéralisées, les autres beaucoup moins sulfureuses, mais encore remarquables par leur chaleur (*Grotte supérieure*). D'autres, comme celles de *Bordeu* nᵒ 1, sont très-sulfurées et peu élevées en température. Il existe encore dans cette localité des sources à basse température et peu minéralisées, et la pratique y met à profit toute une graduation de sulfuration et de thermalité exceptionnelles.

On constate, en outre, dans chacune des sources sulfurées de *Bagnères-de-Luchon* des traces de sulfure de cuivre, d'iodure de sodium, d'hyposulfite de soude, de phosphates, et d'acide sulfhydrique.

Des sources ferrugineuses nombreuses abondent à *Luchon* et dans les environs.

Un vaste établissement thermal, construit sous la direction de MM. J. François et Chambert, réunit dans ses dépendances : dix-huit buvettes, deux piscines de vingt places, un bassin de natation, quatre-vingt-deux baignoires avec douches locales mobiles, vingt-huit baignoires avec douches percutantes, sept grandes douches, quatre douches ascendantes, une douche locale, étuves et inhalation souterraines, salle de pulvérisation. Il y a un hôpital civil pour les malades indigents.

Eu égard à la diversité de leur température et de leur sulfuration et aussi à la multiplicité des ressources balnéaires dont on dispose dans ces thermes, les indications des eaux des *Bagnères-de-Luchon* embrassent toutes les maladies justiciables des eaux sulfurées en général, plus spécialement les manifestations de la diathèse scrofuleuse (arthrites chroniques, tumeurs blanches, ostéite, ulcères, etc.), et celles de l'herpétisme (affections de la peau, eczémas, psoriasis et affections des muqueuses, pharyngite granuleuse, catarrhe utérin, vésical, etc.). La syphilis leur appartient dans les conditions de médication reconstitutive dont il a été parlé. Elles conviennent au rhumatisme chez les individus lymphatiques, dépourvus d'impressionnabilité nerveuse et en qui prédomine l'élément atonique. Il en est de même de toutes les affections asthéniques par débilité générale ou locale, qu'il s'agisse ou non de maladies du système nerveux.

Les eaux de *Bagnères-de-Luchon* sont peu employées hors de la localité.

Cauterets (France, Hautes-Pyrénées). — Ligne de Paris à Pierrefitte, par Bordeaux, Tarbes, Lourdes (874 kil.) De Pierrefitte à Cauterets, une heure en voiture. — Petite ville, bâtie au fond de la vallée du Lavedan, et dont le site, élevé de 932 mètres au-dessus du niveau de la mer et entouré de hautes montagnes, a le privilége d'une température estivale douce quoique variable, avec un air quelque peu humide, mais très-sédatif, surtout pendant les mois de juillet et d'août. Les promenades y sont nombreuses, pittoresques et les ressources d'installation et d'existence multipliées pour l'importance de la population étrangère qui fréquente cette station.

On compte quatorze sources sulfurées à Cauterets; elles peuvent être divisées topographiquement en trois groupes distincts (J. François), savoir :

		Température.
	César	48°,40
	Espagnols	48 20
	Pauze-Nouveau (filet détourné de César)	
1° Groupe de l'Est	Pauze-Vieux	43
	Sulfureuse-Nouvelle	
	Rocher	39
	Rieumiset	16 7

2° Groupe de l'Ouest..	La Raillère................	38° 7
	Le Pré.....................	48
	Petit Saint-Sauveur.........	34
	Mauhourat	50
3° Groupe du Sud....	Les Yeux.................	31
	Les Œufs................	53
	Le Bois	43 3 / 37 9

Ces eaux, dont les propriétés physiques ne diffèrent pas de celles des eaux à base de sulfure de sodium, dégagent du gaz azote et une très-faible quantité d'acide sulfhydrique ; elles ne déposent pas de soufre et ne blanchissent ni dans les réservoirs ni dans les baignoires. Elles s'altèrent partiellement et deviennent alors riches en hyposulfite de soude. Le chlorure de sodium figure en petite proportion dans leur composition, mais la matière organique y est très-abondante, et l'on s'est demandé si cette particularité ne pouvait pas expliquer les effets spéciaux de certaines sources de cette station thermale, *la Raillère* principalement (Filhol). Enfin leur alcalinité et la présence des silicates qu'elles contiennent ont été invoquées pour différencier leur action thérapeutique de celle des eaux analogues des Pyrénées (Gigot-Suard).

La composition chimique est la suivante, d'après MM. Filhol et Réveil, pour les principales sources du groupe de l'Est, situé au milieu de la ville même :

EAU 1 LITRE.

	César.	Espagnols.	Pauze-Vieux.
Sulfure de sodium......	0gr,0239	0gr,0231	0gr,0189
— de fer..........	0 0004	0 0005	0 0005
Chlorure de sodium....	0 0718	0 0706	0 0779
Sulfate de soude.......	0 0080	0 0089	0 0098
Silicate de soude.......	0 0656	0 0648	0 0456
— de chaux.......	0 0451	0 0470	0 0305
— de magnésie....	0 0007	0 0007	traces.
Matière organique......	0 0450	0 0482	0 0164
	0gr,2605	0gr,2638	0gr,2296

On signale en outre, dans ces sources, des traces de chlorure de potassium, de carbonate de soude, de borate de soude, de phosphate de chaux et de magnésie, d'iodure de potassium et de fluorure de calcium.

Les eaux du *Rocher* et de *Rieumiset* se séparent des précédentes par la présence de l'hyposulfite de soude, indice de leur altération.

Le groupe de l'Ouest est distant de *Cauterets* d'un kilomètre en ligne droite, de 1,800 mètres par la route; on y trouve la source principale de *la Raillère*, dont l'analyse a été publiée en 1860, par MM. Filhol et Réveil, comme il suit :

SOURCE CHAUDE. — EAU 1 LITRE.

Sulfure de sodium	$0^{gr},0177$
Chlorure de sodium	0 0598
Sulfate de soude	0 0467
Silicate de soude	0 0081
— de chaux	0 0324
Silice	0 0195
Matière organique	0 0350
Sulfure de fer, chlorure de potassium, silicate de magnésie, borate de soude, iodure de sodium, fluorure de calcium, phosphate de chaux et de magnésie.	traces.
	0 2192

Dans le groupe du Sud, les sources les plus importantes sont celles de *Mauhourat* (sulfuration : $0^g,0135$) et des *Œufs* (sulfuration : $0^g,018$) dont le débit considérable alimente le nouvel établissement thermal.

Il est à remarquer que, si la situation de ces diverses sources autorise leur division en plusieurs groupes, l'analyse chimique ne les réunit pas de même au point de vue de leur composition, et qu'il convient de considérer cette variété dans la pratique. On regarde les sources de *César* et des *Espagnols* comme les plus actives, et celle de *la Raillère* possède, depuis des temps reculés, une spécialisation d'emploi, attachée à la renommée de *Cauterets*.

Onze établissements thermaux placés pour la plupart sous l'administration d'une compagnie concessionnaire depuis 1866, desservent les sources de *Cauterets*, dont le débit est évalué à quinze cent mille litres par jour. A l'Est, fonctionnent ceux de *César-Vieux*, avec une buvette préférée par les gens du pays et des contrées voisines; de *Pauze-Vieux*, pourvu d'une buvette, de douze cabinets de bains et de deux douches; de *Pauze-Nouveau*, à peu près installé comme le précédent; les *Thermes*, alimentés par les eaux de *César* et des *Espagnols*, au moyen de conduites qui les amènent d'une centaine de mètres plus haut, et où l'on dispose dans des dépendances spacieuses de nombreux cabinets de bains, et de douches graduées à volonté, de bains de jambes à eau courante, de salles d'inhalation et de pulvérisation, et d'une buvette; ceux du *Rocher* et de *Rieumiset* réunis (buvette avec gargarisoirs, vingt-trois cabinets de bains, cinq douches variées, bains de siége à eau courante). A l'Ouest, et à 1,800 mètres de la ville, en suivant les contours d'une belle route, on rejoint la *Raillère*, dont l'édifice, construit sur une terrasse de 90 mètres de longueur, au-dessus du Gave, comprend une buvette célèbre au centre, et sur les côtés vingt-neuf cabinets de bains, quelques-uns étant munis de douches vaginales dans la baignoire; il s'y trouve même une écurie pour les chevaux du haras de Tarbes amenés chaque année, et traités à la *Raillère* pour des affections bronchiques ou à la suite des fatigues de la monte. Un service d'omnibus, des chaises à porteur, facilitent le trajet aux malades incapables d'un exercice parfois salutaire, à la distance qui sépare *Cauterets* de cet établissement. Au Sud, il y a à signaler le *Petit Saint-Sauveur* (dix-sept cabinets de bains et deux douches pour dames), le *Pré* (dix-sept bains et deux douches descendantes), le *Bois*, avec une modeste installation qui sera bientôt restaurée, la buvette de *Mauhourat*, derrière laquelle la source des *Yeux* coule dans une rigole. Enfin, en considérant son point d'émergence, également à proximité de celle de *Mauhourat*, la source chaude des *OEufs*, d'un débit de six cent mille litres par vingt-quatre heures, est conduite de là à 2 kilomètres plus bas et a servi à l'installation d'un splendide établissement, commencé en 1867 et achevé en 1869. Le rez-de-chaussée de ce bâtiment étendu contient, avec les aménagements les plus perfectionnés, de nombreuses salles de bains, des chambres de massage, une petite piscine, et une autre plus vaste, à eau sans cesse renouvelée, dans un local de 26 mètres et demi de longueur sur 10^m,80 de largeur. Deux services hydrothérapiques complets sont annexés à cette piscine de natation. Un casino et tout ce qui peut le rendre attrayant se développe à l'étage supérieur.

Envisagées d'ensemble, les indications des eaux de *Cauterets* répondent à toutes celles de la médication sulfureuse. La diversité de minéralisation et de thermalité des sources, les installations qui les desservent, constituent une variété très-avantageuse d'agents thérapeutiques et de moyens modificateurs. Orfila avait tracé une caractérisation sommaire de ces eaux qui ne s'est pas démentie, même avec le progrès du temps et le perfectionnement de leur aménagement.

Ainsi, les eaux de *César* et des *Espagnols* sont toujours considérées comme les plus actives, et ne doivent être employées que chez des sujets peu irritables. On les applique au traitement des rhumatismes, des scrofules, des affections lymphatiques invétérées, des maladies de peau à forme torpide, et dans les paralysies d'origine rhumatismale.

Les sources de *Pauze-Vieux* et de *Pauze-Nouveau* sont moins excitantes, quoiqu'elles procurent des bains au moins aussi sulfureux que les précédentes. Les affections cutanées, les rhumatismes chroniques, les catarrhes anciens, la cachexie syphilitique y sont traités efficacement.

La source *Bruzaud*, n'arrivant sur les lieux d'emploi qu'après avoir subi une altération profonde, conséquence d'un parcours assez long, est très-alcaline et très-chargée de matière organique. Administrée en bains et en douches ascendantes, elle s'approprie au traitement des affections utérines et, en général, des hypérémies des viscères abdominaux.

L'eau du *Petit Saint-Sauveur*, peu sulfurée, assez fortement alcaline, est prescrite dans les états névropathiques, dans les engorgements du col de l'utérus accompagnés de sensibilité et les affections analogues. On peut ranger dans la même acception les sources du *Bois* et du *Pré*, de *Rieumiset*, utilisées toutes les fois que l'usage d'eaux peu chargées de principes sulfureux trouve son emploi.

Les eaux de *Mauhourat*, faciles à digérer, ont par cela même acquis une spécialisation justifiée pour le traitement des maladies chroniques des voies digestives, notamment de la gastralgie et de la dyspepsie.

Remarquables par leur fixité, leur richesse en sulfure alcalin et en matière organique, caractères dont la signification thérapeutique n'est pas encore précisée, et qui peut-être comporte des propriétés particulières, les eaux de la *Raillère* furent, de très-ancienne date, préconisées dans le traitement des catarrhes chroniques des voies respiratoires, des diverses angines, de la première période de la phthisie pulmonaire, et accessoirement dans les névroses de l'estomac, de l'intestin, des organes génito-urinaires, et quelques dermatoses. Le mode d'emploi de ces eaux est certainement pour beaucoup dans leurs effets. On en boit depuis un à quatre verres par jour, pures ou coupées avec du lait, de la gomme, des sirops, etc., et on joint à l'usage interne celui des bains et surtout des demi-bains. Cette pratique du demi-bain à la *Raillère* consiste à placer le sujet dans une baignoire, de façon à ce que l'eau arrive jusqu'aux dernières côtes seulement, en ayant soin de recouvrir le reste du corps et d'éviter ainsi le refroidissement de la peau. Leur température est élevée de 32 à 38 et même 40°, selon l'impressionnabilité individuelle ou la force de réaction à laquelle on s'adresse; dans tous les cas, le demi-bain est de courte durée. Il n'y a pas à hésiter sur l'action révulsive que ce procédé permet d'obtenir et qui, dans beaucoup de cas, seconde l'action élective de l'agrégat sulfureux, administré en boisson comme ci-dessus. A *Cauterets*, il est encore de pratique usuelle d'accroître ces effets de révulsion par des bains de jambes à eau courante, à 43 ou 44°, qui se prennent à l'établissement des Thermes, dans la circonscription des sources de *César* et des *Espagnols*. Nécessairement la température de ces bains de jambes, ainsi que celle des demi-bains, doit être proportionnée à la tolérance des malades qu'on y soumet, et au mouvement fluxionnaire consécutif. Insister sur la méthode en quelque sorte particulière à cette station, c'est donner la meilleure raison des succès qu'on y obtient et qui se manifestent plutôt chez les personnes lymphatiques que chez les pléthoriques (Fontan). En ce qui touche la cure de la phthisie, il ne peut s'agir d'ailleurs que de cette phthisie torpide, lente dans son évolution, soumise à des intermittences, et sans réaction inflammatoire, telle qu'elle est admise et regardée généralement comme tributaire des eaux sulfurées. Il en est de même des manifestations de la phthisie scrofuleuse, dont la médication reconstituante peut arrêter la marche ou modifier la forme en bien des circonstances.

Les eaux de la *Raillère* de *César*, et de *Mauhourat* servent à l'exportation ; leur conservation est reconnue parfaite.

Baréges (France, Hautes-Pyrénées). — Ligne de Paris à Pierrefitte, par Bordeaux, Tarbes, Lourdes, (874 kilomètres). De Pierrefitte à Baréges, trois heures en voiture. — Village à 1,241 mètres au-dessus du niveau de la mer, à 800 mètres environ du point où s'arrête la végétation des arbres dans les Pyrénées, situé sur la rive gauche d'un torrent, au pied du Pic-du-Midi de Bigorre, en communication avec Pierrefitte et Luz par la route nationale (12 kil.), avec Bagnères-de-Bigorre par un chemin carrossable, pratiqué à travers la montagne du Tourmalet (57 kilom.). L'aspect de la localité est sévère et les formidables avalanches qui bouleversent souvent, à la suite de l'hiver, l'étroite vallée où sont pressées les habitations de *Baréges* ajoutent à cette impression ; mais on y trouve toutes les choses nécessaires au bien-être d'une nombreuse clientèle de malades. L'influence de l'air vivifiant et tonique qu'exerce le séjour à une pareille altitude compense amplement les variations du climat de la haute montagne, contre lesquelles d'ailleurs il est facile de se prémunir.

Neuf sources émergent à *Baréges* parmi des débris d'alluvion, à la jonction du calcaire et des schistes. Il serait plus juste de dire qu'elles correspondent aux orifices par lesquels se font jour ces *eaux minérales* , toutes exclusivement de nature sulfureuse, et diversement thermales. Le débit moyen est évalué à 170 mètres cubes. Le tableau suivant, dressé d'après les plus récentes analyses de M. Filhol, indique le nom et la température de chacune de ces sources et la proportion de sulfure de sodium qui les minéralise :

NOMS DES SOURCES.	TEMPÉRATURE.	SULFURATION.
Source du Tambour..........	44°,10	0ᵍʳ,0408
— de l'Entrée	43 90	0 0344
— Bain-Neuf	38 20	0 0356
— Ancienne-Gency........	37 60	0 0279
— Polard.................	37 10	0 0253
— Dassieu...............	37 80	0 0256
— du Fond...............	36 00	0 0242
— La Chapelle............	33 00	0 0201
— Nouvelle-Gency ou Saint-Roch.................	33 50	0 0380

A ces sources, j'ajoute celle dite de *Barzun*, distante de 500 mètres de Baréges et alimentant un petit établissement.

	Température.	Sulfuration.
	29°,50	0ᵍʳ,0.91

L'eau de *Baréges*, outre le sulfure de sodium, contient du chlorure de sodium, des silicates de soude, de chaux et de magnésie, du sulfate de soude , du sulfure de fer, des traces d'iodure de sodium , de borate et de phosphate de soude, enfin une matière organique, gélatineuse, translucide, parfaitement homogène, connue sous le nom de *barégine*, très-riche en carbonate calcaire, mais dont la constitution reste encore à déterminer. Le total des matières fixes contenues dans un litre d'eau est de 0^{gr},265 (Filhol).

Les sources laissent dégager à leur griffon de l'azote pur, mêlé d'un peu d'hydrogène sulfuré, et tiennent en dissolution de la barégine, tandis qu'une portion de cette matière se dépose sur les parois des réservoirs et des conduites. A la présence de cette barégine dans les eaux se rapporte leur onctuosité au toucher. Elles sont limpides, de saveur fade et nauséeuse, exhalant à peine une odeur hydrosulfureuse. Ce qui les caractérise, c'est leur inaltérabilité au contact de l'air, condition de stabilité sur laquelle M. Filhol a fixé l'attention, et qui expliquerait l'énergie de l'action topique des bains pris à *Baréges*, comparativement avec ceux d'autres stations pyrénéennes.

L'établissement thermal, complétement restauré dans son installation en 1864, accru en conséquence de nouveaux captages des eaux, et installé sur le lieu d'émergence des sources elles-mêmes, comprend vingt et un cabinets de bains, quatre appareils de douches descendantes et ascendantes, des buvettes, une salle de gargarisme, trois vastes piscines.

Une sorte de gamme naturelle de thermalité et de sulfuration permet d'échelonner les bains entre 32 et 40°, le dosage des sulfures accompagnant cette proportion depuis le plus inférieur jusqu'au plus élevé, et quand il y a nécessité d'abaisser la température du bain, c'est encore une source très-sulfurée et relativement froide dont on dispose dans la baignoire.

Les douches ont l'inconvénient d'un jet immobile ne pouvant être dirigé au gré du malade, qui doit exposer successivement les diverses parties du corps à l'action de l'eau en projection. Leur pression est d'ailleurs médiocre. Mais la douche principale (température 43°) doit être surtout regardée comme une étuve sulfureuse, où l'atmosphère confinée conserve une chaleur de 33°, et présente une diminution remarquable d'oxygène dans sa composition, environ 3 p. 100 (Filhol). Cette douche, malgré ses défectuosités, a une très-grande énergie ; tous les malades ne peuvent pas la supporter ; elle serait dangereuse si on s'y soumettait d'une façon inopportune ou trop prolongée.

Les piscines s'alimentent du superflu des différents réservoirs, du trop-plein et de la vidange des baignoires, des douches et des buvettes, ce qui en fait le confluent de toutes les sources de *Baréges*. La température du bain de la piscine civile est habituellement de 36° ; celle de la piscine dite des *Indigents* varie entre 33 et 34°. Une buée de vapeur règne constamment dans l'enceinte de chaque salle des piscines, et le thermomètre s'y élève presque toujours à 30°. M. Filhol a constaté que l'eau de ces bassins ne s'altère qu'avec une extrême lenteur, et que l'air ambiant y est appauvri d'oxygène, tout en ne renfermant que des traces d'acide sulfhydrique.

Un hôpital civil, destiné aux malades indigents, et un hôpital militaire, sont ouverts pendant toute la saison, de mai en octobre.

On emploie les eaux de *Baréges* en bains , douches et boisson. C'est du 20 juin au 20 septembre que le climat de cette localité est le plus favorable aux effets de la cure.

L'action des eaux de *Baréges* se formule en un double phénomène de substitution locale et de modification des dispositions constitutionnelles , héréditaires ou acquises. Elles excitent tous les systèmes, augmentent les sécrétions, déterminent une stimulation, qui se traduit souvent par un mouvement fébrile passager, un dépôt d'urates dans les urines, de l'insomnie, etc., autant de motifs d'en modérer l'emploi. On y observe rarement la *poussée* à la peau, que produisent des eaux moins énergiques. L'altitude de la station (près de 1,300 m.) intervient certainement dans ce mode curatif, qui exclut les idiosyncrasies impressionnables, les névropathies, les dispositions aux hémorrhagies ou aux congestions et ne peut convenir, d'une manière générale, qu'à des états ou à des constitutions torpides.

Les affections des os et des articulations, dépendant de la scrofule ou tout au moins d'un lymphatisme exagéré, composent la spécialisation la plus nette de l'application des eaux de Baréges, ainsi que Bordeu l'avait magistralement énoncé. Ces eaux agissent par une suractivité de la nutrition des tissus malades dans les affections du tissu osseux, et, en raison de ces propriétés, on les emploie efficacement dans le traitement des fractures, des blessures de guerre, des suites du traumatisme. Fréquemment elles aident à l'expulsion de balles, de débris de vêtements, d'éclats de bois, etc., de même que des esquilles mobiles et cachées dans la profondeur des parties molles. En présence de l'arthrite chronique et simple, on utilise leur action résolutive, favorisant la résorption des dépôts plastiques péri ou intra-articulaires.

Parmi les maladies de la peau, il n'y a que celles à formes indolentes et prédominées par le tempérament lymphatique, qui retirent de l'amélioration et dans certains cas, chez les sujets jeunes par exemple, un succès réel. Dans le traitement du psoriasis il est possible d'appliquer ces eaux avec énergie et d'en prolonger l'emploi jusqu'aux plus favorables résultats.

La cachexie syphilitique bénéficie d'une médication puissante à Baréges. Dans les cas d'ulcérations, il y a lieu de redouter la provocation du phagédénisme ou son extension par l'action des eaux ; c'est d'ailleurs de précepte pour le traitement des ulcères aux eaux sulfurées.

Les paralysies rhumatismales, périphériques, dues à des intoxications, sans altération organique, sont traitées avec avantage à *Baréges*. Il y a au contraire beaucoup d'exceptions à faire dans l'application de ces eaux aux rhumatismes chroniques, aux affections organiques des centres nerveux, aux névroses.

Elles sont contre-indiquées rigoureusement en présence des maladies cancéreuses, des tubercules, de la goutte, des lésions du cœur et des gros vaisseaux.

La source *Barzun*, dont les propriétés se rapprochent beaucoup de celles des eaux de *Saint-Sauveur*, sert comme un correctif de l'emploi des eaux de *Baréges* proprement dites. L'établissement de ce nom est pourvu d'appareils de douches bien installés et de huit baignoires. L'eau est chauffée par mode de coupage.

Les eaux de *Baréges* et de *Barzun* sont transportées ; parmi les premières, celle du *Tambour* est celle qui se conserve le mieux pour l'expédition (Filhol).

Saint-Sauveur (France, Hautes-Pyrénées). — Ligne de Paris à Pierrefitte, par Bordeaux, Tarbes et Lourdes (874 kil.). De Pierrefitte à Luz et Saint-Sauveur, 6 kilomètres en voiture. Village situé dans la vallée de Luz, avec une rue unique qui se relie par un gigantesque pont à la route de Gavarnie, au milieu d'un charmant paysage, à peu de distance de Luz, à portée des excursions les plus intéressantes des Pyrénées. Altitude : 800 mètres. On y trouve les installations et les commodités désirables, des promenades variées avec toute sorte de moyens de transport. Le voisinage de Luz double les ressources de cette résidence, les communications étant rendues très-faciles entre les deux localités.

Bien que la vallée de *Saint-Sauveur* paraisse étroite et encaissée par de hautes cimes, l'atmosphère en est fréquemment renouvelée sous l'influence des cours d'eau nombreux et rapides, d'une température assez basse, qui la traversent ; circonstance locale bien capable, comme on l'a constaté, de tempérer les effets d'un air stimulant de montagne, et dont les personnes délicates tirent un profit réel pendant leur séjour dans ce milieu. C'est en juillet et août que le climat de *Saint-Sauveur* subit le moins de variations, mais l'automne y est encore agréable. Un grand calme d'existence imprime pour ainsi dire son cachet distinctif à cette station thermale.

Il y a deux sources principales et deux établissements qu'elles alimentent :

1° *Etablissement de la vallée.* — L'eau qui fournit à la mise en œuvre de cet établissement jaillit d'une roche euritique, est à base de sulfures de sodium, riche en chlorure alcalin, et d'une température originelle de 35°. Un captage parfait du griffon, à l'aide de réservoirs en marbre, hermétiquement clos, s'oppose à toute altération, chacun des réservoirs transmettant à chaque baignoire l'eau qui doit servir aux bains, et permettant de graduer la température de ceux-ci, entre 35°, 28 et 26° cent.

L'analyse faite par M. Filhol assigne la composition suivante à cette source :

EAU 1 LITRE.

Sulfure de sodium	0gr,0218
Chlorure de sodium	0 0695
Sulfate de soude	0 0400
Silicate de soude	0 0704
— de chaux	0 0062
de magnésie	0 0031
— d'alumine	0 0070
Matière organique	0 0320
Acide borique et iode	traces.
	0gr,2500

12

A la sortie du griffon il s'exhale en abondance des gaz acide carbonique et azote. Il est à remarquer que la matière organique (barégine, glairine, etc.), est très-abondante dans ces eaux; on lui attribue l'inconvénient de rendre l'eau de la buvette d'une digestion laborieuse.

L'établissement construit assez élégamment en terrasse, avec vue dominant sur le Gave, se compose de vingt cabinets de bains, de deux cabinets de douches et de deux buvettes. Les bains sont le plus souvent administrés à une température de 28 à 32°, condition particulière à cette station et qui mérite d'être prise en considération pour les applications thérapeutiques de son ressort. Dans presque toutes les baignoires, un appareil à injection s'adapte aux tuyaux de conduite des eaux ; on peut s'en servir dans le bain sans secours étranger. Des deux douches, l'une est descendante, l'autre ascendante ; l'eau employée y a de 33 à 35°.

2° Etablissement de la Hontalade. — La source de la *Hontalade* (source de la *Fée*, en vieux patois basque), est à 600 mètres environ de *Saint-Sauveur*, et à 50 mètres au-dessus du point d'émergence de la source de l'établissement, dont elle est une annexe importante. Claire, aérée, transparente, d'une saveur très-acceptable, cette eau a une température d'environ 22°, et sa composition, déterminée par M. Filhol, diffère très-peu de celle que fournit l'analyse de l'eau prise à la source chaude de l'établissement de la vallée. Elle se signale toutefois par une bien moindre proportion de matière organique, ce qui, outre la différence de température, peut expliquer comment les malades qui en font usage la boivent avec plaisir et la digèrent facilement. Aussi a-t-elle acquis une certaine vogue dans la cure des dyspepsies de toute nature, mais surtout contre les dyspepsies flatulentes. M. Henry lui reconnaissait également l'avantage de pouvoir être transportée et conservée sans altération.

Indépendamment d'un salon de réunion ouvrant sur une magnifique perspective, l'établissement renferme des cabinets de bains et de douches, pourvus de tous les accessoires nécessaires aux pratiques balnéaires et dans une donnée confortable. La température native des bains (22°) ne répondant qu'à des indications restreintes, on est obligé de l'élever au moyen d'un appareil de chauffage, par mode de coupage. Les douches consti- tuent un système complet d'hydrothérapie minérale, bien installé et qui peut être utilisé dans beaucoup de cas. Il faut relater encore, à titre d'adjuvant curatif, l'existence d'une eau ferrugineuse, dite de *Saligos*, à peu de distance de *Saint-Sauveur*. D'autres sources, cel- les de *Viscos* et de *Visos*, également situées dans les en- virons, et assez sulfurées, passent pour détersives.

Cet ensemble de conditions résultant d'un climat tem- péré, de la sulfuration et de la thermalité des eaux, l'une et l'autre peu accentuées, appelle à *Saint-Sauveur* les malades à constitution faible et impressionnable, doués d'irritabilité, les femmes, les enfants, dans toutes les circonstances morbides où la tolérance de la médica- tion sulfureuse tantôt est difficile à obtenir, tantôt doit être prudemment ménagée.

Aussi y traite-t-on avec avantage les névropathies, qu'elles se rattachent à une altération du sang, comme il arrive dans la chlorose, dans l'anémie, dans la con- valescence des maladies aiguës, ou qu'elles soient cau- sées par une excitation trop vive ou trop prolongée du système nerveux (épuisement par excès de veille ou de travail, abus vénériens, passions ou émotions déprimant- tes, etc.). A plus forte raison, si les diathèses herpétique, scrofuleuse, et même arthritique, ont une part plus ou moins grande dans les troubles morbides de l'innervation. La cachexie syphilitique apportera aussi son contingent d'altérations nerveuses, dont un traitement sédatif peut avoir raison. Ce n'est pas seulement en vertu de propriétés toniques et reconstituantes que les eaux de *Saint-Sauveur* paraissent efficaces en pareil cas. L'action élective de l'agrégat sulfureux n'est nullement à soustraire de ces résultats. De même en arrive-t-il dans la cure des affections de la matrice et de ses annexes qu'on pratique fréquemment dans cette localité, telles que les congestions et engorgements de la totalité ou partie de l'utérus, les flux leucorrhéiques, les névralgies utérines, l'aménorrhée et la dysménorrhée, les métrorrhagies passives ou asthéniques, la stérilité dépendant des causes générales ou simplement d'un état local qu'il importe de résoudre.

Pour des motifs équivalents, les eaux de Saint-Sauveur sont efficacement prescrites contre la dyspepsie gastrique et intestinale. C'est alors la source de la *Hontalade* qui prévaut, parce que les malades boivent et digèrent facilement cette eau peu sulfurée et presque froide. On n'ignore pas combien la dyspepsie revêt souvent les caractères d'une affection diathésique, notamment dans ses rapports avec l'herpétisme et le rhumatisme. Il en est de même du catarrhe vésical traité à *Saint-Sauveur*, et aussi des bronchites chroniques, qu'on y a vus se modifier heureusement sous l'influence d'une médication, qui à la fois modifie l'hypersécrétion des muqueuses, calme et relève l'économie.

Ax (France, Ariége). — Ligne de Paris à Toulouse (820 kil.). De Toulouse à Ax, route de poste (124 kilom.). — Petite ville située vers l'extrémité méridionale de la haute Ariége, dans une vallée étroite et agréable, entou-

rée de montagnes granitiques, à quelques heures du
val d'Andorre. Altitude : 700 mètres. — Il y a dans cette
station un vaste lac souterrain d'eaux sulfureuses chaudes : on y a compté jusqu'ici cinquante-trois sources,
et en certains endroits, il suffit de creuser la terre un
peu profondément pour en voir sourdre des ruisseaux
d'eaux thermales ; ce sol d'ailleurs paraît constitué par
un terrain de transport, formé de ruines et de débris de
toute espèce, à la suite de perturbations volcaniques.
— Les propriétés physiques et chimiques des eaux d'*Ax*
sont à peu près les mêmes que celles de *Bagnères-de-Luchon* (Filhol). Elles sont administrées dans trois établissements principaux qui sont : le *Teich*, le *Couloubret* et
le *Breilh*. On dispose, dans cette localité, de bains très-
sulfurés et chauds, de bains à température moyenne, à
températures basses, et d'eau modifiée et riche en hyposulfites. Ces eaux mêmes, en raison de leur thermalité et
de la facilité avec laquelle elles dégagent de l'acide sulfhydrique, s'approprient mieux que d'autres à l'entretien des étuves humides, et c'est ainsi qu'à l'établissement du *Teich* on utilise une étuve, dans laquelle la
température de l'air s'élève à 48°. Toutes les indications
de la médication sulfureuse sans exception trouvent leur
application à *Ax*. On souhaiterait d'autant plus que
les conditions d'installation balnéaire, d'ailleurs amé-
liorées récemment, y fussent en rapport avec l'abondance, la variété et l'importance chimique et thérapeutique des sources.

Eaux-Bonnes (France, Hautes-Pyrénées). — Ligne
de Paris à Pau, par Bordeaux (818 kil.) de Pau aux
Eaux-Bonnes, en voiture (44 kil.). — Village coquette-
ment bâti, entouré de promenades, au bord d'un torrent, à proximité de sites nombreux et variés. Altitude :

750 mètres. — Toutes les ressources de la vie confortable y sont rassemblées. L'excellence des conditions atmosphériques de cette station contribue encore à lui attirer une clientèle privilégiée. C'est à la ceinture de montagnes, qui entourent les *Eaux-Bonnes* à peu près de tous côtés et abritent la localité contre la violence des vents débouchant des vallées voisines, qu'est dû le calme de l'air, qu'on y respire dans toute sa pureté, avec une assez constante égalité de température, de juin à septembre. Toutefois, là comme dans tous les pays de montagnes, il faut prémunir les malades contre de rapides variations de température, consécutives aux orages de l'été, et, en général, contre l'abaissement brusque de la chaleur du jour, qu'amène le coucher du soleil.

On compte aux *Eaux-Bonnes* cinq sources principales de degré varié de thermalité savoir :

			Température.
1° La source	Vieille, ou de la Buvette..		33°
2° —	Nouvelle		31
3° —	d'En-bas................		28
4° —	d'Ortech................		22
5° —	Froide		12

La source *Vieille*, la plus renommée, reste exclusivement employée à la boisson, dans l'établissement construit à la partie supérieure du village. La source *Froide* dessert également une buvette. La source d'*En-bas*, et la *Nouvelle* alimentent les baignoires. Deux autres sources, provenant de la même origine, ont été mises à découvert, il y a quelques années, et servent, comme les précédentes, au service des bains, des pédiluves, et des douches pharyngiennes. Le débit peu considérable des sources n'a pas permis d'installer d'autres appareils de douches que ces derniers, et lorsque la douche est reconnue nécessaire, on a recours pour ce mode de traitement aux *Eaux-Chaudes*.

Le grand établissement possède une buvette, douze cabinets de bains, une salle pour douches pharyngiennes, un promenoir couvert. Dans le bas du village, au bord du Valentin, en aval du pont, est bâti l'établissement *d'Ortech*, avec une buvette, six baignoires et une annexe de bains ordinaires. Évidemment l'installation balnéaire entre pour une moindre part qu'ailleurs dans la médication dont on dispose aux *Eaux-Bonnes*, et la considération de l'agent médicamenteux qu'elles procurent prime toutes les autres.

M. Filhol, en 1859, a analysé la source *Vieille* sur place. Ses résultats sont les suivants :

EAU 1 LITRE.

Sulfure de sodium	0^{gr},0210
— de calcium	traces.
Chlorure de sodium	0 2640
Silicate de soude	0 0310
Sulfate de soude	traces.
— de magnésie	
— de chaux	0 1750
Silice	0 0320
Matière organique	0 0480
Borate de soude, iode, fer, fluor	traces.
	0^{gr},5710

Cette analyse ne diffère pas sensiblement de celle pratiquée par M. O. Henry sur les *Eaux-Bonnes* transportées et qui les fit ranger dans la classe des eaux sulfuréessodiques. Cependant M. Filhol depuis longtemps a appelé l'attention sur la forte proportion de chlorure de sodium et de matière organique qu'elles renferment, sur leur faible alcalinité, la moindre quantité de silice et la proportion plus considérable de sulfate de chaux, par rapport à la plupart des eaux sulfurées des Pyrénées, dont l'analyse démontre l'existence. Ces conditions particulières inspirent à ce savant chimiste la présomption que les *Eaux-Bonnes* sont minéralisées, par du sulfure de calcium, provenant de la décomposition du sulfate de chaux, sous l'influence de la matière organique. Le voisinage des sources salées de *Salies de Béarn*, la présence des ophites au-dessous du calcaire dans le terrain d'émergence des *Eaux-Bonnes*, le dégagement d'hydrogène sulfuré que dénotent ces eaux, viendraient à l'appui de cette interprétation, à peu près acceptée en chimie hydrologique. Il semble même, d'après les récentes recherches de MM. Mialhe et Lefort, que les *Eaux-Bonnes* constituent au point de vue géologique, avec les *Eaux-Chaudes*, dont elles sont assez rapprochées, une famille distincte des autres sources sulfurées du midi de la France.

On boit les *Eaux-Bonnes*, et l'usage interne l'emporte de beaucoup dans cette station sur l'emploi des bains, que le débit restreint des sources ne fournit qu'en petit nombre, et encore avec un chauffage préalable. Il en est de même pour les douches pharyngiennes, prescrites moins souvent là qu'ailleurs. Les gargarismes s'ajoutent au traitement dans des cas particuliers.

La source *Vieille* est la plus usitée. Sa célébrité remonte à l'époque où Théophile Bordeu proclama la guérison des pulmoniques par ces eaux, qui jusqu'alors n'étaient guère appliquées qu'à la cure des blessures de guerre et portaient le nom d'eaux d'*Arquebusades*.

En conséquence, on administre ces eaux selon deux méthodes. L'une, la plus ancienne, autorisait une ingestion quelque peu exagérée, s'il est vrai que Bordeu conseillât cinq à six litres d'*Eaux-Bonnes* par jour à ses malades, y compris l'usage de la même boisson à leurs repas. Cette pratique, issue de théories sur les effets critiques de la médication sulfureuse, sans être délaissée maintenant, reçoit de moins fréquentes applications qu'autrefois. Elle ne peut d'ailleurs convenir qu'à des modes constitutionnels peu impressionnables ou à des formes de maladies liées à une atonie fonctionnelle et qu'on croit devoir surexciter impunément. C'est à doses fractionnées, en débutant même par une ou deux cuillerées et en augmentant progressivement la quantité, que les malades boivent ordinairement l'eau de la vieille source, le matin à jeun. Rarement ils dépassent trois à quatre verres, pris à quart d'heure ou à demi heure d'intervalle, selon les indications. On associe du lait, des infusions béchiques, du sirop de gomme, d'althæa ou de Tolu, à ces eaux, quand elles ne sont pas tolérées à leur état natif. La promenade est conseillée entre chaque verre d'eau dans le but d'en faciliter la digestion.

L'efficacité des *Eaux-Bonnes* contre les affections des organes respiratoires domine leurs indications et leur assigne une place à part dans la médication sulfureuse. On doit, à la vérité, tenir compte de deux catégories à l'endroit de ces états morbides, suivant qu'il s'agit d'affections indépendantes de la tuberculose (catarrhes, hypérémie, inflammation chronique), ou bien quand les altérations bronchiques et pulmonaires se compliquent de poussée tuberculeuse à un degré plus ou moins avancé. Mais les effets des *Eaux-Bonnes* chez les phthisiques répondant identiquement à l'une et à l'autre de ces acceptions, il suffit de déterminer l'emploi de ces Eaux dans le traitement de la phthisie pulmonaire pour caractériser leurs propriétés thérapeutiques.

Les modifications que produisent les *Eaux-Bonnes*, administrées avec méthode, ont trait à la partie malade et à l'organisme tout entier.

A ne considérer que les altérations locales et les

symptômes correspondants, on constate, en général, pendant les premiers jours de la cure, une augmentation de force et de fréquence de la toux, un épaississement de l'expectoration, un redoublement de dyspnée, d'autant plus marquée qu'il existe de l'asthme en même temps, autant de phénomènes qui diminuent et disparaissent même bientôt. Chez beaucoup de malades, la faiblesse extrême de la respiration, avec amoindrissement de sonorité, dans les régions sous-claviculaires et sus-scapulaires des deux côtés du thorax, avait constitué auparavant les seuls signes perceptibles. Ces malades boivent les *Eaux-Bonnes* pendant huit jours, et, à nouvel examen, le murmure vésiculaire a reparu fort et normal, la sonorité est bonne, dans les points précités. Sans doute ce ne sont pas là des types de tuberculeux, mais bien des sujets atteints des suites de bronchites et de catarrhes, qui, selon une expression heureuse, côtoient la phthisie sans jamais y tomber (Leudet). L'action élective du médicament sulfureux n'est pas contestable dans des cas pour ainsi dire aussi simples ; toutefois, double avantage qui lui revient, elle a servi à assurer le diagnostic, et elle atténue singulièrement le pronostic.

Il en est de même de la congestion du sommet des poumons chez des individus ayant conservé les apparences de la santé et des forces à peu près intactes, mais chez lesquels les antécédents héréditaires ou personnels, la répétition de fréquentes hémoptysies, des désordres plus ou moins graves du côté des fonctions respiratoires forment un ensemble de dispositions menaçantes l'explosion tuberculeuse, en dépit de signes stéthoscopiques peu précis. Sous l'influence médicatrice des *Eaux-Bonnes* s'opère une résolution rapide de cette hypérémie, et les faits de congestions, d'irritations, d'inflammations pulmonaires, localisées dans les lobes supé-

rieurs des poumons, qu'elles dissipent, sont fréquents dans
cette pratique. Il y a plus, c'est que la déplétion ainsi obtenue démasque parfois la présence du néoplasme, en
faisant disparaître la congestion pérituberculeuse.

Les *Eaux-Bonnes* s'adressent encore à l'état diathésique et à l'affaiblissement de l'économie qui l'accompagne ou l'entretient. Abstraction faite de la phthisie tuberculeuse à marche rapide et aiguë, qui contre-indique
l'emploi des eaux sulfurées, il convient de les prescrire
à peu près exclusivement contre la phthisie chronique,
regardée comme torpide, et dont l'évolution lente, les
intermittences, avec absence de réaction inflammatoire,
donnent prise à la médication, dans le sens d'une régression possible et favorable. C'est ce que M. Pidoux a si
bien accentué en professant que « ces eaux fortifient la résistance physiologique des éléments de l'organisme restés sains, ou moins malsains, et les empêchent de céder
à l'entraînement tuberculeux. » Les nombreux exemples de curabilité de la tuberculose pulmonaire, pris
dans cette caractéristique, sont très-admissibles et très-
encourageants.

On a beaucoup discuté sur le mode d'action des *Eaux-
Bonnes* en pareils cas, et leur propriété excitante et substitutive, critique, ainsi que l'admettait Bordeu, pathogénétique pour les modernes, a ses partisans et ses
contradicteurs. Ce qui semble le mieux acquis, c'est qu'elles remplissent un double rôle dans la cure des phthisiques,
l'un électif, comme nous l'avons vu plus haut, l'autre
reconstituant et non moins essentiel. Aussi conviennent-
elles par-dessus tout aux constitutions scrofuleuses et
lymphatiques, aux anémiques et aux atoniques, en un
mot, à tous ceux dont l'organisme est appauvri et
abaissé (Andrieu, Durand-Fardel). Quant à l'influence
du retour des manifestations rhumatismales sur l'amé-

lioration et la guérison des phthisiques aux *Eaux-Bonnes*, elle n'est pas généralement admise. Il faut retenir que l'herpétisme, au contraire, donne lieu à des manifestations de balancement profitable, comme il est dit dans les généralités de la médication sulfureuse. Enfin la syphilis constitutionnelle n'intervient dans les circonstances analogues que par coïncidence.

Les *Eaux-Bonnes* provoquent des hémoptysies, mais, aux yeux de praticiens expérimentés, cette fluxion sanguine, au lieu de conclure à un processus inflammatoire, s'organisant dans la trame pulmonaire, représente une deplétion sanguine, nullement dangereuse par elle-même, et qui marque le plus souvent le signal d'une amélioration de la santé (Pidoux).

La fièvre des phthisiques, quand elle n'est pas liée à des altérations organiques profondes, et qu'elle revient à intervalles presque réguliers chez les malades dont les tubercules se ramollissent, sans imminence de colliquation fatale, ne contre-indique pas l'usage des eaux sulfurées. Buron l'avait observé à *Cauterets*, et c'est également reconnu aux *Eaux-Bonnes*.

Il a été question d'une dyspepsie propre aux phthisiques, mais les *Eaux-Bonnes* excitent l'appétit, activent les fonctions nutritives et celles de l'hématose, et il n'est besoin à cet égard que de s'en rapporter à leurs propriétés reconstituantes et réparatrices.

Les lésions du pharynx et du larynx, distinguées sous le nom d'angine granuleuse ou glanduleuse par Chomel, trouvent aux *Eaux-Bonnes* tous les éléments d'un traitement approprié. M. N. Gueneau de Mussy a démontré quel parti on retire dans ces maladies de l'emploi rationnel et persévérant de ces eaux et des conditions adjuvantes qui complètent leur action. C'est une preuve de plus, et bien décisive, que beaucoup de formes chroniques de l'herpétisme réclament la médication sulfureuse.

L'asthme bronchique, la pleurésie chronique, ont fourni des résultats très rapprochés des précédents.

« L'état inflammatoire, l'éréthisme nerveux exagéré, « la douleur excessive, l'état spasmodique violent, la « fluxion active, l'état pyrétique, la pléthore prononcée, « les sueurs colliquatives, » telles sont, d'après Andrieu, les contre-indications majeures, absolues ou relatives, de l'administration des *Eaux-Bonnes* à propos de ces divers états morbides. Le même observateur a insisté sur la fréquence de succès obtenus dans les cas curables, sans phénomènes réactionnels intenses, sans aggravation momentanée des symptômes, et M. Gueneau de Mussy, s'associant à cette judicieuse remarque, s'est également exprimé sur ce qu'avait de trop absolu l'opinion de médecins qui regardent les accidents critiques comme une condition indispensable de la guérison. En définitive, la prescription des *Eaux-Bonnes* doit se subordonner aux variétés et aux susceptibilités idiosyncrasiques qu'on leur soumet.

Les *Eaux Bonnes* se transportent en grande quantité, et il a été constaté qu'elles ne subissent aucune décomposition appréciable, de la part des rayons lumineux et solaires, lorsqu'elles sont conservées avec soin dans des vases clos (Lefort). Leur usage à distance reste ainsi légitimé dans une certaine mesure.

Eaux-Chaudes (France, Basses-Pyrénées). — Ligne de Paris à Pau, par Bordeaux et Dax (818 kil.). De Pau aux *Eaux-Chaudes* (42 kil. 1/2). — Petit village situé, à proximité des *Eaux-Bonnes*, à l'extrémité de la vallée d'Ossau, dans une gorge très-pittoresque. Altitude :

I.   13

680 mètres. Climat de montagne, variable. Ressources matérielles assez étendues.

On y compte sept sources, dont l'analyse a été déterminée successivement par M. Filhol, MM. Mialhe et Lefort. D'après le travail de ces derniers, publié en 1867, elles constituent, au point de vue géologique, avec les *Eaux-Bonnes*, une famille distincte des autres sources sulfurées de la chaîne des Pyrénées. Au lieu d'émerger des roches granitiques, les *Eaux-Chaudes* sortent dans une fissure, au point de jonction du calcaire et du granit, de même que les *Eaux-Bonnes* traversent des bancs de calcaire, avant de paraître au jour. Aussi, comme l'avait fait remarquer M. Filhol, la proportion des sels de chaux est plus considérable dans ces sources sulfureuses que dans celles qui sourdent du granit.

Elles se divisent, d'après la température moyenne prise aux griffons, en eaux thermales, tempérées et froide :

Sources thermales.	Le Clot......................	26°,25
	L'Esquirette chaude......	35
	Le Rey.......	33 50
	L'Esquirette tempérée.....	31 50
— tempérées.	Baudot	25 50
	Larressec.................	24 35
— froide. ...	Minvielle	10 60

Elles sont minéralisées par du sulfure de sodium, et d'autant plus que leur thermalité s'élève, mais elles contiennent en outre du sulfure de calcium en quantité peut-être aussi considérable, et de plus une petite proportion de gaz sulfhydrique libre qu'elles dégagent. Ces caractères, d'après MM. Mialhe et Lefort, les signalent comme étant en quelque sorte le passage entre les eaux sulfuréessodiques et les eaux sulfurées calciques, à l'égal des *Eaux-Bonnes*. En ce qui concerne la quantité de sulfure de sodium, pour un litre d'eau prise aux griffons, les mêmes auteurs ont donné les chiffres suivants :

Le Clot	0^{gr},00882	Baudot..............	0^{gr},00868
L'Esquirette chaude..	0 00913	Larressec	0 00870
Le Rey	0 00868	Minvielle	0 00391

Toutes ces sources contiennent en plus ou moins grande quantité et laissent déposer de la barégine.

L'établissement thermal, construit depuis 1850, et placé sur la rive gauche d'un gave, comprend au rez-de-chaussée les réservoirs, des buvettes, des cabinets de bains et de douches variées, une piscine, et dans les étages supérieurs une installation suffisante d'appartements, avec salle de réunion et galeries couvertes à destination des malades. Il fonctionne du 1er juin au 1er octobre, restant ouvert toute l'année pour les gens du pays.

Les *Eaux-Chaudes*, applicables à la plupart des maladies qui réclament la médication sulfureuse, sont tenues pour excitantes, on a même cherché à assigner à chacune des sources susnommées des propriétés spéciales de stimulation. Ainsi, l'eau du *Clot*, employée dans le traitement des rhumatismes, de certaines dermatoses à forme torpide, etc., serait très-active, et la source du *Rey*, qui lui ressemble beaucoup, conviendrait mieux aux organisations lymphatiques et scrofuleuses, qui ont besoin d'être ménagées. Les sources de l'*Esquirette*, plus tempérées, sont surtout prescrites contre les affections utérines chroniques. La source *Baudot*, fournissant une digestion facile, est très-usitée en boisson, notamment dans les catarrhes bronchiques. On donne à la source de *Larressec* des propriétés résolutives pour le traitement des plaies, des ulcères, des ophthalmies scrofuleuses. Il faut remarquer par-dessus tout que ces diverses attributions, énoncées dans un but pratique, paraissent en rapport avec la température, relativement haute ou basse, des bains que procurent les sources des *Eaux-Chaudes*, administrées à leur point d'origine.

Challes (France, Savoie). — Ligne de Paris à Chambéry, par Mâcon et Aix (512 kil.). De Chambéry à *Challes* (5 kil.). — Il n'y a pas d'établissement à *Challes*, l'eau est exportée et sert principalement de complément très-utile à la médication thermale d'*Aix en Savoie*, soit prise en boisson, à la dose d'un demi-verre pour les jeunes enfants, d'un ou deux verres et jusqu'à plus d'un litre pour les adultes, soit additionnée à l'eau des bains en quantité variable. Sa température est de 15° cent.

L'analyse faite en 1842 par M. Henry la range parmi les eaux sulfurées sodiques les plus riches, avec une proportion d'iodure, de bromure, de carbonate et de silicate alcalins, qui en font un composé médicamenteux naturel, des plus remarquables :

EAU 1 LITRE.

Chlorure de magnésium	$0^{gr},0100$
— de sodium	0 0814
Bromure de sodium évalué	0 0100
Iodure de potassium	0 0099
Sulfure de sodium	0 2950
Carbonate de soude anhydre	0 1377
Sulfate de soude anhydre } de chaux, peu }	0 0730
Silicate de soude	0 0410
Carbonate de chaux	0 0430
— de magnésie	0 0300
— de strontiane	0 0010
Phosphate d'alumine et de chaux. } Silicate d'alumine ou de chaux... }	0 0580
Sulfures de fer et de magnésie	0 0015
Matière organique	0 0221
Soude libre	sensible.
Perte	0 0325
	$0^{gr},8461$
Azote	traces.

Le captage de cette source ayant été amélioré depuis l'analyse précédente, le dosage chimique a donné à M. Calloud par litre, 0^{gr},550 de sulfure sodique, ce qui correspond à 180° du sulfhydromètre de Dupasquier. M. Bonjean, de Chambéry, a obtenu :

Iodure de potassium...............	0^{gr},0125
Bromure de potassium.............	0 1750

et des carbonates alcalins en grande quantité.

Ces eaux se boivent facilement ; elles sont très-utiles aux affections lymphatiques et scrofuleuses, à celles qui dépendent de l'herpétisme associé au tempérament lymphatique ou à la scrofule ; elles ont été administrées avec efficacité dans la cachexie soit syphilitique, soit mercurielle, et leur action topique même modifie favorablement les engorgements ganglionnaires, les caries, les vieux ulcères et les dermatoses à forme impétigineuse. Elles exercent une action reconstituante dans beaucoup de cas de débilité constitutionnelle ou acquise.

Leur facile conservation permet de les expédier au loin.

Marlioz (France, Haute-Savoie). — Hameau à 20 minutes d'*Aix en Savoie ;* établissement dans un parc. Trois sources l'alimentent, sous le nom de source *Bonjean,* source d'*Esculape,* source *Adélaïde.* Température, de 9 à 10° cent.

Analyse de la source d'*Esculape,* faite par M. Bonjean en 1857 :

EAU 1 LITRE.

Sulfure de sodium................	0^{gr},067
Bicarbonate de chaux.............	0 186
— de magnésie.............	0 012

Bicarbonate de soude	0^{gr},040
— de fer......................	0 013
— de manganèse...............	0 001
Sulfate de soude...................	0 028
— de chaux	0 002
— de magnésie...............	0 018
— de fer.....................	0 016
Chlorure de magnésium............	0 014
— de sodium	0 018
Acide silicique....................	0 006
Iodure et bromure de potassium, glairine.........................	quant. indét.
Perte.............................	0 017
	0^{gr},529

L'eau de *Marlioz* est faiblement bromo-iodurée, fortement sulfureuse, légèrement alcaline (Pétrequin et Socquet). La source d'*Esculape* dessert un établissement, composé de deux salles d'inhalation gazeuse, d'une salle de douches locales et d'eau pulvérisée, avec leurs dépendances.

Ces eaux qui, par leurs propriétés, se rapprochent de celles des *Eaux-Bonnes* et de *Labassère*, notamment dans le traitement des affections des voies respiratoires, sont désignées par leur proximité, comme devant servir de complément à la cure d'*Aix en Savoie*.

Labassère (France, Hautes-Pyrénées). — Commune à 8 kilomètres de *Bagnères-de-Bigorre*, sans établissement. — Source abondante, émergeant d'un terrain schisteux de transition. Température : de 11 à 13° cent. Analysée par M. Filhol, elle contient pour un litre d'eau :

Sulfure de sodium................	0^{gr},0404
— de fer, de cuivre et de manganèse	traces.
Chlorure de sodium..............	0 2058
— de potassium..............	0 0036

Carbonate de soude................	0ʳ,0232
Sulfate de soude, de potasse et de chaux........................	traces.
Silicate de chaux..................	0 0452
— d'alumine	0 0007
— de magnésie..............	0 0096
Alumine en excès	0 0018
Iode	traces.
Matière organisée................	0 1450
	0ʳ,4813

Cette eau se distingue par son alcalinité, son peu de richesse en silice et la forte proportion de chlorure de sodium qu'on y constate. M. Filhol n'hésite pas à rattacher la remarquable stabilité des eaux de *Labassère* à leur composition autant qu'à leur température originellement basse.

Une buvette est établie dans la villa Théas à *Baynères-de-Bigorre* pour fournir aux malades cette eau sulfureuse, chauffée au bain-marie, à l'abri du contact de l'air.

Exportée et nullement altérée par le transport, l'eau de *Labassère* partage avec les *Eaux-Bonnes* la cure des affections catarrhales des affections respiratoires, et en général on peut attendre de son emploi tous les résultats propres aux eaux sulfurées sodiques, administrées en boisson, à distance de leur lieu d'origine.

Guagno (Saint-Antoine de) (France, Corse). — Ligne de Paris à Marseille (864. kil.). De Marseille à Ajaccio, service de bateaux à vapeur. D'Ajaccio à *Guagno* (63 kilom.) en voiture. — Dans un vallon, entouré de forêts et de montagnes, petit village avec établissement thermal et hôpital militaire, à destination de plus de deux cents malades, officiers et soldats, ouvert du 1ᵉʳ juin au 30 septembre. — Climat remarquable par sa constance et ses conditions de salubrité. — Installation imparfaite, partagée entre le service militaire et celui de la clientèle civile, comprenant : 32 cabinets à baignoires, 25 piscines à 4 places, 4 à 10 et 2 à 20 places, des douches à jet fixe et invariable, et des étuves.

Deux sources fort abondantes, dont l'une à 51° cent. de température, et l'autre à 37° cent., émergent du granit et laissent déposer de la glairine. L'analyse, pratiquée à distance par M. Poggiale en 1852, leur attribue la composition suivante :

EAU 1 LITRE.

Sulfure de sodium.	0gr,024
Carbonate de soude.	0 131
Chlorure de sodium.	0 044
— de calcium.	0 017
Acide silicique, oxyde de fer et alumine.	0 046
Azotate de potasse, carbonate de chaux de magnésie.	traces.
Iodure alcalin.	quant. not.
Matière organique.	quant. not.
	0gr,262

Ces eaux sont très-stables et notablement alcalines. Elles répondent à toutes les indications de la médication sulfureuse, en particulier dans les dermatoses torpides, les affections scrofuleuses et rhumatismales, la cachexie syphilitique et ses conséquences.

§ 2. EAUX SULFURÉES SODIQUES HYPOSULFITÉES.

Le Vernet (France, Pyrénées-Orientales). — Ligne de Paris à Perpignan, par Bordeaux (1,056 kil.). De Perpignan à Prades (27 kil.). De Prades au *Vernet* (8 kilomètres en voiture). — Village, au pied du mont Canigou, dans un riant vallon, au milieu de sites pittoresques et avec les bienfaits d'un délicieux climat, qui permet le séjour et le traitement d'hiver. A l'altitude de 620 mètres et à 300 mètres du bourg, s'élèvent deux établissements bien installés, les *Thermes des Commandants* et les *Thermes Mercader*. Onze sources les alimentent dont sept appartiennent au premier établissement et quatre au deuxième.

A l'établissement des *Commandants*, les températures et les degrés sulfhydrométriques des sources ont été déterminés par M. Fontan, comme il suit :

NOMS DES SOURCES.	TEMPÉRATURE.	QUANTITÉ de sulfure de sodium pour 1 litre d'eau.
Nº 2 du Vaporarium............	56°	0gr,0248
Nº 1 au Griffon	58 55	0 0223
Supérieure du Jardin...........	45 20	0 0186
Remise du Jardin	41	0 0180
Inférieure du Jardin......... ..	51 30	0 0161
Bains de la Maison- { supérieure.	43	0 0136
Neuve......... { inférieure..	35	0 0099
Bains Elisa....................	33 40	0 0105

Toutes les sources de l'établissement *Mercader* ayant une composition à peu près identique, l'analyse faite par M. Bouis de l'une d'elles, la source du *Torrent* ou de la *Providence*, en donne une connaissance suffisante :

EAU 1 LITRE.

Sulfure de sodium..............	0gr,041315
Sulfate de soude...	0 018353
Sulfate de chaux............... }	
Carbonate de chaux et de magnésie .... }	0 005000
Carbonate de soude...	0 101984
— de potasse...............	0 009311

13.

Chlorure de sodium	0^{gr},015124
Acide silicique.................	0 049000
Alumine, oxyde de fer..........	0 010000
Glairine	0 014000
	0^{gr},267117

Cette composition est approximativement celle de diverses sources exploitées au *Vernet*. Plusieurs, telles que la source de la *Comtesse*, peu chargée en principes et d'une température de 8° cent. seulement, servent à l'usage de buvettes.

L'établissement des *Commandants* contient 26 baignoires, 24 douches, un vaporarium, qui a été décrit à propos des procédés d'inhalation sulfureuse (voir Section première, § 5) et une salle de respiration immédiatement au-dessus du vaporarium. Toutes les dépendances de l'établissement sont maintenues à une température constante de 15 à 18°, à l'aide d'un système de conduits de chauffage qui distribuent partout l'eau des anciens thermes et des douches.

L'établissement des bains *Mercader* se compose de 2 buvettes, de 14 cabinets de bains, d'un vaporarium, et d'une salle de respiration et de humage.

Les applications des eaux de *Vernet*, en boisson, bains, douches, étuves, rentrent dans les généralités de la médication sulfureuse, et embrassent, par rapport à leur sulfuration et à leur thermalité, l'ensemble des affections de nature rhumatismale et herpétique, pour lesquelles on n'a pas à redouter les effets d'une certaine stimulation. Mais c'est surtout aux affections catarrhales des organes respiratoires, laryngites, bronchites chroniques, et à plus forte raison à celles qui dérivent de l'herpétisme, qu'elles conviennent, méthodiquement administrées en boisson, en bains, en douches, en gargarismes, en inhalations. Dans la phthisie pulmonaire, ainsi que cela se constate ailleurs, elles sont à même de remédier aux accidents qui compliquent le plus souvent la seconde période de cette maladie et d'enrayer la marche de l'évolution tuberculeuse.

Ce qui distingue la station thermale du *Vernet*, c'est l'installation d'établissements, aménagés en vue de services balnéatoires d'hiver, aussi bien que pour ceux d'été ; c'est aussi le climat de cette localité abritée par des montagnes très-élevées et permettant aux malades de joindre à leur cure l'exercice ou le repos au soleil, pendant les heures chaudes de la journée en plein hiver. Le thermomètre s'abaisse rarement alors à — 2°, 5 cent., et la végétation fait preuve d'une moyenne élevée dans le reste de l'année. Il est recommandé aux malades d'arriver au *Vernet* au milieu de novembre et de se munir de vêtements chauds, en prévision de l'humidité.

Amélie-les-Bains (France, Pyrénées-Orientales). — Ligne de Paris à Perpignan, par Lyon et Montpellier, ou Bordeaux et Toulouse (1056 kil.). De Perpignan à *Amélie* (39 kilom.) en voiture. — Village, désigné autrefois sous les noms d'*Arles-les-Bains, Bains d'Arles, Bains-sur-Tech*, situé à 276 mètres d'altitude, dans la vallée du Vallespir qui ne s'ouvre qu'aux vents de l'est et de l'ouest, sur le versant méridional du Canigou, et participe à la douceur du climat et à la fertilité du Roussillon. — On peut regarder cette localité comme la plus basse et la plus méridionale de toutes les stations thermales des Pyrénées, et la température tiède y est assez constante pour en faire un séjour d'hiver privilégié. Les établissements sont d'ailleurs chauffés comme au *Vernet*, par la distribution des sources à haute température.

Il y a deux établissements particuliers et un établissement militaire, où les officiers et les soldats malades sont hospitalisés pendant l'hiver. Vingt-deux sources principales alimentent ces thermes, leur température s'échelonnant entre 40° et 70° cent.; elles émergent de roches feldspathiques, ont tous les caractères des eaux sulfurées sodiques, déposent de la barégine, et s'altèrent promptement au contact de l'air.

MM. François et Juge ont dressé le tableau suivant de la thermalité et de la sulfuration des principales sources.

	Température.	Sulfuration.
Grand Escaldadou, au griffon...	61°	0gr,020
Source Arago, — ...	60	0 016
— des bains Hermabes-s'ère, au griffon.....	61	0 016
Petit Escaldadou, —	64	0 011
Source Amélie, au griffon.....	47	0 008
— Maujolet , buvette et griffon.............	43	0 013
Source du Gourg-Nègre, buvette.	44	0 012
Piscine de natation...........	40	

D'après Anglada, la composition chimique des eaux du *grand Escaldadou* et de la source *Maujolet* donne pour :

EAU 1 LITRE.

	Grand Escaldadou.	Maujolet.
Sulfure de sodium........	0gr,0396	0gr,0317
Carbonate de soude.......	0 0750	0 0623
— de potasse........	0 0026	traces.
Chlorure de sodium.......	0 0418	0 0164
Sulfate de soude..........	0 0421	0 0504
Silice....................	0 0902	0 0378
Carbonate de chaux......	0 0008	0 0012
Sulfate de chaux	0 0007	0 0010
Carbonate de magnésie....	0 0002	0 0001
Glairine	0 0109	0 0158
	0gr,3039	0gr,2170

Ces eaux, étant très-chaudes et moyennement sulfureuses, doivent fournir des bains qui ne renferment qu'une dose peu considérable de sulfure de sodium (Filhol).

Les *thermes Pujade* comprennent 32 cabinets de bains, des douches très-variées, deux cabinets d'étuve à 45 et 48°, une salle d'aspiration, une piscine pour les enfants, et une grande piscine gymnastique pouvant recevoir vingt personnes. Dix buvettes sont aux abords de l'établissement, qui dispose d'une partie distincte et bien aménagée pour le logement des baigneurs.

Aux *thermes Romains*, avec une installation très-confortable à double usage également, se développent 46 cabinets de bains, 7 grandes douches de diverses espèces, une salle d'inhalation, une salle de massage, une grande piscine de natation, des piscines de famille et d'autres particulières, un service d'hydrothérapie

L'*établissement militaire* possède deux vastes piscines, huit baignoires, des appareils de douches de toute pression et de toute forme, pour la plupart annexés aux bains, des étuves dont la température est réglée à volonté, jusqu'à 54° centig. 314 soldats et 100 officiers peuvent y être hospitalisés à la fois.

On prescrit les eaux d'*Amélie-les-Bains* en boisson, en bains, en douches, en bains de vapeur, en gargarismes et en inhalations. Il est à remarquer qu'au contact de l'air, elles perdent leur caratère hépatique et deviennent ou restent très alcalines (Rotureau). Leur action diaphorétique, résultant d'une thermalité élevée, s'utilise évidemment dans tous les cas où la médication thermale et sulfureuse tout ensemble est indiquée. Aussi le rhumatisme chronique prédomine-t-il dans leurs attributions, à la condition qu'il ne s'agit de sujets ni pléthoriques ni irritables. Il en serait de même pour les affections cutanées. En usage interne, ces eaux ne semblent pas avoir une influence particulière sur les personnes souffrant d'affections laryngée, bronchique ou pulmonaire, sinon qu'elles peuvent déterminer des phénomènes d'excitation qu'il convient de surveiller et de modérer. Eu égard à l'inhalation sulfureuse, il en a été traité dans notre Section première.

Site, climat, installation balnéaire, eaux à minéralisation effective, *Amélie-les-bains* réunit tout ce qui concourt à justifier sa renommée de station hivernale d'élite.

Molitg (France, Pyrénées-Orientales). — Ligne de Paris à Perpignan, par Bordeaux et Narbonne (1,056 kil.). De Perpignan à Prades (37 kil.), de Prades à *Molitg* (7 kilom.) en voiture. — Trois petits établissements au fond d'une gorge, à 487 mètres d'altitude, avec aménagements suffisants. — Sept sources les alimentent, d'une thermalité de 21 à 38°. Leur composition est à peu de chose près identique.

Analyse de la source n° 1 de l'établissement *Lupia*, d'après M. Bouis :

EAU 1 LITRE.

Sulfure de sodium	0gr,0146
Carbonate de soude	0 3335
Soude	0 0222
Potasse	0 0081
Sulfate de soude	0 0111
Chlorure de sodium	0 0168
Silice	0 3411
Sulfate de chaux	0 0023
Chaux	0 0013
Magnésie	0 0001
Matière organique	0 0073
Perte	0 0030
	0gr,1584

Les eaux de *Molitg* peuvent prendre rang à côté de celles de *Saint-Sauveur* comme hyposthénisantes; mais c'est principalement dans le traitement des dermatoses qu'eu égard à leur faible sulfuration et à leur thermalité inférieure elles trouvent des applications fort utiles ; et à ce titre toutes les formes éréthiques de la diathèse herpétique s'adressent à cette station avec succès, qu'il s'agisse de la peau ou des muqueuses.

Olette (France, Pyrénées-Orientales). — Ligne de Paris à Perpignan, par Bordeaux et Narbonne (1,056 kil.). De Perpignan à *Olette*, route de voitures (60 kilom.). —Près de la petite ville de ce nom, établissement des Graus d'*Olette*, réunissant le service balnéaire et l'hôtel ; climat du Roussillon, permettant le séjour en hiver. On y compte 31 sources sulfurées pour la plupart, avec un débit considérable et une thermalité qui s'échelonne entre 30 et 78° cent., la température la plus élevée qu'on puisse signaler dans les eaux sulfurées sodiques. Nous reproduisons l'analyse qu'a faite M. Bouis de la source *Saint-André*, appartenant au groupe le plus utilisé entre elles toutes.

EAU 1 LITRE.

Sulfure de sodium	0^{gr},02829
Sulfate de soude	0 06500
Chlorure de sodium	0 03160
Magnésie, fer, alumine, iode	0 03000
Carbonate de soude	0 01785
Potasse (silicate ou carbonate)	0 00821
Soude —	0 03542
Chaux —	0 00813
Acide silicique	0 14300
Matière organique	0 03400
	0^{gr},43150

Ces eaux, très-remarquables par la proportion de silice qu'on y constate, revendiquent particulièrement le traitement des affections catarrhales et calculeuses.

La Preste (France, Pyrénées-Orientales). — Ligne du Midi, de Paris à Perpignan, par Bordeaux et Narbonne (1,056 kilom.). De Perpignan à *la Preste*, route de voitures (50 kilom.). — Établissement thermal et hôtel réunis, dans un site solitaire et abrupte, à 1,118 mètres au-dessus du niveau de la mer. Des chambres convenablement meublées peuvent recevoir cinquante malades. Le service des eaux comprend douze baignoires, deux douches, une buvette et une petite salle d'inhalation. Air pur et stimulant. Existence très-calme.

Quatre sources issues du gneiss et insuffisamment aménagées desservent cet établissement. Leur température, au point d'émergence, varie entre 40 et 43° cent. Elles sont conduites dans des rigoles à ciel ouvert et séjournent de même dans un bassin de réfrigération, double circonstance qui modifie leur composition, en transformant le sulfure en hyposulfite et sulfate, avec perte d'odeur et de saveur sulfurée. De la matière glaireuse en partie soluble dans l'*eau minérale* lui communique une certaine onctuosité.

M. Vincent a analysé la source de la buvette en 1846; ses résultats sont les suivants :

EAU | LITRE.

Sulfure de sodium	$0^{gr},005$
Bicarbonate de chaux	0 031
Bicarbonate de magnésie	0 007
Chlorures de magnésium, de sodium.	0 009
Silicates alcalins	0 039
Sulfate de soude	0 027
Fer	traces.
Matière organique	0 009
Perte	0 011
	$0^{gr},138$

Ces eaux appartiennent à la catégorie des eaux sulfureuses *modifiées, instables*, et peuvent être considérées, au lieu d'emploi, comme *hyposulfitées* et notablement alcalines. Elles sont surtout usitées dans le traitement des voies urinaires (gravelle, coliques néphrétiques).

§ 3. EAUX SULFURÉES CALCIQUES.

Enghien (France, Seine-et-Oise). — Station du chemin de fer du Nord, à 12 kilom. de Paris. Jolie localité, au bord d'un lac, à portée des sites de la vallée de Mont-morency, à proximité de la capitale, avec une installation balnéaire très-complète et tout ce qu'exige la vie élégante et confortable, participant du climat de Paris.

Cinq sources alimentaient dans le principe l'établissement des bains, à savoir : la source *Cotte* (température : 13°), la source *Deyeux* (10°,5), la source *Péligot* (12°), la source *Bouland* (14°), la source de la *Pêcherie* (13°). Depuis lors, des recherches et des découvertes ont accru le nombre de ces sources, mais, à en juger par la grande similitude de composition et de propriétés qu'on leur reconnaît, il paraîtrait que ces eaux doivent avoir la même origine géologique. Ce qui les caractérise à l'analyse chimique, c'est l'abondance du principe sulfuré qui les minéralise ; elles n'en sont pas moins remarquables par la proportion considérable de sulfate de chaux et de matières organiques qu'elles renferment (Réveil). Différentes hypothèses ont été émises pour expliquer la présence du gaz sulfhydrique dans les sources d'*Enghien ;* mais la plus probable, ou du moins celle qui est le plus généralement admise, rapporte leur composition d'une part à la transformation des sulfates calciques en sulfures, et de l'autre à la décomposition du sulfure formé par les matières ulmiques si abondantes dans ces eaux (Réveil).

L'analyse de la source de la *Pêcherie*, extraite du travail de MM. Leconte et de Puisaye (1853), donne une idée suffisante de la minéralisation des eaux d'*Enghien*.

SOURCE DE LA PÊCHERIE. — EAU 1 LITRE.

Gaz azote...............................	0^{gr},014790
— acide carbonique libre...........	0 181540
— acide sulfhydrique libre........	0 046281
Carbonate de potasse...............	0 016750
— de soude.................	0 067747
— de chaux.................	0 297772
— de magnésie.............	0 087232
Sulfate de chaux....................	0 176129
Chlorure de sodium................	0 043003
Acide silicique..,....................	0 050978
Oxyde de fer........................	traces.
Matière organique azotée............	indéterminée.

Total des matières fixes : 1001^{gr},000000

Toutes les anciennes sources d'*Enghien*, sauf celle de la *Pêcherie*, sont réunies dans un réservoir commun, pour être distribuées ensuite à destination des bains et des douches. On les chauffe, au moyen de courants de vapeur jusqu'à la température de 65 à 70° cent., mais s'il s'agit de diminuer la richesse minérale de l'eau, c'est par mode de coupage, à l'aide d'eau douce et chaude, que le degré de chaleur est obtenu ; il résulte des recherches de Réveil que l'eau des sources d'*Enghien* dans son parcours, des sources à l'établissement, et du réservoir aux baignoires, perd très-peu de son principe sulfuré, et qu'au moment de son emploi la sulfuration en est encore des plus effectives.

Les sources du *Roi*, *Deyeux* et des *Dames*, servent plus particulièrement à l'usage interne. Leur basse température permet de mettre cette eau en bouteilles, à la sortie de la source, sans l'exposer au contact de l'air, et il semble qu'il y a là une circonstance favorable pour assurer la conservation et l'expédition de ces eaux au loin.

L'établissement actuel des bains d'*Enghien* a été aménagé en vue de toutes les applications possibles de la médication sulfureuse. Les bains se prennent à diverses températures, tantôt à l'eau pure, tantôt mitigée, dans des cabinets nombreux, et installés avec soin. Les douches froides ou chaudes, descendantes ou verticales, latérales ou obliques, pourvues de l'outillage le plus diversifié et le plus récent, ont une pression de trois et quatre atmosphères. Des étuves, une salle d'inhalation, avec tous les appareils spéciaux de pulvérisation, une salle de respiration, établie sur un type élégant et procurant toutes facilités de séjour en pleine atmosphère gazeuse, complètent cet ensemble. L'hydrothérapie sulfureuse, l'hydrothérapie simple, y ont leurs agencements respectifs, sans aucune omission des éléments de la méthode hydriatique. Tout est combiné, soit aux thermes, soit au nouvel établissement, en vue de la pratique la plus variée.

Les indications des eaux d'*Enghien* se déduisent des applications multipliées que déploie une installation aussi étendue. Administrées en boisson, en bains et en douches, elles s'approprient au traitement des affections diathésiques, notamment dans les diathèses scrofuleuse, tuberculeuse, rhumatismale, herpétique, syphilitique, et l'on comprend qu'il soit possible d'en tirer des effets généraux de stimulation, de révulsion, de reconstitution, inhérents aux moyens balnéaires qui viennent d'être énumérés. Il y a toutefois à tenir compte, ici comme ailleurs, du principe minéralisateur. Les eaux d'*Enghien* sont froides et à base de chaux. Leur sulfuration paraît plus élevée que celle de beaucoup d'eaux sulfurées des Pyrénées, à ne considérer que les données chimiques. En fait de sulfures alcalins, rien ne prouve jusqu'à ce jour que l'action thérapeutique du monosulfure de calcium soit inférieure à celle du monosulfure de sodium, et réciproquement. Sans chercher à établir une parallèle entre les eaux minéralisées par l'un ou l'autre de ces principes, il faut reconnaître dans l'eau d'*Enghien* une action élective capable de modifier les sécrétions, tant morbides que normales, et c'est de la modification qu'imprime l'usage interne de ces eaux aux grands émonctoires de l'économie que ressort leur valeur en médecine.

Or, il est démontré par l'observation clinique qu'elles agissent avec efficacité dans les affections catarrhales. Le traitement des bronchites, des laryngites chroniques, des affections granuleuses du pharynx, des catarrhes utérins et vésicaux, est usuel à *Enghien*. C'est dans le même sens, et parce qu'elles modifient l'expectoration, l'œdème, l'engouement pulmonaire, la pneumonie chronique, que ces eaux interviennent dans la cure de la phthisie pulmonaire, principalement à la deuxième période de cette maladie, et chez les sujets lymphatiques ou scrofuleux de préférence, abstraction faite de toute idée de spécificité à l'endroit de la tuberculisation (Puisaye). D'autre part, en ce qui concerne les affections catarrhales du tube intestinal, de l'utérus, du vagin, de la vessie, s'accompagnant d'une sécrétion abondante et nuisible pour la constitution, il y a lieu de remarquer que c'est surtout sur les phénomènes de nutrition que l'eau d'*Enghien* porte son action. Cette propriété reconstituante vise également la chlorose, l'anémie, les névroses, qui se rattachent au défaut d'assimilation, et dans lesquelles prédominent la constitution lymphatique et le tempérament scrofuleux.

Le double caractère de sulfuration et d'alcalinité qui distingue les eaux d'*Enghien* les recommandait à l'avance dans le traitement des affections herpétiques. Aussi a-t-on constaté qu'elles conviennent principalement aux formes vésiculeuse et pustuleuse des maladies de la peau, leur action sédative s'exerçant de préférence aux limites de la période aiguë, et n'ayant aucune prise sur les dermatoses squammeuses.

Les contre-indications de ces eaux ne diffèrent pas de celles de la médication sulfureuse, entre autres par rapport aux diathèses goutteuses et cancéreuses qu'elles excluent.

L'exportation des eaux d'*Enghien* se pratique sur une large échelle.

Pierrefonds (France, Oise). — Ligne de Paris à Compiègne (101 kil.). De Compiègne à *Pierrefonds*, 14 kil. en voiture. — Village situé à l'extrémité orientale de la forêt de Compiègne, au bord d'un petit lac. Ce climat est rendu variable et humide par la proximité des bois et de l'étang; on doit préférer les mois de juillet et d'août pour suivre une cure dans cette jolie station. Il y a deux sources à *Pierrefonds*, l'une *sulfurée calcique* froide (12°), l'autre *ferrugineuse*. La première, analysée sur place par M. Henry en 1845, a donné par litre ·

Acide sulfhydrique libre	0^{gr},0022
— carbonique libre	indéterm.
Sulfure de calcium	0 0156
Sulfate de chaux ⎱ de soude ⎰	0 0200
Bicarbonate de chaux ⎱ — de magnésie ⎰	0 2400
Chlorure de sodium ⎱ — de magnésium ⎰	0 0220
Sel de potasse ⎱ Acide silicique, alumine ⎰ Fer, matière organique	0 0300

Total des matières solides : 0^{gr},8276

L'eau de cette source, claire et transparente, douée d'une saveur hépatique, mais très-supportable, est uti-lisée en boisson, en bains, douches, aspirations d'eau poudroyée, dans un établissement bien installé et qui réunit l'hôtel des bains et les locaux balnéo-thérapi-ques; seize cabinets de bains, douches descendante et ascendante, salle de respiration.

C'est à *Pierrefonds* que s'est réalisée, pour la première fois en 1856, l'application de la pulvérisation des *eaux minérales;* M. Sales-Girons, médecin inspecteur de l'é-tablissement, y institua à cette époque une *chambre de respiration*, où l'eau sulfureuse était poudroyée par un appareil de l'invention de M. de Flubé, proprié-taire des eaux. Depuis lors, des améliorations succes-sives ont perfectionné le procédé, mais la méthode res-piratoire, consistant à poudroyer le liquide minéral au lieu de le vaporiser, et ayant pour but de l'introduire en nature jusqu'aux dernières divisions des bronches, pendant l'acte respiratoire, en demeure toujours le principe. Cette méthode soulève de nombreuses et di-verses questions qui ont été examinées, à propos de la pulvérisation des *eaux minérales*, avec toute l'attention qu'exige ce mode d'emploi (voir Section première, § 5).

Il est assez fréquent de prescrire simultanément à *Pierrefonds* l'eau en boisson, en bains, en douches ou en inhalations. Cette pratique rentre dans les attibuts de la médication sulfureuse, et il n'y a à noter de parti-culier à ce propos que la tolérance de l'usage interne de l'eau, administrée à des doses graduées et dont l'in-gestion favorise les fonctions digestives. On voit souvent, chez les malades qui en boivent, l'appétit se réveiller ou s'accroître, et l'état général témoigner, à la suite, d'une meilleure assimilation. Il ne semble pas que les effets d'hypersécrétion des muqueuses soient aussi prononcés sous l'influence de l'eau de *Pierrefonds* qu'ils se manifestent avec d'autres eaux sulfurées.

Le plus grand intérêt de cette station devrait s'attacher aux résultats de la méthode inhalatoire qu'elle a inaugurée et dont les applications se sont vulgarisées parmi les établissements thermaux français. Les séances de la salle de respiration varient de durée, selon les susceptibilités des sujets, la température de l'enceinte ne dépassant pas une certaine limite, 25° cent. environ, et des précautions de vêtements imperméables et d'aération étant prises contre l'humidité, inévitable avec l'extrême division de la poussière d'eau. Il est des personnes qui supportent une séance d'une demi-heure ou de trois quarts d'heure, après avoir surmonté la gêne et l'oppression du début. D'autres s'y habituent difficilement. En résumé, l'effet du brouillard sulfureux qu'on respire dans les salles de *Pierrefonds* ne diffère pas sensiblement de celui que produisent les gaz répandus dans l'atmosphère des salles d'inhalation sèche, à *Allevard* par exemple. L'expérience clinique n'a encore apporté de preuve de la valeur curative de ce procédé que dans les affections chroniques de la muqueuse pharyngienne, notamment dans les angines granuleuses. L'asthme bronchique a été également modifié par l'inhalation de l'eau sulfureuse poudroyée. Mais en ce qui concerne la tuberculisation pulmonaire, la démonstration est encore à faire, et sans contester que la voie des organes respiratoires s'ouvre largement à l'absorption des principes minéraux ou médicamenteux qui sont mis en contact avec leurs parois, une sage réserve s'impose sur l'efficacité autant que sur les inconvénients possibles de l'inhalation de *Pierrefonds*, jusqu'à ce jour du moins.

L'eau de *Pierrefonds* se transporte facilement.

Gréoulx (France, Basses-Alpes). — Ligne de Paris-Lyon-Méditerranée, par Rognac et Aix (912 kil). D'Aix à *Gréoulx* (51 kilom. en voiture). — Village de l'arrondisment de Digne, au bord du Verdon, avec de beaux ombrages et le climat de la Provence ; établissement thermal et hôtel réunis, avec aménagements convenables. Deux sources abondantes, l'une source *ancienne* ou *Gravier* (température : 37° 5), l'autre source *nouvelle*, l'une et l'autre rangées parmi les eaux *sulfurées calciques*, et riches en chlorure de sodium.

ANALYSE DE LA SOURCE GRAVIER, D'APRÈS M. GRANGE.

EAU 1 LITRE.

Carbonate de chaux	0gr,155
— de magnésie	0 059
Sulfure de calcium	0 050
Sulfate de soude	0 150
— de chaux	0 156
Chlorure de sodium	1 541
— de magnésium	0 195
Iodure et bromure	0 064
Acide silicique	0 120
Alumine	0 049
Matière organique	0 029
	2gr,629

L'établissement comprend dix-huit baignoires, où les bains se prennent à eau courante, onze cabinets de douches variées, deux piscines largement alimentées, deux étuves, une salle d'inhalation.

On utilise en applications topiques les dépôts formés par les eaux dans leurs conduits et chargés de barégine et de glairine.

Les indications des eaux de *Gréoulx* rentrent dans celle de la médication sulfureuse, avec l'avantage des influences climatériques du midi de la France.

Cambo (France, Basses-Pyrénées). — Ligne de Paris à Bayonne (783 kil.). De Bayonne à *Cambo* (18 kilom). en voiture. — Petite ville, à 1200 mètres de laquelle s'élève un établissement thermal sur la rive gauche de la Nive. Climat doux et tempéré, permettant de fréquenter les thermes pendant toute l'année. Installation très-restreinte. Deux sources minérales, l'une *sulfurée calcique*, dont la température, de 22 à 23°, est élevée pour les besoins de l'établissement par simple chauffage, l'autre *ferrugineuse* froide.

L'analyse de ces deux sources remonte à 1827 et mériterait d'être refaite. Elles s'administrent en boissons, bains et douches. Il est à noter que la combinaison de ces eaux de nature différente s'applique au traitement des états asthéniques, cachexie palustre ou autre, chlorose, anémie, etc. L'eau sulfurée est notamment diurétique, quelquefois laxative et s'emploie dans les affections gastro-intestinales sans lésion organique. Beaucoup de malades se rendent, après ou avant l'usage des eaux de *Cambo*, aux bains de mer de Biarritz, et il devient souvent difficile de rapporter leur guérison à l'une plutôt qu'à l'autre de ces pratiques.

§ 4. EAUX HYDRO-SULFURÉES.

Schinznach (Suisse, Canton d'Argovie). — Ligne de Paris à Bâle (522 kil.). Station de la ligne de Bâle à Zurich, par Olten et Aarau (53 kil.). — Établissement thermal et hôtel réunis, à proximité de la station du chemin de fer, au bord de l'Aar, dans la vallée de même nom qu'abritent à l'est des montagnes boisées. Altitude : 325 mètres. Climat tempéré, avec une température moyenne de 17° pendant l'été, et sans variations brusques. Conditions de résidence calme, salubre et confortable.

La source unique qui alimente les thermes de *Schinz-nach* sort d'une faille qui sépare le trias du lias, sur la rive de l'Aar, et est cuvelée de haut en bas en madriers de hêtre; une pompe hydraulique sert à la puiser. Malgré son débit considérable (195 litres d'eau par minute), on la recueille dans un grand réservoir, hermétiquement férmé, pour de là être distribuée dans les dépendances de l'établissement. Sa température est de 36° cent. Les principes minéraux qui entrent dans sa composition ont été groupés, comme il suit, par M. Grandeau en 1865.

EAU 1 LITRE.

Carbonate de chaux......................	0^{gr},250
— de magnésie................	0 120
Sesquioxyde de fer.....................	0 005
Silice.................................	0 011
Sulfate de chaux......................	1 091
Alumine...............................	0 010
Chlorure de sodium....................	0 585
— de potassium..............	0 086
Sulfure de calcium...................	0 008
Total des matières solides........	2^{gr},166
Gaz acide sulfhydrique.................	37^{cc},8
— acide carbonique.................	90 8
Azote.................................	00 0

La matière organique fait défaut. Cette eau est limpide en toute saison; sa saveur fortement hépatique, légèrement amère et saline, correspond à la présence des éléments terreux qui entrent dans sa composition et à la prédominance du gaz acide sulfhydrique, lequel nous semble devoir la caractériser et la ranger en tête du groupe des eaux *hydro-sulfurées*, à l'exemple de MM. Pétrequin et Socquet.

Comme l'eau de *Schinznach* n'a pas une température

suffisamment élevée pour qu'il soit possible de l'approprier aux exigences du service balnéaire telle qu'elle émerge du sol, on y remédiait naguère par un mélange d'eau naturelle chauffée directement; un système de serpentinage à la vapeur a dû remplacer ce mode assez défectueux. Toutefois, avec le procédé ancien, la composition du bain n'était pas sensiblement altérée, puisqu'elle ne dépassait pas 1, 25 p. 100 d'hydrogène sulfuré en moins de ce qu'il pouvait contenir (Grandeau); il n'en est pas de même dans l'eau pulvérisée qui abandonne à l'air environ 40 p. 100 du poids d'hydrogène sulfuré qu'elle tient en dissolution. Enfin, par compensation, l'eau donnée en boisson aux malades a conservé tout son principe sulfureux, en ayant perdu 7, 6 p. 100 seulement (Grandeau). Quelque variation que doive subir l'eau de *Schinznach* par les circonstances de son captage et de son emmagasinement, et auxquelles s'ajoutent parfois des relations de niveau entre l'eau minérale et l'eau infiltrée de l'Aar, ce n'en est pas moins une eau extrêmement sulfurée, au lieu d'emploi (Gerdy et Zurkowski).

L'établissement des bains, orienté au levant, consiste en de nombreux bâtiments, reliés entre eux par de vastes galeries couvertes et un jardin anglais. Il possède 102 cabinets de bains et 200 baignoires dont la plupart peuvent passer pour des piscines, de nombreuses douches, des salles d'inhalation avec les appareils de pulvérisation les plus perfectionnés, des buvettes. L'inhalation gazeuse se pratique dans les cabinets des bains et de douches, et même dans les corridors des thermes, où l'hydrogène sulfuré est répandu en quantité assez notable pour que les malades le respirent en se promenant, et de telle sorte qu'on a dû obvier à l'inconvénient possible de ce dégagement par un système particulier de ventilation.

Tout est disposé à *Schinznach* pour qu'il n'y ait pas à redouter les impressions de l'air extérieur, chacun pouvant passer à couvert du cabinet de bain ou de douche, de l'enceinte d'inhalation à son appartement. Aussi cet ensemble de conditions locales permet-il la fréquentation de l'établissement depuis les premiers jours de mai jusqu'aux derniers jours de septembre.

Une gymnastique pour les enfants, des promenades sur des pentes graduées dans l'établissement même, une fabrication quotidienne de petit-lait de chèvres et de vaches, des bains résineux, les eaux de *Wildegg* et de *Birnenstorff* dans le voisinage, sont autant de compléments utiles des ressources thérapeutiques de *Schinznach*.

Il y a un service hospitalier pour les malades indigents.

Les eaux de *Schinznach*, grâce à l'installation qui les dessert, se prennent sous toutes les formes, et elles remplissent ainsi la majeure partie des indications propres à la médication sulfureuse. L'usage interne y est basé principalement sur la minéralisation que ces eaux doivent à des sels sodiques et calciques qu'elles renferment; on lui reconnaît la propriété d'activer singulièrement les secrétions en général, urinaire, bronchique, intestinale. Les bains sont donnés tièdes (32 à 35° cent.), deux par jour. Au commencement on les prend pendant une demi-heure, puis on les prolonge tous les deux ou trois jours de quelques minutes, jusqu'à ce que celui du matin ait atteint une durée de deux heures et demie. Le soir, on ne dépasse guère une heure. Arrivé à ce point, il est prescrit de diminuer graduellement la durée des bains; on *débaigne*, selon l'expression acceptée, et on finit au 21ᵐᵉ jour, comme on avait commencé. Cette méthode des bains prolongés, étant admis les cas particuliers de tolérance qu'elle comporte, produit la *pous-*

sée, c'est-à-dire une éruption érythémateuse qui est bien plus la conséquence du procédé balnéaire que de la nature des eaux, qu'on a cessé de regarder comme un phénomène critique, et dont les effets tantôt dans le sens de la révulsion, tantôt substitutifs, peuvent devenir très-puissants et demandent à être surveillés, ce que l'on fait à *Schinznach* avec soin.

Les maladies de la peau et le lymphatisme ont, de temps immémorial, fourni à peu près tout le contingent des eaux de *Schinznach*. Ce qui a été dit de l'intervention de la médication sulfureuse dans le traitement des dermatoses à forme humide ou à marche torpide, s'applique de point en point à l'emploi de ces eaux contre les manifestations de la diathèse herpétique ; il en est de même des affections scrofuleuses des articulations et des os, des cachexies à modifier, des débilités à relever, et des affections soit rhumatismales, soit névropathiques, en l'absence de toute menace d'acuité, d'hypérémie ou d'irritabilité. Les maladies dites chirurgicales, plaies, fracture par armes à feu, présence de corps étrangers dans les tissus, etc., y sont également traitées avec succès.

Le cercle de ces attributions s'est récemment étendu par la cure des affections des organes respiratoires dans cet établissement, pourvu des meilleurs aménagements d'inhalation connus. Le dégagement de gaz acide sulfhydrique est assez considérable pour qu'au bain même les malades soient parfois atteints d'une conjonctivite assez vive, accompagnée d'une légère photophobie, phénomène de contact et d'irritation temporaire. Toujours est-il que, de vieille date, on faisait rester les malades dans les cabinets de bains avec les robinets ouverts, et que ce mode d'inhalation donnait de bons résultats dans les affections catarrhales des bronches. Nous devons à

M. Zurkowski une étude intéressante et démontrant que l'inhalation sulfureuse pratiquée méthodiquement à *Schinznach* et à l'aide des nouveaux procédés, associée à l'eau en boisson, non-seulement améliore les bronchites chroniques mais encore facilite la résolution de la congestion pulmonaire chez les tuberculeux, ce qui ne diffère pas des observations recueillies dans les stations où la médication sulfureuse est adaptée au traitement de la phthisie pulmonaire. Il ne semble nullement douteux que le climat et les excellentes conditions hygiéniques, qui recommandent cette localité thermale, ne contribuent à lui attirer une clientèle, plus nombreuse encore que par le passé, de malades de cette catégorie.

D'après M. Grandeau, l'eau de *Schinznach* supporte très-bien le transport, et le séjour dans les bouteilles ne lui fait perdre qu'une très-faible quantité de son hydrogène sulfuré. Elle peut donc être employée avantageusement loin de la source.

Allevard (France, Isère). — Lignes de Paris-Lyon-Méditerranée et du Dauphiné, station de Goncelin (663 kil.). De Goncelin à *Allevard*, 1 heure et demie en voiture. — Petite ville industrielle, au bord du torrent de Bréda, dans une vallée pittoresque, à portée de beaux sites des Alpes dauphinoises. Altitude : 475 mètres. Climat tempéré, variable.

L'établissement thermal est agréablement situé au milieu d'un jardin, et comprend un hôtel confortable dans ses dépendances. Une source l'alimente, amenée de 350 mètres de distance, sur le chemin des hauts fourneaux et forges, à l'aide d'un système de pompes aspirantes et foulantes et d'une roue hydraulique, que meut la force de la chute du Bréda. La température de cette

source est de 24°,2 ; on la chauffe par un mode de serpentinage à la vapeur, aménagé pour mettre le principe
sulfureux à l'abri de toute perte ou de décomposition.
Elle a été analysée par Dupasquier ; M. Chatin y a découvert une notable quantité d'iode ; la dernière
analyse, due à M. Savoye, en 1855, la caractérise comme
étant *hydrosulfurée*, et franchement alcaline.

EAU 1 LITRE.

Gaz sulfhydrique	0ᵍʳ,052
— carbonique	0 022
Azote	traces.
Carbonate de chaux	0 034
— de magnésie	0 018
Chlorure de sodium	0 334
— de magnésium	0 068
Sulfate d'alumine	traces.
— de magnésie	0 055
— de chaux	0 053
— de soude	0 021
Silice et oxyde de fer	traces.
Iode	0 006
Total des matières solides :	0ᵍʳ,668

On doit regretter, avec M. Rotureau, que cette eau
gazeuse et presque agréable au goût ne soit pas puisée
à la source même par les malades et ne serve aux usages
thérapeutiques qu'après un long parcours dans des
tuyaux de plomb.

A 1 kilomètre de l'établissement, existe une autre
source *sulfatée* et laxative à la dose de deux ou trois verres, sur laquelle il n'a pas été publié de renseignements.

L'établissement thermal comprend : une salle de buvette, 33 cabinets de bains, des douches très-variées, et
bien installées, des étuves à gradins, des douches locales de vapeur, une salle d'inhalation ou *vaporarium*, en
outre des réservoirs d'eau sulfureuse et des générateurs

de caléfaction. Un bâtiment spécial est attribué à l'administration des bains de petit-lait.

L'eau d'*Allevard*, ingérée graduellement à partir d'un quart de verre au plus, le matin à jeun, et dont la dose ne dépasse guère trois verres par jour, produit l'excitation particulière à l'absorption du gaz sulfhydrique. Aussi recommande-t·on beaucoup de prudence dans leur usage aux personnes d'un tempérament nerveux et sanguin, aux sujets à la fois pléthoriques et irritables, et surtout à ceux qui sont menacés d'hémoptysie. En général, on la boit froide, et son action stimulante sur les sécrétions muqueuses d'une part, de l'autre sur les fonctions digestives qu'elles raniment ou facilitent, rentre dans les propriétés des eaux sulfurées. Les bains et les douches, employés à des températures diverses, participent des méthodes diaphorétiques et révulsives, que la médication sulfureuse emprunte aux procédés balnéaires et qu'il importe de surveiller par rapport aux modifications de la circulation et de l'innervation chez les malades affectés des voies respiratoires et déjà impressionnés par l'usage interne des eaux.

L'inhalation tient une place trop importante dans cette station pour être négligée. Il en a été déjà question à l'article des salles d'inhalation (voir Section première, § 5). L'établissement thermal d'*Allevard*, pourvu d'une source sulfureuse très-abondante et renfermant par litre 35 centimètres cubes de gaz acide sulfhydrique, offre à la pratique deux salles d'inhalation. Dans l'une, l'atmosphère est saturée de vapeurs sulfureuses tièdes ou chaudes à volonté, analogue à celle du *Vernet ;* dans l'autre l'atmosphère est froide et purement gazeuse. D'après M. Niepce, qui a présidé à ces installations, la salle d'aspiration de vapeurs sulfureuses convient aux catarrhes bronchiques sans expectoration, accompagnés de toux sèche et pénible, à la phthisie du premier degré, à l'asthme sec, aux laryngites et aux angines chroniques, tandis que la salle d'inhalation gazeuse froide est employée de préférence dans les catarrhes avec expectoration abondante, dans la phthisie au deuxième degré, dans l'asthme humide ; toutes les fois, en un mot, que l'affection se complique d'une sécrétion abondante. Il serait à désirer que l'efficacité, distinguée avec cette précision, de l'inspiration des vapeurs ou du gaz sulfurés, chez les catarrheux, les asthmatiques et les phthisiques, s'appuyât sur des observations tirées de l'emploi du procédé inhalatoire, à l'exclusion de tout autre agent de médication. Les faits ayant cours en hydrologie médicale ne permettent pas d'affirmer qu'il en soit ainsi, puisque les malades ont été soumis pour la plupart à l'usage interne de l'eau minérale, à des bains ou à des douches, à titre de révulsifs, en même temps qu'ils se soumettaient à des séances d'inhalation prolongées plus ou moins, quotidiennes ou par intervalles. Leur cure ou les modifications dont ils témoignent peuvent donc n'être que la résultante d'activités multiples. Toutefois, il reste incontestable que l'air respiré dans la salle d'inhalation gazeuse froide d'*Allevard*, et auquel le gaz sulfhydrique libre participe en notable proportion, après avoir provoqué chez beaucoup de sujets un léger accablement, de nature congestive, qui disparaît très-vite après quelques jours de séances, pour ne plus revenir, exerce des effets sédatifs sur les fonctions respiratoires. Cette action se traduit par une diminution de l'hypersécrétion muqueuse, un apaisement de la toux, un sentiment réel de soulagement, et en définitive on conçoit qu'il y ait là un remède actif pour dissiper l'état fluxionnaire du poumon et par conséquent, dans certains cas, pour favoriser les phénomènes de régression tuberculeuse.

Il ne faut pas perdre de vue d'ailleurs l'avantage que trouvent les malades dans la salle d'aspiration gazeuse, d'une température très-rapprochée de celle de l'air extérieur, sans risque de s'exposer à aucun refroidissement par l'impression de vapeurs humides, de telle façon qu'ils ne sont pas obligés de changer de costume et qu'ils peuvent impunément se livrer à la lecture, à la conservation, etc., pendant tout le temps de ce séjour en plein milieu sulfuré.

Les maladies de la peau sont traitées à *Allevard*, mais ce n'est que lorsque leur caractère torpide ou invétéré ne s'oppose pas à une vive excitation du tégument externe. En cela, de même que pour les affections rhumatismales nerveuses, il n'y a qu'à recourir aux généralités de la médication sulfureuse.

On administre à *Allevard* les bains de petit-lait, moyen thérapeutique très-accrédité en Suisse et en Allemagne. Le voisinage des pâturages et des chalets du Dauphiné facilite leur usage, puisqu'on peut recueillir par jour quatre-vingts hectolitres de petit-lait, qui est amené chaque matin à l'établissement et conserve une température suffisante pour qu'il ne soit pas nécessaire de le réchauffer. Avec cette quantité on peut donner plus de quarante bains par jour. Ces bains sont regardés comme calmants de l'innervation et régulateurs de l'hématose. Ils s'adressent également au traitement des affections cutanées. On remarquera que, pour qu'ils produisent un bénéfice certain, leur durée doit être d'une heure à une heure et demie pendant la première semaine et portée à deux et même trois heures pour le reste du traitement.

Saint-Honoré (France, Nièvre). — Ligne du Bourbonnais, Paris à Nevers (234 kil.). De Nevers à Saint-Honoré (64 kilom. en voiture). — Bourg agréablement situé au centre du Morvan et établissement thermal, à 700 mètres de distance. Altitude de l'établissement : 272 mètres. — Climat du centre de la France, doux, variable en raison des bois et des hauteurs qui entourent la station. Conditions faciles et abondantes d'existence.

On compte cinq sources, avec un débit considérable. La source des *Romains* et celle de la *Marquise* sont fournies par cinq puits qui communiquent ensemble ; leur température est environ de 31°, et leur analyse qualitative ne les différencie pas, au point de vue des principes sulfureux. La source de la *Crevasse* et celle de l'*Acacia* ont aussi une origine commune ; leur température est de 26°. La source de la *Grotte* n'est qu'un simple filet d'eau sulfurée peu chaude. Des travaux de captage exécutés par MM. François et Meyer ont accru le débit et la sulfuration de ces sources. L'analyse suivante, datant de 1852 et due à M. O. Henry, a été faite avant ces travaux. Elle concerne les sources des *Romains* et de la *Marquise* réunies, lesquelles, émergeant sous l'établissement même, ont été comparées avec raison à une rivière sulfureuse.

EAU 1 LITRE.

Acide sulfhydrique..................	0^c,70
— carbonique libre...............	1/9 du vol.
Azote................................ }	indéterm.
Trace d'oxygène..................... }	
Bicarbonate de chaux.............. }	0^{gr},098
— de magnésie............. {	
— de soude et de potasse........	0 040
Silicate de potasse.............. }	0 034
— de soude................... }	
— d'alumine	0 023
Sulfure alcalin.....................	0 003
Sulfate anhydre de soude...........	0 132
— de chaux.............	0 032
Chlorure de sodium.................	0 300
— de potassium, évalué.........	0 005
Bromure.............................	traces.

Iodure alcalin.........................	traces.
Lithine...............................	
Oxyde de fer et matière organique......	0^{gr},007
Magnésie..............................	indices.
Matière organique.....................	indéterm.
— glairine rudimentaire	
Total des matières solides :	0^{gr},674

Des conferves vertes et très-riches en iode existent dans ces sources.

D'après des essais postérieurs à l'analyse précitée, la source de la *Crevasse* donnait 3,6 au sulfhydromètre, tandis que M. Henry n'avait constaté que 1°,8 sur 1000 grammes d'eau de *Saint-Honoré*. Il est à désirer qu'une nouvelle analyse soit faite de ces sources. D'ailleurs on a cru devoir les ranger jusqu'ici dans la classe des eaux *sulfurées sodiques*, mais elles se rapprochent beaucoup plus des eaux *sulfurées* proprement dites que de celles dont le sulfure de sodium détermine la composition.

L'installation de l'établissement thermal de *Saint-Honoré* est importante. Elle comprend 24 cabinets de bains, 8 cabinets de douches avec tous les appareils nécessaires, une salle centrale de buvette, et une salle d'inhalation, située sur les puits mêmes des deux sources principales, où l'eau est amenée et disséminée par le moyen d'une roue à palettes à hélice horizontale, de manière à ce que le gaz se répande dans l'enceinte de la salle et que la température de celle-ci soit maintenue entre 18 et 24° cent. Il y a de plus une salle de vapeurs forcées, dans le genre de celle du *Mont-Dore* (voir Section première). Récemment on a complété ces aménagements par une salle de pulvérisation et par la création d'une piscine de natation, assez vaste, alimentée par la source des *Romains*, et se renouvelant sans cesse à eau courante, avantage que procure un débit de 960 mètres cubes d'eau dans les vingt-quatre heures.

Une usine attenante à l'établissement et pourvue d'une machine à vapeur sert à élever la température des sources, selon les exigences du service. Enfin l'hydrothérapie froide s'administre à *Saint-Honoré* sous toutes les formes.

En présence d'une minéralisation peu accentuée, il est difficile d'assimiler les effets de ces eaux à ceux de la plupart des sources sulfureuses des Pyrénées, par exemple. Cependant on comprend que, grâce à la diversité des moyens balnéaires auxquels elles prêtent, et surtout parce que leur degré de sulfuration les rend très-faciles à manier, elles puissent remplir beaucoup d'indications thérapeutiques. Prises en boisson, les eaux de l'*Acacia* et de la *Marquise* se digèrent aisément, et il ne semble pas qu'elles provoquent de phénomènes d'excitation marqués, du côté du système nerveux ou de la circulation. Leur action diaphorétique n'est pas non plus très-prononcée. L'emploi des bains et des douches dépend de leur thermalité respective. Les exercices qu'autorise l'usage de la piscine sont bien propres à favoriser une réaction salutaire dans un grand nombre de cas relevant du lymphatisme, dans les rhumatismes chroniques, dans certaines névralgies reliées à une atonie générale, etc. Mais c'est surtout aux affections de la peau et des muqueuses que les eaux de *Saint-Honoré* s'appliquent de préférence.

En ce qui regarde le traitement des dermatoses, elles peuvent se comparer aux eaux hyposthénisantes de *Molitg* et de *Saint-Sauveur*.

Les affections catarrhales des muqueuses y sont également traitées avantageusement, et au même titre que les affections cutanées. On en dirait autant de la dyspepsie et de la gastralgie, liées à l'herpétisme.

Les affections des voies respiratoires trouvent dans la

salle d'inhalation un moyen curatif, sur lequel l'attention a déjà été appelée à propos des méthodes inhalatoires en médecine thermale. Suivant M. Collin, l'air de cette salle, maintenu à une température moyenne de 18 à 20°, représentant un mélange proportionné de vapeurs humides et hydrosulfurées à la fois, est très-bien supporté par les malades atteints d'affections laryngiennes ou pulmonaires. Trois périodes ont été signalées par le même observateur dans cette pratique et consisteraient en une sédation des phénomènes morbides, suivie d'un retour d'intensité, et finalement pouvant aller jusqu'à l'excitation, si l'on dépassait les bornes de l'expérience. Cette action excitante de l'hydrogène sulfuré, qui serait une conséquence de son action hyposthénisante, peut en définitive se rapporter au procédé d'inhalation lui-même. Quoi qu'on pense de l'explication théorique, il est certain qu'à *Saint-Honoré* l'emploi concomitant de l'eau sulfureuse en boisson et des séances d'inhalation, prescrites et surveillées comme il convient, donne des résultats heureux dans les cas de bronchite chronique catarrhale, d'asthme bronchique, dans la forme régressive de la phthisie pulmonaire, et même au dernier point de vue ces eaux peuvent passer pour un agent prophylactique, à ajouter à ceux qui ressortent de la médication sulfureuse. De même tout état congestif ou éréthique en contre-indiquera l'usage.

Aix-en-Savoie (France, Savoie). — Ligne de Paris-Lyon-Méditerranée, par Mâcon et Culoz (583 kil.), chef-lieu de canton de l'arrondissement de Chambéry, à proximité du lac du Bourget, avec toutes les ressources d'une grande ville, hôtels, pensions, casino, etc. Altitude : 244 mètres. Climat tempéré, dont la moyenne est de 13°,6, et que recommande la végétation presque méridionale, de cette localité, située au milieu d'une large vallée, entourée de hautes montagnes. — Séjour attrayant, où se trouvent réunis tous les éléments d'une prospérité déjà ancienne, à en juger par de précieux restes de bains Romains.

Les *eaux minérales d'Aix* sont fournies par deux sources principales : l'une dite de *Soufre* (température, 45° cent.), l'autre d'*Alun* (température, 46°,5), dont les griffons, distants d'environ 60 mètres l'un de l'autre, débitent l'énorme volume de *sept millions de litres* d'eau par vingt-quatre heures, à destination de l'établissement thermal. Ces sources, de composition presque identique et de température peu différente, émergent à mi-côte, à l'est de la ville, au-dessus des thermes, ce qui permet d'utiliser leur chute naturelle pour des douches à diverses pressions, sans l'auxiliaire de machines, et par conséquent sans aucune altération de leur chaleur, ni de leur composition chimique. Des travaux de captage, exécutés sous l'habile direction de M. Jules François, ont d'ailleurs assuré l'intégrité de leur minéralisation et de leur thermalité originelles.

Ces deux sources sont également limpides, onctueuses au toucher, exhalant une odeur d'acide sulfhydrique, qui disparaît par leur exposition à l'air ; elles ont une saveur douceâtre. L'analyse chimique ne les distingue pas notablement l'une de l'autre ; elles sont *hydro-sulfurées*, à titre égal ; car l'eau d'*Alun* qui, d'après l'analyse reproduite ici et due à M. Bonjean en 1838, ne présentait pas de traces d'acide sulfhydrique, par suite de dégagement du gaz et de décomposition de l'eau dans les grottes souterraines qui renfermaient le réservoir naturel de cette source, est reconnue aujourd'hui comme étant aussi sulfureuse que sa congénère. Toutes deux marquent 4° au sulfhydromètre.

EAU 1 LITRE.

	Source de Soufre.	Source d'Alun.
Azote..................	0^{gr},03204	0^{gr},08010
Acide carbonique libre.	0 02578	0 01334
— sulfhydrique libre.	0 04140	»
Oxygène.............	»	0 01840
Sulfate de soude......	0 09602	0 01240
— de chaux.......	0 01600	0 01500
— de magnésie...	0 03527	0 03100
— d'alumine.....	0 05480	0 06?00
Chlorure de sodium...	0 00792	0 01400
— de magnésium.	0 01721	0 02200
Carbonate de chaux...	0 14850	0 18100
— de magnésie..	0 02587	0 01980
— de strontiane.	traces.	traces.
— de fer.......	0 00886	0 00936
Phosphate de chaux...	0 00249	0 00260
Sulfate de fer.........	traces.	traces.
Iodure alcalin.........	0 00004	0 00037
Acide silicique........	0 00500	0 00430
Glairine.............	indéterm.	indéterm.
Perte................	0 01200	0 00724
	0^{gr},43000	0^{gr},41020

D'après un dosage exécuté en 1859 par MM. Bonjean et Henry, l'eau de *Soufre* contient :

Iode............ 0^{gr},0000486   Brome.......... 0^{gr},0000210

L'eau d'*Alun :*

Iode............ 0^{gr},0003782   Brome.......... indices.

L'une et l'autre sont chargées de matière organique (glairine, sulfuraire, etc.). On trouve dans leurs dépendances, principalement et en plus grande quantité dans celles de l'eau d'*Alun,* des dépôts naturels de soufre. Quelle que soit la proportion des principes salins qu'elles renferment, la sulfuration par le gaz acide sulfhydrique reste leur caractéristique, assez généralement acceptée.

Les eaux de *Marlioz*, de *Challes*, de *Saint-Simon* sont utilisées, comme adjuvants des précédentes, soit pour donner aux bains un plus haut degré de sulfuration, soit administrées en boisson, la dernière étant *bicarbonatée sodique* et *ferrugineuse*. On emploie aussi l'eau alcaline de *Coise*.

Le *grand établissement thermal*, qui a pour annexes les *thermes de Berthollet*, où sont des bains et des douches de *vapeur spontanée*, et l'ancien *Bain Royal*, divisé en douches et piscines réservées aux indigents, représente une installation très-développée et à laquelle préside le service thermal le mieux entendu. Dans ce vaste édifice, se distribuent de vastes cabinets, avec les appareils les plus perfectionnés, trente-six grandes douches, dont la pression varie de 2 à 20 mètres, dix douches révulsives, quatre douches de vapeurs, six étuves, quatre-vingts baignoires; plus loin, six buvettes, quatre grandes piscines, dont deux de natation et à eau courante, deux piscines de famille, un vaporarium, une salle d'inhalation tiède, une salle de pulvérisation, une salle pour douches pharyngiennes. Tout est aménagé en vue des procédés balnéaires les plus complets.

Un personnel de cent vingt personnes est en rapport avec cette installation, et la supériorité, attribuée aux doucheurs ou doucheuses d'*Aix* notamment, n'a rien que de légitime. Il y a plus, le malade qui se présente à la douche est escorté de son *sécheur*. On désigne ainsi des serviteurs de confiance attachés aux hôtels, pensions, maisons meublées, et dont les fonctions consistent à accompagner les baigneurs pour leur donner tous les soins que réclame l'emploi des eaux. Les dames ont des sécheuses. Le sécheur déshabille le patient et emporte ses vêtements. Celui-ci n'a plus qu'à se livrer aux doucheurs qui, au nombre de deux, pratiquent un massage méthodique, en même temps qu'ils promènent le jet d'eau comme il convient. Le temps prescrit étant écoulé, vingt minutes d'ordinaire, le malade est essuyé soigneusement, enveloppé d'un drap ou d'un peignoir de flanelle, que recouvre une couverture de laine; la tête et les pieds entourés de serviettes; des porteurs l'enlèvent dans une chaise exactement fermée et vont le remettre dans son lit, *emmaillotté* de la sorte. Là le sécheur l'assiste pour lui essuyer le visage et lui donner à boire, pendant une ou deux heures que dure la sudation, et jusqu'à entier achèvement de l'opération, laquelle en quelque sorte traditionnelle à *Aix* a par conséquent devancé de beaucoup les pratiques de l'hydrothérapie moderne.

Un hôpital, fondation et œuvre de munificences princières et de charité privée, est à la disposition des malades indigents, qui profitent également d'un service balnéaire particulier.

Les eaux d'*Aix* se prennent en boisson, en bains, en douches, en vapeurs ou étuves, en inhalation.

Il ne semble pas que l'usage interne de ces eaux ait reconquis la faveur dont il jouissait anciennement. La source d'*Alun* est toutefois réputée comme la plus facile à digérer, et on en boit depuis un verre jusqu'à douze et au delà dans la journée; à doses modérées, cette boisson se prend sans répugnance et active les fonctions digestives. La prescription de l'eau sulfurée sodique de *Marlioz* est plus usitée à *Aix*, à l'adresse des affections lymphatiques, scrofuleuses et herpétiques. L'eau de *Challes* sert également d'adjuvant utile aux traitements qu'on suit dans cet établissement.

A une époque où les thermes d'*Aix* ne se composaient que de douches chaudes et d'étuves, les médications excitantes et révulsives y étaient seules en vogue; le petit nombre de cabinets dont on disposait alors obligeant beaucoup de personnes à se baigner dans les maisons particulières, et cela avec des conditions très-imparfaites le bain était à peu près abandonné. Il n'en est plus de même depuis que l'*eau minérale* refroidie ou l'eau ordinaire affluent dans l'établissement, et que des cabinets spacieux, bien éclairés, où trois robinets versent à tour de rôle l'eau d'*Alun*, l'eau de *Soufre*, l'eau froide, ont permis de graduer la force et la température du bain selon les indications. Les bains de piscine ou de natation, à courant continu, tempérés, étendent encore et avec avantage la pratique balnéaire.

Nous en dirons autant des douches qui ne sont plus seulement, ainsi que les étuves, un moyen de sudation, que l'emmaillottement devait suivre d'après une ordonnance invariable, et qu'on poussait même jusqu'à l'excès. Aujourd'hui, grâce aux améliorations de l'installation des appareils, au progrès de la méthode même suivie à Aix, les procédés diaphorétiques sont plus restreints dans leurs applications. La combinaison du massage à l'eau tiède, suivi d'un exercice plus ou moins prolongé, au lieu de l'emmaillottage et du repos au lit, l'emploi des douches écossaises, du bain de piscine prolongé, l'inhalation tiède, etc., ouvrent une vaste série d'actions tonique, reconstituante, substitutive, altérante, révulsive, perturbatrice, que peu d'établissements thermaux associent à un aussi haut degré de perfectionnement et sur une pareille échelle.

Évidemment le cercle des attributions des eaux d'Aix s'est élargi au lieu de se rétrécir, en raison des développements apportés aux thermes, depuis quelques années. On peut donc invoquer leur utilité curative dans les diverses manifestations des diathèses rhumatismale, herpétique, scrofuleuse, catarrhale, syphilitique, goutteuse même, soit que la jetée se fasse extérieurement sur le tronc,

sur les membres, etc., soit qu'elle reste fixée sur les viscères des cavités thoraciques, abdominales, etc. (Vidal).
Les organismes énervés par les fatigues et les diverses causes déprimantes trouvent aussi de précieuses ressources
dans cette multiplicité d'agents à la fois hydrothérapiques et minéraux.

Plus de la moitié des malades qui fréquentent les
thermes d'*Aix* sont des rhumatisants. Aussi y observe-
t-on toutes les variétés du rhumatisme articulaire, musculaire, nerveux et viscéral. Faute de pouvoir entrer dans
les détails d'une pratique si instructive, il convient du
moins de retenir que les eaux d'*Aix* guérissent d'autant
mieux le rhumatisme qu'on les applique dans un temps
plus rapproché de l'état aigu, qu'elles apaisent et font
rapidement tomber la fièvre rhumatismale, l'abaissement du pouls étant un effet ordinaire de cette médication,
et le bruit du souffle dans les maladies du cœur ne passant
pas pour un obstacle au traitement. Dans le rhumatisme
chronique d'emblée ou essentiellement diathésique, l'influence des eaux n'est habituellement que palliative. Dans
certains cas, en révélant de fréquentes coïncidences du
rhumatisme avec les affections viscérales, elles constituent
un excellent moyen de diagnostic. Mais, toutes choses
égales d'ailleurs, ce ne sont pas les stimulations trop vives,
ni la crise des eaux, suivant l'expression ancienne, qu'il
s'agit de déterminer, mais bien des réactions graduées,
salutaires, en laissant en quelque sorte à l'organisme le
soin d'opérer lentement et physiologiquement le retour
à la santé (Vidal). Cette formule en vertu de laquelle le
traitement du rhumatisme à *Aix* est devenu plus général que local, parce qu'il importe le plus souvent de combattre une manifestation locale de la diathèse, regarde
identiquement les affections diathésiques appartenant à
d'autres catégories.

Des affections du système nerveux, il ne peut être question à *Aix* qu'au point de vue d'une action légèrement tonique et résolutive, sans risque de retentissement fâcheux vers les centres encéphalo-rachidiens.

Quant aux affections des organes respiratoires, les divers modes d'inhalations (vapeurs spontanées ou forcées, eau pulvérisée) dont on dispose à l'établissement d'*Aix* rentrent dans les considérations relatives aux salles d'inhalation (voir Section première, § 5). La proximité de la station de *Marlioz*, pourvue d'une source sulfurée sodique, avec salle d'inhalation gazeuze froide, apporte un concours favorable à leur curation, mais c'est à titre accessoire; et il y a dans ces circonstances plutôt des éléments de traitement préventif que ceux·d'une méthode effective, notamment en ce qui a trait à la phthisie pulmonaire.

En général on ne dépasse pas vingt-quatre jours à *Aix* pour un traitement complet, sans s'exposer à des fièvres thermales dont l'effet est souvent nuisible, et dont il n'est pas possible de calculer la portée (Vidal). Cette observation, bien entendu, n'est que relative.

Bagnols (France, Lozère). — Lignes d'Orléans et de Lyon, par Brioude (490 kil.). De Brioude à *Bagnols*, dix heures en voiture. — Village de l'arrondissement de Mende, sur la rive gauche du Lot. Altitude : 860 mètres. Climat de montagne, très-variable. Etablissement thermal et hôtel réunis. Six sources, dont l'une, appelée source *Grande* ou *Ancienne*, est la plus anciennement connue et a été analysée en 1837 par M. O. Henry. Sa température est de 42°.

EAU 1 LITRE.

Bicarbonate de chaux....	0ᵍʳ,0684
— de magnésie.............	traces.
— de soude anhydre........	0 2265

15.

Sulfate de chaux........................	0^{gr},0148
— de soude anhydre............	0 0890
Chlorure de sodium....................	0 1428
— de potassium................	0 0030
Silice, alumine, oxyde de fer..........	0 0329
Arsenic..................................	traces.
Matière organique.....................	0 0358
	0^{gr},6132
Gaz azote..............................⎱	
— acide carbonique.... ....⎰	quant. indét.
— acide sulfhydrique..............	0^{lit},0017

Deux piscines, pouvant contenir trente personnes, des
étuves, des douches variées, vingt-huit cabinets de bains,
quatre douches de 5 mètres d'élévation, un *vaporarium*
avec appareils locaux, une salle d'inhalation, se partagent les dépendances de deux établissements.

Ces eaux, remarquablement sulfurées et alcalines,
s'adressent comme leurs analogues aux affections rhumatismales, scrofuleuses et herpétiques. On a étendu
leurs propriétés à la cure de certaines affections du
cœur, endocardite chronique et hypertrophie cardiaque,
en leur attribuant une action sédative et résolutive (Du-
fresse de Chassaigne), mais ces assertions et les nombreuses observations relatées à l'appui demandent confirmation.

§ 5. EAUX SULFURÉES ET CHLORURÉES SODIQUES.

Uriage (France, Isère). — Ligne de Paris-Lyon-Méditerranée par Grenoble (639 kil.). De Grenoble à
Uriage, 13 kilomètres en voiture. — Etablissement
thermal, circonscrit dans une belle vallée du Dauphiné,
au pied de l'antique manoir d'*Uriage*, à 414 mètres d'altitude, au milieu d'une végétation vigoureuse, et dans
d'excellentes conditions météorologiques, à proximité

de Grenoble et de sites alpestres très-pittoresques, avec casino, chapelle, hôtels et tout ce qui concourt à une résidence confortable et élégante.

Les sources sont de deux espèces différentes : l'une *sulfurée* et *chlorurée sodique*, signalée par la présence d'une grande quantité de chlorure de sodium et d'un volume très-pondérable de gaz acide sulfhydrique, jaillit du Lias, après avoir traversé profondément des couches de trias, double circonstance qui explique pour les géologues l'origine des principes qu'elle renferme. Nous en donnons l'analyse faite en 1864 par M. Lefort ; l'autre source *ferrugineuse* est une eau de lixiviation.

EAU 1 LITRE.

Chlorure de sodium	6gr,0569
— de potassium	0 4008
— de lithium	0 0078
— de rubidium	impondérab.
Iodure de sodium	
Sulfate de chaux	1 5205
— de magnésie	0 6048
— de soude	1 1875
Bicarbonate de soude	0 5555
Hyposulfite de soude	indices.
Arséniate de soude	0 · 0021
Sulfure de fer	impondér.
Silice	0 0790
Matière organique	indices.
	10gr,4262
Azote	19cc,5
Acide carbonique libre	3 2
— sulfhydrique	7 3443

La source, captée avec soin, émerge d'une roche schisteuse fendillée, à l'extrémité d'une galerie de 300 mètres de longueur. Sa température est invariablement fixée à 27°. Cette eau se trouble facilement au contact de l'air ; elle a une odeur franchement sulfureuse, et sa saveur hépatique, en même temps salée et un peu amère, témoigne de l'acide sulfhydrique, du chlorure de sodium et des sulfates alcalins, qui la minéralisent. D'après les expériences de MM. Lefort et Doyon, on sait que, pendant son parcours depuis le griffon jusqu'à la buvette de l'établissement, la perte en sulfuration n'est que de 1°,2 et de 3°,8 en température. Le blanchiment lui enlève 1°, 6 de son acide sulfhydrique.

L'*eau minérale*, dont autrefois on augmentait la chaleur par le contact de lentilles en fonte remplies de vapeur, est aujourd'hui directement échauffée par de la vapeur d'eau qui pénètre dans deux vastes cuves en bois, dont l'une dessert les bains et l'autre les douches. Par ce procédé, on maintient l'eau à une température de 80 à 90° cent., et comme l'eau de la source est déjà à 27°, il suffit d'ajouter une très-minime quantité d'eau chauffée pour les usages balnéaires, la proportion des principes fixes n'étant par là nullement diminuée pour une quantité donnée d'eau.

L'établissement thermal d'*Uriage*, remarquablement installé, renferme plus de quatre-vingts cabinets de bains, avec baignoires nombreuses et variées, soit pourvues d'appareils de douche locale de toute espèce, soit à destination de bains de siége, de demi-bains, de bains d'enfants. Une dizaine de cabinets sont disposés pour donner les douches générales et locales ; deux autres sont consacrés aux bains de vapeur et aux bains russes. La pression et la température des douches se règlent avec une précision rigoureuse, à l'aide d'un système ingénieux de récipients supérieurs. Le massage sous la douche, institué par les conseils de Gerdy, s'exerce à *Uriage*, avec une méthode et une habileté qui peuvent servir de modèle à beaucoup d'autres établissements. Deux salles de respiration, une de vapeur et de gaz, l'autre d'eau pulvérisée et de gaz, une buvette située sous une galerie vitrée et close, à usage de promenoir, complètent une installation qui honore l'initiative et la persévérance du propriétaire de ces thermes, M. le Comte de Saint-Ferriol.

Une succursale de l'établissement facilite l'emploi des bains de petit-lait.

Les malades indigents profitent, sans interruption, pendant le cours de la saison, de douze cabinets de bains, deux cabinets de douches, deux fontaines, qui leur sont libéralement assignés, dans de parfaites conditions.

On administre les eaux d'*Uriage* en boisson, en bains, en lotions, en douches, en inhalations, et il résulte de leur aménagement qu'on dispose de procédés multipliés d'applications dans cet établissement.

Il importe de ne pas perdre de vue le caractère mixte, à la fois salin et sulfuré, de l'eau employée selon ces divers modes. Ainsi, à la dose d'un verre ou deux dans la journée, elle est apéritive, légèrement stimulante des facultés digestives; à dose plus élevée, de trois à six verres, elle purge facilement, action d'ailleurs variable selon l'idiosyncrasie native ou acquise des sujets qui s'y soumettent. Le danger des abus de cette boisson dérive et de cette propriété laxative et de l'influence toxique que peut déterminer l'ingestion d'une certaine proportion de gaz acide sulfhydrique. A doses fractionnées, on obtient des effets altérants, reliés à la stimulation de la nutrition.

L'usage des bains se traduit par une suractivité nouvelle imprimée à l'enveloppe tégumentaire, et dont les manifestations, variant suivant les circonstances morbides ou les phases du traitement, remplissent un rôle essentiel dans la cure des affections cutanées en particulier. Cette stimulation s'étend à d'autres fonctions, notamment à la menstruation, qu'il est fréquent de voir avancée ou plus abondante chez les personnes qui prennent les bains d'*Uriage*. En sens opposé, dans des cas de lymphatisme ou de débilité accidentelle, l'exagération morbide des règles s'atténue et revient à un cours normal, conséquence de la reconstitution de l'économie par ces Eaux.

Des douches, des applications locales, de l'inhalation de l'eau d'*Uriage*, il y a à mentionner l'emploi très-méthodique qui en est fait.

Toutes les formes morbides du lymphatisme et de la scrofule, depuis les plus faibles degrés jusqu'aux manifestations avancées de la diathèse scrofuleuse, sont du ressort d'*Uriage*. Ces eaux fortifiantes, les conditions hygiéniques du séjour, conviennent par-dessus tout aux affections asthéniques, anémiques, lymphatiques du jeune âge, et bon nombre d'enfants, qui ne supportent pas les bains de mer retirent de parfaits résultats de l'action plus facile à graduer de la source saline et sulfureuse en question. Les engorgements ganglionnaires, la scrofule du système osseux et celle des articulations, les scrofulides de la peau, sont efficacement modifiés par cette médication à double effet.

Parmi les maladies de la peau, celles qui le plus souvent dépendent d'un tempérament lymphatique, et à plus forte raison de la diathèse scrofuleuse, celles surtout où il est nécessaire de rappeler momentanément à l'état aigu l'inflammation tégumentaire chronique, donnent lieu à de nombreux succès à *Uriage*.

Dans la cachexie syphilitique, ces eaux agissent comme leurs congénères.

On peut étendre sans aucun doute les applications d'*Uriage* à beaucoup d'états morbides différents, mais de préférence lorsqu'il s'agit de sujets lymphatiques, scrofuleux ou dartreux. Quant à leurs contre-indications, elles embrassent principalement l'irritabilité ou la complication de symptômes inflammatoires dans les organes digestifs, les affections du cœur et des gros vaisseaux, la phthisie pulmonaire, les menaces de congestion vers les centres nerveux, etc.

Aix-la-Chapelle (Allemagne, Prusse). — Chemin de fer du Nord, par Liége et Verviers (422 kilom.). — Ville importante de la Prusse Rhénane. On y compte quatre sources principales, dont la température varie de 45 à 55° cent., et qui alimentent chacune un ou plusieurs établissements thermaux. Parmi ceux-là se distinguent les bains de l'*Empereur*, ceux de l'*Hôtel de la reine de Hongrie*, la fontaine *Elise* ou *Trinkquelle*, auxquels pourvoit le *Kaiserbrunnen*, de toutes les sources d'*Aix-la-Chapelle*, la plus abondante, la plus chaude et la plus chargée en principes minéralisateurs et gazeux (Rotureau). On signale encore les sources *Saint-Quirin*, du *Bain de la Rose*, de *Saint-Corneille*. L'analyse ayant démontré que toutes ces sources ont la même composition chimique, l'analyse du *Kaiserbrunnen* par Liébig (1851) les caractérisera comme il suit :

EAU 1 LITRE.

Sulfate de soude	0^{gr},28270
— de potasse	0 15444
Chlorure de sodium	2 63939
Bromure de sodium	0 00359
Iodure de sodium	0 00052
Sulfure de sodium	0 00949
Fluorure de calcium	traces.
Carbonate de soude	0 65039
— de magnésie	0 05145
— de chaux	0 15850
— de strontiane	0 00020
— d'oxyde de fer	0 00954
— de lithine	0 00028
Silice	0 06610
Matières organiques	0 07517
	4^{gr},10176

L'analyse de 100 volumes du gaz libre du *Kaiser-brunnen* donne :

Gaz azote	$66^{cc},98$
— acide carbonique	30 89
— hydrogène protocarboné	1 82
— hydrogène sulfuré	0 31
	$100^{cc},00$

Les eaux d'*Aix-la-Chapelle* appartiennent à la classe des eaux *chlorurées sodiques* et *sulfurées*, à un rang inférieur à celles d'*Uriage*. Il y a des sources ferrugineuses froides dans la localité.

Les établissements de bains sont pourvus de réservoirs pour refroidir l'eau thermale, de vastes baignoires de pierre, d'appareils de douches et de bains de vapeur. L'eau qui doit servir aux douches est refroidie à une température de 38 à 32° cent.; un outillage perfectionné, un service bien organisé entre les mains habiles de *frotteurs* et de *frotteuses*, comme on désigne ces employés, prêtent aux douches d'*Aix-la-Chapelle* une sorte de spécialité. En général, les douches sont combinées avec le bain. On prend les bains de vapeur soit dans des étuves, soit dans une caisse qui ne laisse sortir que la tête.

L'eau de la fontaine *Elise* est généralement préférée pour l'usage interne; mais c'est par exception qu'on s'en tient à l'usage interne ou externe isolément; l'un et l'autre de ces emplois se combinent d'ordinaire dans le but curatif. Il ne semble pas que l'eau en boisson ait d'autre propriété que de stimuler l'appétit et les fonctions digestives, et d'exercer une action diurétique formelle. Les bains, dont la durée varie d'un quart d'heure à deux heures, ne sont point débilitants ; presque jamais ils ne provoquent de poussée à la peau.

Quant aux douches et aux applications de la vapeur, elles rentrent dans les données des méthodes révulsives et diaphorétiques.

L'action thérapeutique des eaux d'*Aix-la-Chapelle* est préconisée dans le rhumatisme sub-aigu et surtout dans le rhumatisme musculaire et articulaire chronique. Les névralgies et les paralysies consécutives à des accidents rhumatismaux sont également justiciables des modes de traitement dont on dispose dans cette station. On doit au docteur Wetzlar des observations détaillées d'atrophie musculaire progressive, qui certes légitimeraient des conclusions favorables à l'emploi des mêmes eaux dans une affection encore mal définie, et peut-être participant à la diathèse rhumatismale chez certains sujets. Il semble que dans tous ces cas, et dans leurs analogues, il ne doive s'entendre que d'un état atonique, à l'exclusion de toute irritabilité ou de menace d'hémorrhagie ou de congestion, et que c'est principalement à la reconstitution de l'organisme que la médication s'adresse. Les mêmes réflexions s'appliqueraient au traitement de névroses, telles que l'hystérie, la chlorose, etc.

La syphilis, dans sa forme cachectique, les intoxications métalliques, sont efficacement traitées aux eaux d'*Aix-la-Chapelle*.

Les affections herpétiques, sécrétantes, qu'elles siégent à la peau ou aux muqueuses, réclament à peu près seules, et encore à un certain degré de chronicité, l'intervention de ces eaux dans la cure des dermatoses. On range aussi les ulcères atoniques et fistuleux dans cette catégorie.

Quant aux goutteux, toute réserve prise sur l'activité et les modifications qu'impriment les eaux d'*Aix-la-Chapelle* aux urines, ils devront recourir à des eaux moins stimulantes.

Saint-Gervais (France, Haute-Savoie). — Ligne de Paris à Genève par Mâcon (526 kil.). De Genève à *Saint-Gervais* par Sallanches (176 kil.) en voiture. — Village et site pittoresque, à l'une des extrémités du mont Blanc, à l'entrée de la vallée de Chamounix. Altitude : 856 mètres. Climat alpestre, variable ; air pur et émanations résineuses. Établissement à 200 mètres au-dessous du village. Thermes et hôtel réunis dans les conditions d'une maison de santé ; installation en voie de progrès.

Quatre sources principales dont la température varie de 20 à 42° cent. ; l'une, la source *du Torrent* située sur la rive droite du Bonnant, était employée jadis exclusivement à la boisson ; trois autres émergent dans un souterrain contigu à l'établissement, source *Ferrugineuse*, source du *Milieu*, source d'*Inhalation*. Il y en a une cinquième très-abondante, sur la rive gauche du Bonnant, laquelle est présumée magnésienne, mais qui n'a été jusqu'ici ni captée ni analysée complétement.

M. Vézu, pharmacien de Lyon, l'a soumise à quelques essais qui n'ont pu être complets à cause de l'insuffisance des moyens d'analyse mis à sa disposition. Il y a trouvé par litre 2^{gr},30 de matières fixes composées de bicarbonate magnésien et calcique, de sulfate de magnésie, de sulfate de chaux, et en outre de la matière organique, de l'acide carbonique libre.

L'analyse des quatre premières sources, publiée, en 1849, par MM. Bourne et Grange, fait encore autorité ; nous la reproduisons avec la rectification des noms de source que M. Billout lui a attribuée :

TABLEAU.

1000 GRAMMES D'EAU.	SOURCE d'Inhalation.		SOURCE du Milieu.		SOURCE du Torrent.		SOURCE Ferrugineuse.	
TEMPÉRATURE...........	39° c.		42°c.		39° c.		20° c.	
Sulfure de calcium....	0^{gr},00420		0	00801	0	02385		»
Carbonate de chaux....	0	17333		»		»	0	17165
Bicarbonate de chaux..	0	23133	0	23300	0	21130		»
Sulfate de chaux......	0	84208	0	86000	0	05600	0	87156
Carbonate de soude...		»		»	0	08568		»
Sulfate de soude.......	2	03492	2	00094	0	82162	1	97320
Chlorure de sodium...	1	60337	1	66274	.1	79456	1	97320
Sulfate de potasse.....	0	06591	0	06218		»	0	08548
Chlorure de magnésie.	0	11623	0	12267	0	12490	0	12486
Silice................	0	04250	0	04600	0	03700	0	04000
Alumine..............	0	00400	0	00400	0	00700	0	01000
Oxyde de fer.........		»		»		»	0	00625
Total...........	5	14488	4	99153	5	04627	5	24621
Gaz acide sulfhydrique libre...............	0	00081	0	00159	0	00316		»

Les sources d'*Inhalation* et du *Milieu* renferment une grande quantité de glairine. Les dépôts de soufre dans leurs dépendances sont notables.

Une certaine divergence d'opinions règne à propos du classement des eaux de *Saint-Gervais*. Elles ont été regardées tantôt comme sulfatées, tantôt comme simplement sodiques ou sulfurées ou encore comme chlorurées sodiques, et il faut convenir que l'analyse, en la supposant décisive, légitime chacun de ces points de vue. Jusqu'à plus ample informé, il résulte de leur parallèle avec les eaux analogues d'*Uriage* et d'*Aix-la-Chapelle* qu'elles participent comme elles de la chloruration et de la sulfuration la moins contestable. Leur origine géologique, du trias, terrain éminemment salifère, et de roches calcaires contenant du sulfure de fer très-divisé et très-altérable, ainsi qu'on le constate dans le gisement de la plupart des sources minérales des Alpes françaises (Lefort et Doyon), confirme ce rapprochement. Les effets thérapeutiques ne nous semblent pas contredire la place qu'elles occupent dans le groupe des eaux *sulfurées* et *chlorurées sodiques*.

L'établissement, dont l'installation laissait à désirer depuis longtemps, a reçu de nombreuses et récentes améliorations. On y compte : trente-cinq baignoires, des appareils de douches variés, et une salle de pulvérisation. C'est surtout en boisson et en bains que s'utilisent les eaux de *Saint-Gervais*.

Deux sources servent seules à l'usage interne. La source du *Torrent*, chargée en sulfate et en chlorure alcalins, avec une certaine proportion de principes sulfureux, est laxative et diurétique ; il importe même d'en surveiller les effets et de s'opposer à l'exagération de son emploi. Elle stimule vivement l'estomac ; chez les sujets disposés à la diarrhée, on est obligé parfois de s'en abstenir. Quatre à six verres par jour, bus à un quart d'heure d'intervalle, représentent la dose la plus élevée de cette boisson, qu'il devient prudent de diminuer ou de suspendre, au delà de trois garde-robes par jour (Payen). L'eau *ferrugineuse* se prend en moins grande quantité et avant le repas ; la quantité de principes salins qu'elle renferme la rend assez tolérable, coupée avec le vin (Billout).

L'eau qui alimente les baignoires est fournie par les deux sources du *Milieu* et d'*Inhalation*. Ce mélange donne une température de 35° cent. au robinet, chaleur un peu trop élevée pour un grand nombre de malades, et qu'on abaisse en versant dans la baignoire de l'eau minérale refroidie. L'eau du bain d'ailleurs doit à une assez grande abondance de matière organique la qualité d'onctuosité qui s'ajoute à ses propriétés calmantes. Ce n'est qu'accidentellement qu'on observe le phénomène de la *poussée* à *Saint-Gervais*, le traitement étant dirigé d'ordinaire dans le sens d'une sédation à l'extérieur et d'une dérivation par les émonctoires intestinaux et rénaux. Les douches générales ou locales, les lotions et les inhalations d'eau pulvérisée s'ajoutent à titre complémentaire à cette médication.

Les affections cutanées sont avantageusement modifiées par les eaux de *Saint-Gervais* et par la méthode qu'on y pratique. L'eczéma général figure en tête de ces applications, pour peu qu'il s'agisse de malades impressionnables, auxquels la stimulation provoquée par des eaux plus riches en principes sulfureux serait nuisible, et surtout si l'on a affaire à une forme subaiguë et à un degré d'éruption eczémateuse, où les poussées plus ou moins intenses et fréquentes se succèdent et aboutissent à un suintement exagéré. La combinaison de la boisson à dose purgative et du bain a d'excellents effets en pareil cas. Peut-être ces succès qui s'observent chez les eczémateux franchement herpétiques, et à plus forte raison arthritiques, selon M. Bazin, ne seraient pas aussi tranchés à l'égard des dermatoses scrofuleuses, mais il y a dans les eaux de *Saint-Gervais* un agent d'amendement efficace, dont le traitement des maladies de la peau bénéficie sans aucun doute. Ces remarques concernent le lichen, l'impétigo, le pityriasis, aussi bien que l'eczéma. Dans les formes de dermatoses sèches dont le psoriasis est le type, les résultats deviennent nécessairement imparfaits.

Les affections des organes digestifs se lient si souvent à l'herpétisme qu'elles devaient appartenir au cadre des eaux de *Saint-Gervais*, dont la minéralisation alcaline est si accentuée. Mais ce n'est pas seulement à l'état diathésique qu'elles remédient. L'eau en boisson modifie très-heureusement la dyspepsie et rétablit les fonctions de l'estomac, tandis que les bains et les douches exercent une action plus marquée sur l'élément douleur chez les gastralgiques, distinction qui a été établie avec les faits les plus probants à l'appui (Billout). C'est également aux affections catarrhales gastriques que l'usage interne des eaux sert de principale médication, et il est à noter que la source du *Torrent*, c'est-à-dire celle la plus sulfurée entre toutes, a la préférence du praticien en pareil cas. De l'intervention des mêmes agents minéraux dans le traitement de la constipation, dans la disposition hémorrhoïdaire, état complexe que la désignation de *pléthore abdominale* qualifie vaguement, il est question d'une manière secondaire à *Saint-Gervais*, et, toute chose égale d'ailleurs, il est certain que les malades herpétiques et nerveux, sanguins et arthritiques, ceux aussi qui ont besoin d'être reconstitués, trouvent une médication précieuse dans l'association des principes minéralisateurs qui constituent les eaux de *Saint-Gervais*, moins stimulantes que les eaux exclusivement sulfurées, moins purgatives que les eaux fortement salines.

IV. — Médication saline.

La médication saline doit s'entendre de l'emploi soit des eaux *chlorurées*, dans lesquelles l'élément minéralisateur principal ou prédominant est un chlorure alcalin, le plus ordinairement le chlorure de sodium, exceptionnellement les chlorures de calcium et de magnésium, soit des eaux auxquelles les sulfates de soude, de potasse et de magnésie donnent des propriétés médicales particulières. Parmi les eaux *sulfatées*, il s'en rencontre un certain nombre, où le sulfate de chaux existe en assez grande proportion ; ces eaux dites *séléniteuses* revêtent un caractère très-tranché, celui d'être d'une digestion difficile, et généralement d'être peu tolérées par l'estomac ; aussi en fait-on usage plus fréquent en applications externes que pour la boisson, et la médication à laquelle elles contribuent nous paraît devoir être envisagée sous la qualification de médication *minéro-thermale simple*, dans un chapitre distinct.

Les eaux minérales salines, chlorurées ou sulfatées basiques, exercent une action physiologique et thérapeutique formelle presque toujours commune aux unes comme aux autres, mais qu'on ne saurait rapporter ni aux bases soude, potasse ou magnésie, qu'elles renferment, ni aux acides chlorhydrique ou sulfurique combinés avec ces bases. Elles représentent, au contraire, et respectivement, un agrégat médicamenteux, que les expériences de Liébig, Wœlher et Dumas ont démontré indécomposable dans l'économie, après qu'il y a été introduit par voie d'absorption, et dont l'élimination s'opère en nature par divers émonctoires, spécialement par les reins, se différenciant en cela des composés alcalins à acides organiques. C'est exclusivement aussi aux eaux chlorurées ou sulfatées que se rapportent les phénomènes de dialyse, qui servent à expliquer aujourd'hui, les effets des purgatifs salins.

Activer la nutrition, quand elles sont administrées à faibles doses, d'une part, et de l'autre suivant un emploi méthodique, favoriser les diverses sécrétions, provoquer les excrétions, et produire un mouvement dérivatif sur le tube intestinal, telle est la double caractéristique des eaux minéralisées par les chlorures ou les sulfates à base de soude, de potasse et de magnésie.

Il y a lieu de remarquer qu'en raison des principes

qui les composent, les *eaux minérales* salines sont moins sujettes à s'altérer que toutes les autres.

Ces eaux sont très-nombreuses et surtout très-variées dans leur composition. Outre les chlorures, et dans une même eau chlorurée, on trouve le plus souvent d'autres sels, mais en moindres proportions, des sulfates, des carbonates, quelquefois des sulfures, des iodures, des bromures, du fer ; des gaz carbonique, sulfhydrique, azote. Indépendamment des sulfates qui prédominent dans les eaux sulfatées, celles-ci contiennent encore pour la plupart, en quantité plus ou moins considérable, des chlorures, des carbonates sodique, calcique, etc., du fer, et les mêmes gaz que ci-dessus. La silice, la strontiane, la lithine ont été signalées dans ces diverses eaux, mais non en proportion suffisante pour autoriser des subdivisions de genre à part ; on peut en dire autant pour la potasse jusqu'à ce jour. MM Pétrequin et Socquet ajoutent aux deux grandes classes d'*eaux minérales* salines, où dominent les chlorures et les sulfates, un troisième ordre, où les deux sels se trouvent en proportions plus ou moins égales, et qui porterait pour ce fait le nom de classe d'*eaux minérales salines mixtes ;* mais cette classification tirée des caractères chimiques ne nous semblant pas essentielle au point de vue médical, nous nous en tiendrons aux catégories établies de prime abord, et nous passerons en revue ce qui a trait à chacune d'elles.

I. Eaux chlorurées sodiques. — Les eaux chlorurées sodiques émergent le plus souvent du terrain secondaire, des dépôts du sel gemme, du gypse, du grès bigarré. Quand elles sont chargées de gaz acide carbonique, elles viennent de terrains volcaniques plus ou moins récents, des basaltes, laves, etc. Leur thermalité très-variable est en rapport avec ces origines. On en trouve de froides, de tièdes et de très-chaudes. Les sources chlorurées froides contiennent une proportion beaucoup plus forte de gaz carbonique libre que celles qui sont thermales.

Leur composition, et par conséquent leurs propriétés médicamenteuses, présentent des nuances infinies qu'on ne saurait ramener à un type unique. Toutefois, dans leur emploi, elles empruntent au chlorure de sodium les qualités de substance éminemment dialysable, stimulante des fonctions digestives, propre à l'hématose, qui caractérisent le *sel marin* et en font un tonique général en même temps qu'un évacuant et un diurétique, selon les doses auxquelles il est ingéré et absorbé.

Elles s'administrent en boisson, en bains, douches, bains de vapeur, inhalation, bains de boue minérale. De la sorte, il est facile d'en retirer tour à tour ou simultanément les effets : 1° d'une médication purgative ; 2° d'une médication altérante et résolutive, 3° d'une médication excitante, révulsive, tonique et fortifiante.

De l'absorption du chlorure de sodium dans les bains, il n'existe pas de preuves démonstratives, malgré les expériences de Kuhn à *Niederbronn*, de Ch. Braünn à *Wiesbaden*, les résultats de ces recherches et de leurs analogues étant très-inégaux, inconstants et beaucoup plutôt en rapport avec les conditions opposées de la chaleur du bain qu'avec sa composition. Ce que produit l'immersion plus ou moins prolongée dans le bain salin, à une température entre 28 et 34° cent., c'est une stimulation cutanée qui au delà de 35° cent. peut s'exagérer jusqu'à produire l'éréthisme vasculaire et nerveux et qu'il importera de modérer.

Dans beaucoup de stations étrangères, une pratique généralement usitée, et qui n'est encore suivie chez nous que sur une moindre échelle, consiste à activer l'action des eaux, en mélangeant le bain avec les *eaux mères* des salines ou avec les sels provenant de l'évaporation de ces mêmes eaux mères. Les eaux mères se distinguent surtout par une proportion considérable d'iodures et de bromures alcalins qu'elles renferment. La stimulation qu'elles provoquent sur la peau, et par suite sur les appareils fonctionnels en corrélation avec l'enveloppe cutanée, devient un adjuvant puissant dans le traitement de certaines affections diathésiques. Comme l'usage des eaux mères varie selon les ressources et les méthodes des localités thermales, et leur composition même offrant des dissemblances d'analyse de côté et d'autre, il en sera question particulièrement à propos des établissements d'Allemagne ou de France qui utilisent le résidu des salines.

La présence du gaz acide carbonique dans l'eau saline, et dont la proportion s'élève jusqu'à un ou deux litres de gaz par litre d'eau employée, accroît aussi singulièrement les propriétés excitantes du bain, ainsi que cela se constate à *Kissingen*, à *Nauheim*, à *Hombourg*. On ne doit donc pas négliger ce complément de traitement.

Les douches sont l'accessoire de la balnéation, en tant qu'agent de stimulation et de révulsion cutanée, ou de résolution localisée. Celles qu'on projette à l'aide des eaux salines influent plus par la température et leur pression relatives, qu'en vertu d'une action dynamique et médicatrice, au moins douteuse. Faute de dégagement gazeux, ainsi que les eaux sulfurées en fournissent, il n'y a pas lieu de s'enquérir des effets de l'inhalation par les voies aériennes, pendant que le patient se soumet à la douche.

Il y a été suppléé, dans plusieurs stations voisines d'explorations salines importantes, en faisant respirer les malades dans l'atmosphère des bâtiments de graduation (*Nauheim*, *Kreuznach*) ou à proximité des chaudières d'évaporation (*Ischl*). Ailleurs on fragmente l'eau saline au moyen d'appareils diviseurs ou pulvérisateurs, afin d'en former un brouillard minéralisé et respirable. Ces pratiques n'étant jamais prescrites à l'exclusion de la boisson, des bains, douches, etc., de l'eau chlorurée sodique, il devra en être tenu compte dans les éléments du traitement afférent à telle ou telle source déterminée, d'autant plus que la pénétration du chlorure de sodium par les voies pulmonaires est très-rapide.

En définitive, l'usage interne des eaux où prédomine le chlorure de sodium l'emporte sur tous les autres modes d'emploi, lorsqu'il s'agit de mettre à profit l'action des principes fixes de ces eaux. Mais les différents procédés balnéaires, l'addition des *eaux mères*, l'intervention du gaz carbonique, en étendent nécessairement le cercle d'applications thérapeutiques, par rapport au caractère de la maladie, à la force, à l'âge, au tempérament et à la constitution des sujets.

Les eaux salines chlorurées doivent être prescrites de préférence :

1° Dans les affections lymphatiques et scrofuleuses, notamment dans les états pathologiques qui peuvent se développer sous l'influence de la scrofule, tels qu'engorgements ganglionnaires, lésions articulaires et osseuses, scrofulides de la peau, inflammation chronique des muqueuses nasale, palpébrale, oculaire, et, en général, toutes les fois qu'il semble urgent de relever les forces de l'économie et de favoriser un travail de renouvellement dans la nutrition. En subordonnant l'administration de ces eaux aux diverses formes que revêt la diathèse scrofuleuse, à leur degré d'acuité et au plus ou moins d'ancienneté de ces manifestations, on doit reconnaître qu'elles sont aptes à modifier profondément la disposition constitutionnelle. C'est surtout chez les enfants et les adolescents que la cure saline fournit les résultats les plus concluants. Les explications peuvent varier sur la nature des échanges organiques qui président à cette restauration; elle n'en reste pas moins évidente, acquise, et si d'autres médications rivalisent en certains cas avec celle des eaux chlorurées sodiques, il est incontestable que leur propriété de combattre le lymphatisme et les strumes s'affirme d'une manière spéciale par l'expérience.

2° Dans les maladies de l'appareil digestif, se signalant par la lenteur ou l'inertie des digestions, un état saburral chronique, de la constipation, par des congestions veineuses abdominales. On sait quelle valeur les praticiens allemands ont attachée de tout temps à une prétendue *pléthore* ou *vénosité* abdominale, assez obscurément définie, englobant sous sa rubrique aussi bien la congestion du foie, le défaut ou le vice de sécrétion biliaire, que l'obstruction de la circulation de la veine porte, avec ses conséquences, la congestion hémorrhoïdaire entre autres. Ce sont là des vestiges des doctrines humorales et mécaniques qui inspirèrent jadis la médecine, à défaut de connaissances positives. L'état pléthorique en lui-même, s'il peut être rapporté à certains écarts d'hygiène ou de tempérament bien avérés, prête d'ailleurs aux dissidences. Pour les uns, il est question dans la pléthore d'une augmentation réelle de la masse du sang; d'autres y voient une plus grande quantité des cellules et de l'albumine contenues dans ce liquide (polycythémie et hyperalbuminose de Vogel). On s'est demandé en regard de ces théories si l'usage des eaux chlorurées sodiques n'était pas capable de rendre le sang plus riche en sels et plus pauvre en albumine (Vogel, Schmidt), ce qui

éclairerait d'une vive lumière les effets de la médication
saline. Kuhn était beaucoup plus près de la réalité
quand il attribuait à l'effet évacuant de ces eaux leur
efficacité contre les congestions veineuses et passives de
la région abdominale. Il en est de même du traitement
de l'ictère par les eaux chlorurées sodiques, à la condition qu'il ne s'agisse que d'un catarrhe des voies biliaires
et de leur obturation accidentelle par des calculs biliaires. Enfin l'obésité, ou polysarcie, dans les circonstances
où elle a pris assez de développement pour gêner la circulation, troubler diverses fonctions, et constituer une
véritable infirmité, bénéficie de l'emploi combiné, *intus*
et extrà, des eaux dont nous nous occupons.

3° Dans les maladies de l'appareil génito-urinaire,
mais en tant qu'elles sont uniquement catarrhales. Il
n'apparaît pas que les eaux chlorurées conviennent au
traitement de la gravelle et des calculs vésicaux. Au
contraire, les affections utérines, depuis les simples
troubles de la menstruation jusqu'aux engorgements
utérins et ovariques, ouvrent un vaste champ d'action
à la médication saline, pourvu qu'on se tienne en garde
contre les tendances hémorrhagiques et qu'on écarte
impitoyablement de cette pratique les affections carci-
nomateuses ou leurs similaires. C'est principalement
dans le traitement des maladies de l'appareil sexuel que
les agents de balnéothérapie demandent à être surveillés
autant que diversifiés.

4° Dans les affections paralytiques du système nerveux. Évidemment le traitement externe, basé sur la
force ou le degré de concentration des eaux chlorurées,
la nature et la proportion des gaz qu'elles renferment,
leur thermalité, conviendra aux paralysies par asthénie
locale ou générale, à celles d'origine dyscrasique, par
intoxication saturnine, alcoolique ou autres, aux états

morbides encore peu déterminés qu'on comprend sous la dénomination de paralysies fonctionnelles, enfin à ces paralysies qui ne peuvent être rapportées qu'à une irritation périphérique, telle que l'impression du froid. Il n'y a ni supériorité ni dissemblance dans les résultats obtenus en pareils cas et comparés avec ceux que procurent les médications empruntées à d'autres classes d'*eaux minérales*. Mais ce que la médication saline revendique à bon droit, c'est la cure des paralysies apoplectiques. Les propriétés évacuantes ou purgatives de ces eaux permettent d'instituer une dérivation salutaire du côté du tube digestif, en même temps que sont utilisés les effets révulsifs du bain et de la douche, dans la mesure voulue. Il n'est pas nécessaire de chercher autre part l'explication d'un fait de pratique usuelle. Que l'hémiplégie se relie à une hémorrhagie cérébrale ou à un ramollissement par nécrose du tissu encéphalique, autant de difficultés de diagnostic, nul doute, quand la marche des symptômes indique une maladie en voie de retour, que l'emploi des eaux salines ne soit efficace. Est-ce à dire, comme l'ont affirmé des médecins très-autorisés à *Bourbonne*, à *Balaruc*, à *Bourbon-l'Archambault*, que cette médication ne réussisse d'autant mieux et plus sûrement que la date de l'apoplexie est récente ? A ces observations il fut objecté qu'un grand nombre de paralytiques, pendant les trois ou quatre semaines qui suivent leur attaque, recouvrent rapidement et d'une manière spontanée les mouvements abolis. Une prudente réserve s'impose d'elle-même chaque fois qu'on est en présence d'une lésion cérébrale, et toute formule absolue à cet égard dépasserait le but. Toutefois étant tenu grand compte de l'impressionnabilité morbide ou native des malades, la médication saline peut concourir activement au travail réparateur dont le centre nerveux est le siége.Au contraire, si l'hémiplégie est ancienne, la paralysie depuis longtemps stationnaire, ou si l'on a affaire à une paralysie générale, produit des congestions cérébrales incessantes ou répétées, l'impuissance des eaux est notoire; leur usage même entraînerait des dangers qu'il faut prévoir et éviter.

Le rhumatisme trouve dans la température élevée de plusieurs sources salines ou dans l'installation balnéaire des établissements correspondants les conditions de traitement qu'il réclame. Il est reconnu que l'emploi du bain salin, poursuivi avec une certaine continuité, en stimulant la peau, la rend moins sensible à l'action du froid et préserve ainsi les rhumatisants contre les influences dont ils peuvent être victimes. La chaleur réactionnelle que produisent les bains chargés de gaz acide carbonique y concourt également. A moins qu'il ne s'agisse de goutte franchement atonique chez des individus à constitution lymphatique, ou lorsque le principe arthritique tend à se localiser sur les organes digestifs, on s'accorde à éliminer les affections goutteuses du programme des eaux chlorurées sodiques.

C'est encore la méthode thermale proprement dite qui étend l'emploi de ces eaux aux affections réputées *chirurgicales*, à savoir : aux accidents consécutifs aux fractures, aux blessures par armes de guerre, à ce qui persiste de roideur, de faiblesse, de rétraction musculaire, ou de douleur dans les membres, par suite de traumatisme.

Parmi les contre-indications de la médication saline, la chloro-anémie et les maladies scorbutiques se signalent toujours en première ligne; mais c'est en vertu d'idées préconçues sur les propriétés dissolvantes et décomposantes de ces eaux, et dont on ne devrait appréhender les effets que dans les cas d'excès d'usage interne ou de mauvaise direction du traitement. Il est certain que chez beaucoup de malades affectés de dyspepsie, d'engorgements chroniques de l'utérus, d'hystérie, d'hypochondrie, fréquentant les stations de cet ordre d'*eaux minérales*, l'état chloro-anémique est assez commun, et que la cure non-seulement ne leur cause aucun préjudice, mais leur est favorable, sans comparaison d'ailleurs avec les résultats des eaux où le fer domine (Labat). De nombreux militaires scorbutiques, à la suite de la campagne de Crimée, ont été guéris à *Balaruc*. L'essentiel est d'appliquer la médication dans un sens reconstituant de la nutrition.

La contre-indication existe, au contraire, dans les maladies organiques du cœur et des gros vaisseaux, la suractivité fonctionnelle étant redoutable en pareils cas. Enfin, malgré les prétentions contraires et qui ont cours en Allemagne, la médication saline exclut absolument la phthisie pulmonaire à toutes ses périodes, et dans toutes ses formes, ainsi que l'a démontré M. Rotureau; il est prouvé que l'action des eaux chlorurées provoque les hémoptysies, accélère la fonte des granulations tuberculeuses et imprime à la maladie une marche désastreuse. Tout au plus a-t-on pu traiter efficacement par ces eaux des catarrhes chroniques des bronches, des asthmes nerveux ou dépendant d'un embonpoint exagéré ; dans toutes ces circonstances, il faut que le mal consiste plutôt en une altération de sécrétion que dans un travail organique ou de nature sub-inflammatoire, pour autoriser la prescription des eaux salines.

La distinction admise par Pâtissier en eaux salines *fortes* ou *faibles*, selon la quantité plus ou moins considérable de principes constituants que recèlent ces eaux, et dont l'eau de mer contenant de 32 à 35 grammes de sels par litre d'eau serait la plus haute expression, ne fournit qu'une vue trop générale pour la pratique. Il nous semble plus utile de particulariser chaque source et chaque établissement thermal, tant en France qu'à l'étranger, en les groupant autant que possible d'après leurs affinités et les ressources qu'en retire la médication saline. L'emploi thérapeutique de l'eau de mer sera envisagé à part.

§ 1. Eaux chlorurées sodiques non ou peu gazeuses.

Balaruc (France, Hérault). — Lignes de Paris-Lyon-Méditerranée et du Midi, par Cette (869 kilom.). De Cette à Balaruc, en voiture 12 kilomètres, par eau (bateau à vapeur), 4 kilomètres. — Établissement thermal et hôtel réunis dans un village, qui, situé au milieu d'une sorte de presqu'île, au bord de l'étang de *Thau*, est pourvu d'installations variées pour toutes les classes de malades. Climat méditerranéen, très-agréable pendant les mois de mai et juin, septembre et octobre, en l'absence de fortes chaleurs, quoique les eaux soient accessibles durant toute l'année.

On compte trois sources à Balaruc ; la plus anciennement connue et exploitée est celle de l'*Établissement*, en 1868, des sondages exécutés à proximité de celle-ci ont fait découvrir une source dite *source communale ;* en 1871 une troisième a été captée dans la propriété *Bidon* et en porte le nom. Ces sources émergent toutes de terrains d'atterrissements marins plus ou moins modernes.

L'analyse de la source ancienne, laquelle présente une thermalité remarquable, en moyenne de 47° cent., a été faite en 1861, par MM. le professeur Béchamp et Gautier, et publiée dans le *Montpellier médical*. Nous en reproduisons les résultats groupés systématiquement, les carbonates étant admis à l'état de bicarbonates :

EAU 1 LITRE.

Chlorure de sodium	7^{gr},0451
— de lithium	0 0072
— de cuivre	0 0007
— de magnésium	0 8890
Sulfate de potasse	0 1459
— de chaux	0 9960
Bicarbonate de chaux	0 8358
— de magnésie	0 2167
Acide silicique	0 0228
— borique	0 0080
Oxyde ferrique	0 0012
Bromures	traces.
Nitrates	traces.
Alumine	
Manganèse	0 0011
Acide phosphorique	
	10^{gr},1695
Acide carbonique libre	0^{cc},0984
Azote et oxygène	13 42

Cette analyse se rapproche notablement de celle du *Kochbrunnen* de *Wiesbaden*, où sont signalées des traces de carbonate de cuivre (Frésénius, 1849). L'eau de *Bourbonne* a décelé également de l'oxyde de cuivre, mais en quantités impondérables (Béchamp). Il n'est pas possible d'apprécier l'action du composé cuivreux sur l'économie, en présence de proportions aussi minimes. On remarquera que l'eau de *Balaruc* est très-peu ferrugineuse et nullement arsenicale.

La source *Communale*, analysée par M. le professeur Chancel, en 1869, a donné un dosage et une composition, à très-peu de choses près semblables aux résultats de l'analyse de l'établissement. Sa température est de 12°,5.

La source *Bidon*, dont la température moyenne est de

19 à 20 cent., et qu'on devra échauffer par coupage ou serpentinage, ce qui se pratique sans altérer ses principes minéralisateurs, présente une identité parfaite de composition avec la source de l'établissement (Béchamp, 1873).

On peut assurer que ces eaux, dont le débit est très-abondant, ont une origine commune. Leurs caractères de limpidité, de saveur franchement salée mais tolérable, et leurs propriétés sont les mêmes. Il est digne d'attention que l'eau à 47° cent. est bue sans répugnance et mieux supportée que l'eau refroidie, qui devient amère.

Les eaux de *Balaruc* s'emploient en boisson, en bains généraux ou partiels, en douches variées, en étuves naturelles à 42°; on fait aussi des applications topiques des boues qui s'amassent au fond des réservoirs de la source ancienne. L'établissement thermal est suffisamment garni des moyens de balnéation appropriés à ces usages. La source *Bidon*, en voie d'exploitation, recevra bientôt des aménagements perfectionnés.

L'ingestion de quatre, six, huit verres (chacun d'une capacité de 250 grammes) de l'eau de *Balaruc* est très-bien tolérée, en général, sans parler des exagérations blâmables de quelques personnes imprudentes; cette boisson provoque des évacuations alvines dont la répétition, triomphant fréquemment de constipations tenaces, surmonte l'atonie de l'intestin et établit une dérivation utile. Il est tel malade qui obtient avec quatre verres de la source ancienne un effet aussi prononcé qu'avec dix verres de *Bourbonne* (Crouzet). La propriété purgative de l'eau de *Balaruc*, à des doses variables, ne fait pas de doute.

Les bains sont administrés, non plus comme autrefois par immersion dans les puits où l'eau a sa chaleur native de 47°, mais graduellement à une température de 32 à 40°, avec une durée proportionnelle, et suivant la pratique la plus admissible. Il en est de même des douches qui se donnèrent naguère d'une façon quelque peu brutale, le malade étant étendu de tout son long sur une paillasse et livré à deux servants, dont l'un laissait tomber d'assez haut de l'eau puisée à la source, tandis que l'autre frictionnait et secouait avec énergie le malheureux apoplectique. La *douche à la paillasse* est remplacée avec succès par des appareils et des procédés modernes à *Balaruc*.

De la combinaison de l'action purgative et dérivative de l'eau en boisson avec l'action modérément excitante du bain, ou, dans les cas déterminés, avec les effets révulsifs des douches, il résulte une méthode très-formelle qui dans les affections paralytiques procure les résultats les plus satisfaisants. C'est celle qu'on applique à *Balaruc* et qui a contribué à la vieille renommée de cette station pour la cure des paralysies.

Évidemment une grande susceptibilité nerveuse, une altération des organes respiratoires, du cœur ou des gros vaisseaux, une congestion active vers les centres nerveux, contre-indiquent ces eaux. Mais quand on juge possible de dériver, de stimuler et reconstituer en même temps, même chez les hémiplégiques, et, comme nous l'avons déjà noté, à une date peu éloignée de l'attaque, lorsque les symptômes témoignent d'une résolution de la lésion ou d'un retour fonctionnel, le traitement suivi à *Balaruc* peut être prescrit sans crainte.

La paraplégie, indépendante de la myélite, celle de cause rhumatismale particulièrement, est justiciable de cette médication. Des insuccès presque constants s'accusent, au contraire, dans les paraplégies reliées à la période tertiaire de la cachexie syphilitique, dans celles qui proviennent d'épuisement nerveux par abus vénériens dans les deux sexes, ou de lésions de l'utérus chez les femmes.

Les paralysies localisées se comportent à *Balaruc* comme ailleurs ; en favorisant les fonctions de nutrition, on est en droit de compter sur une réaction propice du côté des tissus engourdis.

Quant à la paralysie générale, elle ne peut être soumise qu'à une prudente thérapeutique, et il ne semble pas qu'on ait prise sur les progrès de cet état morbide, autrement que par l'influence du déplacement, du changement d'air et d'habitudes et de la diversion heureuse, qu'opère un milieu nouveau sur le sujet.

Les affections scrofuleuses, avec ou sans suppuration, les tumeurs blanches et l'ostéite rentrent également dans les attributions de ces eaux. On doit regretter que, malgré des propositions renouvelées à différentes reprises, la proximité des salins du littoral de la Méditerranée n'ait jamais été mise à profit, en vue des eaux mères, renfermant de notables quantités de bromures alcalins, qu'il serait possible de s'y procurer et d'ajouter avec profit à la balnéation de *Balaruc*.

Le lymphatisme et les asthénies cachectiques, toutes les fois qu'il y a matière à raffermir la constitution, trouvent des ressources réelles dans l'union d'agents médicamenteux énergiques et du beau climat du Midi, non loin de la mer, dans cette station.

Un hôpital civil et militaire, succursale de ceux de Montpellier, est ouvert aux indigents pendant quatre mois de l'été.

Les eaux de *Balaruc* se transportent sans s'altérer, et il est possible d'en user à distance des sources.

Bourbonne-les-Bains (France, Haute-Marne). — Ligne de l'Est. Station de la Ferté (328 kil.). De la Ferté à *Bourbonne*, 16 kilomètres en voiture. —Ville bâtie sur la croupe et les versants d'une colline qui relie le plateau de Langres aux montagnes des Vosges, au milieu d'une vallée accidentée, à 272 mètres d'altitude. — Climat vosgien, la température moyenne étant pendant l'été de 15° cent. — Ressources d'une ville assez importante. Il y a un établissement de bains civil et un hôpital militaire thermal. On y compte trois sources chaudes, ou plutôt trois ramifications d'une seule et même source. Ces sources surgissent du fond du vallon de Borne, sur la rive droite du ruisseau de ce nom, en trois points principaux : aux bains civils, à l'hôpital militaire et à une fontaine, dite la *Fontaine-Chaude*, située sur la place des bains, qui sépare les deux établissements thermaux. Leur gisement est une couche d'alluvions, superposée à des marnes inférieures du *Muschelkalk*. On les suppose dérivées de mines de sel gemme non encore découvertes.

La température des sources, prise au fond de chaque puisard, est, d'après M. Walferdin,

Pour le puisard de l'établissement civil.	de 54 à 55°
Pour la Fontaine-Chaude...............	de 49°5 à 51°8
Pour le puisard de l'hôpital militaire....	de 53°7 à 55°

D'imparfaites conditions de captage font varier cette thermalité, mais elle est toujours remarquablement élevée.

L'analyse, communiquée à l'Académie de médecine en 1848, par MM. Mialhe et Figuier, fait encore autorité, telle qu'elle suit :

EAU 1 LITRE.

	Fontaine chaude.	Puisard des bains civils.
Chlorure de sodium.......	58^{gr},783	5^{gr},771
— de magnésium...	0 392	0 381
Sulfate de chaux..........	0 899	0 879
— de potasse.........	0 149	0 129
Carbonate de chaux........	0 108	0 098
Bromure de sodium.......	0 065	0 064

Silicate de soude..........	0^{gr},120	0^{gr},120
Alumine.................	0 030	0 029
	7^{gr},546	7^{gr},471

Plus tard, M. Chevallier signalait l'existence de l'arsenic dans les eaux de *Bourbonne*, M. Garreau la présence de l'iode, M. Béchamp celle de traces de cuivre, et M. Grandeau y découvrait, par l'analyse spectrale, l'existence de quatre métaux : le *cæsium*, le *rubidium*, le *lithium* et le *strontium*, les deux premiers en proportions considérables, et peut être aussi l'*acide borique*.

Les principes gazeux, d'après les expériences de M. Athénas, consistent, pour 100 parties du gaz qui s'échappe des puisards, en :

Acide carbonique.....................	18	00
Oxygène.........	4	51
Azote.............................	77	49

Lonchamp avait déjà énoncé que ces eaux ne contiennent pas de l'acide carbonique, mais bien de l'azote.

Des dépôts confervoïdes, dont la nature se rapproche beaucoup de celle de la glairine et de la barégine, se recueillent dans les conduits et les bassins qui desservent les sources.

L'eau de *Bourbonne*, d'une limpidité parfaite, fortement salée, et d'une saveur amère, nullement nauséabonde, offre tous les caractères d'une eau chlorurée sodique, non chargée de gaz carbonique. Elle s'administre en boisson, en bains, en douches, en fomentations et en étuves, quelquefois en applications topiques de boues.

L'établissement civil, propriété de l'État, attend des améliorations désirables d'installation; il contient soixante-neuf baignoires, deux grandes piscines où trente-six personnes peuvent se baigner à la fois, deux autres de dimension moindre, sept cabinets de douches. A l'hôpital militaire, on dispose de quarante-six baignoires, de deux piscines, de cabinets d'étuves et de douches locales et générales, chaudes et froides.

L'eau de *Bourbonne*, bue à petite dose et chaude, est agréable, d'une digestion facile, réveille l'appétit et active la circulation. A dose plus forte elle augmente la soif, amène une diurèse abondante et une douce moiteur; parfois elle provoque quelques selles dans les premiers jours; le plus souvent elle produit de la constipation. Tiède ou froide, elle a des effets contraires, mais même à la dose d'un litre, ingérée par verres de dix en dix minutes, à la température de 15 à 20° cent., elle ne fait l'office que d'un *léger purgatif* (Cabrol et Bougard). C'est là une donnée distinctive, caractéristique, dont la cause n'a pas été établie jusqu'ici, mais qu'il importe de ne pas perdre de vue. On conçoit que la propriété acquise par l'eau thermale refroidie de pouvoir être continuée longtemps pour stimuler les fonctions de l'intestin, sans l'irriter, devienne précieuse dans certaines maladies du tube digestif et de ses annexes, surtout en vue de régulariser les selles; mais nous n'avons plus en main un agent de dérivation puissante, et l'usage interne de l'eau de *Bourbonne* semble devoir se restreindre au rôle de reconstituant, apte qu'est cette eau, par sa composition et sa digestibilité, à revivifier la nutrition et avec elle les forces générales.

Autrefois on commençait la cure par la boisson, puis venaient successivement le bain et la douche. Aujourd'hui on mène de front, le plus ordinairement, et suivant les cas, la boisson, les bains, les douches, les étuves, les fomentations. Dans son ensemble, cette pratique a pour but d'augmenter la transpiration, de déterminer une excitation générale, en même temps que les fonctions digestives deviennent plus actives,

La diathèse scrofuleuse, depuis le simple lymphatisme, jusqu'aux manifestations les plus graves : ostéite, carie, nécrose, tumeur blanche, occupe le premier
rang dans les indications de *Bourbonne*. On doit y joindre les anémies et les états cachectiques avec altération
de l'hématose, suites de convalescences, intoxication palustre, cachexie syphilitique, mercurielle, saturnine, etc.
Les eaux, appliquées comme il a été dit, partagent avec
toutes celles où la méthode diaphorétique s'emploie activement, la faculté de révéler la présence de virus syphilitique latent, ou d'éclairer le diagnostic dans des cas
douteux.

Les affections paralytiques du système nerveux sont
nombreuses dans la clientèle de *Bourbonne*, mais les
médecins expérimentés s'élèvent contre cette affluence
traditionnelle. La paralysie apoplectique ne peut être
traitée par ces eaux qu'à une époque et dans des conditions telles qu'on puisse supposer le symptôme déjà plus
ou moins dégagé de sa cause; autrement elles seraient
dangereuses (A. Renard). M. Bougard a confirmé ces
sages réserves que commande une pratique de stimulation, comme celle dont on use à *Bourbonne*. Le traitement des paraplégies et des paralysies localisées rentre
dans la même acception.

Les affections traumatiques, suites de fractures, de
blessures de guerre, d'entorse, de luxations, etc., trouvent
à *Bourbonne* une médication appropriée, et il est à remarquer que les guérisons et les améliorations les plus
notables ont été observées dans les cas de fractures les
plus récentes (Bougard), contrairement à l'opinion er-
ronée qui impute aux eaux soit salines soit sulfurées
le ramollissement du tissu osseux en général, dans le cal
des fractures en particulier.

Le rhumatisme mono ou poly-articulaire chronique

résiste plus ou moins au traitement de *Bourbonne*, comme ailleurs. L'arthrite sèche en retire de meilleurs résultats. Il y a de nombreux exemples de succès à l'occasion de la névralgie sciatique idiopathique. Quant à la goutte , elle nous paraît s'exclure d'elle-même en présence de la minéralisation des eaux et des modes balnéaires mis en œuvre à cette station thermale.

L'eau de *Bourbonne*, ne se décomposant point à l'air libre, peut être facilement transportée.

Niederbronn (Alsace). — Ligne de l'Est par Strasbourg et Haguenau (507 kil.). De Haguenau à *Niederbronn* 21 kilomètres en voiture. — Bourg agréablement placéau bas de la pente orientale des Vosges, à proximité de sites attrayants, avec hôtels, maisons meublées, Wauxhall, etc., et toutes les ressources nécessaires. Altitude : 192 mètres. Climat vosgien, peu variable.

Il y a deux sources minérales, ou, pour mieux dire, deux bassins ou réservoirs qui enclosent les sources, et communiquent ensemble par des conduits souterrains. L'origine de ces sources est réellement commune. La température de l'eau de Niederbronn est en moyenne de 17°,50 cent. L'analyse, faite par M. Kosmann en 1850, lui attribue la composition suivante :

EAU 1 LITRE.

Chlorure de sodium................	3^{gr},08857
— de calcium................	0 79445
— de magnésium............	0 31171
— de potassium............	0 13198
— de lithium................	0 00433
— d'ammonium............	traces.
Carbonate de chaux................	0 17912
— de magnésie............	0 00653
— de protoxyde de fer........	0 01035
Sulfate de chaux................	0 07417
Bromure de sodium............	0 01072

Iodure de sodium... .... traces.
Silicate de fer avec traces d'oxyde de
    manganèse........ .... 0 01502
Silice pure........................ 0 00100
Alumine................. . .. . traces.
Acide arsénieux........ .... tr.-légères traces.
                                     ─────────────
                                     4^{gr},62795

Cette eau contient, en outre, de l'azote et de l'acide carbonique, mais non en proportions importantes.

On y a constaté la présence du fluor (Nicklès).

Le caractère chimique des eaux de *Niederbronn* se rapporte donc à la prédominance du chlorure de sodium. Limpides, elles ont une saveur saline assez agréable, suivie d'un arrière-goût un peu fade. Ce qui les distingue, en conséquence d'un degré de minéralisation intermédiaire à beaucoup de sources similaires, c'est leur parfaite tolérance par l'estomac et l'économie. Il y a peu d'eaux qui puissent être prises impunément en aussi grandes quantités ; aussi ont-elles surtout de la valeur comme source potable et se prêtent-elles à la méthode laxative, qui est la pratique thérapeutique la plus usitée dans cette station.

Dans les cas de constipation ou de paresse des fonctions digestives, en présence d'un état saburral des premières voies, ou bien lorsqu'il s'agit de porter sur le tube intestinal un effet dérivatif, comme dans les congestions sanguines, dans l'état apoplectique, la disposition à l'obésité, etc., on fait boire au malade, dès le premier jour, sauf contre-indications, six à huit verres d'eau, de quart de litre chacun, et par intervalles de 4,6, ou 8 minutes. Si l'effet évacuant est obtenu, on augmente ou diminue la dose, les jours suivants, selon que cela est nécessaire pour l'obtention de deux ou trois selles liquides. En cas de résistance, et si l'eau est supportée, on porte la dose jusqu'à 8 ou 10 verres. Au delà de cette limite, il n'y a qu'à recourir aux agents pharmaceutiques, et la compétence des *eaux minérales* disparaît (Kuhn).

Si les états pathologiques qu'on a à traiter réclament une médication soit résolutive, soit reconstituante, l'usage de la boisson devient très-restreint, fort modéré en général, et on y joint l'emploi des bains tièdes plus ou moins prolongés, des douches, à température et à pressions variées, selon les conditions morbides ou personnelles du sujet. En ce qui regarde ces applications externes des eaux de *Niederbronn*, il n'y a rien de particulier à noter, sinon que leur pouvoir excitateur cutané n'a qu'une intensité moyenne (Kuhn).

L'établissement ne possède pas de bains; les hôtels et les maisons particulières sont pourvus de baignoires en assez grand nombre, et dans quelques hôtels on dispose d'appareils de douches.

Les maladies, auxquelles s'approprient les eaux de *Niederbronn*, administrées comme il a été dit plus haut, sont :

1° Celles des organes digestifs (dyspepsie, lenteur et inertie des fonctions digestives, congestion et hypertrophie du foie, calculs biliaires à éliminer); 2° les affections lymphatiques et strumeuses, et, parmi les dermatoses, celles seulement qui appartiennent à la diathèse scrofuleuse ; 3° les affections des centres nerveux, dans lesquelles l'action évacuante des eaux trouve une application, abstraction faite des moyens externes, ou du moins employés avec prudence.

Les affections utérines, le rhumatisme, les affections dites chirurgicales, sont encore traités à *Niederbronn*, mais accessoirement.

L'eau de *Niederbronn* est transportable.

Lamotte-les-Bains (France, Isère). — Ligne de Paris-

Lyon-Méditerranée et du Dauphiné (642 kil.). De Grenoble à *Lamotte*, 30 kilomètres en voiture. — Etablissement thermal, réunissant les bains et l'hôtel dans un antique manoir assez bien conservé, situé pittoresquement au pied d'une vallée très-inclinée, au milieu de montagnes qui s'écartent à l'ouest. Altitude : 475 mètres ; climat salubre ; existence calme. Il y a trois sources thermales, fournissant trois mille hectolitres d'eau dans les vingt-quatre heures, les deux principales, sont la source du *Puits* et la source de la *Dame*, elles émergent d'un calcaire recouvrant un grès anthracifère. Leur température au griffon est de 58 à 60° cent., mais dans le trajet de 1,500 mètres qu'elles parcourent avant d'arriver à l'établissement, elle perdent cette thermalité en partie et ne sont reçues dans les réservoirs de distribution qu'à la température moyenne de 38 à 40° : leur composition les range dans les eaux chlorurées sodiques fortes.

EAU 1 LITRE.

	S. du Puits.	S. de la Dame.
Chlorure de sodium.........	3^{gr},80	3^{gr},56
— de magnésium.....	0 14	0 12
— de potassium......	0 06	0 05
Sulfate de chaux....	1 65	1 40
— de magnésie........ .	0 12	0 10
— de soude.......... .	0 77	0 67
Carbonate de chaux........ ⎫ — de magnésie..... ⎭	0 80	0 64
Crénate et carbonate de fer. ⎫ Manganèse, traces......... ⎭	0 02	0 01
Bromure alcalin............	0 02	traces.
Silicate d'alumine..........	0 06	0 05
	7^{gr},34	6^{gr},60
Gaz acide carbonique........	quant. ind.	qu. indét.

(O. Henry, 1842.)

MM. Breton et Buissard ont trouvé dans ces sources de l'iode et 0^{gr},00011 d'arsenic par litre d'eau.

L'établissement possède 20 baignoires, des cabinets de

douches variées, des étuves, une salle d'inhalation où l'eau est projetée contre un disque et réduite en particules fines qui remplissent l'atmosphère ambiante (voir Section première, § 5).

Les affections scrofuleuses et rhumatismales constituent à peu près seules la clientèle de ces eaux, néanmoins remarquables par leurs propriétés toniques et stimulantes et auxquelles le séjour dans un air vivifiant de montagne sert d'auxiliaire efficace. On emploie souvent à *Lamotte* l'irrigation vaginale, au moyen d'un appareil placé dans la baignoire, et qui, à titre de procédé hydrothérapique, convient au traitement de beaucoup de maladies de l'utérus. Quant à l'usage des eaux en boisson, il ne semble pas exercer une action purgative assez constante pour qu'il soit prescrit dans un but de dérivation intestinale.

On associe souvent au traitement, surtout chez les anémiques, l'eau ferrugineuse d'*Oriol*, petit village situé à quelques lieues de *Lamotte*, et dans certains cas de dyspepsie les eaux bicarbonatées sodiques de *Monestier-de-Clermont*, également à proximité de la station.

Salies-de-Béarn (France, Basses-Pyrénées). — Ligne de Paris à Bordeaux, Dax et Puyoo (764 kil.). De Puyoo à *Salies*, trois quarts d'heure en voiture. — Ville, située à l'extrémité d'un vallon, et protégée de tous les côtés par des coteaux élevés et boisés qui l'abritent des vents, dans l'arrondissement d'Orthez. Climat tempéré du sud-ouest, peu variable. Conditions faciles d'existence.

La source principale, dont l'origine est rapportée, avec celle d'autres sources analogues, à l'existence d'un énorme banc de sel gemme, sur la route de Bayonne à Pau, émerge au centre de la ville, à la base d'une colline gypseuse. La *Fontaine-Salée*, ainsi qu'on la nomme, alimente une usine où se fabrique le sel dit de *Bayonne* ; l'établissement des bains s'élève dans l'enceinte de l'usine, à côté d'une jolie promenade.

L'eau de *Salies* est limpide, incolore, d'une saveur fortement salée avec un arrière-goût amer ; sa densité, prise à + 15° a été trouvé égale à 1,208. Sa température est froide. L'analyse de M. O. Henry père, faite en 1856, donne les résultats quantitatifs qui suivent, pour 1 litre d'eau :

Chlorures anhydres......	de sodium..........	216^{gr},020
	de potassium.......	2 080
	de calcium.......}	traces.
	de magnésium....}	
Sulfates anhydres........	de soude.........}	
	de potasse. ......}	9 750
	de magnésie......}	
	de chaux........}	
Iodures alcalins............................		traces.
Bromures alcalins....................		1 050
Phosphates, silice, alumine, sesquioxyde de fer.		traces.
Matière organique..........................		5 500
Bicarbonate de chaux...................}		traces.
— de magnésie...............}		

234^{gr},400

Des recherches de MM. Réveil et Henry fils, il apparaît que 1,000 grammes de cette eau renfermeraient :

Bromure de magnésium.............	0^{gr},03021
Iodure de sodium...................	0 03315

Les sels recueillis de l'opération de condensation qu'on fait subir à l'eau de *Salies* renferment, d'après les mêmes chimistes, des chlorures de sodium, de magnésium, de calcium, des traces de sulfates de soude, de magnésie et de chaux ; enfin du bromure de magnésium et jusqu'à 15 centigrammes d'iodure de sodium par litre.

Enfin dans les eaux mères, ou résidu liquide de l'extraction du sel dit de *Bayonne*, on signale une prédominance de chlorure de sodium, évaluée à 157^{gr},980 sur 317,220 de matières solubles par litre, avec une forte proportion, en outre, de bromure et d'iodure alcalins.

Toutes ces données établissent sans conteste la richesse minérale des eaux de *Salies* et les placent en tête des eaux similaires. C'est par exception qu'on use des eaux mères à *Salies*, la *Fontaine-Salée* répondant à elle seule aux exigences de la pratique.

Elles s'administrent en boisson, et principalement en bain, en douches froides, tempérées et chaudes.

A la dose d'un quart de verre mêlé avec trois quarts d'eau ordinaire, l'effet est purgatif ; on ne dépasse guère cette prescription. A plus faibles doses, et mélangées au dixième avec de l'eau, ou du bouillon de poulet chaud et non salé, ces eaux agissent sur l'ensemble de l'économie comme toniques et excitantes.

Le bain, même à basse température (28° cent.), l'*eau minérale* ayant sa densité ordinaire, avec une durée moyenne de 35 à 40 minutes, produit une vive excitation du système cutané. Le baigneur doit être maintenu au moyen de courroies en cuir, fixées au fond de la baignoire, le corps tendant à flotter à la surface d'une eau aussi dense. Les effets de cette pratique sont ceux d'un remontement et d'un bien-être général. Bien entendu, suivant les indications, notamment pour les enfants et les personnes impressionnables, l'eau du bain est mitigée par l'addition de proportions variables d'eau commune. La durée du bain à *Salies* varie de dix minutes à une heure qu'il ne faut pas généralement dépasser.

Dans les cas particuliers, les demi-bains, les bains de pieds ou de siége sont préférés aux bains entiers.

La douche, froide ou chaude, exerce l'action révulsive dans toute son acception.

On a qualifié les sources de *Salies* d'eaux *diathésiques* (Durand-Fardel), et c'est pleinement justifié par leur composition chimique et par les résultats de l'expérience. La scrofule figure en première ligne de leurs indications, à savoir : 1° le lymphatisme chez les enfants, la croissance exagérée ou retardée, avec tendance aux vices de conformation et de structure, particulièrement chez les jeunes filles ; 2° les scrofulides ; 3° les lésions du système osseux, ostéites, caries, nécroses, compliquées d'abcès profonds, de fistules, de décollements superficiels de la peau ; enfin, l'arthropathie et ses complications (C. de Larroque).

Les cachexie, par intoxication palustre ou autre, la chlorose, l'aménorrhée, la dysménorrhée, sont combattues efficacement à *Salies*. De même en est-il du rhumatisme à forme asthénique. Quant à la goutte et à la phthisie pulmonaire, elles contre-indiquent certainement ces eaux éminemment stimulantes, concurremment avec les maladies du cœur et des gros vaisseaux, quelque salutaire qu'ait pu paraître chez des malades de ce genre, mais extrêmement lymphatiques, l'influence révulsive, exercée sur la peau à l'aide du bain salé (Nogaret, de Larroque).

Salins (France, Jura). — Ligne de Paris-Lyon-Méditerranée, par Dijon et Dôle (401 kil.). — Ville, bâtie en amphithéâtre, dans une sorte de défilé de montagnes, au bord du torrent la Furieuse. Altitude : 835 mètres. Climat tempéré, propre aux vignobles. Conditions de séjour faciles. — On distingue : 1° des salines, où l'eau qui baigne des bancs de sel gemme, à une profondeur d'environ 250 mètres, sert à la fabrication du sel, et dont les

eaux mères, obtenues par évaporation, peuvent être utilisées en médecine; 2° une, ou plutôt trois sources,
émergeant d'une roche dolomitique, et qui se réunissent dans un bassin unique, pour de là être distribuées
aux lieux d'emploi, au moyen d'une machine hydraulique. Le débit de ces sources est évalué à 1,800,000
litres d'eau dans les vingt-quatre heures. Elles occupent
le centre d'un établissement de bains considérable.

Ces trois sources sont inégalement minéralisées, mais
leur réunion fournit une eau dont la salure est très-
appropriée aux applications thérapeutiques. Elle est
froide, limpide, d'une saveur salée sans âcreté, ne laissant à l'arrière-gorge aucune ardeur désagréable. Cette
eau, vraisemblablement de la nature des eaux réputées
de *lixiviation*, fait la base de la médication prescrite à
Salins, et l'eau mère n'y est jamais qu'un auxiliaire
(Dumoulin); c'est d'elle qu'il importe surtout de s'occuper. L'analyse, opérée par M. Desfosses de Besançon
en 1845, lui reconnaît la composition suivante :

EAU 1 LITRE.

Chlorure de sodium	27^{gr},426
— de potassium	0 390
— de magnésium	0 222
Sulfate de chaux	0 573
— de magnésie	0 873
— de potasse	0 038
— de soude	0 317
Bromure de potassium	0 067
Carbonate de chaux	0 093
— de magnésie	0 004
	29^{gr},993

La proportion de bromure de potassium et la quantité relativement peu considérable de sels calciques que
contient cette eau sont dignes de remarque, au point
de vue de l'agrégat médicamenteux et des propriétés

fondantes et résolutives qu'il est permis de lui attribuer, conjointement avec celles du chlorure de sodium, à faible dose reconstituant, et purgatif à doses élevées.

Les eaux mères de *Salins* renferment, d'après MM. Dumas, Pelouze et Favre, 158 grammes de chlorure de sodium et $2^{gr},700$ de bromure de potassium, indépendamment des matières solides à base de potasse et de magnésie, pour un litre d'eau.

L'établissement de bains, créé en 1855, à destination de thermes, d'hôtel et de casino réunis, avec un jardin attenant, présente une installation confortable. On y dispose de 45 cabinets de bains, d'appareils hydrothérapiques variés et complets, d'une vaste piscine jaugeant 86,000 litres d'eau, qu'on peut chauffer à volonté, et qui est admirablement aménagée pour la natation. La source de *Salins* alimente l'établissement dans tous ses détails.

L'eau de la source de *Salins* est digérée aisément et on en prescrit à beaucoup de malades un verre, matin et soir, pure ou coupée avec du sirop de gomme (Dumoulin). Les bains de baignoires, d'une minéralisation toujours mise en rapport avec l'état et l'âge du sujet, le bain de piscine en eau froide avec natation, ou simplement l'immersion pendant cinq minutes, suivie d'un essuiement rapide et d'un exercice modéré, constituent des moyens énergiques de remontement, unis à l'usage interne des eaux. Les douches, dont la parfaite installation à *Salins* procure des modes d'administration très-variés, servent à la révulsion plus ou moins cherchée, suivant les cas. Enfin, l'addition des eaux mères aux bains, quoique tenant une place secondaire dans cet ensemble de médication, achève de mettre la station de *Salins* en concurrence sérieuse avec celles de *Nauheim* et *Kreuznach*, chez les Allemands.

Le traitement général de la scrofule, dans toutes ses formes, relève manifestement de l'emploi de l'eau de *Salins* en boisson, bains et douches ; en y comprenant les engorgements ganglionnaires, les abcès, le coryza chronique, l'ozène, les scrofulides de la peau, l'ophthalmie, les tumeurs blanches, le mal de Pott et toutes les ostéites scrofuleuses, la leucorrhée et les engorgements utérins reliés à cette diathèse. Si des affections catarrhales chez des sujets très-lymphatiques ont été heureusement modifiées par cette médication, il n'est pas possible d'admettre que la phthisie tuberculeuse, même appartenant aux manifestations de la scrofule, doive figurer dans le contingent de *Salins ;* c'est le contraire qui paraît plus rationnel et plus prudent.

Dans la cachexie syphilitique, dans les rhumatismes, où il y a lieu de mettre à profit une influence reconstitutive, sans crainte de réveiller des accidents inflammatoires, la même médication rend de réels services. Il en est ainsi d'ailleurs, dans les états chloro-anémiques et dans ceux que caractérise l'asthénie ou qu'entraîne l'exagération du tempérament lymphatique. Quoi qu'on en ait dit, la goutte reste en dehors de ce cadre d'indications curatives.

Kreuznach (Allemagne, Prusse Rhénane). — Ligne de l'Est par Nancy, Metz, Saarbruck (594 kil.). — Ville au bord de la Nahe, dans une assez belle vallée, avec un grand nombre de magnifiques hôtels et un *Kurhaus*. Altitude : 110 mètres. Climat tempéré, d'une grande douceur. — Trois sources principales, dont chacune alimente un établissement particulier : 1° *Elisenquelle* (source Élisabeth), située dans la ville même, froide et servant à la boisson ; 2° *Theodorshalle*, à 1 kilomètre de *Kreuznach*, et à proximité de salines exploitées. Sa température est de 23°,8 cent.; 3° *Münster am Stein*, à 2 kilo-mètres plus loin que la précédente, d'une température de 30° cent. et également annexée à des salines, dont on utilise les eaux mères très-analogues à celles de *Nauheim*.

Les eaux de *Kreuznach* émergent de roches feldspa-thiques et porphyriques, elles ne sont pas gazeuses. La plus chargée en chlorures étant l'*Elisenquelle*, nous en reproduisons l'analyse, faite en 1835 par M. Polstorf :

EAU 1 LITRE.

Chlorure de sodium	$9^{gr},5201529$
— de calcium	1 7333990
— de magnésium	0 0328384
— de potassium	0 1268624
— de lithium	0 0097918
Bromure de sodium	0 0101072
Iodure de sodium	0 0004195
Carbonate de strontiane	0 0892370
— de baryte	0 0383818
— de magnésie	0 1763989
— de protoxyde de fer	0 0260251
— de manganèse	0 0012489
Silice	0 0409887
Alumine pure	0 0028111
	$11^{gr},8386627$

Les eaux de *Kreuznach* se distinguent par la propor-tion de chlorure de calcium, d'iodures et de bromures alcalins, qu'elles renferment, et par l'absence de gaz acide carbonique libre. Leurs eaux mères participent de ces caractères.

L'usage interne est peu répandu dans cette station, l'eau de l'*Elisenquelle* se buvant avec une certaine répu-gnance et réclamant quelques jours d'habitude. Sa sa-veur est très-sensiblement salée et ferrugineuse. A faible dose, d'un quart à un demi-verre, elle constipe. A dose élevée, de un à trois verres espacés à jeun, elle est purgative. En général, on la prescrit comme tonique et reconstituante.

Les bains et les douches s'administrent avec l'eau dont la chaleur est élevée par des moyens artificiels. Il y a également des bains de vapeur. Ces modes d'emploi sont combinés ou séparés, selon les indications, et il en est de même de l'auxiliaire des eaux mères, dont on ajoute deux à dix litres environ à l'eau du bain.

Le traitement externe prédomine formellement dans la cure de *Kreuznach*, et c'est une différence notable par rapport à d'autres stations émules, à *Nauheim* en particulier.

En tête des affections tributaires de la médication de *Kreuznach*, figure de toute nécessité la scrofule, dans ses diverses manifestations sur les ganglions, les os, les articulations, la peau. D'après M. Rotureau, la cure externe, telle qu'on la pratique dans cette station, convient plutôt aux altérations superficielles qu'aux affections profondes, de nature scrofuleuse. Toutefois les promenades réitérées que les malades sont invités à poursuivre aux environs des bâtiments de graduation, aux salines de *Münster* et de *Theodore*, dans un air chargé de vapeurs chlorurées, exerce une action tonique des plus efficaces sur leur économie.

Les autres indications de *Kreuznach* ne diffèrent pas de celles qui concernent les sources chlorurées sodiques fortes, bromurées et iodurées. Le lymphatisme, l'asthénie, l'état cachectique y contribuent avec toutes leurs variétés.

De l'application topique de ces eaux, on tire de bons résultats dans les affections des organes sexuels de la femme, reliées à un état de débilité générale, et l'aménorrhée ou la dysménorrhée, causée par la chloro-anémie, peut être surmontée pour les mêmes moyens. Des cas de résolution de tumeurs fibreuses de l'utérus ont été relatés par M. O. Prieger à *Kreuznach ;* ces observations demandent confirmation.

L'exclusion du tempérament sanguin, des menaces de congestion, des vices organiques du cœur et des gros vaisseaux et de la phthisie pulmonaire, doit être une règle rigoureuse à *Kreuznach.*

On transporte l'eau de la source Élisabeth.

Salins, près Moutiers (France, Savoie). — Ligne de Paris à Chambéry. Station de Chamousset (625 kil.). 6 heures en voiture. Établissement, à 6 kilomètres de Brides. Altitude : 494 mètres. Climat de montagnes.—Une source jaillit au pied d'un massif calcaire, par des filets nombreux. Sa température est de 35° cent. et tous ses caractères se tirent de la prédominance du chlorure de sodium d'après l'analyse suivante due à M. Berthier :

EAU 1 LITRE.

Chlorure de sodium........................	10^{gr},22
— de magnésium....................	0 30
Sulfate de chaux.........	2 40
— de soude.......................	0 98
— de magnésie.....................	0 52
Carbonate de chaux...........	0 75
— de fer.....................	0 15
	15^{gr},32

On y a découvert des traces de bromure de sodium (Reverdy).

Les eaux se prennent en bains et douches ; il y a, à cet effet, neuf baignoires, une piscine, un appareil de douche. Elles mériteraient d'être mieux connues et plus usitées, eu égard à leur efficacité expérimentée dans les affections scrofuleuses, en général.

Bourbon-l'Archambault (France, Allier).—Ligne de Paris à Moulins, par Bourges, station de Souvigny

(407 kil.). De Souvigny à *Bourbon-l'Archambault*, 15 kilomètres en omnibus. — Petite ville entourée de belle végétation et de sites agréables, à 267 mètres d'altitude. Climat très-sain et tempéré. Existence facile et calme. — L'établissement appartient à l'État et attend des améliorations d'installation. Il y a deux hôpitaux, l'un civil, ouvert aux indigents du 15 mai au 15 septembre, l'autre militaire, dépendant de l'administration de la guerre. La source thermale s'ouvre au midi de la ville, dans des terrains sédimentaires de l'âge triasique, recouvrant la roche granitique d'origine. Elle aboutit par plusieurs conduits naturels à trois réservoirs, désignés sous le nom de *Grands-Puits* ; on compte encore un *Petit-Puits*, alimenté directement par une veine de cette même source. Des bassins de réfrigération, contigus l'un à l'autre et communiquant entre eux, sont annexés à ces Puits.

La température de cette source est approximativement fixée à 52° cent. Son analyse, pratiquée en 1842 par O. Henry, donne les résultats suivants :

EAU 1 LITRE.

Chlorure de sodium............................	2^{gr},240
— de magnésium.............	0 070
— de calcium.................	
Sulfate de soude............................	
— de potasse.................	0 231
— de chaux...................	
Carbonate de soude.........................	0 367
— de magnésie...............	0 470
— de chaux..................	0 507
Silicate de soude...........................	0 060
— d'alumine.................	0 370
— de chaux..................	
Crénate de fer.............................	0 017
	4^{gr},342

Gaz acide carbonique un sixième du volume environ.

MM. Chatin et Hattier, en 1851, y ont reconnu :

Iodures alcalins....................... 0gr,0001
Bromures............................ 0 0020

M. de Gouvenain récemment l'a trouvée riche en fluorures, ce qui confirme le même fait annoncé par M. Lefort.

En vertu de cette minéralisation, la caractéristique des *eaux chlorurées sodiques* appartient à la source de *Bourbon*. Toutefois on a pu considérer que le chiffre des alcalins 1, 77 sur un total de 4, 34 de principes fixes assigne une place intermédiaire à cette eau entre les eaux salines et les eaux bicarbonatées sodiques ou alcalines (Pétrequin et Socquet). L'étude de l'action thérapeutique ne contredit pas cette opinion.

L'eau de *Bourbon-l'Archambault* abandonne des dépôts assez abondants, composés de carbonate calcaire et de crénate de fer. Des conferves se développent dans les bassins de réfrigération ; de nature gélatineuse, elles donnent à l'eau une certaine onctuosité. Leur usage médical est restreint.

Outre la source thermale, on utilise trois sources qui se rencontrent, l'une à *Bourbon* même, la source *Jonas*, ferrugineuse et bicarbonatée sodique, avec un cinquième de volume d'acide carbonique, les deux autres, à quelques lieues de distance, l'eau bicarbonatée sodique et gazeuse de *Saint-Pardoux*, et la source ferrugineuse de *La Trollière*. Toutes ces eaux sont froides et faciles à boire. La source *Jonas* a des propriétés laxatives, et on l'emploie également en applications externes.

L'établissement thermal dispose d'un certain nombre de petites piscines à eau courante, qui ne reçoivent qu'un malade à la fois, et où l'on peut graduer la chaleur et la composition du bain, de cabinets de bains avec baignoires, dont deux sont pourvus de douches ascendantes. Des douches générales et locales, écossaise et autres, complétent cet aménagement.

Le massage est pratiqué très-fréquemment par l'intermédiaire d'un personnel bien exercé.

On a conservé dans cette station l'antique usage des *cornets*, espèce de ventouses à succion, qui remplissait un certain rôle dans l'hydrologie médicale autrefois.

Ce qui est plus intéressant à signaler, c'est la pratique de la chaise à porteur et de l'enveloppement du malade dans une couverture chauffée, à l'entrée et au sortir du bain ou de la douche, suivi du transport au lit, méthode analogue aux procédés d'*Aix-en-Savoie* et très-profitable à la cure thermale.

L'hôpital civil et l'hôpital militaire ont leur installation balnéaire respective à part.

On boit l'eau thermale de *Bourbon-l'Archambault*, mais elle est rarement employée seule en boisson ; elle accompagne le plus habituellement le traitement par les bains et les douches, et elle est donnée avant, pendant et après que l'on prend ceux-ci. Elle est bue chaude, ou à une température un peu inférieure à celle de la source, presque jamais froide. Elle ne purge pas, à moins d'ingestion en excès ; elle resserre plutôt, et quand il s'agit de régulariser les fonctions alvines, il faut recourir à l'usage de l'eau de *Jonas*, qui est légèrement laxative (Périer). La dose de l'eau thermale varie entre deux et huit verres dans la journée. Son goût salin et l'acide carbonique la font prendre sans répugnance. Ses effets sont d'activer la diurèse et la transpiration cutanée et de stimuler les fonctions digestives.

Les bains, pris soit en piscine, soit en baignoires, généraux ou partiels, modifient les phénomènes circulatoires, nerveux, excrétoires, en raison de leur thermalité plus ou moins élevée.

Pour l'action plus ou moins révulsive des douches, pour celles des douches rectale, vaginale, périnéale, il n'y a qu'à se reporter à nos généralités sur les procédés balnéaires et leurs applications. Cependant la douche oculaire, administrée avec l'eau froide de la *fontaine de Jonas*, d'après un système extrêmement simple, l'eau tombant goutte à goutte tantôt sur un œil, tantôt sur l'autre, a joui d'une vieille célébrité. C'est un excellent moyen hydrothérapique pour remédier aux ophthalmies scrofuleuses ou leurs analogues, mais la guérison de la paralysie des nerfs optiques, amaurose ou goutte sereine, avec cette douche, comme la proclamait Regnault, ne mérite aucune créance.

On doit adresser de préférence à *Bourbon-l'Archambault :*

1° Les rhumatismes, soit musculaires, soit articulaires, dans leur forme chronique, et principalement chez les sujets plutôt lymphatiques que disposés aux névropathies par leur constitution. L'arthrite chronique noueuse s'améliore, si elle ne se guérit pas, à ces eaux. Quelques névralgies, la sciatique entre autres, ont cédé aux moyens balnéaires de *Bourbon*.

2° Les paralysies. Quant à celles qui sont liées à la diathèse rhumatismale, il n'y a pas à hésiter, mais on a revendiqué à *Bourbon* la cure des paralysies apoplectiques, avec affirmation d'une « amélioration d'autant « plus prompte que la paralysie est moins ancienne, « qu'elle a été combattue par des moyens moins nombreux, moins énergiques, moins débilitants » (Regnault et Caillat). M. Périer formule autrement, et avec beaucoup de justesse, le traitement thermal appliqué aux hémiplégiques, à savoir qu'il doit être avant tout *dérivatif et révulsif*. On administre l'eau de *Jonas* à doses laxatives ; on exerce une révulsion locale par l'application des cornets ou ventouses ; des affusions froides sont faites sur la tête, en même temps que la stimulation des bains et des douches porte sur toute la surface cutanée. Nous trouvons là une méthode énergique de traiter la paralysie, consécutive à la congestion ou à l'hémorrhagie cérébrale, mais elle n'est point particulière aux eaux de *Bourbon*.

3° Le lymphatisme et les affections scrofuleuses, en tant qu'elles ressortent aux effets reconstituants de cette médication, inférieure évidemment à celle qu'offrent les eaux chlorurées très-minéralisées.

4° Les affections utérines que prédominent la constitution lymphatique, une atonie générale, la chlorose invétérée. C'est à ces états morbides qu'on oppose efficacement les bains prolongés de piscine à température peu élevée et les irrigations douces et fraîches d'eau de *Jonas*, sans préjudice de l'usage tonique des eaux martiales au repos.

Les gastralgiques et les dyspeptiques bénéficient des diverses eaux de *Bourbon*.

Beaucoup d'affections, conséquences de traumatisme, y sont traitées heureusement.

§ 2. Eaux chlorurées sodiques chargées de gaz acide carbonique.

Nauheim (Allemagne, Hesse-Darmstadt). — Ligne de l'Est, de Paris à Francfort (681 kil.) et de Francfort à *Nauheim* (38 kil.). — Bourg situé dans une vallée fertile, sur la pente nord-est du Taunus. Altitude : 150 mètres. — Magnifique Kursaal, à proximité des bâtiments de graduation de Salines. Le grand parc de l'établissement contient trois sources : le *Kleiner-Sprudel*, à destination de bains de gaz, le *Grosser-Sprudel* et le *Friedrich Wilhem*, qui s'élance en gerbes écumantes, jusqu'à soixante pieds de hauteur, ces deux sources servant aux bains ; dans un autre parc, qualifié de *Parc des sources à boire*, se trouvent le *Kurbrunnen* et le *Salzbrunnen*, fort rapprochés l'un de l'autre. Une sixième source extérieure, l'*Alkalischer-Saüerling* diffère des précédentes par sa composition. L'établissement des bains met au service de sa clientèle près de cent vingt cabinets, remarquables par leurs dimensions, leur installation confortable et leurs dégagements. Les baignoires jaugeant cinq cents litres d'eau sont en marbre blanc, creusées dans le sol. Des dispositions existent pour le bain à eau courante. Des appareils de douches variés répondent à toutes les prescriptions médicales.

Le débit des sources de *Nauheim* est évalué à 1,250 mètres cubes par vingt-quatre heures. Leur température est de 22°,5 cent. pour la source qu'on boit, de 32°,5 cent. au *Grosser-Sprudel*, 35°,5 cent. au *Friedrich-Wilhelm*, conditions très-appréciables pour leur emploi respectif. Toutes ces eaux sont limpides, gazeuses, écumantes, à leur sortie de terre. Au contact de l'air, elles se troublent et déposent un sédiment ocracé dans les conduits et les réservoirs de distribution.

Les eaux de *Nauheim* ont été analysées en 1856 par M. Chatin ; le tableau suivant expose la composition des trois principales sources :

EAU 1 LITRE.

	Kurbrunnen.	Gr. Sprudel.	F. Wilhelm.
Chlorure de sodium.........	14^{gr},2000	23^{gr},5000	35^{gr},1000
— de calcium........	1 3000	2 3000	2 7500
— de magnésium	0 3900	0 5500	»
Bromure de magnésium.....	0 0050	0 0080	0 0098
Iode (libre ?)...............	traces.	bonnes tr.	traces.
Carbonate de soude.........	»	»	»
— de chaux.........	1 4000	1 9000	2 3600
— de fer...........	0 0260	0 0550	0 0450
— de manganèse....	0 0050	0 0150	0 0100

18

Sulfate de chaux............	0^{gr},1000	0^{gr},1100	0^{gr},0650
Silice et traces d'alumine...	0 0180	0 0250	0 0260
Arséniate de fer ?...........	0 0002	0 0004	fortes tr.
Nitrates alcalins........	traces.	traces.	»
Sel de potasse.............	»	»	traces.
— d'ammoniaque	»	»	»
Matières organiques........	fortes traces.	»	»
Total des matières fixes..	17 4442	28 4634	40 3658

Il est facile de voir que le chlorure de sodium prédomine dans ces eaux; les sels calcaires y sont aussi en proportions notables, ce dont on a voulu faire un caractère d'infériorité thérapeutique pour les sources de *Nauheim*, mais sans que rien justifie autrement cette assertion.

D'après les analyses de Broméis, qui coïncident avec celles du chimiste français, le gaz acide carbonique figure pour 1 volume dans le *Kurbrunnen*, dont l'eau paraît cependant à peine gazeuse à première vue (Labat); le *Friedrich-Wilhelm* en contient 1/3, le *Gr. Sprudel* 1/2. Mais ainsi que le fait remarquer M. Labat, on ne doit considérer ces chiffres que comme l'expression de la force avec laquelle les eaux retiennent le gaz en question au contact de l'atmosphère. Il n'y en a pas moins là un élément de minéralisation digne d'intérêt.

L'eau du *Kurbrunnen* se prescrit le matin à jeun, par exception le soir, à cause de la forte proportion de sel, ordinairement par demi-verres de 3 à 4 onces, à prendre tous les quarts d'heure; rarement dépasse-t-on 18 onces (Labat). Dans certains cas, suivant la susceptibilité des malades, ou en vertu d'indications particulières, on coupe cette boisson soit avec l'eau ordinaire, soit avec l'*Alkalischerbrunnen*, source alcaline, soit par addition d'eau gazeuse de *Schwalheim*. A faible dose, l'eau du *Kurbrunnen* amène de la constipation et s'emploie surtout pour modifier les hypersécrétions intestinales.

Deux verres produisent la purgation, surtout dès le début du traitement, sans effets diurétiques marqués. Il en est de même du *Salzbrunnen.*

Les bains tiennent une grande place dans la méthode curative de *Nauheim.* Installées avantageusement au voisinage immédiat des sources, les baignoires se remplissent d'un mélange où, d'après l'estimation de M. Labat, il n'y a pas moins de 15 kilogr. de sel pour un bain de 500 litres. Une portion notable de la chaleur et du gaz des sources s'est perdue au contact de l'air ; mais le bain a une température de 30 à 32° cent. qu'il conserve pendant une demi-heure, terme extrême de la durée de l'immersion. Ces bains ont pour effet principal de stimuler la circulation cutanée ; après quelques minutes de transpiration, de sensation prurigineuse sur diverses parties du corps, un bien-être général se développe, la peau gardant une teinte rouge assez marquée presque partout (Rotureau). Lorsqu'on prend le bain d'eau courante, les phénomènes d'excitation sont plus accentués encore.

Le coupage de l'eau minérale avec de l'eau ordinaire pour le bain n'est pas d'un usage général à *Nauheim,* mais il peut trouver son utilité dans des cas déterminés. Il est plus fréquent d'ajouter des eaux mères à l'eau du bain et d'en accroître de la sorte de 3 à 4 kilog. la masse des éléments solides.

L'eau mère obtenue aux salins de *Nauheim* a été analysée par M. Broméis. Elle contient dans 1,000 grammes les matières suivantes :

Chlorure de sodium	$9^{gr},4$	
— de potassium	17	3
— de calcium	300	»
— de magnésium	35	»
Bromure de magnésium	0	86

```
Sulfate de chaux..........................    0gr,74
Substances organiques.....................    0   6
                                            ─────────
                                             363gr,90
Eau.......................................    636   1
                                            ─────────
                                            1000gr,00
```

On a presque renoncé à l'eau mère solidifiée ; elle s'emploie à l'état liquide.

Les douches de diverses espèces, les pédiluves, les bains de siége, les applications locales d'eaux mères, complétent la médication externe, à laquelle s'ajoutent les bains et douches de gaz, desservis spécialement par la *Kleiner-Sprudel* et suivant un procédé déjà exposé (*voir*, Section première, § 6).

En résumé, l'usage interne des eaux de *Nauheim* peut être ou tonique et reconstituant, ou laxatif et même purgatif. Par l'application des bains et des douches générales, on détermine une révulsion active et qui retentit sur les principales fonctions de l'économie ; il est possible encore, à l'aide de ces agents, d'obtenir une résolution locale. Il y a lieu de prémunir les malades contre l'irritation du tégument externe qui se traduit par des éruptions plus ou moins intenses, même par le furoncle et l'echtyma, au delà des limites physiologiques de la cure.

Indications : la scrofule, notamment dans ses formes superficielles, scrofulides, ophthalmies, otorrhées, ozène. Dans les engorgements ganglionnaires, l'emploi de compresses imbibées d'eaux mères a fourni de bons résultats. Les lésions du système ostéo-fibreux, des articulations, résistent davantage, mais à l'aide de traitements longs et répétés, elles peuvent être surmontées ; — le rhumatisme chronique et ses conséquences, abstraction faite de l'élément goutteux ; — la vénosité abdominale ; — les engorgements utérins, qu'ils soient d'origine inflammatoire, ou rhumatique, ou strumeuse; les états asthéniques et cachectiques.

Contre-indications : la phthisie pulmonaire, les maladies de la peau ; les affections organiques des centres nerveux, du cœur, des gros vaisseaux.

Kissingen (Allemagne, Bavière). — Ligne de l'Est, de Paris à Wurzbourg, station de Gemunden (773 kil.). De Gemunden à *Kissingen*, 37 kil. en voiture. — Petite ville de la basse Franconie, près de Wurzbourg, au fond de la vallée de la Saal, qu'entourent des coteaux pittoresques. Altitude : 200 mètres, climat assez tempéré pour que la saison des eaux se prolonge de mai en septembre. — Ressources d'installations très-confortables, avec Kursaal, promenades, etc.

Les sources sont au nombre de cinq principales ; trois se trouvent dans l'intérieur de la ville, sous les noms de *Rakoczy*, *Pandur* et *Maxbrunnen*. Les deux autres le *Soolen* et le *Schœnborn-Sprudel* alimentent des salines à peu de distance de *Kissingen*.

Le *Rakoczy*, le *Pandur*, le *Maxbrunnen*, d'une température de 10 à 11° cent., ont été captées chacune dans un puits d'où l'eau s'échappe en bouillonnant, avec une limpidité parfaite et n'exhalant aucune odeur. La saveur commune aux trois sources est franchement acidule et salée, sans arrière-goût désagréable. Exposée à l'air, cette eau dépose un sédiment jaune rougeâtre.

L'analyse chimique de ces sources, reproduite ci-après, a été faite par Liebig, en 1856 :

EAU 1 LITRE.

	Rakoczy.	Pandur.	Maxbrunn.
Chlorure de sodium... ...	5gr,822	5gr,520	2gr,281
Chlorure de potassium.....	0 286	0 241	0 148
Bromure de sodium.......	0 008	0 006	»
Nitrate de soude..........	0 009	0 003	0 085

Chlorure de lithium........	0^{gr},020	0^{gr},016	0^{gr},005
Chlorure de magnésium....	0 342	0 211	0 006
Sulfate de magnésie.......	0 587	0 597	0 237
Carbonate de magnésie....	0 017	0 044	0 073
Sulfate de chaux..........	0 389	0 300	0 138
Phosphate de chaux.......	0 005	0 005	0 004
Carbonate de chaux.......	1 005	1 011	0 602
Carbon. de protoxyde de fer.	0 031	0 025	»
Acide silicique............	0 013	0 004	0 009
Ammoniaque..............	0 009	0 003	0 008
Autres sels...............	traces.	traces.	traces.
Total des matières fixes..	8^{gr},554	8^{gr},006	3^{gr},647
Acide carbonique libre dans une livre d'eau...........	1574^{cc},08	1815^{cc},26	1087^{cc},19

Froides, gazeuses, salines et ferrugineuses, ces eaux prennent rang parmi les chlorurées sodiques. L'analyse du *Pandur*, comparée à celle du *Rakoczy*, n'établit pas une différence réelle de composition chimique entre ces sources ; cependant un usage traditionnel, plutôt que l'observation de leurs propriétés, leur a assigné une destination distincte. Le *Rakoczy* ne se se prend qu'en boisson et jamais en bains. Le *Pandur*, au contraire, sert aux bains, et quand il est administré en boisson, c'est le soir, aux sujets nerveux et irritables, passant pour plus anodin que son congénère (Labat). Le *Maxbrunn*, d'une faible minéralisation, ne contenant pas de fer, remplit un rôle secondaire de boisson très-agréable, quand le *Rakoczy* ou le *Pandur* ne sont pas tolérés exceptionnellement.

Des deux sources des salines, le *Soolensprudel* seul est employé et presque toujours à l'extérieur. Le chlorure de sodium y figure pour 11^{gr},5 par litre ; il y a moins de fer et de gaz et une température un peu moins élevée (18° cent.) que dans les précédentes. On fabrique avec le *Schœnbornsprudel*, une eau amère (bitterwasser), solution artificielle de cristaux salins dans l'eau du *Soolen*, déjà concentrée elle-même, peu différente de l'eau de *Friedri-*

chshall par sa composition et ses propriétés, et qui s'utilise en coupages à *Kissingen*.

Traitement interne. — On fait boire deux à six verres au plus du *Rakoczy*, leur contenance étant d'environ 200 grammes, le matin à jeun et par intervalles de quinze à vingt minutes. En vue des personnes qui ne peuvent supporter ni l'eau froide en grande quantité, ni l'action du gaz carbonique, des chaudières en fonte sont disposées au voisinage des sources pour faire chauffer l'eau au bain-marie. Le lait de vache ou de chèvre, le petit-lait chaud, le bitterwasser, se mélangent à l'eau du *Rakoczy*, selon les indications ou les goûts des malades. Quant au *Pandur*, il se boit le soir, et le *Maxbrunnen* indifféremment à toute heure du jour et même aux repas.

L'eau du *Rakoczy*, celle qui importe le plus à la cure, est apéritive et laxative. Elle donne la sensation d'une boisson gazeuse et spiritueuse, et son influence sur les fonctions digestives peut être rapportée à la présence du gaz carbonique et du fer dans ses éléments, de même que l'effet évacuant résulte des principes salins qu'elle renferme. On s'accorde à louer les effets relativement faciles et doux de la purgation obtenue avec le *Rakoczy*, laquelle n'est pas suivie de constipation, quand elle est dirigée convenablement. La diurèse est également accrue par cette boisson. Du mouvement imprimé de la sorte aux actes digestifs et aux sécrétions qui en dépendent, il résulte une déplétion de l'appareil circulatoire en général et plus particulièrement du système vasculaire abdominal, dont on a pu exagérer la portée théoriquement, mais qui en fait concourt à une réaction favorable de l'économie. Cette stimulation se traduit même par des phénomènes nerveux qui ont été assimilés à ceux qu'occasionne l'usage prolongé ou intempestif des vins mousseux. L'action du gaz carbonique se manifesterait également, dans l'un et l'autre cas, tantôt comme excitante des facultés intellectuel les, tantôt comme congestive et stupéfiante chez certaines organisations (Labat); il ne semble pas que les effets du *Pandur* diffèrent en réalité de ceux du *Rakoczy*, ainsi que l'a expérimenté M. Labat.

Traitement externe. — Il n'y a pas à proprement parler d'établissement thermal à *Kissingen*. On trouve des installations balnéaires dans les hôtels, les maisons particulières, et au Kurhaus où les bains offrent l'avantage du chauffage à la vapeur. Les bains du *Pandur* se prennent ordinairement aux environs de 35° cent., d'une demi-heure à trois quarts d'heure de durée. Ceux du *Soolen* à diverses températures, entre 18 et 34°, leur durée variant de cinq à vingt minutes. On les additionne parfois de quelques litres d'eaux mères, sans dépasser vingt litres. C'est à la saline même, établissement de l'État, que les bains froids s'administrent dans des sortes de piscines, où le malade peut se livrer à des mouvements plus ou moins étendus; il y a même une disposition pour qu'un jet à gros bouillons s'échappe du fond de la baignoire, imitation éloignée des bains à la lame de l'Océan; c'est ce qu'on appelle le *bain avec vagues* (*Wellen Bad*). Des douches variées complètent ces aménagements. De plus, on fait respirer l'atmosphère des salines au moyen de promenades auprès des bâtiments de graduation. Enfin, il y a jusqu'à des bains de fange, composés d'une tourbe des prairies voisines, préalablement désséchée et ensuite délayée dans l'eau minérale chaude.

Tout le monde suit le traitement interne à *Kissingen*, tandis que quelques personnes, d'après ordonnance du médecin, s'abstiennent plus ou moins complétement de bain. D'ailleurs l'emploi du temps, l'alimentation et l'hygiène sont réglés dans cette station et même observés avec une exactitude qui peut servir de modèle.

Les indications des eaux de *Kissingen* se tirent nécessairement de l'activité nouvelle que leur emploi imprime aux actes de la nutrition et qui produit une espèce d'entraînement, pendant lequel le mouvement de décomposition l'emportant sur celui de recomposition, il y a plutôt de l'amaigrissement, même avec un appétit vif et de bonnes digestions, et finalement une récupération de la tonicité et des forces (Labat).

Toutes les maladies relevant de la médication saline sont du domaine des applications de *Kissingen*, notamment la scrofule, l'obésité, la dyspepsie, la constipation, l'atonie du canal alimentaire, la pléthore et les obstructions abdominales, les maladies chroniques de la matrice, les névralgies et les névroses d'origine diathésique. Les contre-indications ne diffèrent pas de celles qui ont déjà été énoncées d'une manière générale, à propos de cette médication.

Les eaux de *Kissingen* se conservent sans s'altérer, et l'exportation, en particulier celle du *Rakoczy*, en est considérable.

Wiesbaden (Allemagne, Nassau). — Lignes de l'Est, de Paris à Mayence, 644 kilomètres, ou à Francfort-sur-le-Mein, 679 kilomètres. A 20 minutes de Mayence, à 1 heure de Francfort. — Ville élégante, dans une plaine fertile, sur le versant méridional du Taunus. Altitude : 107 mètres. Climat très-doux. Excursions variées et agréables. On compte vingt-trois sources minérales, de thermalité différente, vraisemblablement issues de la même nappe d'eau : trois d'entre elles sont affectées à l'usage interne, concurremment avec d'autres emplois, savoir : le *Kochbrunnen* (source bouillante), température : 68° 7 ; l'*Adlerbrunnen* (source de l'Aigle), température : 62° 5 ; et le *Schützenhotbrunnen* (source de l'hôtel de l'Arquebusier), dont la chaleur ne dépasse pas 50°. Les autres sources s'emploient exclusivement pour les bains et les douches, installés dans les hôtels et dans les maisons particulières, où émergent ces sources et dont elles portent les noms.

Analyse du *Kochbrunnen* (Frésénius, 1849) :

EAU 1 LITRE.

Chlorure de sodium..................	$6^{gr},83565$
— de potassium..............	0 14580
— de lithium............	0 00018
— d'ammonium	0 01672
— de calcium.................,	0 47099
— de magnésium.............	0 20391
Bromure de magnésium...............	0 00355
Iodure de magnésium...............	faibles traces.
Sulfate de chaux........	0 09022
Silice...................	0 05992
Silicate d'alumine...........	0 00051
Carbonate de chaux..............	0 41804
— de magnésie.....	0 01039
— de baryte........... ....)	
— de strontiane...........)	traces.
— de fer...........	0 00565
— de manganèse........... ..	0 00059
— de cuivre........	faibles traces.
Bicarbonates non désignés...........	0 19169
Phosphate de chaux.................	0 00039
Arséniate de chaux.................	0 00015
Substances organiques..............	traces.
Total des matières fixes........	$8^{gr},45435$
Gaz acide carbonique libre...........	$346^{cc},264$
— azote.............................	5 560
Total des gaz.................	$351^{cc},824$

L'eau du *Kochbrunnen* est limpide; des bulles gazeuses s'en dégagent; sa saveur est salée et analogue à celle d'un bouillon léger. Elle dépose au contact de l'air, dans les tuyaux de conduite, les bassins et les baignoires un sédiment ocreux que l'on mêle souvent à l'eau du bain, ou qu'on utilise en applications topiques.

Dans la plupart des établissements, l'eau est amenée par des conduites établies sur les sources elles-mêmes, mais pour beaucoup de maisons, le transport de l'eau thermale se fait à l'aide de tonneaux. L'installation des cabinets de bains laisse à désirer en général. Des appareils mobiles servent aux douches. Des bains et douches de vapeur restent le privilége des hôtels, qui, étant à proximité des sources, reçoivent directement leur vapeur et leurs gaz. Toutes ces dispositions sont mises à profit et combinées ou prescrites isolément, selon l'appréciation des médecins.

L'eau du *Kochbrunnen* se boit à jeun, le matin, à la dose variable de un à six verres, d'une manière graduelle. Elle augmente la sécrétion de toutes les membranes muqueuses, principalement celle du tube digestif, surtout dans le début de la cure. A la dose de deux à quatre verres, elle est purgative ou au moins laxative, et cela d'autant plus qu'on la laisse se refroidir davantage (Rotureau). Il faut encore retenir qu'elle accroît la sécrétion bilieuse et qu'elle est notablement et constamment diurétique. On comprend que cette boisson ingérée à une température native aussi élevée développe la diaphorèse, qu'étend encore l'influence des bains et des douches, soit d'eau, soit de vapeur.

Effets apéritifs, toniques et reconstituants, telle est la résultante d'une eau chargée de chlorure de sodium et de gaz acide carbonique, avec des carbonates de fer et de manganèse, en surplus des eaux analogues. Les modes d'emploi externe procurent toutes les variétés de stimulation et de révulsion qui peuvent être proposées à la pratique. Au besoin, l'action laxative ou purgative sert de dérivatif ou de régulateur des fonctions digestives. Les effets diurétiques sont assez énergiques pour faciliter l'issue des calculs vésicaux ou rénaux chez les graveleux. Enfin l'écoulement menstruel peut être provoqué ou réglé ; le flux hémorrhoïdal est rappelé fréquemment, en cas de suppression ou de diminution par l'emploi de l'eau du *Kochbrunnen* à l'intérieur, sans l'intervention des bains et des douches.

Avec ces conditions de thermalité, de minéralisation, et ces procédés divers, les thermes de *Wiesbaden* embrassent dans leur thérapeutique le rhumatisme chronique, sous toutes ses formes, les paralysies de la sensibilité et surtout du mouvement, en dehors des états apoplectiformes, les névralgies faciales, la sciatique ; ce n'est que par exception, et avec prédominance de lymphatisme et dans la donnée la plus torpide, que la goutte peut être traitée à cette station. On doit l'interdire aux phthisiques, et quant à la scrofule, quoique ces eaux aient été préconisées à l'endroit de ses diverses manifestations, elle bénéficie d'une action antidiathésique bien plus puissante à *Nauheim*, à *Kreuznach* et aux sources chlorurées du même rang.

§ 3. EAU DE MER.

L'eau de mer a pu être représentée comme l'*eau minérale* saline par excellence, à cause du nombre et de la proportion des éléments chimiques qui entrent dans sa composition. En effet, les eaux des mers, considérées en masse, contiennent en moyenne de 35 à 36 grammes de principes fixes, parmi lesquels le chlorure de sodium entre pour 30 grammes environ, et leur densité est en rapport avec ce degré de saturation. On a même cherché à différencier, médicalement parlant, l'eau de l'océan Atlantique de l'eau de la Méditerranée, à l'avantage de celle-ci, par la présence d'ammoniaque, de potasse, d'iode et de brôme, à l'état de combinai-

sons décelées dans l'analyse. Mais le traitement maritime, d'ailleurs très-complexe, a par-dessus tout des
effets communs avec l'hydrothérapie. On y pratique
l'immersion générale, seule ou accrue de la percussion
des vagues, et, quoi qu'il en soit, les résultats de la
soustraction de la chaleur animale, de sa reproduction,
et par suite ceux de la suractivité des grandes fonctions,
caractérisent l'emploi curatif du bain de mer. L'absorption des sels de la mer soit par la peau soit par la
muqueuse aérienne, n'est que secondaire. Ceci suffit
pour démontrer la parenté qui relie l'hydrologie marine
à l'hydriatrie (Roccas), et il appartient aux traités spéciaux de renseigner les médecins sur les modes et les
indications de cette branche de l'hydrothérapie.

L'usage interne de l'eau de mer, qui a conservé une
certaine vogue en Angleterre, ne se prescrit guère
parmi nous, sinon à titre de purgatif, peu facile à supporter et capable de dépasser le but évacuant qu'on se
propose.

Les bains d'eau de mer chauffée, pris en en baignoire
à une température plus ou moins élevée, sont d'impor-
tation assez récente en France. Simples, ou avec addition d'une décoction plus ou moins concentrée de va-
rechs, notamment de *fucus vesiculosus :* ils s'administrent,
soit pendant toute une saison, soit momentanément
comme moyen de transition pour permettre à certains
malades l'usage du bain froid qu'ils n'auraient pu tolérer d'emblée, en raison de prédispositions particulières (Foubert). L'enfance, la vieillesse, le sexe féminin,
en retirent des avantages d'autant plus marqués que les
principes minéralisateurs de l'eau de mer ne sont pas
altérés par l'élévation de la température. C'est donc un
adjuvant digne d'intérêt dans la cure marine et qui peut
s'approprier au traitement des scrofuleux, des sujets

anémiés et des rhumatisants dans les stations maritimes.

II. Eaux sulfatées-sodiques. — Le sulfate de soude constitue l'élément minéralisateur principal d'eaux qui contiennent encore, pour la plupart mais en moindres proportions, des chlorures ou des carbonates sodique, calcique, etc., du fer, du gaz carbonique, de l'azote, etc. Ces diverses substances peuvent apporter des modifications dans l'emploi des eaux sulfatées-sodiques, mais la propriété générale des eaux ainsi composées correspond bien au sulfate alcalin prédominant.

Les eaux sulfatées-sodiques proviennent tantôt des terrains volcaniques, tantôt des couches marneuses ou gypseuses, superposées à ceux-ci. Elles sont thermales, ce qui appartient au plus petit nombre, ou froides. La France compte à peine deux ou trois sources de cette classe ; on trouve les plus importantes dans l'empire d'Autriche (*Carlsbad, Marienbad*).

Il y a deux manières d'envisager l'action thérapeutique du sulfate de soude. Pour les uns, l'hypersécrétion muco-séreuse qu'il provoque sur la membrane interne de l'estomac et du canal intestinal et que suivent des évacuations alvines, liquides et répétées, est due à une propriété exosmotique, en vertu de laquelle la différence de densité de la solution saline par rapport au sérum amène la transsudation de celui-ci au travers des parois capillaires. C'est ce qui a fait ranger ce sel en tête des agents qualifiés de *dialytiques*. Mais les purgatifs salins exercent aussi une impression spéciale sur la muqueuse intestinale, et il doit en résulter des phénomènes d'excitation sécrétoire réflexe, dont la notion se substituerait utilement à celle des effets présumés de dialyse (Gubler). A tous égards, les eaux sulfatées sodiques tiennent des sels neutres qui les minéralisent leur propriété de purgatifs hydragogues.

A cette action dynamique qui consiste à exciter les sécrétions et à alléger l'économie, se joint celle de développer le besoin de manger, d'activer les fonctions digestives, ce qu'on a cherché à expliquer par le dépouillement de quelque principe réparateur du sang qu'opéreraient les eaux sulfatées-sodiques. Les expériences de Wagner, Buchheim et Aubert, ont démontré que le sulfate de soude est apéritif quand il est administré à certaines doses sous forme de sel cristallisé et qu'il ne devient purgatif que lorsqu'on ingère en même temps une grande quantité d'eau. Suivant eux également, une portion du sulfate se transforme en sulfure de sodium dans l'intestin, ce qui donne aux selles une teinte vert sombre particulière, surtout si le fer participe à la composition de l'*eau minérale*, comme à *Marienbad*. Seegen a publié des essais poursuivis à *Carlsbad* dans le but de déterminer la proportion d'urée, d'acide urique, phosphorique, de chlorures et de sulfates alcalins qu'on pourrait rapporter à l'usage des eaux. Mais ses résultats se contredisent trop entre eux pour fournir une base quelconque à la pratique. Ce qui ne laisse pas de doute, c'est que le sulfate de soude existe en petite quantité, comme principe immédiat, dans les humeurs de l'économie, à l'exception du suc gastrique, de la bile et du lait (Robin et Verdeil). On le suppose introduit en grande partie du dehors par l'ingestion des solides ou des liquides, et l'excédant de ce sel qui se constate dans les urines n'est qu'un résultat d'élimination par la voie des reins. Il en serait de même dans les fèces. Rien n'a appris jusqu'ici quelle influence dissolvante les sels d'origine inorganique peuvent avoir sur les principes immédiats cristallisables. Lehmann va jusqu'à conclure que les sulfates neutres ne remplissent dans la nutrition aucun rôle particulier et qu'ils ne sont que des produits destinés à être évacués.

L'étude des eaux de ce groupe, au point de vue clinique, si elle ne donne pas la solution des problèmes de chimie physiologique qui viennent d'être posés, n'en a pas moins une grande valeur.

Carlsbad (empire d'Autriche, Bohême). — Ligne de l'Est par Wurtzbourg et Bamberg-Hof (1153 kil.). — Petite ville située dans une vallée étroite et profonde, sur les deux rives de la Tepel, au pied de montagnes boisées et sillonnées de promenades pittoresques. Altitude : 384 mètres ; climat tempéré, variable. On n'y trouve pas de conditions d'agrément en rapport avec l'affluence de la clientèle ; c'est un rendez-vous de malades, qui n'ont d'autre distraction que la promenade.

Les sources minérales, dont le nombre a souvent varié par suite de disparitions ou de jaillissements imprévus, paraissent avoir la même origine, dans un immense réservoir souterrain sur lequel repose une partie de la ville : on en compte douze principales aujourd'hui, d'un débit évalué à plus de 4,000 mètres cubes d'eau par jour. Leur composition chimique est la même ; elles ne diffèrent que par leur température, échelonnée depuis 41 jusqu'à 73°, et variable selon leur point d'origine plus ou moins central, ou d'après le refroidissement que peut produire leur parcours souterrain. Les quantités de gaz acide carbonique libre dissous dans chaque source à son griffon correspondent nécessairement aux différences respectives de thermalité. On a dû, pour éviter des explosions dues à l'accumulation de ce gaz emprisonné dans des bassins inférieurs, notamment pour la source du *Sprudel* et des sources voisines, pratiquer des ouvertures dites de *précaution* sur les couches d'incrustations calcaires qui se superposent au lieu d'émergence.

Le *Sprudel* (le Bouillonnement) étant la source la plus célèbre et la plus importante entre toutes, nous en relatons l'analyse, d'après le professeur Ragsky de Vienne (1862) :

EAU 1 LITRE.

Sulfate de potasse....................	0^{gr},1635
Sulfate de soude.....................	2 3719
Carbonate de soude...................	1 3619
Chlorure de sodium...................	1 0307
Carbonate de chaux...................	0 2976
Carbonate de magnésie...............	0 1239
Carbonate de strontiane..............	0 0008
Proto-carbonate de fer...............	0 0028
Proto-carbonate de manganèse.........	0 0006
Phosphate d'alumine..................	0 0004
Phosphate de chaux..................	0 0002
Fluorure de calcium.................	0 0036
Silice..............................	0 0728
Total	5^{gr},4307
Acide carbonique libre...............	499^{cc}

La minéralisation de cette source fait de l'eau de *Carlsbad* le type des *eaux sulfatées sodiques*. Jaillissant avec bouillonnement et par intermittences marquées, le *Sprudel* est limpide, quoiqu'il incruste les objets qu'on y laisse séjourner. Sa température (73°, 5) exige un refroidissement de quelques minutes pour l'usage interne. Sa saveur est salée, forcément alcaline.

Avec le *Sprudel* c'est le *Marktbrunnen* (source du Marché), et le *Mühlbrunnen* (source du Moulin), que les buveurs fréquentent le plus, mais ces choix sont plutôt traditionnels que fondés sur des différences de minéralisation, à la température et à la proportion de gaz près. La préférence reste au *Sprudel*, réputée quand même, parmi les malades, comme étant la source *la plus forte*.

On compte à *Carlsbad* trois établissements de bains, alimentés par l'*eau minérale* avec sa chaleur naturelle et de l'*eau minérale* refroidie. Cent cinquante baignoires, des bains de vapeur, des bains de boue sont à la disposition du public. Un magnifique Curhaus, inauguré en 1867, possède plusieurs piscines, des douches variées et très-bien installées, des bains russes, des bains d'eau naturelle. Il y a dans la station des bains ferrugineux et des bains de gaz acide carbonique.

A *Carlsbad* et dans le voisinage de la ville, on utilise des sources alcalines et très-gazeuses, qui servent de boisson de table, et des sources ferrugineuses.

Depuis longtemps l'ancienne coutume des bains prolongés pendant plusieurs heures, à laquelle se rattache le nom même de cette station thermale, est passée de mode, et si la cure externe trouve encore de nombreuses applications, elle se conforme aux procédés modernes de balnéation. Toujours est-il qu'elle occupe le second plan, la boisson d'*eau minérale* constituant la partie principale et essentielle du traitement à *Carlsbad* (Caulet). Une prescription méthodique réglemente cet usage interne des sources que fréquente la pluralité des malades, à très-peu d'exceptions près, et les effets en sont secondés par le régime diététique le plus sévère, le plus rigoureusement observé qu'on puisse citer en médecine hydrologique.

De grand matin, de cinq heures à sept heures, les abords des fontaines, surtout le *Sprudel*, sont encombrés de buveurs. On ingère l'*eau minérale* pure et à sa température naturelle, si elle est tolérable ; refroidie pendant quelques instants dans le gobelet, dans le cas contraire. La dose est habituellement de deux à trois verrées, de 160 grammes chacune, et on l'élève d'une manière progressive jusqu'à cinq et six gobelets, pris à intervalles. Cette pratique matinale varie, bien entendu, selon la constitution du buveur, la nature de la maladie et les circonstances du traitement.

La digestion et l'assimilation de l'*eau minérale* comportant un travail et une fatigue considérable des organes digestifs, les médecins ont formulé le régime alimentaire qui, réduit à sa plus simple expression, doit favoriser l'effet curatif des *Eaux ;* ils ne le modifient que rarement, et presque tous les buveurs suivent avec ponctualité ce programme que nous empruntons à l'intéressante Étude médicale sur la cure de *Carlsbad,* publiée par M. Caulet. Un repas de viande au milieu du jour et deux collations, celles du matin et du soir, le composent.

Une heure après la prise du dernier verre d'eau, le matin, à huit heures, on déjeune ordinairement avec du café au lait, et de peur que le malade n'en abuse, en cherchant à satisfaire un appétit surexcité par les eaux et deux ou trois heures de promenade au grand air, on a la précaution de lui rationner la quantité de pain et les proportions relatives de lait et de café. Le dîner, à une heure, est plus substantiel ; toutefois il convient de le restreindre à un plat de viande, avec un **peu** de pain et d'eau. Le souper, à huit heures du soir, consiste en un potage, une tasse de chocolat ou un œuf ; jadis on imposait la soupe préparée avec beaucoup d'eau du *Sprudel,* mais elle paraît moins usitée aujourd'hui. Toutes les mesures sont prises pour la stricte observance de ce régime, consacré en quelque sorte par la tradition, les maîtres d'hôtels s'engageant par serment à ne servir, même aux gens bien portants, que des aliments déterminés, et les malades prenant leurs repas à part, non pas en commun. Enfin, des récits capables d'épouvanter les récalcitrants sur les conséquences d'une infraction quelconque à la règle de *Carlsbad* se transmettent avec succès d'année en année. L'influence de l'imitation achève de maintenir une méthode qu'on

ne saurait mieux comparer qu'à l'*entraînement* des athlè-
tes chez les anciens et dont les dyspeptiques, et les
hypochondriaques, si nombreux dans cette station,
tirent un véritable profit, à en juger par l'expérience.

Ce qui caractérise l'action des eaux de *Carlsbad*, prises en boisson quotidiennement, comme on le pratique
d'habitude, ce sont des effets d'irritation du côté des
viscères abdominaux d'une part et de l'autre la disposition générale aux mouvements fluxionnaires qu'elles
impriment à l'économie et dont les parties déjà malades
sont menacées de préférence. Les prescriptions du régime et de la cure concourent à détourner l'imminence de ces graves perturbations fonctionnelles.

Pendant les premiers jours, le malade accuse une espèce de remontement que lui produisent la thermalité et
la richesse en gaz acide carbonique de l'eau qu'il ingère
chaque matin ; cela se traduit par l'augmentation de
l'appétit, la facilité des digestions et un certain entrain
pour l'exercice ordonné. Dès la fin de la première semaine,
la scène change ; à l'état de bien-être relatif succède un
abattement des forces, et l'on constate alors une série de
symptômes, dont l'évolution présente deux périodes
distinctes : une période d'irritation et une période de
tolérance (Caulet).

La première période embrasse un ensemble de désordres
des fonctions digestives, des plus marqués, commençant
par l'exagération des accidents locaux et sympathiques
de la dyspepsie et aboutissant aux phénomènes d'une
vive irritation gastro-intestinale, où la constipation
tient le principal rôle. En même temps il y a des troubles du côté du foie et de la sécrétion biliaire. La peau
est sèche et chaude, les extrémités froides, les urines
rares et sédimenteuses. Un malaise général et tous les

symptômes nerveux et psychiques de l'hypochondrie se
développent et s'ajoutent à l'aggravation croissante de
l'état morbide antérieur. L'apparition d'évacuations alvines, désignées pour ce fait sous le nom de *selles critiques*,
selles carlsbadoises, eu égard à leur aspect spécial de poix
fondue (J. Franck), dissipe bientôt ces accidents ; chez
quelques sujets, ils persistent jusqu'à la fin du traitement,
à quelques interruptions près et à l'aide de nouvelles selles critiques. Mais le plus communément avec la troisième
ou quatrième semaine, la répétition fréquente des évacuations a débarrassé complétement l'abdomen et inauguré le *retour à l'état normal*, dans lequel consiste la
deuxième période.

' Sans insister sur les détails d'une tolérance significative dans toutes les fonctions, notamment dans celles des
organes digestifs qui recouvrent leur équilibre et leur
activité, et dont s'ensuit l'amendement de l'affection
contre laquelle a été dirigé le traitement, il ne faut pas
perdre de vue la portée d'une réaction aussi énergiquement accentuée. La cure instituée et conduite avec
prudence n'a rien de pénible ; mais évidemment il y aurait danger, dans certains cas, à la prolonger, et
on ne s'étonnera pas si quelques buveurs de *Carlsbad*
prennent l'apparence de convalescents de maladies aiguës, conséquence d'une médication altérante et dé-
pressive à un haut degré.

Les maladies qui constituent à proprement parler la
spécialisation thérapeutique des eaux de *Carlsbad* sont les
affections du tube digestif et de ses annexes, l'hypochondrie, la goute, la gravelle, le diabète (Caulet). La fièvre
intermittente, ou plutôt la cachexie par intoxication paludéenne, rentre dans ce cadre, puisque le gouverne-
ment autrichien a erigé à *Carlsbad* un hôpital militaire
exclusivement destiné au traitement des soldats ayant

contracté des fièvres rebelles dans les garnisons d'Italie et de Hongrie (Rotureau).

Les divers modes d'affections gastriques fonctionnelles, soit qu'on les admette comme *essentielles*, soit qu'il s'agisse de *dyspepsies sympathiques* et dont la manifestation se relie à diverses actions réflexes pathologiques, sont du ressort des eaux de *Carlsbad*. Toutefois la plupart relèvent aussi avantageusement des agents de la médication alcaline. M. Caulet a indiqué, comme plus effectivement modifiées par ces eaux, certaines formes chroniques de gastropathie, à savoir : les *dyspepsies dégénérées*, dans lesquelles le désordre habituel des digestions a entraîné des altérations matérielles, ce que les Anglais qualifient de *chronic indigestion*, et dont le principal symptôme est un amaigrissement considérable ; la *dyspepsie irritative*, rapportée en Allemagne au premier degré de l'inflammation chronique de l'estomac ; le catarrhe gastrique chronique, que cause si fréquemment l'abus des spiritueux et dont le pronostic passe pour des plus graves, eu égard à l'épuisement des forces de l'organisme qu'il consomme rapidement. En général, le succès des eaux de *Carlsbad* est acquis à la plupart des affections organiques non cancéreuses de l'estomac (Niemeyer).

On retrouve la même efficacité dans le traitement des maladies du foie. Souvent il y a à tenir compte du catarrhe gastro-duodénal qui entretient un ictère opiniâtre et on guérit du même coup les deux affections connexes à *Carlsbad*. Mais la congestion du foie, active par prédominance de l'impulsion cardiaque, ou passive en raison d'une stase hyperémique dans l'organe hépatique, cède à l'emploi de ces eaux. Il en est de même de l'hépatite interstitielle, première période de la cirrhose, et que l'alcoolisme engendre si fréquemment, surtout dans certaines contrées du Nord. L'eau du *Sprudel* diminue le volume du foie chez les alcooliques et chez les obèses, en même temps que la cure améliore leur constitution. A plus forte raison si ces altérations dépendent d'une suppression du flux hémorrhoïdaire, ou des congestions que provoque la ménopause dans le sexe féminin. Il n'est pas possible d'admettre que le cancer ou les kystes hydatiques du foie soient justiciables de la même médication.

La réputation des eaux de *Carlsbad* dans le traitement de la *lithiase biliaire* date de plusieurs sièles et n'est contestée par personne (Rotureau). Pendant l'usage de ces eaux, on signale souvent l'issue de quantités considérables de calculs biliaires, et même sans fortes douleurs. Niemeyer se demande s'il s'opère alors une formation de bile très-liquide, capable d'entraîner facilement les calculs, ou si ce résultat est dû à quelque réaction chimique inconnue; quoi qu'il en soit de l'explication des effets, il recommande de recourir au plus tôt à *Carlsbad* en pareille circonstance.

La coexistence fréquente des affections de la rate et du foie implique à l'avantage des affections spléniques congestives, ce qui vient d'être dit des états morbides analogues de la glande hépatique.

La gravelle et les calculs ordinaires, soit composés d'acide urique, soit de phosphates, en exceptant les concrétions d'oxalates, rentrent dans les indications de *Carlsbad*, sans que cette spécialisation soit aussi formelle qu'on la reconnaît dans les eaux bicarbonatées sodiques.

Les diabétiques sont volontiers adressés à cette station par les médecins allemands. Niemeyer regarde même une cure à *Carlsbad* comme celle qui, entre tous les moyens thérapeutiques, mérite le plus de confiance pour combattre le diabète sucré. De la démonstration du professeur Seegen à ce sujet, il ressort que l'action de l'eau de *Carlsbad* diminue considérablement la formation du sucre chez les glycosuriques, peut le faire disparaître et, toutes choses égales d'ailleurs, aide à la nutrition, maintient le malade dans un état de bien-être relatif et peut prolonger son existence de plusieurs années, résultats identiques à ceux qu'on observe à *Vichy*.

La goutte et le rhumatisme trouvent à *Carlsbad* les ressources variées de la médication externe, bains d'eau, de vapeur, de boue, mais on comprend que ce ne soit, que sous des formes extrêmement torpides que les affections de cette catégorie figurent dans le contingent de ces thermes.

Le traitement des états cachectiques ne peut être également qu'accessoire à *Carlsbad*.

L'eau du *Sprudel* se transporte. On prépare avec l'eau de cette source principalement un sel très-usité en Allemagne à titre de purgatif, désigné sous le nom de *sel de Sprudel* et qui n'est autre que du sulfate de soude obtenu par évaporation.

Marienbad (Empire d'Autriche, Bohême). — Ligne de l'Est, par Wurtzbourg et Eger (1127 kil.). — Ville du cercle de Pilsen, très-agréablement située dans une vallée, au milieu de collines boisées. Altitude : 644 mètres. Climat de montagnes, excluant les affections catarrhales et rhumatismales. Installations parfaites. — Sept sources principales sortent du terrain granitique ; il y en a beaucoup d'autres dans la vallée de *Marienbad* et dans les environs, également minérales et gazeuses ; le gaz carbonique même s'échappe par des fissures du sol en divers endroits ; des tourbières à proximité fournissent de la terre marécageuse, appropriée aux *boues minérales* pour l'usage médical.

Les deux sources les plus renommées et qui servent à

l'usage interne sont le *Kreuzbrunnen* (source de la Croix) et le *Ferdinandsbrunnen*. Pour les bains on emploie surtout la *Marienquelle*. Ces sources sont toutes froides (de 8 à 11°). Le sulfate de soude y prédomine et, indépendamment de leur défaut de thermalité, elles se distinguent des eaux de *Carlsbad* par une plus grande richesse en matières fixes et par un caractère mixte au point de vue chimique, comme les analyses suivantes en témoignent, d'après Ragsky et Kersten.

EAU 1 LITRE.

	Kreuzbrunn.	Ferdinandsbrunn.
Sulfate de soude	$4^{gr},95$	$5^{gr},05$
— de potasse	0 40	9 04
Chlorure de sodium	1 70	2 0
Bicarbonate de soude	1 66	1 82
— de lithium	0 007	0 014
— de chaux	0 75	0 78
— de strontiane	0 001	0 001
— de magnésie	0 66	0 69
— d'oxydule de fer	0 048	0 085
— de manganèse	0 004	0 022
Phosphate bas. d'alumine	0 005	0 002
— neutre de chaux	0 002	0 002
Silice	0 08	0 09
Bromures, fluorures	traces.	traces.
Total des matières fixes.	$9^{gr},197$	$10^{gr},596$
Gaz acide carbonique libre	1 0	1 93

La *Marienquelle*, dont le débit est très-abondant, contient à peine $0^{gr},13$ par litre de matières fixes, quelques milligrammes de fer, et perd en partie son gaz carbonique dans les bassins de recette et en conséquence du chauffage opéré par mélange.

Deux établissements de bains sont à proximité des sources qui les alimentent, avec nombreuses baignoires, cabinets de douches, de bains de vapeur et térébenthinés. Des bains de gaz existent aussi, mais on s'en sert peu. De vastes hangars abritent la tourbe marécageuse à destination des bains de boues.

La méthode anciennement suivie à *Marienbad* avait pour règle de provoquer de grandes purgations à l'aide d'une ingestion abondante d'*eau minérale*. On s'en tient aujourd'hui à des doses modérées. Le *Kreuzbrunnen* se boit par verres de 200 grammes environ, ou par demi-verres (150 grammes), et rarement il est prescrit plus de quatre à cinq verres dans la matinée, à intervalles de dix à vingt minutes; le *Ferdinandsbrunnen*, étant considéré comme plus actif, n'est permis qu'après le précédent.

Les bains s'administrent à la température ordinaire (33°). Les bains de boues fournissent une médication tonique et résolutive par excellence.

Le régime ne présente rien de particulier.

A l'aide de la boisson du *Kreuzbrunnen*, on détermine des garde-robes faciles et fréquentes, en moyenne deux à trois dans la matinée, sans coliques ni troubles fonctionnels, et la dose prescrite doit être calculée de façon à rester dans ces limites. On ne provoque la diurèse qu'en faisant boire à des intervalles plus éloignés et en sollicitant moins vivement le tube digestif. Le point fondamental de la cure de *Marienbad* est donc une influence à exercer sur la nutrition, autrement dit une action altérante, qui ne devient tonique que consécutivement, d'après M. Labat.

L'obésité et la pléthore abdominale fournissent les types morbides les plus fréquents parmi ceux qu'attire *Marienbad*, à l'inverse des teints jaune terreux, avec chairs boursouflées de *Carlsbad*, des constitutions faibles et anémiques de *Franzensbad* (Labat. On cite des cas de succès manifestes chez les obèses qui se sont soumis à la *cure* dite *de réduction*, consistant à boire l'eau de *Marienbad*, essentiellement sulfatée sodique, à suivre un régime alimentaire qui ne pousse pas à la graisse, et à faire beaucoup d'exercice à l'air libre (Schindler).

Les hémorrboïdaires, lorsque la congestion fluxionnelle de l'extrémité inférieure du rectum leur cause une infirmité réelle, ou s'il s'agit de détourner, en rappelant des hémorrhoïdes supprimées, quelques troubles fonctionnels par ailleurs, trouvent à *Marienbad* le soulagement ou la dérivation qu'ils recherchent.

Les catarrhes de l'estomac, les maladies du foie, pour lesquels les eaux de *Carlsbad*, sont trop chaudes, trop excitantes, trop congestives, recourent avec avantage à *Marienbad*. Dans les cas d'hypertrophie hépatique ou splénique, à la suite des fièvres paludéennes, l'action résolvante des sources est favorisée par les bains de boues et les applications de boues ferrugineuses. On y joint parfois des eaux ferrugineuses, et la combinaison de ces moyens donne de bons résultats.

Quant à la goutte, aux affections utérines et aux névroses cérébrales, elles ne doivent être traitées à *Marienbad* que dans des conditions particulières et en dehors de tout caractère aigu ou d'imminence congestionnelle.

L'expédition des eaux de *Marienbad* est considérable.

Franzensbad (Empire d'Autriche, Bohême). — Ligne de l'Est, par Wurtzbourg, Bamberg et Éger (1153 kil.). — Petite ville, dans la vallée d'Égra, sur un plateau circonscrit par de grandes montagnes voisines. Altitude : 450 m. Climat à la fois de plaine et de montagne, tempéré en été. — Dans le voisinage s'étend une prairie marécageuse, dont on extrait une terre minérale servant à la préparation de bains de boues très-renommés. — Neuf sources minérales sont utilisées dans cette station ; trois d'entre elles servent particulièrement à l'usage interne, la *Franzensquelle* (source de François), la *Wiesenquelle* (source du Pré), la *Salzquelle* (source salée). Elles sont froides (température : de 10 à 12° cent.), limpides, gazeuses, bouillantes. Elles ont entre elles la plus complète analogie de composition et de propriétés. Dans l'une d'elles, le *Kalte-Sprudel* (source froide), la projection du gaz carbonique soulève les eaux sous forme de vagues.

Analyse de la *Franzensquelle* par Berzélius :

EAU 1 LITRE.

Sulfate de soude...............................	3^{gr},18
Chlorure de sodium.............................	1.2
Carbonate de soude............................	0.67
— de lithium.........................	0 001
— de chaux...........................	0 23
— de magnésie........................	0 09
— de fer..............................	0 03
— de manganèse.......................	0 005
Phosphate terreux.............................	0 004
Silice..	0 06
	5^{gr},48
Gaz acide carbonique..........................	1276^{cc}.

Les eaux se prennent le matin à jeun, par verres de 150 à 200 grammes; souvent on revient à la source le soir, après la digestion du dîner d'une heure. En général, on prescrit cette boisson à petites doses, dans le but d'obtenir une action tonique plutôt que l'effet purgatif (Boschan). Les bains s'administrent tièdes, et pour cela, on les chauffe soit par coupage, soit à l'aide d'introduction de la vapeur dans l'eau ou à travers un double fond de la baignoire. Les installations des établissements, où se délivrent les bains de toute nature, ne laissent rien à désirer.

Les eaux de *Franzensbad* sont très-digestives, apéritives ; on les mélange d'eau chaude ou de lait chaud, en cas d'impressionnabilité du buveur. Elles favorisent les selles, sans être réellement purgatives. C'est plutôt une médication tonique qui caractérise leur emploi curatif (Labat).Les bains d'eau minérale gazeuse et les bains de boue y contribuent pour leur part.

Les constitutions faibles et le sexe féminin figurent en grande majorité à *Franzensbad*. Aussi compte-t-on l'anémie, l'asthénie, les affections du système nerveux reliées au défaut d'hématose, l'hystérie, l'hypochondrie, les névralgies diverses, les affections du système utérin, parm les principales indications de ces eaux (Labat). Les paralysies et les rhumatismes, la scrofule, relèvent plutôt de l'application des bains de boue.

Un sel retiré des efflorescences salines du marécage est employé comme laxatif, sous le nom de *sel d'Egra*.

Miers (France, Lot). — Ligne d'Orléans par Périgueux et Brive. Station de Rocamadour (618 kil.). — Source située entre Miers et Alvignac, avec une installation insuffisante. Elle émerge dans un sol boueux, formé des débris d'une roche schisteuse. Limpide et fraîche, elle a une température de 15° cent., sans dégagement de gaz. Son analyse la range parmi les eaux sulfatées sodiques effectives.

EAU 1 LITRE.

Sulfate de soude	2^{gr},675
Sulfate de chaux	0 945
Chlorure de sodium	0 020
Chlorure de magnésium	0 750
Bicarbonate de chaux	0 208
— de magnésie	0 120
— de soude	0 071
Acide silicique	0 48
Alumine	0 037
Oxyde de fer	0 005
Matière organique	0 06
	5^{gr},371

(Boullay et Henry.)

L'eau de *Miers* se boit à jeun, par verres d'environ 200 grammes, et à la dose de un à trois litres. Leur effet purgatif est très-accusé. Ces eaux sont faciles à digérer, elles augmentent l'appétit et procurent des garde-robes faciles et régulières : elles sont diurétiques, modifient la nutrition en diminuant le poids du corps, sans provoquer de mouvements fluxionnaires du côté de la circulation ni troubles du système nerveux (Labat). Elles s'appliquent en conséquence aux maladies des voies digestives (dyspepsies, gastralgies, affections légères du foie et des voies biliaires, catarrhe intestinal, hémorrhoïdes réglées ou non), et accessoirement aux affections de l'appareil urinaire, notamment dans le catarrhe vésical. M. Labat pense qu'elles seraient utilement prescrites dans le traitement des fièvres gastriques du printemps et de l'automne, et également, comme médicament dérivatif, chez les femmes qui ne nourrissent pas.

Les eaux de *Miers* ne s'altèrent pas et supportent très-bien l'expédition. Elles méritent de fixer l'attention des praticiens en France, où elles représentent à peu près seules le type pur des eaux sulfatées sodiques.

Brides-les-Bains (France, Savoie). — Ligne de Paris-Lyon-Méditerranée par Chambéry, station de Chamousset (725 kilom.). De Chamousset à Brides six heures en voiture. — Jolie petite station thermale, au bas d'une vallée que dominent de hautes montagnes et le glacier de Praloguan, sur la rive gauche du Doron. Altitude : 570 mètres. Climat intermédiaire entre ceux de la plaine basse et des hautes Alpes. — Établissement thermal avec hôtel, bien organisés, à portée de sites très-pittoresques. Les eaux de *Brides* surgissent par une multitude de jets au travers d'un schiste quartzeux magnésien très-dur, sur le bord du torrent. Leur température est de 34°,5 à 35°; limpides assez gazeuses, elles ont une saveur aigrelette et laissent un arrière-goût salin. L'analyse faite en 1862, dans le laboratoire de l'Académie de médecine, a donné les résultats suivants :

EAU 1 LITRE.

Sulfate de chaux...	2^{gr},350
— de soude......................	1 031
— de magnésie....................	0 700
Chlorure de sodium....................	1 222
Carbonate de chaux....................	0 325
Carbonate de protoxyde de fer..........	0 016
Silice................................	0 042
Iode, arsenic, phosphates..	traces.
Total	5^{gr},786

Une analyse antérieure du professeur Abbene, de Turin, attribuait à ces eaux une proportion plus notable de sulfate de soude et une quantité indéterminée de gaz acide carbonique libre. Ce n'est que dubitativement qu'on y a signalé très-peu d'hydrogène sulfuré. MM. Pétrequin et Socquet rangent l'eau de *Brides* parmi les eaux salines sulfatées calciques et sodiques ; mais c'est l'élément sodique qui la caractérise en réalité, surtout au point de vue de ses effets thérapeutiques (Laissus).

Faciles à ingérer, les eaux de *Brides* sont prescrites, le matin à jeun, à la dose de 2 à 4 verres, lorsqu'il ne s'agit que d'accroître l'appétit et les facultés digestives, dans un but de médication tonique. A la dose de 5 à 6 verres, pris à un quart d'heure d'intervalle pendant lequel le buveur se livre à un exercice modéré, elles deviennent purgatives et provoquent d'abondantes évacuations alvines, sans coliques ni fatigue du côté des organes digestifs. Elles peuvent donc procurer des effets dérivatifs et reconstituants à la fois (Laissus). Quelle que soit l'explication qu'on donne de cette action, elle coïncide tellement avec celle des eaux où prédominent les sulfates neutres, à côté du chlorure de sodium, qu'il nous semble utile de signaler aux médecins cette nouvelle recrue. D'ailleurs la tolérance de ces eaux par l'estomac, même bues à doses élevées, suffirait pour en recommander l'emploi, dans certains cas, de préférence à d'autres plus minéralisées. Quelque peu gazeuses et ferrugineuses, elles sont propres à favoriser la digestion et l'assimilation.

L'établissement est pourvu de baignoires et de piscines, de douches simples, de deux douches ascendantes, l'une rectale et l'autre utérine, d'un appareil de bain de vapeur en caisse. On y donne également des demi-bains, des bains locaux, des bains de siége, des injections d'eau minérale. Tous ces moyens contribuent au traitement, concurremment avec l'usage interne des eaux, suivant les circonstances.

Les indications des eaux de *Brides* se rapprochent de celles qui font la réputation de *Carlsbad* et de *Marienbad.* On y traite surtout avec avantage les affections catarrhales du tube digestif, la constipation d'origine asthénique ou hémorrhoïdaire, et en général, les états morbides dans lesquelles une deplétion salutaire est recherchée. C'est secondairement qu'elles agissent dans les maladies des voies urinaires. On conçoit que la chlorose, les troubles de la menstruation, les accidents de la ménopause en retirent de bons résultats, surtout si le lymphatisme et la diathèse scrofuleuse entretiennent ces désordres. Les maladies de la peau et le rhumatisme réclament la même réserve.

Le voisinage de *Salins* (Savoie) procure la faculté d'adjoindre utilement les *eaux mères* à l'emploi des eaux de *Brides.*

III. **Eaux sulfatées sodiques et magnésiennes.** — Les eaux minéralisées si remarquablement par l'association du sulfate de soude et du sulfate de magnésie, et dont les propriétés purgatives font un médicament très-spécial, occupent une classe distincte, sous le nom d'*eaux amères* (Bitterwässer), dans la nomenclature de Helfft, de Seegen, et d'autres auteurs allemands. Les plus célèbres, celles de *Püllna*, *Sedlitz* et *Saidchütz*, appartiennent à la Bohême, et elles s'obtiennent par un procédé artificiel, qui les assimile aux *eaux de lixiviation*.

En effet, l'eau amère, comme nous l'apprend M. Labat dans une étude sur l'eau de *Pullna* prise pour type, est formée par des eaux de pluie, qui, après avoir traversé des couches marneuses imprégnées de sels divers, viennent s'amasser dans des puits creusés à cet effet, pourvus d'un revêtement de bois, et d'une profondeur d'environ 3 mètres. Durant la belle saison, on puise cette eau, on l'emmagasine dans de grandes cuves, où elle séjourne environ vingt-quatre heures à découvert, et ensuite elle est soutirée dans des cruchons, prêts pour l'expédition.

Les sulfates de magnésie et de soude se présentant à la superficie du sol marneux sous la forme d'efflorescences blanchâtres, au printemps et à l'autonne, quand le temps est sec, la solution de ces sels dans l'eau qui stagne à leur contact s'explique d'elle-même. Les matières organiques, qui encombrent le terrain marécageux où sont exploitées les excavations en question, fournissent l'azotate de magnésie, constaté dans ces eaux par Ficinus. Quant à la température des eaux ainsi obtenues, elle ne diffère pas sensiblement de celle des puits peu profonds et varie, de même que leur densité, suivant le plus ou moins d'abondance des pluies (Labat). Bien entendu, la nature de la marne qui forme le réservoir de ces eaux, marne imprégnée de débris pyroxéniques, diversifie la composition des eaux amères. Nous en relatons un tableau comparatif d'après les analyses de Struve, Berzélius et Steimann.

EAU 1 LITRE.

	Püllna.		Sedlitz.		Saidschutz.	
Sulfate de magnésie.....	12^{gr},12		20^{gr},80		10^{gr},95	
Sulfate de soude........	16	12	5	18	6	49
— de potasse.......	0	62	0	57	0	53
— de chaux.........	0	33	0	83	1	31
— de strontiane.....	0	002	»		»	
— de lithine	0	004	»		»	
— de baryte........	0	001	»		»	
Chlorure de magnésium..	2	26	0	138	0	64
Carbonate de magnésie...	0	83	0	36	0	13
— de chaux......	0	10	0	76	»	
Silice, silicate...........	0	02	»		0	28
Carbonate de manganèse.	0	002	»		»	
Phosphate de potasse....	0	013	»		»	
Total des sels......	32^{gr},440		26^{gr},369		20^{gr},64	

Les eaux de *Friedrichshall* (Allemagne, Saxe-Meiningen), également formées et recueillies dans des puits, au milieu de couches de terrains secondaires, qui traversent des masses basaltiques, contiennent autant de chlorure de sodium que de sulfates amers. Analyse par Liébig (1848):

EAU 1 LITRE.

Chlorure de sodium....................	7^{gr},9560
— de magnésium..............	3 9390
Sulfate de soude	6 0560
— de magnésie.................	5 1502
— de chaux....................	1 3465
— de potasse..................	0 1928
Carbonate de magnésie..............	0 5198
— de chaux.............	0 0147
Bromure de magnésium..............	0 1140
Alumine, silice, fer..................	traces.
Total des sels................	25^{gr},2944

Cette richesse en chlorure sodique et magnésique est digne de remarque.

Les eaux de *Birmenstorff* (Suisse, canton d'Argovie), à proximité *Schinznach* et de *Baden*, sont très-analogues à celles de *Sedlitz* par leur composition, présentant trois fois autant de sulfate de magnésie que de sulfate de soude. Elles émergent, comme une source ordinaire, de réservoirs où l'on a découvert des gisements de sulfate de magnésie, au voisinage de couches de gypse. Toutes ces eaux sont transportées; aucune n'a d'installation pour l'usage sur place. Elles figurent dans le cadre des médications que procurent les eaux naturelles, mais elles sont surtout destinées à remplacer les boissons purgatives de la pharmacie.

Elles peuvent se prescrire soit à dose altérante, soit à dose évacuante; cette dernière méthode est la plus usitée et a trait aux indications générales de la médication saline à ce point de vue.

V.— Médication alcaline.

A la médication alcaline, correspond l'emploi des *eaux minérales carbonatées*, c'est-à-dire de celles dont les carbonates alcalins constituent l'élément principal. Le carbonate de soude étant celui qu'on rencontre le plus ordinairement et le plus abondamment dans ces eaux, avec un excès d'acide carbonique en dissolution, la classe des *eaux bicarbonatées sodiques* se présente en première ligne. Le carbonate de chaux et celui de magnésie entrent souvent dans leur composition, mais en moindres proportions; les *eaux bicarbonatées calciques* et *magnésiennes* formeront un second groupe. L'ordre des *eaux alcalines mixtes*, admis par MM. Pétrequin et Socquet, s'écarte de la médication alcaline proprement dite et trouvera sa place dans d'autres applications thérapeutiques.

Les eaux bicarbonatées sodiques sont généralement considérées comme originaires de terrains ignés, dans la profondeur desquels elles se saturent de gaz carbonique libre, vraisemblablement sous de hautes pressions. C'est ce que prouve l'abondance de ces eaux au voisinage des basaltes et des porphyres dans le Vivarais et l'Auvergne, en France. Les autres eaux carbonatées émergent des terrains calcaires de sédiment, et on rapporte alors la présence de l'acide carbonique minéralisateur aux eaux pluviales, aux fermentations spontanées de l'humus qui, dans certaines localités, sont assez considérables, voire même par hypothèse, aux réactions profondes de dépôts de lignites, notamment aux bords du Rhin, et en Bohême.

Concurremment avec les carbonates qui priment la minéralisation des eaux carbonatées, celles-ci renferment souvent des chlorures, des sulfates, des sels métalliques, etc. L'excès de gaz acide carbonique donne à beaucoup de ces eaux un caractère éminemment gazeux. Il y en a très-peu de thermales ; la plupart sont froides. En général elles agissent sur l'économie animale par le carbonate alcalin et en outre par l'acide carbonique qu'elles contiennent, mais la nature de ces eaux, leur composition qualitative et quantitative, sont trop diverses pour qu'on puisse les envisager autrement que dans leurs subdivisions naturelles, comme nous allons y procéder.

I. Eaux bicarbonatées sodiques. — Des théories chimiques qui ont prétendu expliquer le rôle du bicarbonate de soude, au point d'en faire un agent antiplastique, fluidifiant, dangereux même, et dont la pratique s'est inspirée pendant longtemps, il ne reste guère de traces. Elles avaient surtout trait à une loi posée par Chevreul sur les combustions qui s'accomplissent dans l'acte respiratoire. En conformité avec ces principes, les alcalins doués d'un certain pouvoir d'oxydation modifieraient l'organisme dans le sens de la dénutrition, avec augmentation de l'urée aux dépens de l'acide urique et des autres matériaux peu ou point brûlés, et à longue produiraient des changements dans la composition du sang, hypoglobulie, état cachectique comparé à la cachexie scorbutique ou séreuse, avec dispositions aux hémorrhagies, et qu'on désigna sous le nom de *cachexie alcaline*. Les enseignements de la physiologie ont rectifié ces opinions contre lesquelles d'ailleurs s'élevait déjà la clinique de *Vichy*.

Blondlot et Claude Bernard démontrent la propriété qu'ont les alcalins dilués d'accroître la sécrétion du suc gastrique. Ce fait s'interprète lui-même par la nécessité d'une nouvelle sécrétion acide, destinée à neutraliser le sel alcalin qui a été ingéré et à rendre à la digestion ses conditions fonctionnelles. De plus, lorsque les carbonates alcalins sont administrés *à faible dose*, ils se transforment en chlorures dans l'estomac, au contact de l'acide chlorhydrique du suc gastrique ; ce serait du chlorure de sodium qui interviendrait alors, et l'on peut considérer le bicarbonate sodique, suivant la proportion relativement modérée dans laquelle il figure dans les *eaux minérales* que nous étudions, comme un modérateur de la nutrition, quand il ne la stimule pas.

Administré à hautes doses, c'est-à-dire à 5 grammes par jour, 50 grammes en dix jours, d'après les expériences de MM. Rabuteau et Constant (1), le bicarbonate de soude diminue l'urée, abaisse la température, et ra-

____

(1) *Gazette hebdomad. de médecine et chirurg.*, 1871.

lentit la circulation. Le sang perd une partie de ses globules rouges, une partie de sa fibrine et devient plus aqueux. Un état anémique prononcé et une dépression des forces musculaires ont suivi cette expérimentation, qui donne la notion des effets antiphlogistiques des alcalins en certains cas, mais complétement étrangers au but de notre médication. Les craintes exprimées par Trousseau sur les abus des eaux alcalines n'avaient non plus d'autre base que ces résultats d'un mode d'administration excessif, et qu'il est facile d'éviter en réglant méthodiquement une médication active (Durand-Fardel).

Lorsque les alcalins ont été ingérés en quantité suffisante pour pénétrer dans le torrent circulatoire, ils s'éliminent principalement par les reins. Le bicarbonate de soude, dès qu'il se trouve en excès dans le sang, diminue l'acidité des urines ou les rend alcalines, en même temps qu'elles sont excrétées en plus grande quantité, selon la dose administrée. Ces mêmes sels peuvent passer par les sécrétions normalement alcalines : salive, suc pancréatique, bile, produits des glandes sébacées, et accroître l'activité des fonctions dont les liquides sont les agents (Gubler). Mais ils s'éliminent aussi par les muqueuses dont ils augmentent et fluidifient les sécrétions. Wirchow a signalé une excitation remarquable exercée par le bicarbonate de soude sur les épithéliums à cils vibratiles dont il ranime les mouvements abolis en apparence. Enfin, sous l'influence du même agent, l'élimination de la matière grasse de la peau devient plus considérable ; l'acidité de la sueur tégumentaire est tempérée. Nous retrouverons l'application de tous ces phénomènes dans les effets thérapeutiques des eaux bicarbonatées sodiques.

La présence du gaz acide carbonique dans ces eaux

ajoute à leur propriété stimulante des fonctions digestives, ce gaz étant reconnu comme excitateur des mouvements péristaltiques de l'estomac et des intestins. En
applications locales, douches et injections, il produit des
effets anesthésiques qu'on a pu utiliser pour le traitement de la dysménorrhée douloureuse (Willemin). Employé en inhalations dans les affections de l'appareil
respiratoire, il calme les symptômes d'éréthisme, mais
cette action semble principalement due à la diminution
de la quantité d'oxgène dans l'air inspiré et à l'atténuation du rhythme fonctionnel qui en résulte.

Les eaux bicarbonatées sodiques s'administrent sous
toutes les formes, en boisson, en bains, en douches, en
vapeurs, avec les divers procédés d'application, dont
l'association se règle suivant les ressources locales et
d'après les exigences du traitement.

Un aperçu en traits succincts des indications auxquelles elles s'approprient nous fournira les considérations suivantes :

1° *Maladies chroniques de l'appareil digestif.* — Le plus
grand nombre des malades, qui réclament l'emploi de
ces eaux, accusent des troubles de la digestion, les uns
fonctionnels et décrits sous le nom de *dyspepsie*, les autres névralgiques, *gastralgie*, *entéralgie*. Ces affections,
quelque distinctes qu'elles soient entre elles, peuvent
se rencontrer sur le même sujet, invoquer les mêmes
causes et multiplier les indications thérapeutiques.
Pour nous arrêter aux données les plus simples, rete-
nons que l'effet des eaux bicarbonatées sodiques, dans
la dyspepsie idiopathique, est celui d'un modificateur
spécial et direct de l'appareil digestif (Durand-Fardel).
Si la dyspepsie est symptomatique de quelque autre état
morbide, général ou local, il faudra accommoder l'emploi des eaux à cette condition ; toutefois, elles procure-

ront presque toujours des résultats palliatifs, durables et importants. Pour la gastralgie et les névralgies gastro-intestinales, où l'exaltation de la sensibilité se traduit en symptômes douloureux, pyrosis, crampes, etc., il y aurait à redouter une exaspération sous l'influence de la cure alcaline, pour peu que les phénomènes nerveux fussent persistants ; mais la circonstance d'accès périodiques, avec des intervalles de rémission assez prolongés, favorise cette médication, prescrite pendant la suspension des souffrances, et il n'est pas rare d'en obtenir, sinon toujours la guérison, au moins un soulagement considérable de la douleur et de l'impressionnabilité du patient. Les vomissements et les pneumatoses, dans la série des névroses de l'appareil digestif, donnent lieu également à des succès remarquables, surtout pour les premiers. Quant aux affections organiques, inflammatoires ou cancéreuses de l'estomac et de l'intestin, elles n'ont rien à attendre des eaux bicarbonatées sodiques. Le catarrhe chronique, gastro-intestinal seul, relié à un état général avec caractère dépressif, par suite de l'abus des spiritueux, rentrerait dans la série de leurs attributions.

2° *Maladies du foie et des voies biliaires.* — L'hypérémie hépatique, qualifiée encore d'*engorgement du foie*, principalement quand il s'agit de congestion passive due à un ralentissement de la circulation veineuse abdominale, même symptomatique de maladies du cœur, est justiciable des eaux bicarbonatées sodiques. Il ne saurait en être de même des altérations du foie par dégénérescence organique, cancer, tubercules, tissu fibreux, hydatides, cirrhose, autant de contre-indications rigoureuses de leur emploi.

Les *coliques hépatiques* sont une des maladies dans lesquelles on intervient le plus efficacement avec ces

eaux, soit que les coliques aient une signification purement névropathique, soit qu'elles dépendent de la présence de calculs biliaires. Dans ce second cas, le plus
fréquent, on a cru à une dissolution possible des concrétions par l'entremise de la bile, chargée de nouveaux
principes alcalins et apportant dans la vésicule biliaire
les matériaux d'un travail chimique. Mais les concrétions de cholestérine, aussi bien que celles de matière colorante, subissent les mêmes transformations sans qu'on
puisse les expliquer par cette action. Il est vraisemblable
que les eaux alcalines accroissent les sécrétions hépatiques, accélèrent le flux de la bile, et par cela même,
modifiant ce liquide dans sa constitution, lui procurent
une plus libre issue, qui empêche la formation de calculs nouveaux (Durand-Fardel).

3° *Maladies diathésiques.* — *Goutte.* — Nous n'en sommes plus aujourd'hui à opposer, dans le traitement de
la goutte, la nature des eaux alcalines aux acides qu'on
supposait imprégner en excès les humeurs et les solides
des goutteux. Cette maladie constitutionnelle, souvent
héréditaire, consiste bien certainement en une anomalie d'assimilation, et c'est aux dépens des combinaisons
azotées de nos tissus que s'exerce le trouble de la nutrition, origine et fond de la dyscrasie goutteuse. Aussi
M. Durand-Fardel, qui a éclairé la pathogénie de la
goutte avec tant d'autorité, compare-t-il justement l'action curative des eaux bicarbonatées sodiques, de celles
de *Vichy* en particulier, à la bienfaisante influence d'une
hygiène méthodique (1). Maintenir ou rappeler l'intégrité des fonctions digestives, cutanée et urinaire, telle
est la formule la plus rationnelle du traitement de la
goutte. A ce point de vue, on ne peut pas contester que

______

(1) Durand-Fardel, *Traité des malad. chroniq.*, I, 87.

la médication alcaline ne régularise les phénomènes intimes de la nutrition et que les *eaux minérales*, qui la
représentent le plus effectivement, ne soient à même de
préserver de la goutte ou de corriger la diathèse goutteuse, en imprimant aux fonctions primordiales de l'économie une suractivité nouvelle et finalement reconstituante. Il n'y a rien dans ces effets que de naturel,
sans besoin d'en appeler à la chimie ni à la spécificité.
La goutte, d'ailleurs, envisagée dans sa marche normale,
présente des phénomènes fluxionnaires et douloureux,
auxquels succède, à la période de chronicité, un état de
dépression et de langueur, où le défaut de réaction, une
aptitude très-prononcée pour les manifestations goutteu-
des anormales, dominent la scène. M. Durand-Fardel a
retracé d'une façon magistrale ce tableau, et on le con-
sultera avec fruit. Il importe de mesurer toutes ces
circonstances dans la pratique, en présence d'un abaissement de l'activité organique très-prononcé et d'irrégularités imprévues. C'est pourquoi l'application des
eaux bicarbonatées sodiques au traitement de la goutte
réclame plus de précautions et de surveillance, que pour
tout autre but thérapeutique. Enfin, sans qu'il soit
possible de préciser dans quelles limites s'obtiennent
ces différents résultats, on voit les eaux atténuer les manifestations de la goutte. Quand elle est aiguë, les accès
deviennent plus rares et moins sévères ; les déforma-
tions de la goutte chronique s'amoindrissent et les
roideurs articulaires s'assouplissent (Durand-Fardel).
Palliative ou curative, la médication alcaline, dirigée
comme il convient, a le double privilége de modifier
d'une manière avantageuse la diathèse morbide et de
relever en même temps la santé générale, deux propriétés inséparables l'une de l'autre.

Gravelle. — La gravelle ne consiste pas seulement

dans les troubles fonctionnels de l'appareil uropoiétique et dans la présence ou l'émission de graviers ou
d'urines sédimenteuses. Chez un grand nombre de sujets, elle répond à une maladie constitutionnelle par
anomalie de nutrition, à l'égal de la goutte avec laquelle
elle a des connexions étroites. La distinction établie par
M. Durand-Fardel est très-pratique, qui sépare les gravelles *diathésiques*, comprenant celles où l'urine est acide,
urique ou oxalique, des gravelles *catarrhales* et pour
ainsi dire symptomatiques. La presque totalité des gravelles traitées par les eaux alcalines appartiennent à la
gravelle urique. C'est rarement qu'on observe celles
d'une autre nature, caractérisées par l'oxalate de chaux
ou le phosphate ammoniaco-magnésien. L'emploi déjà
ancien des alcalins comme lithontriptiques a des appropriations chimiques dont il ne faut pas se désintéresser,
puisque l'acide urique, très-peu soluble dans l'eau, le
devient, au contraire et d'une façon marquée, dans les
liquides auxquels on ajoute de la soude ou du carbonate
sodique. Nécessairement il y a un rôle dissolvant dans
l'action des eaux de cet ordre chez les graveleux, comme
le prouvent l'éclaircissement des urines, la disparition
du sable et des sédimeuts, par l'usage interne qu'on en
fait, même à distance des sources. L'hypersécrétion urinaire même que produit la boisson des alcalins à petites
doses et prolongée contribue à diminuer l'irritation des
voies urinaires et à favoriser l'expulsion des graviers
(Marcet). Mais on doit convenir que ce sont là des moyens
d'atténuation et que la médication principale doit at-
taquer la diathèse dans son essence, en rétablissant l'assimilation des principes amyloïdes et en prévenant la
formation ultérieure des graviers. Avec l'administration
opportune des eaux de *Vichy*, intérieurement et simultanément en bains, en douches, avec l'association

d'un régime approprié et d'un exercice suffisant, la guérison de la gravelle, lorsqu'elle est possible, s'accomplit
dans la majorité des cas (Durand-Fardel).

Parmi les symptômes douloureux de la gravelle, les
coliques néphrétiques peuvent être rapportées à l'issue
difficile d'un ou de plusieurs graviers du rein ; elles dépendent aussi parfois d'accidents congestifs, inflammatoires, ou névralgiques ; l'usage des eaux bicarbonatées
sodiques enraye ces coliques ; néanmoins un traitement
mal dirigé peut les provoquer, et la prudence est encore
de règle à cet égard. Ni la dysurie ni l'hématurie ne
contre-indiquera l'emploi des eaux.

Enfin, si les calculs siégeant dans le rein ou dans la
vessie sont d'un volume qui s'oppose à leur sortie spontanée, les eaux alcalines ne les attaqueront pas. En revanche, elles rendent de grands services à la suite de la
lithotritie, comme aux graveleux eux-mêmes, autant
par la propriété chimique que nous avons signalée déjà
et qui n'est pas douteuse, qu'en opérant une simple dé-
sagrégation des calculs par la dissolution du mucus qui
en relie les éléments.

Diabète. Albuminurie. — Le diabète, glucosuric, est
aujourd'hui considéré, en général, comme le résultat
d'une perturbation de l'assimilation, à laquelle l'innervation prend la plus grande part. M. Mialhe a vu dans
l'apparition permanente du glucose un défaut d'oxygé-
nation par suite de l'insuffisance des éléments de combustion, et conséquent avec cette doctrine, il prescrit
les carbonates alcalins comme activant les phénomènes
de circulation et de respiration et neutralisant chimiquement l'excès de glucose qui constitue l'état morbide (1). On doit admettre que les alcalins, puisqu'ils

____

(1) *Annales de la Soc. d'Hydrol*, VIII, 395.

favorisent la digestion, l'hématose, et élèvent la températutre, sont utiles dans les maladies où il s'agit d'activer les combustions, ainsi que cela a lieu dans la glucosurie. A cet égard la médication alcaline, particulièrement à *Vichy*, a donné d'excellentes preuves d'effet curatif. Le type des diabétiques, auxquels ces eaux conviennent le mieux est celui des diabétiques obèses (Bouchardat). Il en est de même des diabétiques affectés de diathèse urique, sous forme de goutte ou de gravelle ; mais il s'en rencontre de réfractaires, et dans les degrés de cette maladie caractérisés soit par quelque processus organique, soit par une déchéance progressive de l'économie, il n'y a pas à insister pour l'emploi des eaux bicarbonatées sodiques.

L'albuminurie, rattachée à la *maladie de Bright* ou *néphrite albumineuse*, est exclue de la médication alcaline, lorsqu'elle s'accompagne d'hydropisie développée. Si l'infiltration séreuse n'est pas très-prononcée, l'action reconstituante des eaux peut être utilisée, surtout quand on dispose de souces ferrugineuses comme à *Vichy* (Durand-Fardel).

Obésité. — L'obésité ou polysarcie, résultat de l'hérédité ou d'une diathèse acquise, est due, dans tous les cas, à une transformation vicieuse des substances alibiles en graisse, par défaut d'oxydation. La théorie conseillerait la prescription des alcalins pour remédier à cette accumulation anormale du tissu graisseux. Ce n'est pas, comme le pensait Petit, que la soude s'empare de la graisse pour en faire un savon soluble, mais l'activité imprimée à l'assimilation des principes gras peut avoir des conséquences favorables. Jusqu'ici, excepté dans l'obésité locale, liée à la pléthore abdominale, les résultats des eaux bicarbonatées sodiques chez les obèses restent indécis (Durand-Fardel).

Phthisie pulmonaire. — Les eaux alcalines douées de la propriété de s'éliminer par les muqueuses, dont elles augmentent et fluidifient les sécrétions, ont une action résolutive sur les bronchites et les engorgements pulmonaires de la tuberculose. Le fait de la stimulation qu'elles exercent sur les épithéliums vibratiles, suivant Virchow, servirait encore à affirmer leur efficacité dans la cure des bronchites chroniques ; mais ce sont surtout celles à minéralisation moyenne qui remplissent ces indications, sur lesquelles on reviendra à propos des eaux d'*Ems*.

Dermatoses. — Les affections de la peau, comme celles des muqueuses, que M. Bazin a rangées très-exclusivement dans l'arthritis, relèvent de la médication alcaline, d'après sa doctrine. Cependant nous ne rencontrons que peu de dermatoses dans les observations prises aux stations d'eaux bicarbonatées sodiques. Le bain tiède alcalin peut du moins produire une sorte de lixiviation à la surface du derme, le débarrasser de son enduit sébacé et des squames morbides dont la peau est recouverte. Cette action topique et sédative offrira de réels avantages dans beaucoup de cas d'herpétisme, et l'usage interne des eaux ne peut qu'aider à l'encontre des dispositions constitutionnelles qui entretiennent les affections cutanées.

La *scrofule*, le *rachitisme* tireront de l'emploi des eaux carbonatées sodiques des effets reconstituants, mais bien inférieurs à ceux que la médication sulfureuse et la médication saline leur procurent.

La *chloro-anémie*, surtout celle qui est liée à la croissance des jeunes enfants, avec pâleur, essoufflement, anorexie, céphalalgie, et la chlorose des femmes pendant la ménopause, sont justiciables des eaux bicarbonatées sodiques, par suite du rétablissement de fonctions languissantes (Grimaud), ou grâce à la présence des éléments ferrugineux dans la source alcaline emplo yée(Durand-Fardel).

Le *rhumatisme*, auquel l'infériorité de nutrition imprime un cachet particulier, prendra rang parmi les indications des mêmes eaux, sans supériorité marquée sur l'utilisation d'autres agents de la thérapeutique hydrologique. On a attribué aux eaux de *Vichy* la vertu de guérir les maladies organiques du cœur chez les rhumatisants, ainsi que chez les goutteux (Nicolas). Mais il est à croire que les troubles cardiaques, qui motivèrent cette observation, étaient reliés à un état du sang (chloro-anémie), ou à une névrose, dont le traitement thermal a triomphé, guérissant du même coup l'affection du cœur en puissance.

4° *Etats cachectiques*. — Les états cachectiques qu'entraînent les influences dépressives d'hygiène ou de climat, qui compliquent ou suivent la convalescence des maladies graves et prolongées, de la fièvre typhoïde par exemple, en laissant l'empreinte de l'anémie et de la débilité à un haut degré, sont traitées très-avantageusement par les eaux bicarbonatées sodiques, et ce que l'expérience physiologique nous apprend de la transformation des sels alcalins en chlorures dans l'estomac suffirait pour appuyer ces observations remarquables de reconstitution. Ajoutons à cette série la cachexie par intoxication paludéenne, telle qu'on la rapporte des plaines d'Algérie, avec des engorgements viscéraux, même accompagnée d'entéro-colite et de dysenterie chroniques, avec des ophthalmies, un état de marasme, autant de produits de l'endémicité africaine qu'engendre aussi le séjour des Indes. L'hôpital militaire de *Vichy* fournit les statistiques les plus encourageantes pour le succès des eaux alcalines dans ces cachexies des climats chauds. M. Durand-Fardel a consigné des effets identiques dans le traitement des suites de fièvres intermittentes, contractées dans la Sologne, la Bresse ou la Dombe, ou d'autres contrées marécageuses et insalubres. Ce qui frappe le plus parmi ces résultats de la médication alcaline, c'est que chez beaucoup de malades qui sont retournés en Afrique, après leur cure de *Vichy,* l'amélioration a persisté, en témoignage de la restauration de l'économie, et sans qu'on puisse en rapporter l'honneur au simple voyage.

5° *Affections catarrhales des voies urinaires.* — Le catarrhe vésical, ou cystite chronique, qui n'est pas causé par la présence de calculs dans la vessie, peut dépendre d'un état phlegmasique de la muqueuse, d'une inflammation ou d'une hypertrophie de la prostate ; cette affection se rattache encore à des troubles de l'innervation générale ou locale ; les écarts de régime, les influences climatériques, et les diathèses rhumatismale, goutteuse, herpétique, se mêlent à leur étiologie dans beaucoup de cas. Les eaux bicarbonatées sodiques ont une action reconnue sur ces états organiques et fonctionnels, mais à la condition de ne prescrire que celles dont la minéralisation est assez peu élevée pour éviter des phénomènes d'irritation, avec lesquels il y a toujours à compter dans le traitement de la cystite catarrhale.

6° *Maladies de l'utérus et de ses annexes.* — Les eaux alcalines sont utiles dans les congestions des divers organes, principalement dans celles de l'utérus. On combine dans ce but l'action générale des eaux administrées en boisson et la propriété résolutive de bains, aidés d'irrigations durant l'immersion. C'est surtout dans le traitement des engorgements chroniques de l'utérus que cette méthode est efficace (Willemin). Les bains de piscine prolongés ont fait souvent cesser les symptômes douloureux, ou peu tolérables qui accompagnent l'affection utérine. Avec la cessation de l'engorgement, disparaissent les excoriations, les granulations, ainsi que les déplacements qu'il entretenait. Bien entendu, il convient de combattre par les moyens appropriés la métrite chronique, avant de recourir à la médication alcaline. M. Willemin a obtenu à *Vichy* la résolution de cinq cas de phlegmons péri-utérins sur dix qu'il traitait. Il insiste judicieusement sur l'importance des résultats au point de vue de la stérilité qu'offrent la guérison de la métrite et le redressement des déviations, consécutifs à la cure de l'engorgement (1). L'amélioration des fonctions digestives et des forces générales marche de pair avec ces modifications des altérations de l'utérus ; il semble même que chez beaucoup de malades de cette catégorie le traitement général exerce l'influence la plus considérable (Durand-Fardel). Toujours est-il que, lorsque les règles sont pénibles et difficiles, l'emploi des eaux alcalines remédie parfaitement à la dysménorrhée et à ses symptômes névropathiques. L'âge critique en bénéficie d'une manière analogue. On a été autorisé à penser que les tumeurs fibreuses de l'utérus diminuent de volume, dans une proportion notable, en vertu du même traitement. Quant aux tumeurs enkystées de l'ovaire ou aux altérations qui affectent exclusivement les éléments histologiques de l'utérus et de ses annexes, elles opposent la contre-indication la plus formelle à l'application des eaux bicarbonatées sodiques, au même titre que la tendance à l'hydropisie ou hydrémie.

Vichy (France, Allier). — Ligne du Bourbonnais par Saint-Germain-des-Fossés (365 kil.). Ville située sur la rive droite de l'Allier et bordée de coteaux et de collines qui s'élèvent en amphithéâtre et sont recouvertes

____

(1) WILLEMIN, *De l'emploi des Eaux de Vichy dans les affect. chroniq. de l'utérus*, 1855, p. 245.

d'une végétation riante. Climat tempéré, principalement convenable aux malades pendant les mois de mai, juin et août. Altitude : 250 mètres. Ressources d'une grande ville pour l'habitation, le confort de la vie matérielle, les distractions, avec un casino justement renommé. Fréquentation considérable au cours de l'été, l'établissement restant ouvert pendant toute l'année.

Les sources de *Vichy* sont nombreuses. On trouve groupés dans l'établissement thermal ou à proximité :

	Température.
La *Grande-Grille*	42°,50
Le *Puits-Carré*	43 60
Le *Puits-Chomel*	43 60
La *Source Lucas*	28 50
La *Fontaine de l'Hôpital*	31 70
La *Source des Célestins* (ancienne)	14 30
La *Source des Célestins* (nouvelle)	15 20

A 2 kilomètres de Vichy :

La *Source Lardy*	23 9
La *Source du Parc*	22

A 6 kilomètres sur la rive opposée de l'Allier : la source d'*Hauterive*, consacrée exclusivement à la transportation (température : 15°,0).

Toutes ces sources appartiennent à l'État et la plupart alimentent l'établissement thermal. Elles ont une origine commune ; elles émergent toutes du calcaire d'eau douce qui constitue le fond de la vallée de l'Allier, mais elles ont pour point de départ des terrains plutoniques, au contact desquels on suppose qu'elles forment une nappe plus ou moins étendue. Le *Puits-Carré* et le *Puits-Chomel*, la *Grande-Grille*, la source *Lucas*, l'*Hôpital*, les *Célestins*, arrivent naturellement à la surface du sol. Les sources *Lardy*, *Mesdames*, du *Parc*, *Hauterive*, proviennent de forages artésiens.

Dans un rayon de 1 à 7 kilomètres on trouve plusieurs sources très-analogues aux précédentes, notamment celle de *Saint-Yorre* qui offre en grande partie une émergence naturelle, tandis que toutes les autres sont des puits forés.

La réunion des sources, propriété de l'État, fournit pour les besoins du service médical un débit d'*eau minérale* qu'on peut évaluer à plus de 500,000 litres par jour. Le *Puits-Carré* et le *Puits-Chomel*, dépendant l'un de l'autre, figurent dans cette quantité pour 141,050 litres. Leur température est variée, comme nous l'avons indiqué déjà ; en général, les sources naturelles et les plus abondantes sont les plus chaudes. On n'a obtenu que des eaux relativement froides par le forage. Toutes très-limpides, avec une saveur de lessive qui n'a rien de désagréable, chargées d'acide carbonique qui, en se dégageant de certaines d'entre elles, simule une véritable ébullition, ces eaux représentent le type des eaux *bicarbonatées sodiques*, en France et à l'étranger. Il y en a de ferrugineuses à divers degrés.

Le tableau analytique dressé par M. Bouquet, en 1854, démontre l'importante minéralisation de ces sources ; nous en donnons un extrait :

1° SOURCES DE L'ÉTAT.

EAU 1 LITRE.

	Grande-Grille.		Puits-Chomel.		Hôpital.		Célestins.		Lardy.	
Acide carbonique libre dissous...............	0^{gr},908		0^{gr},768		1^{gr},067		1^{gr},049		1^{gr},750	
Bicarbonate de soude...	4	833	5	091	5	029	5	103	4	910
— de potasse..	0	352	0	371	0	440	0	315	0	527
— de magnésie.	0	303	0	338	0	200	0	328	0	238
— de strontiane.	0	003	0	003	0	005	0	005	0	005
— de chaux....	0	434	0	427	0	570	0	462	0	710
Bicarb. de protox. de fer.	0	004	0	004	0	001	0	004	0	028
— de manganèse...	traces.		traces.		traces.		traces.		traces.	

Sulfate de soude.......	0	291	0	291	0	291	0	291	0 314
Phosphate de soude.....	0	130	0	070	0	046	0	091	0 081
Arséniate de soude.....	0	002	0	002	0	002	0	002	0 003
Borate de soude...	traces.		traces.		traces.		traces.		traces.
Chlorure de sodium....	0	534	0	534	0	518	0	534	0 534
Silice.............	0	070	0	070	0	050	0	060	0 055
Matière organ. bitumineuse...............	traces.		traces.		traces.		traces.		traces.
	7^{gr},914		7^{gr},959		8^{gr},222		8^{gr},244		9^{gr},165

La composition de la source d'*Hauterive* ne diffère pas
sensiblement des précédentes données, sinon qu'elle
contient : bicarbonate de protoxyde de fer 0^{gr},017, et
que le total de sa minéralisation équivaut à 8^{gr},250,
également d'après M. Bouquet.

M. Lecomte, dans un travail entrepris au nom d'une
commission spéciale de la société d'Hydrologie en 1858,
a signalé dans les eaux de *Vichy* une proportion d'iode
qu'il évalue à un demi-centième de milligramme par
litre.

2° SOURCE NATURELLE DE SAINT-YORRE.

EAU 1 LITRE.

Acide carbonique libre.................	1^{gr},549
Bicarbonate de soude...................	4 838
— de potasse..................	0 337
— de magnésie...............	0 274
— de strontiane..............	0 007
— de chaux...................	0 683
— de protoxyde de fer........	0 010
— de protox. de manganèse...	traces.
Sulfate de soude......................	0 280
Phosphate de soude...................	traces.
Arséniate de soude...................	0 002
Borate de soude...	traces.
Chlorure de sodium...................	0 555
Silice...............................	0 035
Matière organique bitumineuse....	traces.
	8^{gr},570

(Bouquet, 1860.)

L'analyse spectrale, opérée par M. Grandeau sur un litre environ d'eau mère extrêmement concentrée de *Vichy*, y a démontré la présence de la lithine, accompagnée de cæsium et de rubidium.

Par le refroidissement au contact de l'air, les eaux de *Vichy* donnent naissance à des concrétions calcaires plus ou moins abondantes. Dans les bassins des sources *Lardy* et des *Dames*, on recueille un sédiment ocracé.

On constate encore l'existence de conferves dans ces eaux, surtout manifestes à la source de l'*Hôpital* qu'elles recouvrent d'une écume verdâtre.

L'établissement thermal, considérablement augmenté par les travaux de la compagnie concessionnaire de l'État depuis 1853, possède 306 baignoires, une piscine pour vingt personnes, 17 douches ascendantes, 18 douches avec baignoires, 12 grandes douches à percussion et à température variée; 62 cabinets de bains sont pourvus d'appareils à irrigations vaginales. L'installation très-complète permet de donner 2,500 à 2,800 bains par jour; ils sont alimentées en majorité par le *Puits-Carré*, la *Grande-Grille*, *Lucas*, *Mesdames* et le *Parc*. Le bain de l'*Hôpital* emploie la source de ce nom. Les sources des *Célestins*, ancienne et nouvelle, sont exclusivement affectées à l'usage interne. La source d'*Hauterive* ne sert qu'à l'exportation ; il en est à peu près de même de la source de *Saint-Yorre*.

Un hôpital civil pour les malades indigents et un hôpital thermal militaire desservent cette station.

Les eaux de *Vichy* sont employées en boisson, en bains et en douches.

L'usage interne des diverses sources a reçu de la tradition et des habitudes médicales certaines attributions spéciales. Ainsi la source de l'*Hôpital* est recommandée aux affections de l'estomac, celle de la *Grande-*

Grille aux maladies du foie ; les goutteux et les graveleux devraient boire aux *Célestins.* Cette pratique semble avoir sa raison d'être, mais il ne faut pas perdre de vue que l'analyse comparative des principes minéralisateurs n'établit pas de différences essentielles entre ces différentes sources, où le bicarbonate de soude prédomine en proportions à peu près identiques. D'ailleurs, si les indications tirées de la nature de la maladie s'appliquent à la majorité de ceux qui doivent suivre un traitement à *Vichy*, les conditions individuelles de constitution, de tempérament, d'habitude, d'impressionnabilité, déterminent le choix des sources. Il ne saurait y avoir de règle absolument fixe ; néanmoins quelques jalons peuvent être posés à cet égard.

L'eau de la *Grande-Grille*, d'une thermalité assez élevée (42°), est sapide, facile à digérer, douée de propriétés stimulantes, et elle convient aux sujets mous, lymphatiques ou débilités, empreints de cachexie paludéenne ou africaine. Elle sera préférée toutes les fois qu'il n'y a aucune irritabilité à redouter du côté des fonctions digestives, ni aucune menace de mouvement fluxionnaire vers quelque organe important. Les engorgements simples du foie, les calculs biliaires, bénéficient amplement de la *Grande-Grille*, dans ces conditions.

La source de l'*Hôpital*, qui doit son nom au voisinage de l'hôpital civil, offre beaucoup d'analogie avec la précédente, mais elle est moins excitante et mieux appropriée aux malades délicats, susceptibles, nerveux, ou disposés aux congestions et aux hémorrhagies. D'une température moyenne (31°), d'une saveur douce, un peu fade, elle ne donne pas de sensation de chaleur à l'estomac ; elle ne porte pas à la tête ; elle se digère quelquefois avec un peu de difficulté. On la conseille principalement dans les affections des voies digestives, dyspepsie, gastralgie, entérite chronique, toutes les fois que la stimulation des fonctions de l'estomac et de l'intestin exige une certaine modération. Ce défaut d'activité cause assez facilement de la lassitude, accusée par de la lourdeur après l'ingestion, des renvois, jusqu'à des nausées, symptômes que Prunelle mettait sur le compte de la matière organique assez abondante dans cette source. En pareil cas, on y supplée avantageusement par l'eau de la *Grande-Grille* et surtout par les eaux ferrugineuses du *Puits-Lardy* et de *Mesdames* (Durand-Fardel).

La source des *Célestins*, coulant à l'extrémité de l'ancien *Vichy*, sur la rive droite de l'Allier, dans une situation agrémentée et pittoresque, attire les goutteux et les graveleux. Sa température (14°), un léger excédant de gaz acide carbonique, la rendent agréable à boire, très-tolérable, et elle paraît en réalité agir plus directement que les autres eaux sur l'appareil urinaire. Petit la regardait comme très-active dans le traitement de la goutte. Dans les gravelles sans douleur et sans irritation rénale ou vésicale, son emploi est très-indiqué ; mais on doit s'en méfier dans les cas de cystite, de catarrhe ou de névrose de la vessie, même dans l'imminence des coliques néphrétiques, parce que ces accidents ou ces symptômes sont facilement exaspérés ou rappelés sous l'influence de la boisson des *Célestins* prolongée. M. Durand-Fardel cite des exemples de congestions cérébrales, survenues chez des goutteux qui faisaient usage de cette eau, et il n'accepte pas la supériorité reconnue pour cette source par rapport aux autres dans la cure de la goutte et de la gravelle.

Les eaux d'*Hauterive* sont excellemment digestives, et sans comporter d'applications plus spéciales que celles des diverses sources de *Vichy*, elles s'accommodent plus généralement qu'elles aux différents genres ou individualités pathologiques, qui ressortissent à la médication alcaline.

Les sources froides de *Mesdames* et du *Puits-Lardy*, ferrugineuses, alcalines et gazeuses, dont la saveur est très-sensiblement atramenteuse, s'adressent aux femmes, aux enfants, aux cachectiques, suites de fièvres intermittentes, dans tous les cas où la médication tonique est réclamée, même chez les dyspeptiques.

Le *Puits-Carré* et le *Puits-Chomel* sont solidaires l'un de l'autre ; le premier est presque uniquement consacré au service des bains. Le *Puits-Chomel* est réputé posséder des propriétés spéciales pour les affections des organes respiratoires, catarrhe pulmonaire, dyspnée nerveuse, etc. Cette source est peut-être moins excitante que celle de l'*Hôpital ;* on en boit l'eau coupée avec du lait ou une solution gommeuse, pratique qui s'adapte également aux autres sources, selon les indications.

Le moment le plus favorable pour boire les eaux à *Vichy* est le matin à jeun, l'état de vacuité de l'estomac se prêtant mieux à l'absorption du liquide minéral. Autrefois on les prenait à doses très-élevées, mais on ne voit plus guère pratiquer cet abus, cause de fatigue des voies digestives, d'irritation urinaire, d'exacerbation morbide et de cet état signalé sous le nom de *cachexie alcaline*. Les médecins ordonnent, au contraire, de procéder systématiquement par doses très-graduelles et peu élevées. Un verre d'eau à *Vichy* représentant en moyenne 250 grammes, on en boit un ou deux au plus dans la journée, pour le début, et on augmente d'un par jour, jusqu'à cinq ou six verres, dose qui est très-exceptionnellement dépassée. Pour peu qu'il y ait susceptibilité de l'appareil digestif ou du système nerveux général, la prescription se borne à des moitiés ou des quarts de verre. Pour les personnes qui sont impressionnées désagréablement par l'acide carbonique que certaines sources développent en grande quantité, le plus simple moyen est d'attendre pendant quelques minutes, avant de boire, le dégagement de l'excès de gaz. Toutes ces précautions ou d'autres analogues tempèrent le mode de traitement dont il est question.

Les eaux de *Vichy*, prises en boisson, ont pour effet général d'augmenter l'appétit, de rendre les digestions plus faciles et plus promptes et avec elles l'assimilation plus complète. Les selles deviennent plus régulières ; c'est à tort qu'on a attribué des propriétés purgatives à ces eaux, qui produisent plutôt de la constipation. Les urines sont plus abondantes et largement émises. L'amélioration de la nutrition, l'accroissement des forces, se traduisent en un sentiment de bien-être dans l'économie, chez le plus grand nombre des malades.

Le complément habituel d'un traitement à *Vichy* est un bain quotidien d'une heure, à température moyenne, de 31 à 34° cent., avec l'*eau minérale* mélangée par moitié à l'eau douce. L'*eau minérale* à destination des bains étant à 45°, on la coupe en proportion convenable par de l'eau douce froide ou chaude, amenée dans les baignoires par des conduits appropriés. L'*eau minérale* n'est pas laissée à la disposition des baigneurs, et cette sage mesure, que beaucoup de personnes ont le tort de chercher à éluder, leur épargne les inconvénients et même les dangers d'un bain alcalin trop concentré. M. Durand-Fardel signale les conséquences de ce genre d'excès : insomnie, agitation extrême, troubles nerveux, céphalalgie, accidents de congestion cérébrale, mouvement fébrile quelquefois, et surtout aggravation des symptômes, particulièrement des symptômes douloureux. Si un ou deux bains pris d'une manière si inopportune ne causent pas ces phénomènes, une série de bains semblables les provoque invariablement, et l'on ne saurait trop insister sur la nocuité de pareilles imprudences.

Le *Puits-Carré*, la *Grande-Grille* et la source *Lucas* fournissent aux bains du grand établissement. La source de l'*Hôpital* reste attachée à un établissement secondaire, pourvu de vingt baignoires et d'une petite piscine; comme elle n'a que 30° cent., il faut y ajouter de l'eau chaude; ses effets sont beaucoup moins stimulants que ceux du bain du *Puits-Carré*.

Tout mitigés qu'ils sont, les bains de *Vichy* ont une activité remarquable; ils surexcitent les fonctions de la peau, augmentent la transpiration, provoquent un exanthème artificiel et passager par la continuité de leur emploi ou à la suite d'une immersion prolongée, rétablissent d'anciens flux. Quelques malades en ressentent de la fatigue, et il suffit d'en suspendre l'usage pour rétablir l'équilibre. On peut admettre, quoique la démonstration n'en soit pas encore faite, qu'ils disposent le tégument externe à l'absorption des principes minéralisateurs des eaux. La piscine est peu mise en œuvre à *Vichy*, malgré les avantages qu'elle présenterait pour les effets du bain prolongé.

Les douches à percussion, dont on dispose à l'établissement thermal, permettent d'associer les effets résolutifs ou révulsifs qui leur sont propres aux autres actions de la médication. A la vérité, c'est surtout dans un but de résolution d'un engorgement ou d'un travail morbide quelconque qu'elles trouvent leur utilité à *Vichy*, en applications sur les lombes, sur la région du foie ou de la rate, sur l'hypogastre; encore en use-t-on avec circonspection eu égard à la susceptibilité des malades dont les douleurs ou les coliques hépatiques, entre autres, peuvent être surexcitées mal à propos sous cette influence. La même réserve s'impose à l'endroit des douches ascendantes, périnéales, vaginales ou rectales, et il n'y a point de particularités à noter dans leur emploi avec les eaux de *Vichy*.

Nous en dirons autant du bain de vapeur ou étuve jadis très-pratiqué dans cette localité, tombé en désuétude et que les rhumatisants, les goutteux même à forme torpide, et quelques cachectiques à peau réfractaire et peu vascularisée, mettraient volontiers à profit.

Le gaz acide carbonique a donné lieu à des essais intéressants d'application curative à *Vichy*, mais nous ne sachions pas qu'ils aient été depuis lors érigés en méthode curative usuelle.

A l'administration du traitement sous toutes les formes qui viennent d'être énumérées et qui se combinent diversement, il faut joindre la considération du régime alimentaire. Elle a tenu pendant longtemps une grande place dans les prescriptions médicales de *Vichy*. Sous l'empire de préjugés chimiques, on bannissait impitoyablement de la table des malades, pendant toute la durée de leur cure, le vin, le lait, le vinaigre même en petite quantité dans la préparation des mets, et surtout les fruits. Le prétexte de cette diététique rigoureuse se tirait de ce qu'un médicament alcalin étant introduit dans l'économie, les substances plus ou moins acides qui iront à sa rencontre neutraliseront à mesure ce médicament et détruiront ainsi l'efficacité du traitement. Ces erreurs ont fait place à des vues plus saines, et les notions préliminaires de la médication alcaline, que nous avons exposées, réfutent victorieusement la croyance à une prétendue alcalinisation de l'organisme qui n'existe pas. M. Durand-Fardel les avait combattues déjà avec succès, alors qu'elles avaient force de loi, en quelque sorte. Si l'on mêle du vin avec l'eau de *Vichy*, la matière colorante verdit au contact des alcalins, la matière astringente se combine avec le fer de l'*eau minérale;* une portion de l'acide carbonique de cette dernière est remplacée par les acides du vin, tartrique, malique, acétique, et il en résulte des tartrates, des malates, des acétates de soude, qui eux-mêmes se transformeront en carbonates alcalins dans l'économie. Les expériences de Wœhler, de Millon, etc., ont parfaitement démontré que les acides organiques, contenus en grande proportion dans la plupart des fruits et notamment des fruits rouges, se détruisent, se brûlent par suite de la digestion, en laissant pour résidu des carbonates alcalins. Les fraises, les raisins rendent donc l'urine alcaline, et, loin de les proscrire, on utilise leurs propriétés dans certaines affections de la vessie, la gravelle, la goutte. Enfin dans les cas où les acides des fruits et le vin étaient peu tolérés par l'estomac, les eaux alcalines ont corrigé cette disposition vicieuse. On peut donc boire du vin et manger des fruits en buvant l'eau de *Vichy;* le régime n'empruntera aucune modification à la nature chimique du traitement; comme partout, il devra être subordonné aux phases de la maladie, aux effets curatifs et aux conditions de la santé.

Les indications des eaux de *Vichy* sont tellement conformes à l'étude faite précédemment sur le type des eaux *bicarbonatées sodiques* qu'elles représentent, que nous devons renvoyer à ces préliminaires, pour ne pas tomber dans des redites superflues. Il suffira de les rappeler d'une manière sommaire.

La dyspepsie simple et idiopathique est presque toujours guérie par le traitement thermal de *Vichy.* Quand elle est symptomatique de quelque autre état morbide, général ou local, on obtient des effets palliatifs, et le traitement doit être dirigé en vue de la maladie prédominante.

La gastralgie, revenant par crampes et accès déterminés, perd son caractère névropathique, à mesure que les eaux de *Vichy* modifient les conditions générales de l'organisme ou certains états fonctionnels ou organiques, desquels dépendent les accidents névralgiques.

L'entéralgie comporte les mêmes indications, et l'emploi des eaux a donné d'excellents résultats dans la cure des vomissements rebelles, moins fréquemment contre les pneumatoses. Les altérations organiques de l'estomac et de l'intestin sont exclues de cette médication.

L'hypérémie du foie, les coliques hépatiques, la lithiase biliaire, sont les affections auxquelles le traitement de *Vichy* s'approprie le plus efficacement, et nous avons vu comment on doit plutôt rapporter à une suractivité fonctionnelle qu'à une réaction chimique la disparition des calculs biliaires. Des altérations organiques du foie, il ne saurait être question.

La goutte se guérit suivant une formule qui tend à maintenir ou rappeler l'intégrité des fonctions digestives, cutanée ou urinaire (Durand-Fardel), en dehors de toutes les théories empruntées à la chimie et que l'expérience physiologique, en même temps que l'observation, a démontrées chimériques.

La gravelle, si les propriétés des alcalins participent à l'effet curatif des eaux de *Vichy*, en retire également une amélioration de la nutrition qui concourt à contre-balancer les dispositions diathésiques et à ramener l'état normal. Une exception est faite pour les gravelles catarrhales et pour le catarrhe de la vessie, en général, qui se trouvent mieux de l'emploi d'eaux à minéralisation moins effective. Les coliques néphrétiques, ni l'hématurie ne contre-indiquent *Vichy*.

Dans le diabète, les eaux de *Vichy* favorisent la digestion et l'hématose et remédient au trouble de l'assimilation qui entretient cette maladie. Ce sont les diabétiques obèses principalement qu'on doit leur soumettre.

L'albuminurie ne comporte ce traitement que s'il n'y a pas d'infiltration séreuse prononcée.

L'obésité ou polysarcie n'a donné encore que des résultats indécis.

Les états cachectiques, consécutifs à l'intoxication palustre, aux influences climatériques déprimantes, aux convalescences des maladies graves, sont facilement relevés à *Vichy*, et c'est une contradiction ajoutée à bien d'autres envers l'opinion qui fait de ces eaux un agent fluidifiant et antiplastique. La chloro-anémie, surtout chez les enfants, chez les femmes à la période critique, donne des résultats identiques. Les maladies du cœur, quand elles se relient à l'état chloro-anémique, rentrent dans cette acception.

La dysménorrhée, les engorgements chroniques de l'utérus ont été traités avec succès à *Vichy*. On a constaté même la résolution de phlegmons péri-utérins, de tumeurs fibreuses, mais nullement celles de tumeurs enkystées de l'ovaire et qui, avec le cancer utérin, appartiennent aux contre-indications de ces eaux.

Le rhumatisme, à forme torpide, est justiciable de ces eaux.

La contre-indication la plus générale des eaux de *Vichy* apparaît dans l'état constitutionnel, désigné sous le nom d'hydrémie ; et toutes les fois qu'une diacryse quelconque dispose le sujet aux hydropisies essentielles, on doit l'éloigner de *Vichy*. En dehors de l'usage abusif ou intempestif des eaux, il n'y a pas à appréhender une action déprimante dont on a exagéré de beaucoup les manifestations et les suites.

Les eaux de *Vichy* se transportent en quantité considérable. Celles dont la conservation est la plus assurée à distance se rangent ainsi d'après l'expérience :

1° *Hauterive*, 2° *Célestins*, 3° *Lardy*, et source des *Dames*, 4° *Grande-Grille* (Durand-Fardel). La source de *Saint-Yorre* subit parfaitement le transport.

Vals (France, Ardèche.) — Ligne de Paris-Lyon-Méditerranée, stations de Privas ou de Montélimar, 150 kil. En voiture, 20 kil. — Bourg, à 5 kilomètres au sud de la ville d'Aubenas, dans une vallée formée de riches prairies, au bord de la Volane, et entourée de cultures de mûriers. Site pittoresque; climat du sud-est, tempéré en été par le boisement de la campagne et le voisinage des montagnes de l'Ardèche. — Ressources d'existence suffisantes. — On compte à *Vals* un très-grand nombre de sources minérales, chacune portant un nom différent. Il en est jusqu'à 12 ou 15 réunies dans un périmètre de 4 à 500 mètres seulement, on en découvre encore de nouvelles de temps à autre. Les unes arrivent au jour par leurs conduits naturels et coulent en nappe ou dans des excavations; les autres proviennent de forage et ce sont précisément les plus abondantes et les plus gazeuses; quelques-unes offrent de l'intermittence. Leur origine a pour point de départ des roches cristallisées, granitiques, feldspathiques, gneiss-micacées, qu'on suppose altérées par l'action dissolvante de l'acide carbonique et minéralisant les eaux par lixiviation au passage. — Toutes les sources de *Vals* sont bicarbonatées sodiques au premier chef, à l'exception de la source *Dominique*, sulfatée ferrugineuse et très-arsenicale. Leur température est froide, ne dépassant pas 16° cent. Limpides, d'une saveur à la fois alcaline et acidule, elles doivent leur goût piquant et apéritif à la présence du gaz acide carbonique, qui s'y trouve en proportions variées, mais assez notables, et en combinaison remarquablement persistante.

Le tableau suivant, reproduction des analyses faites par M. O. Henry en 1864, montre la composition des principales sources :

EAU 1 LITRE.

	Magdeleine.	Désirée.	Précieuse.	Rigolette.	Saint-Jean.
Acide carbonique libre..	2^{gr},050	2^{gr},145	1^{gr},218	2^{gr},095	0^{gr},425
Bicarbonate de soude....	7 280	6 040	5 940	5 800	1 480
— de potasse.........	0 255	0 263	0 230	0 263	0 040
— de chaux	0 520	0 571	0 630	0 259	0 310
— de magnésie.......	0 672	0 900	0 750		0 120
— de fer et manganèse.	0 029	0 010	0 010	0 024	0 006
Chlorure de sodium. ..	0 160	1 100	1 080	1 200	0 060
Sulfate de soude et de chaux..............	0 235	0 200	0 185	0 220	0 054
Silicate et silice, alumine.	0 097	0 058	0 060	0 060	0 080
Iodure alcalin........					
Arsenic ou arséniate..	traces.	indice.	indice.	traces.	indice.
Bicarbonate de lithine.					
Matière organique....					
Total...........	9^{gr},248	9^{gr},142	8^{gr},885	8^{gr},826	2^{gr},151

Comme on peut s'en assurer, le bicarbonate de soude prédomine dans les eaux de *Vals*, en quantités très-graduées, et d'ailleurs plus élevées parfois que celles qui signalent la composition des sources de *Vichy* les plus alcalines. Nous constatons également une différence, à l'avantage des eaux de *Vals*, dans la proportion du gaz acide carbonique libre.

Les sources *la Précieuse*, *la Désirée* et *la Saint-Jean* sont riches en bicarbonates de chaux et de magnésie, association d'éléments très-digestibles. Le carbonate de fer et de manganèse donne aux sources *la Rigolette* et *la Madeleine* un caractère ferrugineux suffisant, quoiqu'elles soient moins martiales que l'eau du *Puits-Lardy* et de *Mesdames* à *Vichy*. De l'arsenic et de l'iode, dont MM. Henry et Bouis n'ont reconnu que des traces infinitésimales, il n'y a pas à se préoccuper autrement. Le chlorure de sodium figure pour une part plus effective, et si la transformation des carbonates alcalins en chlorures s'opère dans l'estomac, comme le démontrent des expériences récentes en physiologie, l'eau de *Vals* contribue amplement à l'action du sel marin soit sur la digestion, soit sur le sang. Enfin, d'après une analyse de M. Glénard (1870), la composition de la source *Vivaraise* n° 5 comporte une proportion de $0^{gr},024$ de bicarbonate de lithine sur $5^{gr},353$ de principes fixes :

.La source *Dominique*, qui sourd et coule au milieu des autres, avec une température de 14°, 5 cent., et qui affiche bien le cachet d'une eau de lixiviation, est inscrite dans l'analyse de M. O. Henry, sous la dénomination spéciale d'eau *arsénico-ferrugineuse sulfuriquée*. La qualification d'eau *sulfatée ferrugineuse et arsenicale* nous semble préférable. Pour qu'elle ne soit pas confondue avec les sources alcalines et gazeuses de *Vals*, nous en donnons l'analyse, d'après Henry :

EAU 1 LITRE.

Acide sulfurique libre......................		$1^{gr},31$
Silicate acide...........⎫		
Arséniate............⎪ de sesquioxyde		
Phosphate............⎪ de fer.......		
Sulfate.............⎭	⎬	0 44
Sulfate de chaux......................		
Chlorure de sodium...................		
Matière organique.....................		
Total......................		$1^{gr},75$

. Cette eau très-limpide, au point d'émergence, se trouble au contact de l'air et dépose un sédiment ocreux. Elle a une saveur styptique atramentaire, mais on la boit sans répugnance.

L'usage interne des eaux est le plus usuel à *Vals ;* cependant un établissement thermal installé avec des aménagements, en voie d'extension et de perfectionnements, permet de joindre les bains et les douches à l'emploi de la boisson.

L'eau de *Vals* prise en boisson excite l'appétit, facilite la digestion et les évacuations alvines ; elle augmente la sécrétion des urines, qu'elle rend alcalines, ainsi que les sueurs, quand on en ingère de grandes doses avec continuité. Sans doute ce qui est à remarquer, c'est la tolérance de cette boisson par la généralité des estomacs ; toutefois Dupasquier avait observé que, la dose étant portée au delà de certaines limites, il en résulte de la pesanteur de tête, de la céphalalgie plus ou moins intense, de la disposition au sommeil, et un sentiment général de lassitude et de malaise, phénomènes qui résultent certainement de l'action de l'acide carbonique en excès dans plusieurs de ces sources. Au bout de quinze jours ou de trois semaines d'usage, il n'est pas rare que certaines personnes accusent du dégoût et doivent en interrompre la pratique, quitte à la reprendre plus tard. On distingue d'ailleurs à *Vals* la *force* ou la *faiblesse* des sources, calculée sur les chiffres comparatifs du principal élément minéralisateur et aussi sur celui de leur total. Les effets sont en proportion de cette donnée. Quant à la mesure et à la dose des verres, les renseignements nous font défaut ; 5, 6 et 8 verrées par jour se prescrivent le plus ordinairement.

Le bain de *Vals*, par suite du peu de thermalité des sources, nécessite le coupage à l'aide d'eau douce préalablement chauffée. Nous ignorons dans quelles relations ce mélange s'accomplit pour la plupart des cas, et il n'est guère présumable qu'on administre indistinctement des bains contenant de 6 à 700 grammes de bicarbonate de soude, comme nous l'apprend M. Clermont. Ce que l'observation constate des effets du bain alcalin à *Vichy*, préparé avec modération, doit s'entendre de la pratique rationnelle de *Vals*.

Les indications de la médication alcaline sont réalisées par l'emploi thérapeutique des sources de *Vals*. Ces eaux répondent à une médication essentiellement tonique et conviennent généralement dans toutes les affections caractérisées par un état de faiblesse, de langueur ou d'atonie, dans les débilités de l'estomac, dans l'aménorrhée, la chlorose, dans les engorgements des organes abdominaux (Ruelle). De leur minéralisation alcaline à des degrés différents, ressort une appropriation au traitement de la gravelle, des coliques néphrétiques, du diabète et même des affections goutteuses, dans un sens très-rapproché du traitement de *Vichy*, mais sans qu'il soit possible jusqu'ici de déterminer un parallèle bien exact entre les méthodes assez dissemblables qu'on suit à *Vichy* et à *Vals*.

Parmi les sources de *Vals*, la source *Magdeleine*, étant la plus chargée de sel sodique et très- gazeuse, est considérée avec juste raison comme le prototype du genre. La source *Rigolette*, dans laquelle le bicarbonate de soude n'est pas représenté par un chiffre aussi élevé que chez la précédente, contient plus de chlorure de sodium et d'acide carbonique que toutes les eaux de *Vals;* son efficacité dans les asthénies chroniques est incontestable. La source *Saint-Jean* est l'eau des dyspeptiques et des gastralgiques par excellence, eu égard à la proportion relativement faible de principes alcalins qui lui appartient. Il est des sources, *la Désirée* et *la Précieuse*, réputées pour évacuantes et en conséquence utiles dans les hyperémies actives et passives ; cette propriété semble due au bicarbonate de magnésie (environ un gramme par litre) qui existe dans la somme de leurs matières fixes.

La source *Dominique*, ferro-arsenicale, possède-t-elle dans son emploi curatif l'innocuité dont on la dote ? La tradition lui a attribué sur place une grande réputation d'efficacité contre les fièvres intermittentes et ses suites; depuis lors on la recommande pour le traitement de la chlorose, des états cachectiques analogues et des dermatoses. Dans les observations qui ont été publiées à ce sujet, on voit les malades boire par jour six à huit verrées de cette eau si médicamenteuse et complexe, et cela pendant plusieurs semaines. Aucun accident n'est relaté en conséquence. Ces faits dignes d'intérêt demandent confirmation, et une appréciation approfondie.

La transportation des eaux de *Vals* est d'autant plus facile que leur température originelle est basse et que la présence du gaz carbonique apporte un adjuvant précieux à leur embouteillage et à leur conservation à distance. Aussi l'expédition de *Vals* s'accroît de plus en plus.

Ems (Allemagne, Nassau). — Ligne du Nord, de Paris à Cologne, par Saint-Quentin, Namur et Liége (492 kil.). De Cologne à Coblentz, deux heures trente-cinq minutes en chemin de fer. De Coblentz à Lahnstein, traversée du Rhin par bateau à vapeur, en trente minutes. De Lahnstein à *Ems*, trente minutes en chemin de fer. De Coblentz à *Ems* directement, deux heures en voiture.

Petite ville sur les bords de la Lahn; véritable station thermale disposée à destination des étrangers, avec hôtels, maisons meublées, kursaal, établissement de bains, dans le goût le plus élégant et le plus confortable, promenades, jardins, à proximité de sites romantiques. Altitude : 94 mètres. Climat très-doux. Les sources d'*Ems* sont nombreuses; on en compte près de trente, et il est probable qu'on en découvrira encore de nouvelles. Pour les besoins de la description, elles se distinguent en celles de la rive droite de la Lahn, celles qui émergent sur la rive gauche ou dans le lit de la rivière elle-même. Elles naissent de différents points d'une couche schisteuse, traversée par des filons d'origine volcanique, balsates, trachytes, minerais métalliques. On attribue leur minéralisation à l'altération des basaltes, riches en silicates alcalins, facilement décomposables. Elles jaillissent d'ailleurs dans un espace assez restreint pour la plupart, et cette circonstance, jointe à leur similitude en propriétés physiques et en composition chimique, porte à admettre qu'elles ont une origine commune. Toutefois elles diffèrent par leur température et leur qualité gazeuse, ces deux conditions étant d'autant plus élevées que le débit de la source est plus abondant (Danjoy). Des sources situées sur la rive droite de la Lahn, trois sont spécialement consacrées à la boissou, savoir :

1° Le *Kesselbrunnen*. Température : 46°,25 cent.

2° Le *Kræhnchenbrunnen* (source du Petit-Robinet). Température : 37 à 38° cent.

3° Le *Fürstenbrunnen*. Température : 39° cent.

Toutes les autres sont administrées en bains ; la source dite *Bubenquelle* (source aux Garçons) est employée à titre de douche directe, à sa sortie du sol.

Les sources de la rive gauche et celles du lit de la rivière servent presque exclusivement en bains, qu'elles alimentent dans de magnifiques installations.

Les eaux d'*Ems* sont limpides, laissent dégager des bulles de gaz en plus ou moins grand nombre, quand on les prend à leur point d'émergence. Après un séjour de quelque durée dans un verre, elles prennent une teinte opaline, et il se dépose un léger sédiment ocracé, composé surtout d'oxyde de fer, de silice, d'argile, et quelque peu calcaire (Vogler). Sans odeur prononcée, elles ont une saveur légèrement salée et plus ou moins piquante, suivant la quantité d'acide carbonique qu'elles contiennent.

Leur thermalité s'échelonne, avec des intermédiaires, entre 29° cent., degré de la source la plus fraîche, et 59° cent. pour la plus chaude. Aussi est-on obligé de recueillir l'eau destinée aux bains dans de grands réservoirs de réfrigération, où elle se recouvre d'une mince couche pulvérulente et calcaire, déposée après le dégagement du gaz carbonique en excès. On retrouve ces dépôts sur les parois des cabinets de bains.

Des conferves se développent dans les bassins et les conduits de captage.

Les eaux d'*Ems* contiennent : 1° du bicarbonate de soude, à peu près en même quantité dans toutes les sources, puisqu'il n'y a de différence que de 1,93 à 2,09 pour 1,000. Cette quantité est environ la moitié de celle qui minéralise les eaux de *Vichy* et se rapproche de la composition des eaux de *Royat* et de *St-Nectaire*; 2° du chlorure de sodium, en quantité assez notable; 3° du bicarbonate de chaux, de magnésie et de fer; 4° une proportion assez significative de sulfates, et spécialement de sulfate de soude; 5° de l'acide carbonique libre en grande quantité, de 0,79 à 1,06 pour 1,000. Les autres principes sont en trop faible proportion pour prendre de l'importance curative. Ce sont des eaux *bicarbonatées sodiques*, sur un plan inférieur à celles de *Vichy* et de *Vals*.

Nous reproduisons, comme type, l'analyse du *Kesselbrunnen*, d'après Fresenius :

EAU 1 KILOGR.

Bicarbonate de soude	1^{gr},97884
Sulfate de soude	0 00088
Chlorure de sodium	0 01179
Sulfate de potasse	0 05122
Bicarbonate de chaux	0 23605
— de magnésie	0 18699
— de fer	0 00362

Bicarbonate de manganèse........	0	00062
— de strontiane et de baryte.	0	00048
Phosphate d'alumine................	0	00125
Silice............................	0	04750
Bicarbonate de lithine........... ...	traces.	
Iodure de sodium.................	faibles traces.	
Bromure de sodium................	traces douteuses.	
Somme des principes fixes.....	3^{gr},51916	
Gaz acide carbonique libre (sur 1000^{cc}).	506^{cc},56	

La source *Victoria*, découverte en 1869, d'une température de 27°,9 cent., est très-chargée en carbonate de lithine. On utilise également depuis cette même année une source ferrugineuse, minéralisée par le carbonate de fer, peu gazeuse, et d'une thermalité de 20° cent., assez exceptionnelle parmi les eaux martiales.

Trois sources principales, *la Neuquelle*, *la Felsenquelle* et la source de l'*Hôtel du Prince de Galles*, desservent plus de cent soixante cabinets de bains, répartis dans sept établissements différents appartenant au domaine, sauf deux qui sont des propriétés privées. L'installation et l'aménagement de ces bains comptent parmi les plus remarquables en Allemagne, les baignoires étant revêtues de marbre, de plaques de faïence ou de porcelaine, et pourvues des appareils de douches nécessaires. On cite dans les bains de la rive gauche des cabinets meublés avec un très-grand luxe.

Tous les établissements ont des douches variées, mais il est une douche ascendante naturelle, à laquelle on a fait la renommée la moins justifiée. La *Bubenquelle* jaillit du sol, entourée d'une baignoire, et s'élève à une hauteur de 60 à 75 centimètres. Sa température est de 35 à 37° cent. Un tabouret, au centre duquel est pratiquée une ouverture, laisse passer le jet qui va frapper le périnée de la malade assise ; dans quelques cas, la douche est introduite directement dans le vagin et pénètre jusqu'au col utérin. Cette douche invariable dans son volume, sa chaleur et sa pression, présente des dangers réels, mais, malgré l'avis des médecins d'Ems qui luttent contre l'abus qu'on en fait, elle reste en grande faveur parmi les femmes atteintes de stérilité.

Divers établissements disposent de salles de respiration d'eau pulvérisée, avec tous les systèmes usités pour les inhalations.

Prise en boisson, à jeun, à la dose de deux verres au début, l'eau d'*Ems* est parfaitement supportée ; elle ne provoque aucune pesanteur d'estomac, augmente l'appétit et la soif, facilite la digestion. Les effets sur la sécrétion intestinale sont variables ; il y a tantôt augmentation, tantôt diminution dans le nombre des selles, et c'est aux sources chaudes surtout qu'on rapporte la constipation (Danjoy); il n'y a de diarrhée que par l'ingestion en excès ou intempestive. Dans le cas d'abus également, chez les personnes qui commencent par cinq ou six verres coup sur coup, il se produit des accidents fluxionnaires du côté des centres nerveux, de la céphalalgie, des étourdissements, avec sensation de gonflement épigastrique et intestinal. Quelques sujets impressionnables accusent ces symptômes même avec un usage modéré, mais ils deviennent plus tolérants par la suite. Graduellement, et par doses croissantes, on arrive au chiffre de quatre, cinq ou six verres par jour, et cela environ pendant un mois de cure.

L'action des eaux d'*Ems* sur les muqueuses est très-remarquable ; elle consiste en une augmentation de sécrétion, suivie d'une diminution ; plus tard la sécrétion diminue, devient plus régulière et est modifiée dans sa nature et sa composition. C'est ainsi que l'expectoration devenant moins visqueuse, plus aisée, et s'atténuant, on obtient la guérison de catarrhes simples, et en vertu de cette propriété détersive, la résorption des produits plastiques et des exsudats inflammatoires, reliquats de pneumonies ou de pleurésies chroniques (Danjoy).

En ce qui regarde la sécrétion urinaire, il y a augmentation notable, et l'urine devient neutre. L'alcalisation apparaît après un temps variable, rarement avant le quatrième jour, plus souvent du dixième au douzième jour, et même au delà. Quelquefois on ne la retrouve plus malgré l'usage interne des eaux (Danjoy).

En général, les menstrues sont activées; il en est de même du flux hémorrhoïdaire.

De la cachexie alcaline ou sodique, il n'est pas question à *Ems* (Becquerel). L'abus ou la prolongation dans l'emploi des eaux amène des troubles gastriques; et, si l'anémie en résulte, ce n'est que secondairement.

Les bains tièdes ou frais, de 28 à 35° cent. ne produisent qu'une excitation modérée. Si l'on cherche des effets diaphorétiques, il suffit d'en élever la température. L'absorption de l'eau et le passage dans le sang d'une certaine quantité de soude, qui serait ensuite éliminée par les urines, comme l'assurait Spengler, n'ont pas encore été démontrés d'une manière précise. L'emploi des douches et des inhalations à *Ems* sert de complément au traitement, suivant les indications.

Les maladies qui sont traitées avec le plus de succès à *Ems* répondent à l'action à la fois reconstituante et résolutive de ces eaux. Elles comprennent : 1° les affections catarrhales des membranes muqueuses, et principalement celles des muqueuses des organes respiratoires, des voies urinaires, des organes génitaux chez la femme; 2° les affections catarrhales des voies digestives et les maladies diathésiques qui relèvent de la médication alcaline.

Parmi les affections des voies respiratoires, le catarrhe bronchique, les diverses espèces de laryngites, l'angine granuleuse, sont modifiés très-rapidement par l'emploi de ces eaux. On voit, sous l'influence de l'ingestion du *Kesselbrunnen*, la sécheresse de la gorge et du larynx disparaître, l'enrouement diminuer, en même temps que l'expectoration s'améliore, et s'il existe des symptômes nerveux, de nature réflexe, ils s'atténuent avec l'altération locale. Dans les cas d'asthme accompagné de bronchite chronique, le soulagement est durable. S'il n'est pas toujours possible, dans ces circonstances, de faire une part distincte à l'élément diathésique, arthritique ou herpétique, on doit reconnaître que les eaux d'*Ems* ont le privilége de convenir également à des états constitutionnels bien différents, puisqu'elles réussissent chez les sujets irritables et nerveux et aussi chez ceux d'une constitution robuste et enclins à la pléthore (Danjoy).

La phthisie pulmonaire, dans les cas de ramollissement des tubercules et dans ceux de formation reconnue de cavernes, serait aggravée à *Ems* comme partout ailleurs, mais il faut admettre, avec les praticiens les plus autorisés, que dans certaines formes et dans ce qu'on regarde comme le premier degré de la maladie, il est possible d'enrayer la marche de la tuberculose, peut-être même d'en favoriser l'évolution régressive, à l'aide des eaux d'*Ems* administrées avec méthode. C'était l'opinion de Becquerel et il en a fourni des raisons valables. M. Danjoy insiste à son tour sur l'importance de considérer avant tout l'état fluxionnaire ou l'état catarrhal qui accompagnent et quelquefois précèdent la phthisie. C'est en ayant prise sur ces phénomènes, notamment sur le catarrhe de la muqueuse bronchique, que l'eau d'*Ems* améliore la situation des phthisiques et parfois leur procure un *modus vivendi* qui peut passer pour la guérison et qu'on a vu se prolonger pendant sept années (Becquerel). Chez ceux exposés à des accès d'oppression, à des palpitations cardiaques et qui ont tous les signes de la diarrhée arthritique, les effets sont aussi concluants. Enfin, la résorption des indurations consécutives aux pneumonies chroniques et celle des exsudats pleuriques apportent une preuve de plus à l'efficacité des eaux d'*Ems* dans certaines manifestations de la tuberculose. Leur action reconstituante se surajoute à celle qu'elles peuvent exercer sur les altérations locales.

Dans les affections des voies urinaires, c'est encore aux catarrhes vésicaux qu'elles s'adressent de préférence, à la condition que l'irritabilité inflammatoire ne soit pas trop accentuée. La gravelle et les divers modes de l'affection calculeuse ne retirent pas des eaux d'*Ems* un bénéfice assez formel pour qu'on doive identifier leur emploi avec celui des eaux bicarbonatées sodiques fortes, celles de *Vichy* notamment. Il en est de même de la goutte qui tout au plus, avec sa forme torpide, entre dans le ressort des eaux d'*Ems*.

Les affections de l'utérus et de ses annexes se relient si souvent à un état congestif ou catarrhal qu'elles devaient former en majeure partie la clientèle d'*Ems*, et c'est ce qui a lieu, en effet. Etant tenu compte de l'état général des malades, et à l'aide des bains entiers et des douches vaginales appropriées, on exerce une action résolutive sur les engorgements utérins, avec toutes leurs conséquences, et même sur les inflammations chroniques des annexes de l'utérus, phlegmons iliaques, phlegmons des ligaments larges et du petit-bassin (Becquerel), engorgements inflammatoires du tissu cellulaire péri-utérin (Bourdon). Les troubles fonctionnels du même appareil, aménorrhée, dysménorrhée, stérilité, névroses diverses, sont également justiciables d'*Ems*, sans omettre la faiblesse générale qui coïncide si fréquemment avec ces lésions ou ces perturbations et que l'usage interne des eaux est à même de combattre.

Les affections fonctionnelles de l'estomac, dyspepsie, gastralgie, avec prédominance de sécrétions acides, les catarrhes chroniques de l'estomac arrivent en seconde ligne dans la nomenclature des cures d'*Ems*. Ce n'est guère non plus qu'en amendant la dyspepsie chez les malades affectés du foie ou des voies biliaires que ces eaux interviennent, ou, suivant le conseil de Frerichs, lorsque les eaux plus actives de *Vichy* ou de *Carlsbad* sont contre-indiquées.

Contrairement à des doctrines qui spécialisent le traitement des maladies de la peau, le lichen et ses variétés, les différences espèces d'acné, et en général les affections cutanées peu profondes, sont à peu près les seules dermatoses qu'on réclame à *Ems*. A la vérité, il est surtout question de celles où les diathèses goutteuse et rhumatismale prédominent.

Becquerel contestait l'action de ces eaux contre la scrofule et le rachitisme et rapportait aux conditions hygiéniques, réunies dans la station d'*Ems*, les bons résultats qu'on y observe à propos de ces maladies constitutionnelles. Cependant toutes les fois qu'il existe un trouble profond et persistant de la nutrition, dans le diabète par exemple, dans certaines névroses, les propriétés reconstituantes des eaux d'*Ems* associées à l'effet sédatif des bains trouvent leur application.

L'eau d'*Ems* s'expédie en très-grande quantité au dehors; les deux sources du *Kesselbrunnen* et du *Krænchen* servent surtout à cet usage. La proportion du gaz acide carbonique dans l'eau transportée est encore assez considérable.

Royat (France, Puy-de-Dôme). — Ligne du Bourbonnais, de Paris à Clermont-Ferrand (412 kil.). De Clermont-Ferrand à *Royat*, 2 kil. en voiture. — Village et établissement thermal, à l'entrée d'une gorge pittoresque, sur la route de Mont-Dore, abrités par la coulée de lave qui forme les rochers de Saint-Mart, au milieu d'ombrages séculaires. Altitude : 450 mètres. Climat doux et peu variable pendant l'été. Ressources d'installation très-complètes, à proximité de la ville de Clermont. On compte quatre sources minérales, émergeant des grès secondaires tertiaires, ou à travers des travertins, mais dont l'origine appartient aux rochers volcaniques de l'Auvergne. En réalité, il y a deux sources principalement utilisées : l'une la source de *César*, d'un débit de 36,000 litres par jour, d'une température de 27°,8 cent., qui alimente quatre baignoires et une buvette fort suivie ; l'autre la *Grande-Source*, ou source *Eugénie*, d'un débit considérable (1,440,000 litres par jour), avec une thermalité de 35°,5 cent. au griffon, et de 34° cent. dans les baignoires, conditions très-favorables qui permettent de donner des bains à eau courante, et avec une température qu'on n'est obligé ni d'élever ni d'abaisser par des moyens artificiels. L'établissement thermal est desservi par la *Grande-Source*, déjà exploitée à l'époque des Romains, à en juger par des restes de baignoires antiques ; c'est d'elle qu'il est uniquement question quand on parle des thermes de cette localité.

L'eau de *Royat* est limpide, d'une saveur piquante et alcaline, avec un arrière-goût légèrement atramentaire. Le gaz acide carbonique libre, dont elle est chargée, lui imprime une sorte de bouillonnement intermittent à l'émergence, accru encore par l'influence des temps d'orage ; une pellicule irisée, d'un reflet métallique, surnage à sa surface ; elle laisse déposer un sédiment ocracé sur les parois du réservoir qui enclôt le griffon. La composition chimique de ces eaux les range parmi les eaux *bicarbonatées sodiques*, auxquelles une proportion notable de chlorure de sodium ajoute des propriétés reconstituantes, comme les eaux d'*Ems* en sont un exemple frappant. M. Lefort a publié en 1857 l'analyse suivante de la *Grande-Source*, ou source *Eugénie* :

EAU 1 LITRE.

Bicarbonate de soude..	1^{gr},349
— de potasse................	0 435
— de chaux...................	1 000
— de magnésie..............	0 677
— de fer.....................	0 040
— de. manganèse............	traces.
Sulfate de soude......................	0 185
Phosphate de soude...................	0 018
Arséniate de soude...................	traces.
Chlorure de sodium...................	1 728
Iodure et bromure de sodium..........	indices.
Silice.......	0 156
Alumine	traces.
Matière organique....................	indices.
Total des matières fixes..........	5^{gr},588
Gaz acide carbonique libre en volume...	0^{lit},377
— azote...............................	5^{cc},2
— oxygène.............................	1 1

Thénard a trouvé à *Royat* 0^{mm},35 d'arsenic par litre d'eau.

Les autres sources, celles de *César*, *Saint-Mart*, des *Roches*, sont également gazeuses, moins riches en bicarbonate de soude, mais avec une proportion de chlorure sodique très-approximative de la précédente. Du reste la source *Saint-Mart* est délaissée et la source des *Roches*, fort peu employée sur place, se transporte en assez grande quantité à Clermont pour usage interne.

L'établissement thermal de *Royat* comprend 48 cabinets de bains isolés, avec 70 baignoires de marbre, où deux robinets versent l'*eau minérale* naturellement tiède ou chauffée à 60° cent., deux piscines en lave de Volvic de 5 mètres de longueur, 3 mètres de largeur et 1 mètre de profondeur, procurant le bain à eau courante de la *Grande-Source*. Des douches d'eau et de vapeur variées, avec appareils hydrothérapiques, deux salles d'aspiration, qui ne sont que de grands cabinets de vapeur, complètent cette belle installation.

A l'établissement de *César*, moins fréquenté que le grand établissement, on trouve 8 cabinets de bains et des douches écossaises.

L'eau de *Royat* se boit à la dose de deux à cinq verres, le matin à jeun, avec des intervalles d'un quart d'heure. On l'édulcore ou on la coupe, suivant les impressionnabilités individuelles. Le traitement participe à tous les modes balnéaires, douches, injections inhalatoires, dont cet établissement est pourvu. Malgré le vœu exprimé par Allard, on n'a pas encore utilisé en usage externe la grande quantité de gaz carbonique que dégagent ces sources et qui, au bain de *César* en particulier, constitue un véritable bain gazeux. Les salles d'aspiration ont l'inconvénient du *sudatorium*, au sortir duquel les malades doivent prendre des précautions rigoureuses contre l'influence de l'air extérieur.

M. Rotureau a établi entre les eaux de *Royat* et celles d'*Ems* un parallèle que confirment pleinement la comparaison des analyses chimiques et l'observation médicale dans ces deux stations. Quand on aura atteint à *Royat* la perfection d'aménagement qui distingue les thermes du duché de Nassau, l'identification sera parfaite, le climat et les attractions des sites du Puy-de-Dôme pouvant rivaliser avec toute contrée romantique.

En usage interne, l'eau de *Royat* facilite la digestion et stimule l'appétit. On l'administre donc très-efficacement dans les dyspepsies, surtout quand elles se relient à un défaut de nutrition et d'hématose, par suite de causes dépressives, et tous les états cachectiques, auxquels s'applique la médication alcaline telle que nous l'entendons, rentrent dans le cadre de ses applications; les éléments ferrugineux qui figurent dans sa minéralisation aident certainement à ces propriétés reconstituantes. Les bains et les douches tempérés secondent les effets de l'eau en boisson, en pareil cas.

Les affections des organes respiratoires grossissent en grand nombre le contingent annuel des eaux de *Royat*. Le catarrhe et la bronchite chronique sont surtout modifiés par l'emploi interne de l'eau, et l'on voit, sous cette influence, s'atténuer la dyspnée douloureuse et l'emphysème qui compliquent ces états morbides. Il en est de même des affections laryngées, de l'angine granuleuse, pourvu toutefois qu'il y ait plutôt des relations entre ces affections et la diathèse rhumatismale ou arthritique qu'avec l'herpétisme proprement dit. Dans la phthisie pulmonaire, c'est bien la congestion périphérique, et non pas la néoplasie tuberculeuse, qu'on atteint à *Royat*, et nous avons eu plusieurs occasions déjà d'insister sur cette condition de la curabilité des phthisiques, du moins chez ceux où la constitution peut être relevée et où l'action désorganisatrice de la tuberculisation peut être immobilisée, sinon définitivement suspendue. A cet égard, une grande prudence nous semble devoir être infligée à l'emploi des salles d'aspiration, d'une température de 35 à 40° cent. Si dans certaines observations de phthisie à forme torpide, ces inhalations de vapeur chaude, mêlée de gaz carbonique, ont fait disparaître des phénomènes fatigants de toux et d'expectoration, leur action fluxionnaire chez les sujets disposés aux congestions et aux hémoptysies est vraiment redoutable, quoique l'assertion contraire se produise, et malgré la prescription du bain de pieds chaud, au sortir de la séance d'inhalation.

Les maladies des voies urinaires, à moins de complications de chloro-anémies et de névroses, ne sont pas traitées en grand nombre à *Royat*. Les affections utérines, par contre, engorgements utérins, leucorrhée, troubles fonctionnels de l'appareil sexuel, y trouvent une médication très-appropriée, à laquelle les bains prolongés et les procédés hydrothérapiques fournissent de bienfaisants auxiliaires.

Les manifestations rhumatismales et goutteuses, liées à un état de débilitation prononcée, ressortent du traitement de *Royat* (Laugaudin), mais la diathèse elle-même n'en retirera que des effets secondaires, inférieurs aux résultats d'autres médications prises dans la sphère des *eaux minérales*. Nous en dirons autant des affections cutanées, parmi lesquelles celles qu'on croit dépendre de l'arthritis exclusivement ont été adressées aux eaux alcalines de préférence, mais sans que l'expérience ait encore tranché cette question obscure et difficile de la pratique médicale. Enfin le lymphatisme, la scrofule, le rachitisme réclament des eaux plus effectives encore que celles dont nous nous occupons, quoique les eaux de *Royat* rendent de réels services dans ces états constitutionnels.

Les eaux de *Royat* se transportent et se conservent à distance.

Saint-Nectaire (France, Puy-de-Dôme). — Ligne du Bourbonnais, station de Coudes (445 kilom.). De Coudes à *Saint-Nectaire*, 2 heures en voiture. — Village de l'arrondissement d'Issoire, sur un plateau élevé, dominant un vallon sauvage, où tout rappelle les bouleversements volcaniques des époques primitives, à proximité de sites pittoresques. Altitude : 784 mètres. On y distingue deux parties, *Saint-Nectaire le Haut*, et *Saint-Nectaire le Bas*. Climat de montagnes, variable. — Plus de quarante sources, toutes différentes par leur température et presque uniformes par leur minéralisation, émergent à travers des fissures de roches granitiques. Huit seulement de ces sources sont utilisées, au point de vue médical, les trente-deux autres servant à l'industrie des incrustations calcaires de *Saint-Nectaire*. — A *Saint-Nectaire le Haut*, est ouvert un établissement avec hôtel, bien installé, désigné sous le nom de *Mont-Cornadore;* dans la partie basse, on trouve les *bains romains* et l'établissement *Boette*.

Cinq sources principales alimentent les établissements de *Saint-Nectaire* : 1° la grande source du *Mont-Cornadore* (température : 39°), 2° la source *Boette* (temp. : 38°,5); 3° la source *Mandon*, divisée en deux griffons, dont l'un a 37°,2 et l'autre 26°. On compte encore la source *Rouge* (temp. : 23°), usitée en boisson, mais non suffisamment captée. Ces eaux ont certainement une origine commune. Limpides, au sortir du rocher, entraînant avec elles des quantités considérables de gaz carbonique mélangé d'air, elles se troublent au contact de l'air et abandonnent une certaine portion de leur fer. Sur le sol, elles déposent le sédiment de carbonate de chaux mêlé à des sels de fer, de magnésie et de silice, qui constitue les incrustations et les stalactites. Leur saveur est notablement acidule, puis alcaline et légèrement styptique, caractères d'autant plus marqués que les sources sont plus froides. Elles présentent une onctuosité remarquable. Leur température s'échelonne entre 18 et 40 centigrades. Elles appartiennent à la classe des eaux *bicarbonatées sodiques*, avec une proportion à peu près égale de bicarbonate de soude et de chlorure de sodium, des traces d'arséniate de soude, et une grande richesse en gaz acide carbonique.

Analyse de la source du *Mont-Cornadore* :

EAU 1 LITRE.

Acide carbonique libre...............	$0^{gr},9461$
Oxygène et azote...................	indéterminés.
Chlorure de sodium...............	2 1464
Iodure de sodium.................	traces tr.-sensibles.
Bicarbonate de soude...............	2 0001
— de potasse...............	0 0646
— de chaux...............	0 6480
— de magnésie...............	0 4384
— de protoxyde de fer....	0 0122
Sulfate de soude.................	0 1309
— de strontiane...............	0 0070
Arséniate de soude...............	traces.
Phosphate de soude...............	tr. tr.-apparentes.
Alumine.......................	0 0171
Acide silicique...................	0 1044
Matières organiques bitumineuses..	traces tr.-sensibles.

$6^{gr},5155$

(Lefort 1859.)

L'établissement du *Mont-Cornadore*, dont les aménagements ont été récemment perfectionnés, renferme douze cabinets de bains, une piscine, des appareils de douche de pression différente, des douches locales, et on se propose d'y installer des bains et des douches de gaz acide carbonique. A l'établissement *Bette* et aux bains *Mandon*, situés en contre-bas du précédent, la disposition des bains et des douches est plus restreinte.

Les eaux comportent tous les usages en boisson et en applications externes qui dérivent de leur composition et de leur thermalité. Elles se boivent facilement, activent la digestion, et produisent plutôt de la constipation que d'autres effets, si l'on se borne à les ingérer à la dose de quatre à six verres par jour; elles augmentent l'excrétion urinaire. En définitive, leur action est reconstituante. Les bains et les douches exercent des actions diaphorétiques, révulsives ou résolutives, en rapport avec la température et le mode suivant lesquels on les administre. Il semblerait qu'une minéralisation aussi accentuée, telle que l'analyse chimique nous la montre dans les eaux de *Saint-Nectaire*, en recommande l'emploi dans les affections diathésiques dont triomphe la médication alcaline. A la scrofule et au lymphatisme près, nous ne les trouvons indiquées jusqu'ici que dans les affections rhumatismales chroniques, articulaires ou musculaires et névralgiques. Les observations publiées à ce sujet insistent par-dessus tout sur l'utilité des procédés thermaux ou hydrothérapiques usités à *Saint-Nectaire*, et l'intervention des principes minéralisateurs y compte pour une faible part. Il faut attendre mieux de l'avenir pour cette station intéressante.

Andabre (France, Aveyron). — Ligne de Paris à Rodez par Capdenac, 732 kil. De Rodez à *Andabre*, 58 kilomètres en voiture. — Petite ville, près des bains de Sylvanés, et à 4 kilomètres de Camarés, dans une vallée fertile. Altitude : 300 mètres. Climat de montagne. Deux sources froides alimentent six baignoires et une buvette. L'analyse de M. Limousin-Lamothe range cette eau dans la classe des *bicarbonatées sodiques*.

EAU 1 LITRE.

Acide carbonique libre	1^{lit},13
Bicarbonate de soude	1^{gr},828
— de chaux	0 285
— de magnésie	0 234
Acide silicique, alumine	0 0005
Bicarbonate de fer	0 065
Sulfate de soude	0 698

Chlorure de sodium....................	$0^{lit},079$
— de calcium....................	0 015
— de magnésium..............	0 015
Matière organique....................	0 020
	$3^{gr},649$

L'eau d'*Andabre* sert principalement à l'usage interne et à la dose de 3, 4 ou 5 verres au plus, le matin à jeun, elle active la digestion; ses effets se rapprochent sensiblement de ceux des sources froides de *Vichy*. On en associe avec avantage l'emploi aux bains de *Sylvanés*. Cette combinaison convient au traitement de l'aménorrhée, de la dysménorrhée, des affections utérines et en général dans les états névropathiques liés à l'asthénie.

Soultzmatt (Alsace). — Ligne de l'Est par Belfort-Colmar. — Village et établissement peu développé. Sources nombreuses, dont la *principale* est employée à l'usage interne et les autres desservent seize cabinets de bains. Elles émergent du grès vosgien; froides, limpides et plus ou moins fortement gazeuses, elles ont un débit abondant. L'analyse faite par M. le professeur Béchamp en 1851 les signale comme bicarbonatées alcalines et très-gazeuses; nous reproduisons la composition de la source principale pour 1 kilogr. d'eau :

Bicarbonate de soude.	$0^{gr},95743$
— de chaux.................	0 43115
— de magnésie.......	0 31326
— de lithine......	0 01976
Sulfate de potasse..................	0 14773
— de soude..................	0 02271
Chlorure de sodium.................	0 07060
Borate de soude....................	0 06501
Acide silicique....................	0 06350
Acide phosphorique............... }	
Alumine......................... }	0 00890
Protoxyde de fer................. }	
Total des matières fixes..........	$2^{gr},10005$
Gaz acide carbonique libre.............	$0^{lit},982$

Cette eau légèrement bicarbonatée sodique se distingue surtout par sa qualité gazeuse et convient dans tous les cas où des eaux alcalines plus effectivement minéralisées se tolèrent mal. L'exportation en est importante.

II. EAUX BICARBONATÉES CALCIQUES ET MAGNÉSIENNES. — Les eaux dans lesquelles on trouve associés les carbonates de chaux et de magnésie ont des propriétés communes avec les eaux minéralisées très-spécialement par le bicarbonate de soude, en proportions diverses. On connaît, d'après les recherches de Dupasquier et de M. Jeannel, l'importance du bicarbonate de chaux uni aux sels sodiques dans l'acte de la digestion. Les qualités absorbantes, anti-acides, et par conséquent digestives, des carbonates calcique et magnésien sont très-concordantes, et l'on retrouve l'application de cette triple action dans les eaux qu'ils minéralisent. Quand le sulfate de chaux se joint à ces principes, il en résulte des effets laxatifs dont profite la médication de certains états morbides. En général, ces eaux sont très-tolérées par l'estomac ; elles sont plus calmantes, excitent moins le système nerveux que celles dont l'étude a été faite plus haut. Aussi les verrons-nous indiquées dans les affections des organes digestifs, avec éructations acides et flatuosités, dans les affections de l'appareil biliaire, pour peu qu'elles s'accompagnent d'irritabilité. Leur minéralisation relativement peu prononcée, autant que leur digestibilité, fait qu'elles ont été consacrées, pour ainsi dire, par la tradition, au traitement des affections lithiques et catarrhales des voies urinaires.

Contrexeville (France, Vosges). — Ligne de l'Est, station de la Ferté-Bourbonne (328 kil.). De la Ferté à Contrexeville (40 kil.), trajet de voiture en 4 heures. — Village et établissement, au fond d'une vallée qui s'ouvre du sud au nord, entouré de plaines fertiles, de prairies et de belles forêts. Altitude : 350 mètres. Climat variable, à cause du voisinage des Vosges, mais air vif et sain. Installations confortables avec toutes les ressources voulues. Proximité d'excursions pittoresques et multipliées. — Les sources minérales sont relativement assez nombreuses. Les trois principales portent les noms de source du *Pavillon*, source du *Prince* et source du *Quai* ou des *Bains*. Elles émergent d'un sol d'alluvion, au-dessus du terrain triasique. Leur rendement total est évalué à la quantité considérable de 258,600 litres par vingt-quatre heures, à destination de l'établissement. Elles sont froides, de 10 à 11° cent. ; leur limpidité est parfaite, leur saveur fraîche, légèrement acidulée, et laissant un arrière-goût atramentaire. Nous reproduisons l'analyse qui a été faite de ces trois sources au bureau d'essai de l'école des Mines en 1860 :

	SOURCES		
	du PRINCE.	du PAVILLON.	du QUAI.
Résidu de l'évaporation d'un litre d'eau........................	2^{gr},14	2^{gr},58	1^{gr},9
On a dosé par litre :			
Acide carbonique libre.............	traces.	traces.	traces.
— — des bicarbonates...	0 19	0 18	0 16
— — des carbonates.....	0 19	0 16	0 14
— chlorhydrique................	0 01	0 02	0 01
— sulfurique....................	1 40	1 10	1 01
Silice.............................	0 01	0 01	0 01
Oxyde de fer.....................	traces.	traces.	traces.
Chaux...........................	0 74	0 99	0 76
Magnésie........................	0 05	0 01	0 05
Soude...........................	0 31	0 32	0 08
Totaux..............	2^{gr},50	2^{gr},82	2^{gr},22

M Nicklès a signalé des fluorures en quantités sensibles dans l'eau de *Contrexeville*. MM. Chevalier et Gobley ont trouvé de l'arsenic dans le résidu de l'eau. Enfin l'analyse suivante, due à M. Debray (1864), indique une certaine proportion de lithine dans la source du *Pavillon*.

EAU 1 LITRE.

Acide carbonique libre................	0^{gr},080	
Bicarbonates (de chaux.........	0	402
de magnésie....	0	035
de fer.................	0	007
de lithine	0	004
Sulfates..... (de chaux............	1	165
de soude...............	0	236
de magnésie.....	0	030
Silice...........................	0	015
Chlorures... (de potassium...	0	006
de sodium..............	0	004
Fluorure de calcium...............	traces.	
Arsenic..........................	traces.	
	2^{gr},384	

Ces eaux ont été classées assez différemment dans les ouvrages d'hydrologie médicale. MM. Pétrequin et Socquet nous semblent leur assigner leur véritable caractéristique d'eaux alcalines, ou mieux *bicarbonatées calciques-magnésiennes*.

Un établissement avec hôtel, salle de réunion, parcs ombragés, etc., placé au centre du village, répond à toutes les exigences de la cure. Il comprend les buvettes, quarante-six cabinets de bains, quatre douches générales, des douches vaginales et ascendantes, des bains de siége à eau courante; une galerie couverte demi-circulaire, à portée de la source principale, met à l'abri pendant le mauvais temps.

L'eau de *Contrexeville* se boit surtout; les bains et les douches sont des moyens adjuvants; on y joint aussi les injections et les lotions.

L'usage interne exige des doses progressives et les excès auxquels trop de buveurs sont portés peuvent entraîner des accidents très-graves. On prescrit l'eau de *Contrexeville* à la dose de trois ou quatre verres pendant les premiers jours, et les jours suivants, suivant une proportion graduée ; on augmente la dose de boisson, qui doit diminuer, dans la même proportion, pendant les derniers jours du traitement. Exceptionnellement, il est nécessaire de couper l'eau soit avec du lait, soit avec un édulcorant quelconque. Un exercice modéré entre chaque verre contribue à faciliter la tolérance et à activer la digestion de l'eau.

Les eaux de *Contrexeville* ont la propriété de stimuler toutes les sécrétions, mais surtout la sécrétion urinaire (Debout). La suractivité de l'appétit et la faculté très-prononcée de digestion en signalent les effets dès les premiers jours. Vers la quatrième ou cinquième journée, suivant la dose ingérée, il y a trois ou quatre évacuations alvines, et cette purgation, qui persiste pendant toute la durée de la cure, ne cause aucune incommodité aux malades. Plus rarement on observe de la constipation et on est dans l'obligation d'y remédier. La présence du gaz carbonique dans l'eau ingérée se manifeste souvent par une sorte d'ébriété et des effets diaphorétiques du côté de la peau ; il est facile de modérer cette action, en exposant à l'air pendant quelques instants l'eau à boire. Une surexcitation des fonctions génitales a pu survenir chez quelques buveurs, mais elle ne semble pas constante. Ce qui est plus positif, c'est le puissant effet diurétique de l'eau qu'on observe à chaque séance. Ordinairement, à partir du deuxième ou troisième, chaque verre amène une ou deux mictions, en général faciles et abondantes, à moins d'affections intercurrentes qui troublent plus ou moins cette fonction.

D'après M. Treuille, l'urine, évacuée dans la matinée, est environ d'un tiers supérieure en quantité à l'eau bue. Quant aux corps étrangers que renferment les voies urinaires, si leur volume en permet la sortie, il est rare qu'ils résistent à cette action. Dans les cas où un calcul volumineux méconnu jusque-là se trouve dans la vessie d'un buveur, l'eau, en le débarrassant de l'enduit muqueux qui le recouvre plus ou moins complétement, démasque sa présence par l'irritation que déterminent au col de la vessie les efforts d'expulsion (Debout). Les phénomènes de dégoût et d'état saburral, par un usage trop prolongé des eaux, se remarquent à *Contrexeville* comme ailleurs : c'est à la maladie qui amène le buveur à la source et à son impressionnabilité que les prescriptions doivent être subordonnées.

L'emploi de l'eau en bains et en douches a pris récemment à *Contrexeville* plus d'extension que par le passé. La température des bains qu'on élève par mode de serpentinage et leur durée varient selon les indications, et il faut toujours les administrer, en vue d'une sédation, soit dans les irritations spasmodiques que cause la présence des graviers, soit à l'égard des coliques néphrétiques. Le bain de siége est très-usité et d'un usage journalier dans les affections de la vessie, de la prostate, du gros intestin, de l'utérus. Les douches, générales ou localisées, sont révulsives ou résolutives. Les injections d'*eau minérale* dans la vessie n'interviennent que dans des circonstances déterminées, et à la condition d'une grande circonspection.

Parmi les indications de la cure de *Contrexeville*, la gravelle tient le premier rang. C'est de la gravelle urique, avec tous ses degrés, qu'il est surtout question, et ces eaux revendiquent également la propriété de combattre les menaces de coliques néphrétiques. Parmi les graveleux, il en est chez lesquels une alimentation trop riche a développé des prédispositions héréditaires ; d'autres, voués à une vie trop sédentaire, ou par une dépense inopportune d'innervation, sont entachés d'un défaut d'assimilation, qui se traduit en gravelle. Cette seconde catégorie est très-nombreuse à *Contrexeville*. Le traitement, aidé d'un régime et d'une hygiène méthodique, est favorable à ceux-ci comme aux premiers. Il devient de toute nécessité de se conformer à ces prescriptions et de revenir pendant plusieurs années aux eaux, dont les effets souvent ne s'accusent que consécutivement à leur emploi, si l'on veut obtenir la guérison.

Dans la gravelle phosphatique, l'eau de *Contrexeville* ne peut que dissocier et aider à l'issue du sédiment, car les alcalins n'attaquent pas cette gravelle ; il en est de même dans l'oxalurie, l'oxalate de chaux étant insoluble. C'est aux reconstituants qu'il importe de recourir alors de préférence.

La cystite complique la gravelle dans bien des cas. La prostatite s'ajoute aussi à ces affections. En l'absence de tout travail inflammatoire, l'eau de *Contrexeville* aide à modifier les états morbides, surtout en favorisant l'issue des graviers ou des calculs qui peuvent en entretenir la durée. S'il n'y a pas de corps étranger à expulser, les eaux, en entraînant le mucus, tonifient la vessie et lui rendent son activité fonctionnelle.

De la goutte et de son traitement à *Contrexeville*, il a été parfois débattu. Les connexions de cette maladie avec la diathèse urique expliquent comment de nombreux goutteux ont pu donner lieu à des observations, d'ailleurs très-dignes d'attention, dans cette localité. S'il s'agit simplement des propriétés toniques et reconstituantes, tirées de la stimulation de l'appétit et des forces digestives que produit l'usage de la source du *Pavillon*, rien de plus admissible. Il est en effet opportun, comme l'a dit Sydenham, cité par M. Debout, de restituer au malade la faculté de réagir contre sa maladie ; mais à cet égard les eaux bicarbonatées sodiques fortes, *Vichy* en tête, sont plus antidiathésiques que celles de *Contrexeville*. Les maladies du foie et la lithiase biliaire nous suggéreraient des réflexions analogues.

Dans la métrite chronique et la dysménorrhée, l'usage externe des eaux l'emporte certainement sur celui de l'eau ingérée, mais l'association de ces moyens peut être très-avantageuse dans les affections de l'appareil sexuel, et il est de fait que, chez les femmes qui se bornent même à la buvette, l'excitation qui résulte de cet emploi a pour effets principaux de rendre les règles plus abondantes et de plus longue durée (Treuille).

L'eau de *Contrexeville* se transporte sans altération, grâce à un système d'embouteillage perfectionné. La source du *Pavillon* est particulièrement utilisée à distance.

Vittel (France, Vosges). — Ligne de l'Est, par Nancy. Station de Charmes (401 kil.). De Charmes à *Vittel*, 40 kil. en voiture : à 5 kil. de *Contrexeville*. — Gros bourg de l'arrondissement de Mirecourt, à 500 mètres duquel est situé l'établissement thermal, comprenant l'installation balnéaire et un hôtel très-bien aménagé. Altitude : 336 mètres. Climat tempéré, dans une vallée abritée par des montagnes boisées. De nombreuses sources, dont l'origine semble commune, sortent du terrain triasique, dans un espace assez restreint, au pied et sur le flanc oriental d'un mamelon cultivé. Trois d'entre elles sont particulièrement affectées à l'usage médical, et leur débit fournit 4,320 hectolitres d'eau par jour. On les désigne sous les noms suivants : 1° *Grande-Source* ; 2° *Source Marie* ; 3° *Source des Demoiselles*. Leur température est de 11°,25 cent. Leur minéralisation et leurs propriétés curatives les distinguent entre elles.

La *Grande-Source* est limpide, se recouvre d'une pellicule irisée par le repos et tapisse son canal d'écoulement d'une matière ocreuse. Des bulles d'acide carbonique s'élèvent dans l'eau récemment puisée ; sa saveur est aigrelette et légèrement atramentaire. L'analyse exécutée par M. Henry la range dans les *eaux bicarbonatées calciques et magnésiennes*, mais c'est le principe magnésien qui prédomine en elle et la différencie quelque peu de l'eau de *Contrexeville*, plus calcaire.

EAU 1 LITRE.

Acide carbonique libre...................	1/10e du volume.
Bicarbonate de chaux...................	0gr,185
— de magnésie...............	0 079
— de soude.................	
— de protoxyde de fer avec manganèse....................	0 010
Sulfate (supposé anhydre) de chaux.....	0 440
— de magnésie.................	0 432
— de soude.................	0 326
— de strontiane...............	traces.
Chlorure de sodium...................	0 220
— de magnésium...............	
Silice, alumine.....................	
Phosphate calcaire...................	
Sel de potasse et ammoniacal.........	
Iodures (indices)...................	0 047
Principe arsenical (sensible)...........	
Matière organique de l'humus...........	
Total...................	1gr,739

(O. Henry, 1854.)

La source *Marie* ne contient que fort peu de gaz acide carbonique et point de fer, mais le sulfate de chaux (1gr,100) et le sulfate de magnésie (1gr,020) lui don-

23.

nent une qualité spéciale : elle agit principalement sur les sécrétions intestinales.

La source des *Demoiselles* est *bicarbonatée ferrugineuse :* bicarbonate de fer avec crénate et manganèse ($0^{gr},041$); elle ne contient qu'un léger excédant de gaz carbonique libre, et on attribue à la présence du crénate de fer la stabilité de sa minéralisation martiale.

L'établissement comprend une installation complète de buvettes, de bains et de douches variées. Une longue galerie fermée sert de promenoir aux buveurs pendant les mauvais temps.

L'eau de la *Grande-Source* est très-facile à digérer; on la boit à doses graduées, de quatre à cinq verres, qui sont portées parfois à un maximum de seize verres, pour ensuite aller en diminuant progressivement (Patézon). Les pratiques d'usage avec les eaux gazeuses ont cours à *Vittel*. Sous l'influence de cette boisson, l'appétit s'accroît, les fonctions digestives et intestinales se régularisent, et en même temps la sécrétion urinaire est augmentée. On comprend que la quantité d'eau ingérée entre pour sa part dans les résultats diurétiques ; il est moins facile de se rendre compte d'effets formellement sédatifs que procure l'emploi de l'eau de *Vittel*, et rattachés soit à l'action élective des sels qui la minéralisent, soit à la propriété hyposthénisante du gaz carbonique.

La source *Marie* est purgative, ou du moins elle provoque des selles fréquentes, sans perturbation ni coliques, à une dose qui varie de six à douze verres dans la matinée. C'est une précieuse médication dans le traitement des affections chroniques de l'abdomen. D'ailleurs cette eau produit aussi bien une dérivation rénale par ses effets diurétiques, que ceux qu'on constate du côté de l'intestin.

La source des *Demoiselles* agit, comme tonique, en vertu de sa qualité ferrugineuse ; elle se boit facilement.

Les bains et les douches ne présentent pas de considérations particulières ; ce sont les adjuvants de l'usage interne.

Les indications des eaux de *Vittel* et celles de *Contrexeville* ont des points de contact inévitables, eu égard à des analogies de composition chimique qu'il n'est pas possible de méconnaître.

Ainsi les graveleux, faisant usage de la *Grande-Source*, ne tardent pas à excréter de l'acide urique en plus grande abondance qu'auparavant, et bientôt cette recrudescence est suivie de la disparition du sédiment, coïncidant avec un état de réhabilitation générale dans la santé. L'expulsion des calculs peu volumineux et mobiles est également fréquente à *Vittel*. Ces effets doivent être corroborés par une durée de la cure, proportionnée à l'état morbide et à l'impressionnabilité du malade, et l'on sait qu'il faut revenir pendant plusieurs années de suite aux sources bienfaisantes, en vue d'une guérison complète. De la goutte il ne peut être question à *Vittel*, comme à *Contrexeville*, que dans ses rapports intimes avec la gravelle et non à d'autres titres. Il n'en est pas de même du catarrhe vésical dont les symptômes, la marche et les complications, se modifient très-heureusement par le traitement de *Vittel*, apte à dissiper les dernières traces d'une irritation de l'appareil uropoiétique.

Aux engorgements du foie, à la lithiase biliaire avec ou sans coliques hépatiques, on oppose les propriétés de purgatif doux qui caractérisent la source *Marie*. Elle trouve ses applications encore toutes les fois qu'il convient de dégager les viscères abdominaux ou de dériver utilement et d'une manière continue vers le gros intestin, en cas de constipation opiniâtre ou de paralysie..

La dyspepsie, accompagnant si souvent les affections dont il vient d'être parlé, il est presque oiseux d'insister sur les améliorations que *Vittel* lui prépare. La chlorose et la débilité y trouvent une eau ferrugineuse appropriée.

Les eaux de *Vittel* se transportent, se conservent et s'emploient à distance très-facilement. Elles sont embouteillées à l'aide d'un procédé ingénieux.

Évian (France, Savoie). — Ligne de Paris-Lyon-Méditerranée à Genève par Mâcon (626 kil.). De Genève à *Évian*, deux heures et demie en bateau à vapeur. — Petite ville située au bord du lac de Genève, en face de Lausanne, au milieu de jardins et de coteaux que couvrent des vignes et des arbres séculaires, à proximité de sites attrayants, avec toutes les ressources de la vie confortable et élégante. Altitude : 370 mètres. Climat délicieux en été, tempéré par le voisinage du lac. Trois sources sont utilisées à l'établissement, la source *Cachat*, la source *Bonnevie* et la source *Guillot*, émergeant au pied d'une colline calcaire ; l'analogie de leur composition fait présumer qu'elles sortent d'un réservoir commun. Froides, d'une température moyenne de 10°, ces eaux sont limpides, douces au toucher, agréables à boire et laissent un arrière-goût légèrement salin. Leur minéralisation n'est pas très-accentuée, mais elle répond aux propriétés des eaux *bicarbonatées calciques et magnésiennes*, légèrement gazeuses. Leur débit très-suffisant pourrait être accru par l'exploitation de sources de même nature.

EAU 1 LITRE.

Bicarbonate de chaux......................	0gr,101
— de magnésie.................	0 017

Bicarbonate de soude.................... 0^{gr},137
Chlorure de sodium.............. .... traces.
Glairine................................ quant. ind.
(Barruel, 1844.)

Cette analyse répétée par l'École des mines, en 1851, a donné les mêmes résultats. On signale un peu plus de chaux et de silice dans la source *Bonnevie*, plus de fer et de phosphates dans d'autres ; la prédominance est uniforme pour toutes.

L'établissement placé au centre de la ville et agréablement disposé autour d'une cour ombragée comprend les buvettes, vingt-sept cabinets de bains, et une installation hydrothérapique très-complète, avec douches à colonne, en cercles, en cloche, en lame, écossaises, en siége à eau courante, etc. Un personnel très-expérimenté le dessert.

L'eau d'*Évian* se prend en boisson, en bains, douches, irrigations et lotions complémentaires. La dose pour l'usage interne varie selon les cas ; en général, on la boit par verrées de 180 à 250 grammes à intervalles d'un quart d'heure, le matin à jeun, ou répétées dans l'après-midi, plusieurs heures après le repas. Cinq à six verrées sont le maximum de cette prescription ; il importe de n'y arriver que progessivement et d'en diminuer le nombre vers la fin du traitement. Cette eau fraîche est facilement acceptée par l'estomac, et ce n'est que par exception, au delà de la limite de tolérance individuelle, qu'elle cause de la diarrhée par indigestion. L'absence de sulfate de chaux dans cette *eau minérale* la rend d'autant plus assimilable. Aussi convient-elle à beaucoup de dyspeptiques, et il n'y a pas à s'étonner si les effets diurétiques qu'elle produit sont rapides et abondants. L'association des bains, comme sédatifs, des douches révulsives, de lotions ou irrigations résolutives, forme à *Évian*, avec l'usage quotidien des sources, un ensemble de médication effective et qu'il est possible de diversifier à volonté.

Les affections catarrhales de la vessie priment dans le cadre nosologique de ces eaux, lesquelles, en modifiant la sécrétion ou la sensibilité de la vessie, raniment la contractilité de l'organe et dissipent les inconvénients de son inertie morbide. Les graveleux et les calculeux en éprouvent des effets sédatifs marqués, en raison de la plus grande abondance de leurs urines et de la faculté d'issue des sédiments ou des pierres que procure cette activité fonctionnelle. Il est bien clair qu'au point de vue de la diathèse urique, les résultats sont peu appréciables, mais, dans beaucoup de circonstances de cet ordre, il importe de modifier le désordre local, d'écarter l'épine qui entretient l'inflammation ou provoque des accès douloureux et néphrétiques. L'eau d'*Évian*, dans les cas d'irritabilité générale ou particularisée, est parfaitement indiquée. Nous en dirons autant des maladies du foie et de ses annexes, de celles des voies digestives, lorsque l'état névropathique est par trop développé et qu'il devient urgent de l'apaiser en même temps qu'on reconstitue l'économie par les moyens appropriés. A ce compte, la métrite chronique et les autres affections utérines, que complique si fréquemment l'éréthisme nerveux, trouvent des ressources certaines à *Évian*.

La source ferrugineuse d'*Amphion*, distante de 2 kilomètres de la ville dans un site charmant, contribue à ces conditions thérapeutiques.

On exporte l'eau d'*Évian* en grande quantité ; elle ne s'altère nullement par le transport.

Pougues (France, Nièvre). — Lignes d'Orléans et de

Lyon par le Bourbonnais, de Paris à Nevers (300 kil). De
Nevers à *Pougues*, 10 kilomètres en voiture. — Ville
située dans une vallée riche et boisée, sur la rive gauche de la Loire, à proximité des forges de Fourcham-
bault. Établissement thermal bien aménagé, avec hôtel,
salon de réunion, jardins, pièce d'eau, etc. Altitude :
200 mètres. Climat doux du centre de la France. —
Deux sources minérales froides (12° cent.) émergent du
terrain jurassique. La plus ancienne, la source *Saint-
Léger*, dont le débit est de 5,000 litres environ par vingt-
quatre heures, est recueillie dans une citerne, et dirigée
de là à destination des bains et des douches. Son analyse a été faite en 1837 par MM. Boullay et Henry, et la
range comme il suit, dans la même catégorie que les
eaux de *Contrexeville* :

EAU 1 LITRE.

Acide carbonique.....................	0ᵍʳ,33	
Bicarbonate de chaux.................	1	3269
— de magnésie...............	0	9762
— de soude avec traces des tron- tiane	0	6362
— de fer....................	0	0206
Sulfate de soude.....................	0	2700
Sulfate de chaux.....................	0	1900
Chlorure de magnésium...............	0	3500
Acide silicique et alumine............	0	0350
Phosphate de chaux et d'alumine, traces de glairine	0	0300
Total....................	3ᵍʳ,8349	

Une analyse plus récente de M. Rivot et qualitative
confirme la prédominance des bicarbonates calcique et
magnésien, avec un total plus élevé de matières fixes
(4ᵍʳ, 413). M. Mialhe y a trouvé des traces notables d'iode.

Autrefois, elle servait exclusivement à la boisson.
Limpide, sans odeur, traversée par de nombreuses bulles
de gaz, elle louchit au contact de l'air et se recouvre

d'une pellicule irisée. Sa saveur est piquante, aigre-lette, un peu atramentaire. On trouve à l'établissement vingt-quatre cabinets de bains desservis soit par l'*eau minérale*, soit par l'eau douce chauffée, et une installation complète d'hydrothérapie.

L'eau de *Pougues*, prise en boisson, est facilement digérée ; elle éveille ou active les fonctions de l'estomac et est diurétique en même temps qu'apéritive. On la prescrit à doses variées, même aux repas, coupée avec du vin. La présence de l'acide carbonique qu'elle renferme à l'état libre produit l'excitation habituelle, chez les personnes faibles ou délicates, et parfois agit comme diaphorétique.

On combine l'emploi des bains et des douches variées avec cet usage interne. Il n'est pas facile de préciser dans les résultats observés à *Pougues* ce qui revient à l'action élective de l'eau en boisson et la part que les procédés hydrothérapiques prennent à la cure. Dans la majorité des cas indiqués, c'est une association favorable. Tel est le traitement des dyspepsies, de la chloro-anémie et des diverses névralgies qui s'y rattachent. Les affections calculeuses, la gravelle, le catarrhe des voies urinaires, bénéficient de l'hypersécrétion urinaire qu'amène l'emploi prolongé de l'eau de *Pougues*. La goutte, les maladies du foie, la lithiase biliaire, le diabète prêteront aux mêmes réserves que nous avons dû prendre pour l'action curative des eaux analogues. A plus forte raison, s'il s'agit de maladie constitutionnelle, la scrophule et le rachitisme par exemple. Les affections de l'utérus avec névropathie et asthénie, sont traitées avantageusement avec les moyens balnéaires dont on dispose à *Pougues*.

L'eau de *Pougues* transportée conserve les mêmes propriétés qu'à sa source.

Capvern (France, Hautes-Pyrénées). — Lignes d'Orléans et du Midi, de Toulouse à Bayonne 931 kil. — Village, dans une situation agréable qui contraste avec l'aspect des landes voisines. Altitude : 400 mètres. Climat tempéré. Deux sources minérales émergent à 2 kil. l'une de l'autre, dans deux vallons profonds, entourées d'hôtels et d'habitations pour les étrangers, et desservent chacune un établissement distinct. Le plus important de ces thermes est celui de la *Hount-Caoude*, ou grand établissement, en voie de développement, avec buvette, 27 cabinets de bains et de douches. L'établissement du *Bouridé* n'a qu'une installation très-restreinte.

La source de la *Hount-Caoude*, analysée par MM. Latour et Rozières, présente la composition suivante :

EAU 1 LITRE.

Acide carbonique...........................	49ᶜᶜ.
Oxygène...................................	13
Azote.....................................	28
Chlorure de magnésium....................	0ᵍʳ,032
— de sodium..........................	0 044
— de chaux...........................	0 016
Sulfate de magnésie......................	0 464
— de soude...........................	0 072
— de chaux...........................	1 096
S.-carbonate de magnésie.................	0 012
— de chaux...........................	0 220
Carbonate de fer.........................	0 024
Silice....................................	0 028
Matière organique........................	0 076
Total des principes fixes..........	2ᵍʳ,024

La source de *Bouridé* n'a pas été analysée.

Il n'y a pas de différence notable entre la température de ces deux sources ; elle varie entre 23 et 24° cent. Toutes deux limpides, celle du *grand établissement* est la plus agréable à boire. Dans la pratique, on établit une différence d'énergie entre elles, l'eau du *Bouridé* donnant des effets plus sédatifs que celle de la *Hount-Caoude*, qui est stimulante, tonique, diurétique et légèrement laxative, et surtout facile à ingérer en assez grande quantité. L'emploi des bains tempérés du *Bouridé* est à *Capvern* le correctif, à titre hyposthénisant, de l'excitation produite par ceux qu'on prend à la *Hount-Caoude*.

Les dyspepsies, les maladies de l'appareil urinaire et notamment la gravelle et les névralgies du col vésical, les troubles fonctionnels de l'utérus et de ses annexes, et les névropathies, constituent jusqu'ici les indications de cette station, qui est à la veille d'une transformation complète.

Alet (France, Aude). — Ligne du Midi, station de Carcassonne (933 kil.); 3 heures en voiture. — Petite ville sur l'Aude, dans un vallon très-resserré. Établissement thermal assez restreint, avec baignoires et piscines. Les sources minérales sont au nombre de quatre, dont trois *bicarbonatées calciques et magnésiennes* ont 28° cent., avec un débit de 28,000 litres par jour; la dernière froide et ferrugineuse porte le nom de *Eaux-Rouges*. Une analyse faite au bureau d'essai de l'École des mines par M. Bouquet a fourni les résultats suivants :

EAU 1 LITRE.

	S. thermale.	S. ferrugineuse.
Acide carbonique............	0^{gr},059	0^{gr},015
Acide sulfurique............	0 020	0 020
Acide phosphorique........	0 082	0 050
Acide chlorhydrique........	0 031	traces.
Soude......................	0 071	0 025
Potasse....................	traces.	traces.
Chaux.....................	0 101	0 045
Magnésie..................	0 026	0 020
Peroxyde de fer............	»	0 025
Alumine...................	0 011	»
	0^{gr},401	0^{gr},200

La présence de l'acide phosphorique en quantité notable est une circonstance remarquable.

Ces eaux, en usage interne, et mêlées à la boisson des repas, rendent les digestions faciles et stimulent l'appétit. Elles conviennent dans les dyspepsies gastro-intestinales. C'est sur cette propriété qu'est basé leur emploi dans les états d'asthénie, liés aux convalescences graves, à la chlorose, aux névropathies.

Elles se transportent.

VI. — Médication arsenicale.

L'arsenic et ses composés se rencontrent dans beaucoup d'analyses d'*eaux minérales*, surtout lorsque celles-ci sont chargées de fer. C'est tantôt à l'état d'arsénite, le plus souvent à l'état d'arséniate de potasse ou de soude, ou d'arséniate de chaux et de magnésie, que ce principe minéralisateur est signalé, souvent en proportions infinitésimales et qu'on désigne sous le nom de traces pour la plupart, mais aussi en quantité pondérable pour certaines sources, particulièrement en ce qui regarde nos eaux françaises. Depuis que M. Tripier a fait la découverte de l'arsenic de l'eau d'*Hamman-Meskoutine* (Algérie) en 1840, de nombreuses recherches chimiques en ont confirmé l'existence dans les sources minérales ou dans leurs dépôts. Quant à l'origine géologique de l'élément arsenical par rapport aux eaux naturelles, elle n'est pas encore déterminée. On suppose qu'il serait le produit de l'oxydation des pyrites qui subissent une combustion lente sous l'action de volcans (Blondeau); d'autres minéraux oxydés doivent fournir une petite proportion d'arsenic aux eaux qui les traversent (Lefort). Cette diffusion de l'arsenic dans les *eaux minérales*, et jusque dans les vapeurs qui s'en dégagent spontanément ou artificiellement correspond aux phénomènes plutoniques qui se passent de nos jours et qu'a observés M. Daubrée. Les réactions qui s'opèrent entre le sein de la terre et le point d'émergence de la source impriment sans doute à ce corps la forme sous laquelle il apparaît dans les résultats de l'analyse.

Les eaux arsenicales, c'est-à-dire celles dont l'action thérapeutique se rapporte à la présence d'un composé de l'arsenic, ne sont pas nombreuses. C'est une étude en quelque sorte assez récente, mais les faits observés et rapprochés dans le sens de cette médication nous semblent trop importants pour être négligés. On a objecté que certaines eaux, celles de *Vichy* par exemple, contiennent une proportion plus élevée d'arséniate de soude que celles du *Mont-Dore* et de *Plombières*, et qu'elles ne sauraient être distraites de la classe des bicarbonatées sodiques pour prendre rang à côté d'eaux différemment minéralisées. La question de prédominance de composition, dont il a été déjà parlé en mainte occasion, nous dispense de réfuter cet argument. D'ailleurs s'il est reconnu que les carbonates alcalins se transforment en chlorures dans l'estomac et agissent à titre de reconstituants, l'association du sel arsenical ne pourra que concourir à l'efficacité curative de ses congénères. On sait combien il est difficile d'attribuer la part qui revient à tel ou tel élément de l'agrégat médicamenteux, que représente l'*eau minérale*. Ce qui résulte de l'observation des effets physiologiques et thérapeutiques de certaines eaux, c'est qu'ils sont en harmonie avec nos connaissances sur les propriétés des arsenicaux.

En effet, on s'accorde à prescrire l'acide arsénieux dans les affections catarrhales des voies respiratoires, dans la phthisie pulmonaire, dans diverses maladies de la peau ou des muqueuses dépendant de l'herpétisme, dans la fièvre intermittente. C'est comme modificateur de la nutrition que cet agent semble utile contre les fièvres d'accès, sans qu'il y ait lieu d'expliquer autrement son succès en pareils cas. Peut-être agit-il de la même façon à l'encontre des affections soit constitutionnelles, comme la scrofule, soit cachectiques, qu'on traite aux eaux dont nous parlerons. Il est certain qu'à très-petites doses, il engraisse, témoin les *toxicophages* de la Styrie, et facilite les efforts dans l'ascension des montagnes. Dans d'autres états morbides, ses effets se comprennent mieux : car il augmente la sécrétion de la muqueuse bronchique, et en même temps il calme les mouvements respiratoires, vraisemblablement en modérant le pouvoir réflexe qui préside à leur fonctionnement. Aussi la dyspnée des asthmatiques, le catarrhe suffocant, sont-ils atténués par l'emploi des arsénieux. Cette influence modératrice et le caractère de médicament d'épargne qu'on leur attribue suffisent pour l'explication des services qu'ils rendent dans la phthisie. Enfin l'arsenic absorbé s'élimine par la surface cutanée, en modifie la vitalité (Rabuteau), et c'en est assez, au point de vue des affections squammeuses, du psoriasis, dont M. Bazin a constaté la guérison durable à la suite de cures de la *Bourboule* et du *Mont-Dore*.

Toutes ces actions se reproduisent en traits thérapeutiques dans l'application des eaux arseniquées aux affections chroniques. Nous ne croyons pas qu'il soit nécessaire d'insister sur le cachet particulier de stimulation que l'économie emprunterait à l'arsenic, d'après des faits consciencieusement recueillis d'ailleurs. Ni les troubles de l'appareil gastro-intestinal, ni les manifestations du côté de la circulation, qu'on a relatés chez des personnes soumises à l'usage de ces eaux, ne nous paraissent revenir en propre à l'agent médicamenteux dont il s'agit. D'autres eaux produisent absolument les mêmes phénomènes en l'absence de principe arsenical, et il se peut qu'on n'ait eu affaire qu'à des susceptibilités individuelles, exceptionnelles, en dehors de l'observation commune, et ne constituant pas une règle uniforme. Si l'arséniate alcalin exerce une action élective, ce ne peut être que dans la mesure des données physiologiques énoncées plus haut.

A l'admission des eaux arsenicales en hydrologie on a encore opposé leur innocuité remarquable dans l'usage interne. L'eau de la *Bourboule* renfermant, d'après l'analyse de M. Lefort, 0^g,014 milligrammes d'arséniate de soude par litre, la dose de un à deux kilogrammes de cette boisson par jour devrait produire des effets physiologiques sensibles, voire même de l'intoxication. Il n'en est rien, et d'ailleurs la dose moyenne pour les sujets qui font un traitement sérieux ne dépasse guère deux à trois verrées quotidiennes, pendant vingt à vingt-cinq jours (Peyronnel). Les eaux du *Mont-Dore*, moins riches en sel arsenical que celles de la *Bourboule*, contiennent encore 1 milligramme au moins d'arséniate de soude, et l'on pourrait croire qu'administrées à doses journalières réitérées, elles ne traversent pas l'organisme sans y laisser de traces de leur passage. Thérapeutiquement parlant, il n'y a pas à hésiter sur le rôle de l'arsenic, quand le traitement, dans un grand nombre de cas, se compose de trois ou quatres verres d'eau à jeun, d'un bain et d'une séance d'inhalation. L'expérience du *Mont-Dore* est décisive à cet égard. Reste à savoir si l'extrême dilution du sel arsenical dans les eaux *minérales* ne favorise pas l'absorption de cet agent autrement que dans les conditions d'une solution très-concentrée, comme est l'arsénite de potasse dans la liqueur de Fowler (Lefort). L'opinion de Réveil sur cette question tendait à admettre un état de combinaison par catalyse de l'arséniate de soude avec la matière organique azotée des eaux, laquelle masquerait ou atténuerait ses propriétés de poison, de même que le fer et l'arsenic sont dissimulés à l'action des réactifs dans les cyanures doubles et dans le cacodyle. La chimie résoudra ce problème sans doute, et quant à nous, jusqu'à plus ample informé, nous nous bornons à l'exposé thérapeutique des eaux, rangées par ordre de minéralisation, qui constituent la médication arsenicale.

La Bourboule (France, Puy-de-Dôme). — Lignes d'Orléans et du Bourbonnais, de Paris à Clermont-Ferrand (447 kil.). De Clermont à la Bourboule 52 kil., en six heures de voiture. — Hameau, à 8 kilomètres du *Mont-Dore*, sur les bords de la Dordogne qui prend sa source à proximité, dans une vallée ouverte de l'est à l'ouest et abritée par un massif granitique ; site austère. Altitude : 850 mètr. Climat de montagne, avec une température assez constante et douce pendant les mois de juillet et d'août. Station en voie de développement, avec installations suffisantes pour admettre six cents baigneurs à la fois.

Les sources *minérales* sont très-nombreuses à la *Bourboule ;* on en comptait six en 1862, et depuis lors des travaux importants ont été entrepris, des fouilles nombreuses ont été pratiquées et se continuent chaque année. D'après M. Château, le débit de l'eau qui sort des puits principaux, nouvellement creusés en plein tuf à 50 ou 60 mètres de profondeur, est évalué à 200 et 400 litres à la minute. La température de ces sources, qui variait jadis entre 30 et 51° cent., a été élevée jusqu'à 52° cent. Il est à remarquer qu'une partie des sources anciennement connues et décrites par MM. Lefort et Roturéau ont été taries, depuis l'ouverture du puits qui porte le nom de source *Choussy* et alimente un établissement particulier ; probablement les fouilles qui se poursuivent amèneront d'autres changements dont il y aura à tenir compte ; mais l'origine de ces sources étant commune, entre une couche de granit et de tuf ponceux, leur composition ne les différencie pas, que nous sachions, et l'analyse chimique faite antérieurement nous renseigne parfaitement sur cette minéralisation, comme il suit :

Tableau comprenant les proportions de combinaisons salines attribuées par le calcul à 1 litre d'eau des sources minérales de la *Bourboule*, par M. Jules Lefort, en 1862 :

	SOURCE du GR.-BAINS.	SOURCE du DAGNASSOU.	SOURCE de la ROTONDE.	SOURCE des FIÈVRES.
	gr.	gr.	gr.	gr.
Acide carbonique libre........	0,3852	0,8789	0,9758	0,9324
— sulfurique..........	»	»	traces.	traces.
Chlorure de sodium..........	3,3457	3,1972	3,0458	0,0298
— de potassium........	0,.353	0,2295	0,2164	0,2213
— de magnésium......	0,0390	0,0332	0,0255	0,0384
— de lithium.........				
— de cæsium......... indices.	indices.	indices.	indices.	indices.
— de rubidium........				
Sulfate de soude.......	0,2788	0,2829	0,2342	0,2324
Bicarbonate de soude........	2,2719	2,0157	2,0260	2,0455
— de chaux.........	0,1964	0,1911	0,1771	0,1771
— de protoxyde de fer.	Indices.	0,0033	0,0025	0,0063
— de manganèse.....				
— d'ammoniaque.... indices.	indices.	indices.	indices.	indices.
Phosphate de soude.				
Arséniate de soude	0,01263	0,01468	0,00722	0,00717
Iodure et bromure de sodium..	traces.	traces.	traces.	traces.
Acide silicique...............	0,1093	0,1075	0,1080	0,1080
Alumine....................	0,0301	0,2018	0,0185	0,0182
Matière organique bitumineuse.	traces.	traces.	traces.	traces.
	6,90433	6,97578	6,83702	6,81687

Les eaux de la *Bourboule* contiennent donc environ

7 grammes de matières fixes par litre, parmi lesquelles le chlorure de sodium figure pour 3 grammes et plus, et l'arséniate de soude depuis 7 au moins jusqu'à 14 milligrammes, c'est-à-dire une proportion d'élément arsenical qu'on n'avait encore rencontrée dans aucune eau minérale connue. Thénard, en 1854, annonçait avoir trouvé 20 milligrammes 9 centièmes d'arséniate de soude dans un litre de la source du *Grand-Bain* à la *Bourboule*. M. Lefort explique l'écart qui existe entre ces résultats et les siens par une différence de procédé dans l'analyse. M. Gonod, opérant sur le résidu ferrugineux de la source des *Fièvres*, obtint de l'iodure d'amidon qui lui faisait pressentir une quantité notable d'iode dans ces eaux.

Leurs propriétés physiques sont uniformes; limpides, légèrement acidulées, elles ont une saveur salée et styptique. Dans la source *Choussy*, le dégagement de gaz acide carbonique est assez considérable pour produire du bouillonnement. Cette même eau donne un arrière-goût d'hydrogène sulfuré, mais qui doit être accidentel.

Outre l'établissement *Choussy*, fonctionne l'*ancien établissement*, alimenté par diverses sources anciennes et notamment celle dite du *Communal*, dans laquelle M. Lefort avait trouvé près de 5 grammes de principes fixes par litre. Ces diverses installations, plus ou moins perfectionnées, mettent à la disposition des baigneurs 46 cabinets de bains, de première ou de deuxième classe, avec des appareils de douches complets, et une salle d'inhalation et de pulvérisation, organisée d'après les modèles les plus récents. Deux sources, découvertes en 1864, et dont la température ne dépasse pas 27°, servent à la réfrigération des bains et à l'embouteillage.

Un troisième établissement, fondé en vue d'exploiter deux sources abondantes, obtenues par forage en 1872 et désignées sous le nom de *sources de Fenestre*, est pourvu de buvettes ; il disposera prochainement de piscines et de douches.

Les eaux de la *Bourboule* se prennent en boisson, en bains, demi-bains, douches et inhalations.

On commence par administrer au malade un demi-verre le matin, autant le soir, en augmentant successivement la dose jusqu'au maximum de deux verres matin et soir. En général, cette boisson excite l'appétit dès le début, comme font les eaux chlorurées sodiques, mais l'inappétence ne tarde pas à suivre son usage, l'estomac devient paresseux et il y a de la constipation. En même temps, sans doute sous l'influence du gaz carbonique, ces eaux produisent des alternatives de torpeur générale et d'excitation nerveuse, bientôt suivies d'un retour de l'appétence et de l'énergie musculaire. Les urines ne sont accrues qu'en proportion du volume d'eau absorbée. Du dix-huitième au vingt-cinquième jour, la fatigue se traduit par un état saburral et avec sentiment de prostration, qu'on retrouve dans beaucoup de traitements thermaux, tirant à leur fin.

Les bains se donnent depuis 30 jusqu'à 35° cent. ; les douches n'ayant jamais une température inférieure à 50° cent., c'est à la méthode diaphorétique et révulsive que répond leur emploi. Sur les résultats de l'inhalation de l'eau pulvérisée, les renseignements font encore défaut.

Les indications des eaux de la *Bourboule* embrassent :

1° La scrofule, quels que soient le siége, la forme, et même, d'après M. Bazin, le degré d'intensité des affections strumeuses. L'ostéite, le mal vertébral, l'adénite scrofuleuse, les scrofulides ulcéreuses, l'ophthalmie dépendant de cette même diathèse et parfois si rebelle, ont depuis longtemps fourni d'excellents résultats dans cette station.

2° Les dermatoses. C'est dans les affections cutanées squammeuses, notamment dans le psoriasis, que des succès, bien rares ailleurs, ont été proclamés avec autorité. M. Bazin a vu des psoriasis dont la guérison se maintenait cinq ou six années même après la cure de la *Bourboule*. Les améliorations du moins sont fréquentes et elles succèdent à des périodes variables d'inflammation et de desquamation pendant la durée du traitement. Il en serait de même de l'eczéma, mais sans doute à la condition d'un état subaigu ou chronique très-prononcé, et dans la forme qui le rapproche des dermatoses sèches. L'éléphantiasis n'a donné aucun résultat, dans une vingtaine de cas, à M. Peyronnel.

3° Les affections des voies respiratoires, principalement celles où le lymphatisme prédomine. C'est d'assez fraîche date que la cure de ces affections et en particulier de la phthisie pulmonaire a été observée à la *Bourboule*. L'emploi de ces eaux à domicile chez les phthisiques et l'application qu'a faite si heureusement M. Moutard-Martin de la méthode arsenicale au traitement de la tuberculose encourageaient de pareils essais, pressentis déjà par Allard dans son étude sur les eaux d'Auvergne. Il convient d'attendre qu'une pratique étendue confirme les résultats observés jusqu'à ce jour et très-satisfaisants. La laryngite et la bronchite chronique ont été modifiées très-rapidement à la *Bourboule* dans leur élément catarrhal ou granuleux ; d'autre part, l'action reconstituante des eaux a pu éloigner le retour de mouvements fluxionnaires qui entretenaient une phymatose peu développée et stationnaire (Château). En raison de cette influence favorable sur les conditions d'anémie et d'atonie qui s'opposent à la marche régressive de la néoplasie, on doit entrevoir la guérison possible d'un premier degré de phthisie, qu'elle soit arthritique, herpétique ou scrofuleuse. Quant à avoir prise sur la diathèse elle-même, c'est-ce qu'il reste à démontrer.

4° Les états cachectiques, suites d'un défaut ou d'une perversion de nutrition. La syphilis, l'intoxication paludéenne, le diabète, la chlorose en fournissent des exemples.

5° Le rhumatisme dans tous ses types. En cela les procédés balnéaires secondent la riche minéralisation des eaux.

Les contre-indications sont celles de toutes les eaux fortes et actives ; elles excluent surtout la goutte, les maladies du cœur et des gros vaisseaux, les menaces de congestion cérébrale ou autre.

Les eaux de la *Bourboule* se transportent.

Mont-Dore (France, Puy-de-Dôme). — Lignes d'Orléans et du Bourbonnais. De Paris à Clermont-Ferrand (447 kil.). De Clermont au *Mont-Dore*, 53 kilom. en voit. — Bourg et établissement thermal, à 1 kilom. de l'extrémité nord d'une vallée profonde, que ferme au sud le pic de Sancy et qu'arrose la Dordogne. Région pastorale et pittoresque. Altitude : 1046 m. Climat de haute montagne très-variable, mais favorable à partir du 15 juin jusqu'aux premiers jours de septembre, avec les mesures d'usage contre le refroidissement de l'atmosphère vers le soir. Air vivifiant, au voisinage des forêts de sapins. Installation et ressources d'existence très-complètes. Nombreux buts d'excursion.

Les sources utilisées au *Mont-Dore* sont au nombre de sept ; elles émergent d'un terrain volcanique. Nous inscrivons leurs noms avec leur température et l'évaluation de leur débit :

	Température.	Débit.
1° *Bain de César*	45°	59^{lit},040
2° *Fontaine Caroline*	45	61 920

3° *Sainte-Magdeleine*........	45°5	144^{lit},000
4° *Bain Ramond*...........	42	18 720
5° *Bain Rigny*............	42	17 280
6° *Grand-Bain* ou *Bain Saint-Jean*...............	38	54 720
7° *Sainte-Marguerite*........	12	28 800
	Total :	384^{lit},480

On nomme *Grand-Bain* particulièrement la masse d'eau thermale formée par la réunion d'un grand nombre de filets sortis entre les prismes trachytiques, avec un volume variable et une température proportionnelle à ce volume. Tous réunis fournissent une thermalité moyenne de 42 à 43° cent. et ils approvisionnent les bains et les douches dits du *Pavillon*. La douche de *César* jaillit en bouillonnant, à travers les fissures d'un porphyre volcanique, dans une petite grotte, datant de l'époque romaine. Jadis on y prenait les bains, à la température native de 45°, dans une cuve ; les eaux de cette source sont maintenant dirigées vers un grand réservoir, où elles se mêlent à celles de la *Fontaine Caroline*, pour de là être distribuées dans les différentes parties de l'établissement. La *Fontaine Sainte-Marguerite* sert à tempérer ces diverses sources dans l'emploi balnéaire. L'eau de la *Magdeleine*, qui alimente une buvette, dessert également les salles d'aspiration et les douches de vapeur. Une source *Boyer*, qui n'a pas été analysée, sert à l'embouteillage des eaux transportées.

Les eaux du *Mont-Dore* sont limpides et très-transparentes à l'état de repos : au bout d'un certain temps, au contact de l'air, elles se recouvrent d'une pellicule irisée et deviennent légèrement troubles. Elles sont douces et onctueuses au toucher. Leur saveur est piquante, sensiblement alcaline pour les sources de la *Magdeleine* et de *César*, ferrugineuses pour les sources *Ramond* et *Rigny;* refroidies, elles paraissent salées (Chabory).

24.

Leur composition chimique a été fixée en 1862 par un travail d'ensemble et parfait, que la commission d'analyse de la Société d'hydrologie médicale de Paris confia à M. Lefort. Dans toutes les sources du *Mont-Dore*, sauf la source *Ramond*, le dégagement de l'acide carbonique se fait en grande abondance, et en conséquence d'un barbotage incessant, ce gaz se dissout d'autant mieux dans l'eau minérale que celle-ci est plus froide. M. Lefort a également constaté que plus les eaux avaient une thermalité élevée, plus elles étaient riches en principes minéraux, ce qui peut s'expliquer par des différences de profondeur à leur origine, et par le mélange d'eaux minérales plus froides ou plus faibles dans leur parcours ou par des infiltrations souterraines d'eau douce.

En 1844, la présence d'un apocrénate de fer avait été signalée par MM. Bertrand fils et Aubergier dans les eaux du bain de *César*.

En 1848, MM. Chevallier et Gobley, et M. Bertrand fils en 1850, trouvaient l'arsenic, les premiers dans le résidu de l'évaporation d'un litre d'eau du *Mont-Dore*, le troisième dans les dépôts ferrugineux et naturels des sources. En 1854, Thénard lut à l'Académie des sciences un mémoire dont les conclusions étaient que chaque litre d'eau du *Mont-Dore* contenait plus d'un milligramme d'arséniate de soude, soit $0^{gr},00125$. Enfin, M. Gonod (thèse de 1856) a signalé la présence de l'iode en quantité notable dans ces eaux.

M. Lefort, en opérant avec 30 litres d'eau des diverses sources du *Mont-Dore*, sans distinction de griffons et d'après un procédé différent de celui qu'avait employé Thénard, a trouvé par litre d'eau minérale $0^{gr},00096$ d'arséniate de soude, proportion un peu inférieure au résultat antérieur ; mais il se pourrait qu'une partie du sel arsenical ait été entraînée par la vapeur aqueuse pendant l'évaporation des 30 litres d'eau minérale. C'est ce que démontre l'expérience poursuivie sur les vapeurs hydro-minérales du *Mont-Dore*, examinées dans l'air d'un des cabinets de douches de vapeur. M. Lefort y a constaté une proportion minime mais manifeste d'arsenic ou de son composé, comme Thénard en avait annoncé également l'existence.

Tableau comprenant les quantités de combinaisons salines, attribuées hypothétiquement par le calcul à 1 litre d'eau des sources thermales du *Mont-Dore* (Lefort, 1862).

	SOURCE de la MADELEINE.	SOURCE du PAVILLON nᵒ 5.	SOURCE RIGNY.	SOURCE CÉSAR.	SOURCE RAMOND.
	c.c.	c.c.	c.c.	c.c.	c.c.
Oxygène.............	0,65	0,77	0,71	0,98	0,73
Azote...............	8,64	10,45	9,25	14,22	10,01
	gr.	gr.	gr.	gr.	gr.
Acide carbonique libre.	0,3522	0,3810	0,3614	0,5967	0,4997
Bicarbonate de soude..	0,5362	0,5452	0,5375	0,5361	0,5362
— de potasse......	0,0309	0,0309	0,0232	0,0212	0,0212
— d'oxyde de rubidium.........	indices.	indices.	indices.	indices.	indices.
·· d'oxyde de cæsium.........	indices.	indices.	indices.	indices.	indices.
— de lithine......	traces.	traces.	traces.	traces.	traces.
— de chaux.......	0,3423	0,3142	0,3092	0,3209	0,2720
— de magnésie....	0,1757	0,1676	0,1628	0,1676	0,1647
— de protox. de fer.	0,0207	0,0235	0,0250	0,0258	0,0317
— de manganèse..	traces.	traces.	traces.	traces.	traces.
Chlorure de sodium..	0,3685	0,3630	0,3599	0,3587	0,3578
Sulfate de soude	0,0761	0,0761	0,0751	0,0756	0,0737
Arséniate de soude...	0,00096	0,00096	0,00096	0,00096	0,00096
Borate de soude...... Iod. et fluor. de sodium.	traces.	traces.	traces.	traces.	traces.
Acide silicique.......	0,1654	0,1686	0,1653	0,1552	0,1550
Alumine.............	0,0112	0,0094	0,0101	0,0083	8,0065
Mat. organique bitumineuse.............	traces.	traces.	traces.	traces.	traces.
	2,08016	2,07776	3,03546	2,26736	2,11946

Si les eaux du *Mont-Dore* relevaient jusqu'ici de la classe des bicarbonates sodiques et ferrugineuses, leur minéralisation arsenicale ne peut plus être contestée, avec des témoignages aussi péremptoires.

L'établissement thermal se compose de plusieurs parties qui se relient toutes entre elles par des galeries couvertes, et il est alimenté par cinq sources thermales qui émergent soit à l'intérieur, soit en dehors et à une très-petite distance de l'édifice. Au rez-de-chaussée, partie de l'établissement réservée aux indigents, se développent deux grandes piscines pour le bain en commun ; il y a en outre trois grandes baignoires, pourvues d'appareils de douches descendantes. Quatre cabinets de douches très-spacieux bordent les piscines. Les deux étages supérieurs contiennent, l'un dix-huit cabinets de bains avec appareils de douches variées, l'autre neuf cabinets, dont cinq sont alimentés par les sources qui naissent au fond même des baignoires et procurent le bain à eau courante. Enfin, dans un bâtiment annexe sont les cabinets de douches de vapeur et les salles d'aspiration qui reçoivent la vapeur forcée de l'eau de *la Magdeleine.*

Chacune de ces salles peut recevoir soixante malades à la fois ; des gradins y sont disposés pour qu'on ait la facilité de s'exposer à des vapeurs de plus en plus chaudes, le thermomètre s'élevant de 28 à 45° cent. suivant la hauteur à laquelle on le porte.

L'installation des thermes du *Mont-Dore* est réputée à bon droit une des plus complètes qui soient en France.

Les eaux du *Mont-Dore* s'administrent en boisson, bains, douches et sous forme de vapeur.

L'usage interne consiste à boire, le premier jour, un demi-verre de l'eau de la *Magdeleine*, suivi à une demi-heure d'intervalle d'un deuxième demi-verre, puis d'un troisième. On arrive ainsi graduellement à la dose de trois verres, et ce n'est qu'exceptionnellement que cette prescription est dépassée. Les phénomènes observés dans cet emploi de l'eau en boisson sont assez variables : tantôt il n'y a de marqué que l'action excitante de l'eau chaude et gazeuse, tantôt l'appétit est sensiblement augmenté ; l'effet diurétique se prononce rarement, et il y a plutôt tendance aux transpirations ; assez fréquemment, survient de la diarrhée passagère, suivie de constipation ou alternant avec elle. Chez les femmes, l'époque menstruelle est le plus souvent avancée. Dans les cas de bronchite chronique l'expectoration devient plus facile et s'accroît dans les premiers jours pour diminuer ensuite ou cesser tout à fait (Chabory).

Du vingtième au ving-cinquième jour, un dégoût insurmontable chez beaucoup de personnes enjoint de suspendre au d'arrêter ce mode de traitement.

Les bains du *Mont-Dore* mettent à profit la haute thermalité dont les sources qui les desservent sont remarquablement douées. On comprend que les cuves du *Pavillon*, où l'immersion a lieu dans une eau à 41° 7 cent. et même 43°, réalisent tous les effets de la méthode diaphorétique et révulsive, inhérente au bain chaud. Ces bains ont une durée de cinq à quinze minutes. Ils produisent des mouvements fluxionnaires, une perturbation de la circulation, qui peut aller jusqu'à la syncope et qu'il faut surveiller avec soin. On a remarqué que leur action est surtout énergique pendant les temps orageux (Bertrand). Au sortir du bain, la peau est rouge et ruisselante de sueur ; l'accélération du pouls persiste longtemps, mais la respiration revient assez vite à son type normal. Le malade, rapidement et dûment essuyé, enveloppé d'une chemise de laine, est porté avec promptitude, à l'aide d'une chaise fermée, jusqu'à son lit préalablement chauffé, et là il subit une sudation plus ou moins abondante, qu'on modère au bout de trente à quarante-cinq minutes, en le débarrassant de son maillot de laine. C'est là un procédé d'hydrothérapie thermale par excellence : tolérée par ceux que les médecins y soumettent, cette pratique ne cause point de fatigue et l'appel puissant qui a été fait de la sorte à la périphérie, loin d'affaiblir l'économie, lui imprime un ressort nouveau.

Les pédiluves chauds remplissent aussi un grand rôle dans la médication du *Mont-Dore*, instituée par Bertrand père ; leur durée varie de six à sept minutes, et les malades doivent ensuite se livrer à une promenade rapide qui entretien l'afflux sanguin vers les extrémités inférieures.

Les douches, variables de température, de force, de mode de projection, de durée, sont usitées dans un but de révulsion, plutôt que comme résolutives. Des douches de vapeur forcée, il n'y a point de mention particulière à énoncer.

Les salles d'inhalation au *Mont-Dore* représentent un *vaporarium*, et nous en avons déjà relaté les inconvénients à propos des méthodes d'*inhalation* (Voir SECTION PREMIÈRE, § 5).

Les indications des eaux du *Mont-Dore* se tirent de leur minéralisation et de leur mode d'emploi combinés le plus ordinairement, parfois séparés selon les circonstances morbides.

La diathèse rhumatismale, dans toutes ses formes, est tributaire de ces bains et de ces douches à haute thermalité, des douches et des salles de vapeurs. L'action reconstituante des eaux en boisson ne peut que confirmer les résultats de l'usage externe.

Si la scrofule, et le mal de Pott en particulier, figurent

dans le contingent de cette station, c'est à titre secondaire; car cette maladie constitutionnelle réclame une minéralisation plus accentuée. Il en est de même de la syphilis.

Dans les cas de paralysies pour ainsi dire localisées, dans l'atrophie musculaire d'origine rhumatismale ou traumatique, et en général dans les suites de blessures, de fractures, de luxations, etc., l'emploi des moyens balnéaires dont on dispose au *Mont-Dore* rendra de réels services.

Pour les maladies de l'utérus et de ses annexes, caractérisées par l'hypérémie, l'engorgement du corps ou du col, les tumeurs intra-pelviennes, la révulsion thermale ne nous paraît devoir être utilisée qu'avec une circonspection et une prudence extrêmes.

Les affections chroniques des organes respiratoires constituent, au contraire, la véritable spécialisation des eaux du *Mont-Dore*. En présence de l'arséniate de soude dans leur composition, on ne se refusera pas à admettre une action élective qui a ses analogies dans la thérapeutique étrangère aux *eaux minérales*. L'action dynamique, que l'on peut mettre en œuvre avec des sources à température si élevée, est un auxiliaire qui, en des mains habiles comme celles de Michel Bertrand, a fait ses preuves d'énergie et d'efficacité. Ces conditions contre-balancent l'influence d'un climat de montagne qui a été parfois suspecté, mais que l'observation, loin d'accuser, démontre favorable, avec la précaution du choix de la saison et de certaines règles hygiéniques (Richelot).

Le catarrhe pulmonaire simple, l'asthme lié à la diathèse rhumatismale, humide ou nerveuse, l'angine et la laryngite chroniques, avec ou sans aphonie, le plus souvent de nature herpétique, sont modifiés par l'usage interne de l'eau, les demi-bains, les pédiluves et l'inhalation des vapeurs. On n'use alors qu'avec modération des douches, et encore faut-il que ces affections ne déguisent aucune altération jusque-là obscure du poumon. La résolution de l'inflammation peut avoir lieu d'emblée en pareil cas; souvent aussi, cette résolution ne s'accomplit que consécutivement à la cure thermale, avec des effets de substitution curative (Richelot).

La phthisie pulmonaire, dans ses premiers degrés, et lorsqu'elle est compliquée d'affections catarrhales, bénéficie de l'eau de la *Magdeleine* à l'intérieur, des pédiluves, des demi-bains et des inhalations modérées. Celles-ci seront exclues quand il y aura menace d'hémoptysie. On voit l'expectoration diminuer de quantité et de nature, la dyspnée disparaître, et avec le retour favorable des fonctions respiratoires un remontement de l'économie, l'un réagissant sur l'autre au profit de la santé. Plus les progrès de la maladie sont avancés, plus ces bonnes chances s'éloignent, et si l'on a entrevu des améliorations passagères dans une période ultime, elles n'ont jamais fait illusion sur la curabilité de la tuberculose proprement dite, par les eaux du *Mont-Dore*.

Un certain nombre de jeunes enfants, empreints de lymphatisme, souvent avec une grande excitabilité nerveuse, se signalant par de l'amaigrissement, une décoloration de la peau, de la langueur générale des fonctions, une disposition très-particulière aux rhumes et aux maux de gorge, sont rapidement ramenés à de meilleures conditions de vitalité par l'emploi des bains et des douches tièdes sur la colonne vertébrale au *Mont-Dore* (P. Bertrand). L'air vivifiant de la station concourt sans doute à ce résultat, d'ailleurs durable, et bien conforme aux exigences du tempérament lymphatique dans son type exagéré.

Les eaux du *Mont-Dore* supportent le transport sans inconvénient; on les emploie à distance.

Plombières (France, Vosges). — Ligne de l'Est. De Paris à Épinal (454 kil.). D'Épinal à *Plombières*, 27 kilomètres, 3 heures en voiture. — Ville située dans une vallée étroite et profonde, sur les bords de l'Eaugronne, d'un aspect élégant, à proximité des sites pittoresques des Vosges. Altitude : 420 mètres ; climat de montagne, tempéré et variable. Ressources de séjour multipliées et très-confortables. L'abondance des eaux et la remarquable installation des établissements thermaux font de cette station une des plus importantes de France. — Il existe à *Plombières*,, 27 sources, soigneusement captées par des travaux récents ; elles ne fournissent pas moins de 730 mètres cubes d'*eau minérale* dans les vingt-quatre heures, et leur thermalité s'échelonne entre 10° cent. et 70°. Elles émergent du granit porphyroïde, au-dessous du grès vosgien et du grès bigarré. On les distingue en sources isolées et en sources réunies dans des galeries souterraines. Les sources isolées sont au nombre de huit, savoir :

	Température.
1° La *Source Ferrugineuse* ou *S. Bourdeille*	12°
2° La *Source des Dames*, principalement affectée à l'usage en boisson.......	52
3° La *S. du Crucifix*, également employée en boisson......................	43 21
4° La *S. des Capucins*....................	51
5° La *S. Muller*........................	34
6° La *S. Fournie*.......................	35 27
7° La *S. Lambinet* et *du Trottoir*........	25 5 à 26 36
8° La *S. Bizot*.........................	11 45

Les autres sources sont recueillies dans deux galeries séparées, savoir :

A. La galerie des *Savonneuses*, qui compte aujourd'hui huit sources par suite de nouveaux captages, et dont la température prise dans leur ensemble indique 42° cent.

B. Les sources du la galerie du *Thalweg* composent deux groupes : l'un alimentant les étuves, en raison de sa haute température, et formé des sources du *Robinet romain* (temp. 69°,53), *Stanislas* (temp. 69°,70), et *Vauquelin* (temp. 69°,49) ; le second comprenant dix sources, numérotées de 1 à 8, et les sources *Mougeot* et du *Puisard* (temp. entre 53°,9 et 65°,2). Ces températures ont d'ailleurs été accrues de deux à trois degrés depuis les travaux d'isolement et de captage exécutés, de 1857 à 1861, par M. l'ingénieur des mines Jutier.

Toutes ces sources sont dirigées vers les établissements à destination des diverses pratiques balnéaires ou autres qui y sont administrées.

Les eaux de *Plombières* sont toujours parfaitement limpides, incolores et inodores ; légèrement alcalines, elles ont une saveur fade et un peu amère. Leur composition chimique est à peu près identique. L'analyse très-complète en a été faite et publiée en 1862 par M. Lefort, en collaboration avec M. Jutier. Nous extrayons l'analyse de la source des *Dames* et de celle du *Crucifix* du tableau dans lequel M. Lefort a exposé les quantités de combinaisons salines, attribuées hypothétiquement par le calcul à un litre d'eau, pour les principales sources thermales de *Plombières* :

	Source des Dames.	S. du Crucifix.
Oxygène................	1cc,77	2cc,50
Azote....................	9 62	10 50
Acide carbonique libre...	0gr,01267	0gr,00825
Acide silicique............	0 02731	0 00749
Sulfate de soude..........	0 09274	0 10670
— d'ammoniaque....	traces.	traces.
Arséniate de soude.......	»	»
Silicate de soude.........	0 05788	0 10611
— de lithine.........	traces.	traces.
— d'alumine.........	»	»

Bicarbonate de soude....	0^{gr},01123	0^{gr},02092
— de potasse..	0 00133	0 00233
— de chaux....	0 03868	0 03639
— de magnésie.	0 00670	traces.
Chlorure de sodium......	0 00927	0 01004
Fluorure de calcium.... ⎫ Oxydes de fer et de man-⎬ ganèse .... ⎭	traces.	traces.
Matière organique azotée.	indiquée.	indiquée.
	0^{gr},25281	0^{gr},29823

MM. O. Henry et Lhéritier, d'après leurs recherches dont ils ont publié les résultats en 1855, signalent pour la source des *Dames* 0^{gr},00070 d'arséniate de soude dans 1 kilogramme d'eau, pour la source du *Crucifix* 0^{gr},00060 du même sel arsenical. Déjà MM. Chevallier et Gobley avaient annoncé l'existence de l'arsenic dans les eaux thermales de *Plombières*, et un certain nombre de chimistes confirmèrent leur découverte. Les expériences de M. Lefort ne viennent pas à l'appui de ces résultats, mais ils ne les contredisent que peu, parce que, suivant la remarque de cet habile chimiste, le procédé d'évaporation préalable qu'on est obligé de mettre en œuvre a pu produire une volatilisation plus ou moins complète du composé arsenical en question, et s'opposer à un dosage précis.

Les eaux de *Plombières* ont été rangées diversement, tantôt parmi les *sulfatées sodiques*, tantôt dans une classe d'eaux *silicatées*. Aucune de ces désignations ne repose sur une prédominance réelle d'élément minéralisateur, au point de vue chimique. Aussi M. Lhéritier, invoquant la comparaison des effets physiologiques et curatifs de l'arsenic et des eaux de *Plombières*, a-t-il été amené à conclure de la présence de l'arséniate de soude dans toutes les sources et de l'arséniate de fer dans l'une d'elles, que les eaux de *Plombières* doivent *en partie* leur action thérapeutique à cet agent médicamenteux, quel que soit son état de dilution.

La source *Bourdeille* ou ferrugineuse a cependant une place à part ; elle appartient aux *ferrugineuses bicarbonatées*, car elle renferme une notable proportion de bicarbonate de protoxyde de fer ($0^{gr},016$), des bicarbonates de soude, de chaux, du sulfate de chaux, du chlorure de sodium, de l'acide silicique et de la matière organique, en outre des traces d'arséniate de fer (Lefort).

Des conferves, du genre *Oscillaire*, se développent dans les eaux de *Plombières*, mais non en assez grande quantité pour servir à l'usage médical.

Les vapeurs qui remplissent les étuves renferment quelques substances salines et de la matière organique, sans différer autrement de la vapeur d'eau ordinaire (Henry et Lhéritier).

On compte six établissements, aménagés comme il suit : 1° le bain *Romain*, qui renferme 24 cabinets de bains, avec la douche à la Tivoli ; 2° le bain des *Dames*, avec 18 baignoires et 15 douches, et dont le rez-de-chaussée est disposé très-largement pour les malades indigents ; 3° le bain *Tempéré*, comprenant 4 piscines circulaires pour 16 ou 18 personnes, 31 baignoires avec douches ; 4° le bain des *Capucins*, avec 2 piscines pour 40 personnes ; 5° le bain *Nouveau*, contenant 4 piscines, 48 baignoires, 4 douches en pluie et écossaises, 4 douches ascendantes, 1 douche de vapeur, deux étuves, l'une générale, l'autre partielle, avec des appareils variés ; 6° les *Thermes*, qui réalisent tous les perfectionnements modernes de l'hydrothérapie. Ajoutons à cette série d'installation déjà si étendue les anciennes étuves romaines, découvertes par M. Jutier et restaurées avec soin ; elles sont divisées en trois étuves distinctes pour les hommes, les dames et les indigents ; leur superficie est de 150 mètres carrés, alimentés par la vapeur qui s'échappe des sources nouvelles ; elles ont une température graduée de 40 à 42°.

On administre les eaux de *Plombières* en boisson, en bains, en douches et en vapeur.

Les eaux dont on fait usage en boisson sont froides ou chaudes. Les eaux froides, la source *Bourdeille*, alcaline et ferrugineuse, et l'eau *Savonneuse*, se prennent le plus ordinairement aux repas, mêlées avec le vin. Les eaux thermales consacrées à l'usage interne, sont la fontaine du *Crucifix* et l'eau de la source des *Dames*, dont la minéralisation est à peu près la même. Toutefois on préfère la source des *Dames*, la plus thermale des deux. Les doses varient suivant les indications, de 1/2 verre à 3 ou 4 par jour, bus le plus souvent le matin à jeun ou pendant le bain, quelquefois dans l'après-midi.

L'eau de la source des *Dames* malgré sa température (52° cent.) n'est pas désagréable à boire et se digère facilement, étant tenu compte des susceptibilités et de la tolérance individuelle. Les effets de cette eau thermale se traduisent en une sensation de chaleur agréable dans les voies gastro-intestinales, en excitation de l'appétit et suractivité des digestions; elle ne purge que si elle a été abusivement ingérée en grande quantité. L'action stimulante provoquée de la sorte se répand dans tous les systèmes et donne une impulsion favorable aux mouvements organiques et fonctionnels. A petites doses, et par l'absorption de ses matériaux minéralisateurs qui s'opère d'une manière continue et sans secousse, cette eau modifie l'économie à la manière des médicaments altérants (Lhéritier), et c'est comme sédatif du système nerveux que paraît s'exercer son action élective (Leclère).

Avec les bains froids, tièdes ou très-chauds, on

dispose de la gamme entière des médications calmante, régulatrice de l'activité vitale, concentrative, ou bien, vers 38° et au delà, révulsive et expansive, que procure une aussi grande variété de sources et de procédés balnéaires.

Les douches chaudes ou froides, générales ou locales, fournissent toutes les réactions, qui résultent de leur thermalité, de l'énergie du choc et de la durée de l'application. On a sous la main à *Plombières* toutes les variétés connues de douches.

Les étuves, dont la température varie de 38 à 43°, réalisent les modes divers de la méthode diaphorétique. Dans les étuves partielles, la tête étant isolée de la vapeur, on peut faire suppporter à tout le corps ou à une partie seulement, une température plus élevée que celle de l'étuve générale.

Toniques et reconstituantes, les eaux de *Plombières* peuvent être appliquées soit dans le sens de la sédation du système nerveux et à l'adresse des maladies où domine l'élément douleur, soit comme excitantes de la circulation et des sécrétions et comme résolutives des engorgements viscéraux. Ces propriétés générales les indiquent dans un grand nombre de maladies chroniques et des plus diverses.

La chlorose, l'anémie, l'atonie et tous les états cachectiques sont traitées à l'aide de l'eau ferrugineuse à l'intérieur, des bains et des douches à température peu élevée.

Les névroses de l'appareil digestif, dyspepsie douloureuse, gastralgie, entéralgie, névropathies multiples qui entretiennent ou compliquent l'affection principale, sont apaisées par les bains tièdes longtemps prolongés, et la digestion, délivrée de l'éréthisme qui l'entravait, reprend un cours normal.

Les maladies chroniques de l'estomac et de l'intestin, à l'exception des maladies organiques, sont pour la plupart entretenues par des concentrations vasculaires et nerveuses qu'il importe de dissiper ; on l'observe ainsi dans les dyspepsies pituiteuses, atoniques, flatulentes, avec ballonnement et constipation, dans les flux diarrhéiques et dysentériques. L'action de l'eau en boisson est alors heureusement secondée par les appels énergiques à la peau qu'opèrent les bains et les douches prescrits avec discernement.

Les rhumatismes musculaires et articulaires, particulièrement chez les sujets d'un tempérament sanguin et affligés d'une grande impressionnabilité nerveuse, se traitent très-efficacement à *Plombières*. Il en est de même du rhumatisme viscéral (Verjon). Les névralgies, d'origine ou de nature rhumatismale, la sciatique entre autres, rentrent dans cette catégorie, grâce à la multiplicité des moyens hydrothérapiques de tous degrés que réunit aujourd'hui cette station.

Parmi les paralysies qui cèdent aux agents diaphorétiques de *Plombières*, ce sont surtout celles où, par ancienneté de la maladie, les symptômes congestifs du côté des centres nerveux ont disparu, où il n'y a plus à redouter de surexcitation vasculaire générale ; celles qui dépendent d'une lésion essentiellement traumatique ; enfin les paralysies dites rhumatismales, et dont les sudations, consécutives à l'excitation de la peau, ont très-fréquemment raison.

Les maladies de l'utérus, avec un caractère asthénique, trouvent des bains et des douches appropriés.

Aux affections cutanées, la minéralisation arsenicale de ces eaux convient d'autant mieux qu'on ne soumet les dermatoses irritables qu'à des bains tempérés, et avec l'eau en boisson pour complément.

Jusqu'ici il ne semble pas que les maladies des organes respiratoires aient été l'objet d'observations suivies à *Plombières*.

On exporte l'eau de *Plombières*.

VII. — Médication ferrugineuse.

On doit entendre par eaux ferrugineuses, en hydrologie médicale, a dit Pâtissier, non pas toutes les eaux où il existe du fer en une proportion quelconque, mais seulement celles où, tandis que le fer existe en proportion thérapeutique, les autres principes se trouvent en proportion trop faible pour imprimer à ces eaux des caractères spéciaux (1). C'est sur cette définition du savant hydrologiste et sur les conséquences qu'il en a déduites que se base la médication ferrugineuse.

Le fer est très-répandu dans la nature. On le rencontre dans les terrains de tous les âges, soit à l'état de minerai proprement dit (oxydes et carbonates), soit à l'état de sulfures (pyrites), tantôt en masse, tantôt plus ou moins disséminé. Il existe dans les *eaux minérales* en quantité d'autant plus grande qu'il trouve des agents plus propres à le dissoudre. C'est surtout dans les sources sursaturées de gaz carbonique et au contact de terrains riches en oxydes de fer qu'une certaine portion de ce métal entre en dissolution à l'état de carbonate de protoxyde et constitue avec les autres bicarbonates alcalins des sels doubles solubles (Lefort). Certaines eaux sulfatées sont minéralisées par du sulfate ferreux. Enfin les travaux de Berzelius ont conduit les chimistes à reconnaître qu'un grand nombre de sources, jusqu'alors rangées dans les carbonatées, devaient leurs propriétés au crénate de fer. Partout où se trouvent réunies des

(1) *Annales de la Soc. d'hydrolog.*, III, 309.

conditions particulières, à savoir, du fer très-divisé, de l'humus ou des matières végétales en décomposition ou en détritus, et de l'eau ne s'écoulant que lentement à travers un sol ainsi composé, il se formera des eaux ferrugineuses (Gerdy). Ainsi s'explique cette innombrable quantité de sources à dépôts ocracés et à la saveur plus ou moins atramenteuse, qui sourdent dans une foule de localités très-diverses. Fontan allait même jusqu'à accorder à l'acide crénique une très-grande diffusion dans les *eaux minérales.* Ce qui nous intéresse particulièrement, c'est que les crénates et les apocrénates, dérivés des acides découverts par Berzelius, se comportent et se décomposent dans l'économie comme les carbonates (Pétrequin).

MM. Pétrequin et Socquet ont insisté sur la présence de silicates et de phosphates ferreux dans la composition de quelques sources ferrugineuses, mais ces sels n'y figurent pas en proportions d'éléments constitutifs. Pour un certain nombre d'eaux martiales, les dépôts recueillis sur les parois intérieures des fontaines ou sur le sol témoignent à l'analyse de la présence du manganèse. Quelques-unes même en sont assez chargées pour qu'on ait pu le doser. M. Pétrequin est convaincu que le manganèse accompagne toujours le fer, lorsque celui-ci est en quantité notable et que les propriétés des deux métaux se renforcent mutuellement; il propose même l'introduction des eaux *ferro-manganiques* dans la nomenclature des *eaux minérales* (1). Chimiquement et thérapeutiquement parlant, il n'est pas encore possible d'admettre cette classe.

Outre le fer, les eaux ferrugineuses contienent diverses substances salines, spécialement des chlorures de

_____

(1) Pétrequin et Socquet, *Traité génér. pratiq. des Eaux Minér.,* 1059, p. 487 et suiv.

sodium et de calcium, des sulfates et des carbonates de soude, de chaux, etc., de la strontiane, de la lithine, de l'iode, du cuivre ; elles sont pour la plupart arséniatées. D'accord avec le principe que nous avons posé, c'est à la caractéristique d'eaux *ferrugineuses* que nous nous attacherons, tout en faisant la part de la subdivision d'eaux *carbonatées*, *crénatées* et *sulfatées* qu'indique la chimie et que la diversité d'origine nuance à l'infini.

La proportion du principe ferreux dans les *eaux minérales*, qui lui doivent une minéralisation effective, n'est pas très-élevée, même parmi les plus estimées. Les sources de *Spa* et *Pyrmont* contiennent à peine 6 à 7 centigrammes de carbonate de fer par litre d'eau ; celles de *Forges* et de *Bussang*, 9 centigrammes en crénate de fer. Beaucoup d'autres, réputées à juste titre comme médicamenteuses, contiennent seulement 3 ou 4 centigrammes de fer pour la même quantité d'eau. Dans les eaux sulfatées, la proportion est plus considérable, de 21 centigrammes pour celle d'*Auteuil*, et au delà à *Passy* et *Cransac*. La présence des gaz, surtout du gaz acide carbonique, apporte encore un élément à considérer, d'autant mieux que les eaux gazeuses sont plus agréables à boire et plus digestives que celles qui contiennent peu ou point de gaz carbonique. Leurs conditions de thermalité font varier leur mode d'emploi. Presque toutes froides, il en est cependant quelques-unes thermales et à l'aide desquelles on combine utilement les bains et les douches d'eau naturelle avec la boisson.

L'usage interne des eaux ferrugineuses, prises à leur source, emprunte toute sa valeur thérapeutique à l'extrême division du fer dans l'agrégat médicamenteux. L'acide carbonique tenu en dissolution dans ces eaux rend encore plus complet cet état du principe ferreux, qu'on est en droit de supposer autrement facile à assimiler de la sorte que ne le sont les préparations ferrugineuses les plus solubles de la pharmacie. C'est ce que l'expérience semble démontrer, quand on voit des malades que les martiaux officinaux les plus variés n'avaient pu guérir, trouver la santé aux sources ferrugineuses (Pâtissier). Cette remarque d'ailleurs a trait également aux eaux crénatées et bicarbonatées à peu d'exceptions. Toutefois les eaux chargées de gaz acide carbonique sont très-altérables à l'air, par la tendance qu'a la base ferreuse à passer rapidement à l'état de peroxyde avec précipitation. La circonstance de conferves qui, se développant sur le parcours de l'eau bicarbonatée, vivraient aux dépens du sel lui-même, hâtera cette décomposition et l'aggravera. Aussi les travaux de captage exécutés sur les griffons de la plupart des sources ferrugineuses bicarbonatées ont-ils pour objet principal de les mettre à l'abri du contact de l'air (1). Lorsqu'il est question d'une eau ainsi minéralisée, il importe avant tout d'apprécier le degré de fixité ou d'adhérence du gaz en excès. Fontan (2) a attribué la supériorité de certaines sources à la prédominance du crénate de fer, qu'il croyait plus facilement absorbé par l'économie que le carbonate ferrique ; mais cette assertion reste sans preuves, et ce qu'il faut reconnaître, c'est que les *eaux minérales crénatées* ou *carbonatées* contiennent le métal à l'état soluble, et par conséquent propre à l'absorption par les voies digestives.

Le proto-sulfate de fer, convenablement étendu d'eau, occupe une place importante dans les préparations ferrugineuses (Mialhe). Les eaux *sulfatées ferriques* ne doivent donc pas différer d'applications avec les eaux crénatées. On leur reproche cependant d'être moins to-.

(1) DELACROIX et ROBERT, *loc. cit.*, p. 132.
(2) FONTAN, *loc. cit.*, p. 205.

lérées que celles-ci par l'estomac, de causer de la douleur à l'épigastre, un peu de pesanteur, des coliques après l'ingestion ; il se peut qu'un usage intempestif ou mal dirigé ait provoqué ces accidents. Les propriétés du sulfate de fer ne sont pas discutables.

Le rôle des ferrugineux en thérapeutique est aujourd'hui bien déterminé ; il se résume en leurs propriétés d'agents *hématogènes* et par suite d'*excitateurs de la nutrition* (Rabuteau). Cette opinion la plus probable concilie ceux qui ont attribué au fer exclusivement un pouvoir sanguificateur et les contradicteurs qui, avec Trousseau et Pidoux, ne lui reconnaissent qu'une influence puissante de stimulation sur les fonctions primordiales. Pour nous en tenir aux eaux ferrugineuses, leurs effets se traduisent sensiblement par la modification des dyscrasies anémiques et par la corroboration de toutes les parties solides et liquides de l'économie (Herpin). Il est vrai que l'action physiologique varie avec les individualités constitutionnelles ou morbides, ainsi que nous l'avons déjà remarqué dans l'application d'eaux différentes. A cela près la boisson même d'eaux nullement gazeuses, comme sont celles de *Forges*, fournit une moyenne de phénomènes très-remarquables, les uns témoignant d'un certain degré de congestion vers la tête qu'il convient de modérer par l'emploi méthodique de révulsifs, les autres se manifestant par un développement d'appétit qui va jusqu'à la boulimie, de la diurèse, avec conservation de la coloration normale des selles. M. Caulet, auquel nous sommes redevables de cette étude très-pratique, signale une autre catégorie de buveurs, supportant les eaux, accusant de la pesanteur de l'estomac, contractant un état saburral, de la constipation, chez lesquels les selles, par contre, prennent et gardent une coloration noire caractéristique. De ces malades en traitement, ce sont les derniers qui ne profitent en rien de la cure, la coloration noire des selles révélant le défaut d'absorption du principe minéralisateur des eaux, tandis que, chez ceux de la première série, il y avait eu introduction intégrale du fer dans l'économie et, en conséquence, pleine action thérapeutique des eaux (1).

Si la chimie et les expériences physiologiques de Cl. Bernard laissent quelques doutes sur l'absorption des ferrugineux retenus dans les voies digestives qu'ils auraient, assure-t-on, pour effet unique de stimuler, l'administration des eaux ferrugineuses, dirigée d'une manière rationnelle, démontre que le fer agit dans les cas où il est absorbé, et nullement quand il est rejeté avec les selles. M. Caulet avait soin de ne faire ingérer l'eau de *Forges* pure, non coupée de lait ou de sirops, que lorsque l'estomac était vide et au repos; la prescription de l'eau aux repas fut rigoureusement exclue, pour ne pas risquer l'altération du composé ferrique par les sucs acides et les matières albuminoïdes du ventricule, en un mot pour ne pas exposer le remède aux vicissitudes et aux hasards de la digestion, évidemment nuisibles à l'assimilation du fer, comme le prouvent le rejet de cette substance dans les évacuations alvines et la coloration des selles en noir. Enfin, dernière démonstration, les personnes qui font abus irréfléchi de ces eaux et dépassent 5, 6 ou 7 verres de la source principale, offrent les mêmes symptômes de teinte noire que les précédents. La fatigue du traitement, ce qu'on appelle la *saturation*, se manifeste de la même façon, concurremment avec des troubles généraux, fatigue, courbature, malaise, céphalalgie, dégoût, éruptions, furonculeuses

(1) *Annales de la Soc. d'hydrol.*, XVIII, 278 et suiv.

ou acnéiques, ce qui est constamment l'indice de la contre-indication obligatoire des eaux.

Il résulte encore de cet examen qu'une dose très-minime de fer exerce une action curative des moins contestables. Les eaux de *Forges* sont froides, ne contiennent qu'une quantité insignifiante d'acide carbonique, un quart de volume, pas une trace d'arsenic, et la proportion de fer ingérée suivant la prescription médicale dépasse à peine 5 centigr. par jour. On sait d'après Quévenne que, pour introduire dans le suc gastrique 5 centigr. de fer métallique, les doses d'un demi-gramme de fer réduit, de 1 gramme de carbonate de fer sec, de 20 centigr. de lactate de fer, et de près de 3 grammes de safran de mars, deviennent nécessaires. Ce parallèle à l'avantage des eaux ferrugineuses qui, comme celles de *Forges*, agissent vite et effectivement à la dose de 5 centigrammes par jour, ne peut s'expliquer jusqu'ici que par les effets, d'une dilution spéciale accommodée à l'économie, et dont la médication arsenicale nous a déjà donné la preuve.

L'action dynamique du fer n'est pas seulement hémoplastique et névrosthénique ; elle se traduit aussi par une sédation générale de la circulation. MM. Pétrequin, Socquet et Barudel l'ont établi par des observations expérimentales et cliniques (1).

M. Caulet a confirmé ces résultats en recueillant à *Forges* des faits concluants de tolérance des eaux par des malades atteints d'affections cardiaques ou des gros vaisseaux, concurremment avec d'autres états morbides généraux, et dont l'amélioration a été obtenue pendant la cure ferrugineuse (2).

En dehors de l'action topique et astringente, qui peut

(1) PÉTREQUIN et SOCQUET, *loc. cit.*, p. 351 et suiv.
(2) *Annales de la Soc. d'hydrol.*, XVII, 65.

se produire par l'immersion dans le bain préparé avec l'eau chalybée, naturelle et thermale, à la température dite *indifférente*, il est difficile de juger la part qu'il prend aux effets curatifs, sinon comme complément de l'usage interne de l'eau. Nous en dirons autant des douches, administrées à l'aide d'appareils distributeurs variés. Cependant l'usage de la piscine à *Luxeuil* est conseillé avec succès dans le traitement des varices des extrémités inférieures.

Les indications des eaux ferrugineuses se déduiront de ces considérations préliminaires. Elles concernent:

1° La faiblesse générale de l'organisme, par suite d'altération de la nutrition et d'insuffisance de l'hématose; suites d'hémorrhagies; convalescence des maladies aiguës, de couches laborieuses; épuisement de l'innervation; états cachectiques acquis par des causes dépressives;

2° La dyspepsie essentielle, avec anorexie, crampes d'estomac, etc.;

3° Les écoulements et flux muqueux de nature atonique, du canal intestinal, de la vessie, de l'appareil sexuel chez les femmes, toutes affections reliées à l'asthénie;

4° Les maladies fonctionnelles de l'utérus et de ses annexes (aménorrhée, dysménorrhée, ménorrhagie, stérilité), lorsqu'elles dépendent de l'anémie et non point d'un état organique quelconque;

5° Les névroses, suite de débilité générale ou de faiblesse locale, et surtout sous la dépendance d'un défaut d'assimilation.

C'est à dessein que la chlorose ne paraît pas dans cette liste d'affections morbides, quoique les eaux ferrugineuses l'enregistrent souvent au nombre de leurs indications. Si ces eaux peuvent remédier à l'appauvrissement du sáng, en favorisant le remontement de la constitution chez les chlorotiques, elles n'ont pas de prise sur l'état diathésique, développé et entretenu par des troubles de l'innervation et qui signale la chlorose chez les femmes, principalement aux époques critiques des fonctions sexuelles. Les symptômes et la marche de cette maladie sont trop tranchés pour lui appliquer exclusivement le traitement de l'anémie, ainsi que Trousseau et Pidoux l'ont démontré d'une manière décisive.

Les affections rhumatismales, et parmi elles celles qui ont un caractère torpide, asthénique, le rhumatisme nerveux particulièrement, trouvent des ressources évidentes dans les stations où l'usage externe des eaux s'associe à la boisson ; il en est de même des affections des centres nerveux (paralysies, paraplégies), surtout lorsqu'elles se relient au rhumatisme, à la chloro-anémie, à l'épuisement par abus et excès vénériens.

Les maladies de la peau nous montreront des exemples du parti qu'on peut tirer de certaines applications des eaux à minéralisation métallique pour modifier les dermatoses.

Les contre-indications des eaux *chalybées* visent nécessairement la pléthore, l'irritabilité vasculaire, l'acuité dans les maladies ; les affections chroniques de la poitrine sont exclues de la médication ferrugineuse.

§ 1. — EAUX FERRUGINEUSES BICARBONATÉES.

Spa (Belgique, province de Liége). — Ligne du Nord par Saint-Quentin, Namur et Liége (323 kil.), chemin de fer de Liége à Pepinster (20 kil.), de Pepinster à Spa (12 kil.). — Ville d'aspect agréable, abritée par des montagnes boisées et entourée de riches campagnes ;

à proximité de jolies sites. Altitude : 340 mètres; climat variable, mais tempéré, de juin à octobre. — Ressources multipliées d'existence et d'amusement. — On compte sept fontaines minérales principales : au centre de la ville, le *Pouhon*; à diverses distances, en allant de l'est à l'ouest, la source *Marie-Henriette*, le *Tonnelet*, la *Sauvenière*, le *Groesbeck*, la *Géronstère* et *Barisart*. Toutes ces sources sont froides, entre 9 et 10° cent. ; elles émergent de schistes argileux et ferrugineux. Leur composition est à peu près la même pour toutes et les classe au premier rang des eaux *ferrugineuses bicarbonatées* et *gazeuses*. Nous prenons dans le tableau publié en 1830 par Plateau l'analyse des sources du *Pouhon* et de la *Géronstère*, le poids de l'eau étant représenté par 1 kilogramme :

	Pouhon.	Géronstère.
Bicarbonate de soude......	0^{gr},1266	0^{gr},0368
— de potasse....	0 0105	0 0064
— de chaux.....	0 1730	0 1572
— de magnésie..	0 1674	0 1212
— de fer........	0 0714	0 0420
Sulfate de soude...........	0 0203	0 0031
Chlorure de sodium.......	0 0256	0 0065
Silice...................	0 0629	0 0150
	0^{gr},6517	0^{gr},3882
Gaz acide carbonique libre.	1^{lit},0807	0^{lit},0645
Gaz acide sulfhydrique.....	»	0 000129

L'analyse des sources de *Spa* a été faite à nouveau, en 1871, par MM. Chaudelon et Kuppferschlæger, professeurs à l'université de Liége; elle attribue au *Pouhon*, pour 10,000 parties d'eau, bicarbonate de fer 1 gramme, 96 centig. et à la *Géronstère* 0^{gr},5565 du même sel ferrique. Le bicarbonate de manganèse est indiqué en proportion assez notable dans ce travail.

Toutes les eaux de *Spa* sont limpides, fraîches, avec

une saveur piquante et plus ou moins atramentaire suivant les sources; il s'y dégage de nombreuses bulles de gaz ; elles se troublent à l'air et déposent un sédiment ocracé.

Le *Pouhon* est la source la plus importante. Le dégagement de gaz carbonique y revêt l'apparence d'un bouillonnement, surtout à l'approche des orages. Son débit est de 22 à 23,000 litres par vingt-quatre heures. Il sert principalement à l'usage interne et il s'en exporte une grande quantité. Les diverses eaux de *Spa* étant employées en boisson suivant une méthode uniforme, depuis une très-petite verrée de 30 grammes jusqu'à la dose la plus élevée et graduellement de huit verres de 250 grammes chacun, c'est l'eau du *Pouhon* qu'on prend pour type de leur action physiologique et curative.

Des établissements particuliers desservaient naguère les sources de l'intérieur de la ville. Récemment un grand établissement a été édifié et réunit les installations balnéaires les plus complètes, avec un luxe, un confort recherché. On y dispose de 80 bains, de douches de tout genre, chaudes, froides, écossaises, à l'eau ferrugineuse et à l'eau ordinaire, avec 4 salles d'hydrothérapie, une piscine-plongeon, un bassin de natation, des étuves, des salles de sudation, des bains et douches de vapeur, des bains de boue minérale, etc.

L'eau de *Spa*, dans les premiers jours du traitement, provoque une légère excitation cérébrale qu'on a comparée à une espèce d'ivresse, suivie d'assoupissement et de disposition au sommeil, et qui se rapporte à l'influence du gaz acide carbonique. Cette sensation, éprouvée à différents degrés, dure peu; bientôt une diurèse abondante, la suractivité de l'appétit et des digestions annoncent l'action des eaux qui aboutit, dans la plupart des cas, à la restauration des fonctions et des forces générales.

Les bains, les douches, les étuves et les procédés hydrothérapiques dont on use à *Spa* n'offrent pas de particularités à mettre en relief. Ce sont de précieux adjuvants à la méthode interne, favorisée par une minéralisation incontestablement effective.

Toutes les indications de la médication ferrugineuse appartiennent à *Spa*, de temps immémorial, à savoir : l'état anémique, les débilités, les névroses par perte de sang ou épuisement nerveux, les états cachectiques, palustre ou autres, les dyspepsies et les diarrhées chroniques, les maladies fonctionnelles de l'utérus. Aujourd'hui l'installation du grand établissement développe ces applications sur une échelle considérable. La qualité alcaline de quelques-unes des sources de *Spa* (la *Sauvenière* entre autres) les a fait prescrire dans les catarrhes chroniques des voies urinaires et la gravelle. Quant aux affections des voies respiratoires, elles n'ont pu que très-exceptionnellement profiter des eaux de la *Géronstère* qu'on préconise pour elles.

L'eau de *Spa* (source du *Pouhon*) supporte très-bien le transport et s'emploie à distance.

Pyrmont (Allemagne, principauté de Waldeck). — Ligne du Nord par Saint-Quentin et la Belgique, de Paris à Cologne (492 kil.). Chemin de fer de Cologne à Pyrmont par Hanovre (131 kilom.). — Ville élégante, au pied d'une chaîne de collines boisées, sur l'Emmer, très-fréquentée en été et confortablement installée. Altitude : 112 m. Climat variable, ne permettant pas de prolonger la saison thermale au delà du 15 septembre. — Six sources distinctes, émergeant du terrain secondaire, toutes froides, entre 10 et 17° cent., les unes *bicarbonatées ferrugineuses* et très-gazeuses, les autres *chlorurées sodiques*. Les eaux mères de salines de *Pyrmont* servent à additionner ces dernières et leur emploi rentre dans l'acception de la médication saline.

La source ferrugineuse par excellence, le *Stahlbrunnen* ou *Trinkbrunnen*, est limpide, traversée de petites bulles gazeuses, d'une saveur agréable et sensiblement atramentaire. Sa température ne dépasse pas 12°,2 cent. Une épaisse couche de rouille occupe le fond et les parois de la fontaine. D'après l'analyse faite en 1857 par Wiggers, elle contient pour 1 litre d'eau :

Bicarbonate de fer	0gr,0576
— de manganèse.............	0 0044
— de chaux..................	1 0477
— de magnésie..............	0 0171
— d'ammoniaque.............	0 0003
Sulfate de potasse....................	0 0233
— de magnésie.................	0 3888
— de chaux....................	0 9054
Chlorure de sodium........	0 0514
— de lithium.................	0 0026
— de magnésium.............	0 0696
Azotate de soude.	0 00005
Silice...............................	0 00026
Alumine..............................	0 00111
Matières organiques..................	traces.
Acide arsénieux.................... .	»
Total des matières fixes	2gr,57256
Gaz acide carbonique libre............	777°°.

Cette source sert exclusivement à l'usage interne; la *Brodelbrunnen*, située à peu de distance de la précédente, également ferrugineuse, alimente l'établissement des bains, nommé *Bains de la Ville*. L'organisation de cet établissement est très-complète, avec soixante salles de bains, des appareils de douches variées, des bains de vapeur en commun. Il y a également un établissement bien aménagé au *Salzbrunnen*.

On prescrit ordinairement de deux à six verres d'eau du *Strahlbrunnen*, contenant 125 grammes chacun et bus à intervalles d'un exercice modéré. Il ne semble pas que les effets de cette boisson diffèrent de ceux qu'on observe avec les eaux *ferrugineuses* et gazeuses ; ils sont peu prononcés ; l'alliance du fer, du manganèse et d'un peu d'acide arséniéux dote ces eaux des propriétés reconstituantes qui ont fait leur renommée : elles conviennent lorsqu'il est urgent de donner des doses modérées de fer et d'éviter toute action excitante (Rotureau).

L'eau de *Pyrmont* (*Strahlbrunnen*) s'exporte.

Schwalbach (Allemagne, Nassau). — Ligne de l'Est, de Paris à Mayence (663 kil.) ou par Cologne et le Rhin. De *Wiesbaden* à *Schwalbach*, deux heures en voiture. — Petite ville en pleine campagne, au pied de montagnes nues. Altitude : 223 mètres. Climat variable, assez froid. Installations suffisantes. — Les sources minérales y sont nombreuses, émergeant d'un schiste argileux. Quatre d'entre elles servent à l'usage interne et à celui des bains et des douches dans un établissement bien organisé. Toutes sont *bicarbonatées ferrugineuses*, gazeuses et froides. Ce qui les distingue, c'est une stabilité remarquable ; le docteur Genth assure qu'elles peuvent séjourner toute une nuit dans un réservoir, être chauffées à 30° cent., puis servir en bain pendant une heure et conserver encore plus de la moitié de l'acide carbonique et du fer qu'elles contenaient à l'origine. Le *Weinbrunnen* étant la source la plus suivie et la plus renommée à *Schwalbach*, nous en donnons la composition, d'après l'analyse faite par Frésénius en 1856, pour un litre d'eau :

Bicarbonate de fer	0^{gr},0576
— de manganèse	0 0090
— de chaux	0 5708
— de magnésie	0 6051
— de soude	0 2456
Sulfate de potasse	0 0074
— de soude	0 0062
Chlorure de sodium	0 0086
Acide silicique	0 0465
Phosphate de soude	traces.
Matière organique	traces.
Total des matières fixes	1^{gr},5568
Gaz acide carbonique libre	1 7414
Total général	3^{gr},2982

La présence des sels neutres dans l'eau du *Weinbrun-nen* la rend peu astringente et très-digestible.

Les eaux de *Schwalbach* répondent à toutes les indica-tions de la médication ferrugineuse. Elles se conservent parfaitement et s'emploient à distance.

Saint-Moritz (Suisse, Grisons). — Ligne de l'Est. De Paris à Coire, par Bâle et Zurich (719 kil.). De Coire à *Saint-Moritz* par le Julier, dix-sept heures en voiture. — Village et établissement, dans la haute Engadine, au milieu de sites alpestres, à proximité de l'Italie. Alti-tude : 1,775 mètres. Climat tonique et très-excitant, avec brusques variations, mais tempéré par les vents du Sud, du Sud-Est et du Sud-Ouest, à travers le col du Bernina; air sec et pur, en été. Trois sources minérales, dont deux ont été captées. Froide (4 à 5°,6 cent.), leur eau est limpide, fortement gazeuse par un dégagement abon-dant d'acide carbonique ; elle dépose un sédiment ocreux; son goût est agréable, acidule, légèrement as-tringent. Le débit est de 22 à 25 litres par minute.

Analyse de la *Source-Ancienne* ou *Grande-Source* par MM. de Planta et Kékulé (1855) :

EAU 1 LITRE.

Bicarbonate de chaux.................	1^{gr},0460
— de magnésie................	0 1911
— d'oxydule de fer...........	0 0327
— d'oxydule de manganèse...	0 0057
Chlorure de sodium...................	0 0389
Sulfate de soude.....................	0 2723
— de potasse....................	0 0164
Acide silicique......................	0 0381
— phosphorique.................	0 0004
Alumine...........................	0 0003
Brôme, iode, fluor..................	traces.
Total des éléments solides...	1^{gr},9113
Gaz acide carbonique...............	1287^{cc},10
Azote.............................	3 72
Oxygène...........................	1 05

L'analyse de la *Petite-Source* ou *Source de Paracelse*
donne une proportion des matériaux solides d'un cinquième environ plus forte que celle de la précédente,
mais toujours avec la minéralisation *ferrugineuse bicarbonatée* qui caractérise ces eaux. La *Source-Ancienne* alimente les bains, la seconde est réservée pour l'usage
interne.

L'établissement thermal représente dans son installation un *Kurhaus* de premier ordre ; il peut recevoir cent
personnes ; les aménagements balnéaires sont complets
(50 cabinets de bains, douches variées), et le chauffage de l'eau s'opère dans la baignoire même par une
circulation de jet de vapeur. On pratique la cure du petit-lait.

Les effets de l'eau de *Saint-Moritz* prise en boisson
sont ceux d'une eau très-gazeuse et martiale ; elle est
très-digestible et diurétique. La richesse de cette eau en
gaz acide carbonique rend les bains très-stimulants et
l'on observe souvent une excitation immédiate de la

peau avec hyperémic passagère. Les douches sont administrées à toute température.

Les indications thérapeutiques embrassent toutes les anémies, indépendantes de lésion organique, et les états névropathiques qni s'y rattachent. M. Jaccoud y ajoute certaines manifestations catarrhales, catarrhes chroniques de l'estomac et de l'intestin, catarrhe utérins et vésical, et même les affections constitutionnelles, telles que le rachitisme, la scrofule, le rhumatisme, la goutte, le diabète et l'albuminurie atonique. La savante notice où sont relatées ces indications développe encore les bienfaits de l'altitude et du climat alpestre de *Saint-Moritz* dans le traitement de la phthisie à forme torpide et apyrétique. L'emphysème pulmonaire, les maladies du cœur, la tuberculose avancée, les états pléthoriques, nécessairement contre-indiquent ce séjour.

Orezza (France, Corse). — Ligne de Paris-Lyon-Méditerranée à Marseille (852 kil.). De Marseille à Ajaccio, bateaux à vapeur ; d'Ajaccio à *Orezza*, une journée en voiture. — Village à 30 kilom. de Bastia et à une faible distance de la mer, dans un site montagneux et pittoresque, avec le climat méditerranéen. Deux sources très-abondantes, froides, émergent du terrain crétacé, à 150 mètres environ l'une de l'autre. De nombreux malades de la Corse fréquentent cette station, où ils usent de l'eau en boisson et trouvent la fraîcheur des montagnes en été.

L'eau d'*Orezza* a une température de 15° cent., elle est limpide, très-gazeuse, d'une saveur aigrelette et agréable. Au contact prolongé de l'air, elle se trouble et fournit un sédiment rougeâtre de carbonate de peroxyde de fer et de carbonates calcaires-magnésiens. Son analyse, due à M. Poggiale en 1853, a donné les résultats suivants :

EAU 1 LITRE.

Acide carbonique libre ou provenant des bicarbonates...	1^{lit}248
Air atmosphérique......................	0 011
Carbonate de chaux....................	0^{gr},602
— de magnésie.................	0 074
— de lithine......	tr. tr.-sensibles.
— de protoxyde de fer..........	0 128
— — de manganèse...	tr. tr.-sensibles.
— de cobalt	traces.
Sulfate de chaux......................	0 021
Chlorure de potassium...............	}
— de sodium..................	} 0 014
Alumine............................	0 006
Acide silicique....................	0 004
— arsénique......................	traces.
Fluorure de calcium...................	»
Matières organiques..................	»
Total des principes fixes......	0^{gr},849

Cette eau, remarquablement chargée en principe
ferrugineux carbonaté et en gaz acide carbonique, est
très-assimilable, très-digestive, et réalise tout ce qu'on
doit attendre de l'usage interne des eaux *ferrugineuses*
et gazeuses. La possibilité de la conserver et de la trans-
porter en rend l'emploi précieux à distance.

Bussang (France, Vosges). — Ligne de l'Est, de Paris
à Épinal par Nancy (427 kil.). D'Épinal à *Bussang*, 64 kil.
en voiture. — Petite ville de l'arrondissement de Remi-
remont, située à l'extrémité de la chaîne des Vosges.
Altitude : 450 mètres. Pas d'établissement thermal;
quelques hôtels. Le voisinage de *Plombières* (45 kil.),
de *Bains* et de *Luxeuil* y attire des visiteurs en été. Trois
sources, dont l'une la source dite d'*En-Bas* est seule utilisée. L'eau de *Bussang* est limpide, très-gazeuse, d'une
saveur aigrelette et légèrement ferrugineuse.

EAU 1 LITRE.

Carbonate de soude....................	$0^{gr},789$
— de chaux.....................	0 340
— de magnésie.................	0 150
— de strontiane...............	traces.
— de fer.....................	0 017
Crénate de fer avec traces de manganèse........................	} 0 078
Chlorure de sodium.................	
Sulfates de soude et de chaux...........	0 110
Crénate de soude...................	faible quant.
Silicate de soude...................	
— de chaux...................	} 0 002
— d'alumine...................	
	$1^{gr},486$
Gaz acide carbonique libre.............	$0^{lit},41$

D'après MM. Chevalier et Schœuffele, l'eau de *Bussang* et les dépôts des différentes sources contiennent une quantité appréciable d'arsenic. M. Nicklès y a signalé la présence du fluor.

Apéritive et reconstituante, cette eau, exportée en grande quantité, est entrée dans la pratique usuelle des médecins.

§ 2. — EAUX FERRUGINEUSES CRÉNATÉES.

Forges-les-Eaux (France, Seine-Inférieure). — Ligne de Paris à Rouen et station du chemin de fer de Rouen à Amiens (112 kil.). — Petit bourg, dominant la riante et fertile vallée de Bray, bien abrité contre les vents du Nord. Altitude : 159 mètres. Climat salubre et doux et permettant de prolonger la cure jusqu'à la fin de septembre. Installations suffisantes et conditions d'existence calme. Trois sources alimentent un établissement thermal; situées au couchant du bourg, elles émergent à proximité de tourbières pyriteuses, dans un agréable vallon. On les désigne sous les noms anciens et historiques de *la Reinette*, *la Royale* et *la Cardinale* ; d'abord distinctes dans de petits bassins respectifs, elles sont recueillies au moyen de canaux appropriés et confondues dans un grand réservoir, à destination des bains. Leur débit, quand elles sont ainsi réunies, fournit 36,720 litres par jour. Leur température est de 6 à 7° cent. et constante. Limpides, sans odeur, ni dégagement de gaz, ces eaux ont une saveur fraîche, plus ou moins atramentaire pour chacune des sources. On remarque à la surface de l'eau de la *Cardinale* une pellicule irisée. Dans les bassins des trois sources, existe un sédiment rouge ocracé, adhérent aux parois. L'analyse faite par M. O. Henry en 1854 a assigné à ces eaux la caractéristique des eaux minéralisées par un crénate de protoxyde de fer complétement dissous à leur point d'émergence. Le dépôt qu'elles abandonnent sur leur parcours est un composé ferrugineux, devenu insoluble en passant à l'état de sesquicrénate ferrique et qu'on recueille en flocons rougeâtres, quand l'eau a été exposée un certain temps à l'air et à la lumière. Les eaux de *Forges* ne contiennent aucune trace d'arsenic. La composition des trois sources étant à peu de différence près identique, nous extrayons du tableau dressé par M. Henry, l'analyse de la source *Cardinale*, la plus ferrugineuse :

EAU 1 LITRE.

Acide carbonique libre....................	0^{lit},225 (1/5 vol.)
Bicarbonate de chaux....................	
— de magnésie..............	} 0^{gr},0761
Chlorure de sodium...	0 0120
— de magnésium..............	0 0030
Sulfate de chaux....................	0 0400
— de soude....................	
— de magnésie....................	} 0 0060
Crénate alcalin (potasse)..............	0 0020
Silice et alumine....................	0 0330
Sel ammoniacal (carbonate ?)..........	sensible.

Crénate de protoxyde de fer........... 0 0980
—   de manganèse................ traces.

Total des matières fixes...... $0^{gr},2701$

Comparées aux eaux de *Spa* et de *Schwalbach*, les eaux de *Forges* sont plus martiales et moins gazeuses.

	Spa (Pouhon.)	Schwalbach (Weinbrunn.)	Forges (Cardinale.)
Sel de fer	$0^{gr},071$	$0^{gr},057$	$0^{gr},098$
Acide carbonique..	$1^{lit},080$	$1^{lit},368$	$0^{lit},225$

Les données thérapeutiques ne contredisent pas cette supériorité en principe ferrique.

Un établissement de bains, de construction nouvelle, élégamment aménagé, au milieu d'un beau parc traversé par la rivière d'Andelle, comprend six cabinets de bains, des appareils pour les douches et l'hydrothérapie. Jusqu'ici on chauffait l'eau par le mode habituel, mais il sera pourvu à un procédé de caléfaction moins déperditeur et en harmonie avec les progrès accomplis ailleurs.

Les eaux de *Forges* se prennent en boisson, en bains et en douches. La quantité d'eau à boire varie d'après les indications. On commence ordinairement par deux ou trois verres et on monte progressivement jusqu'à six et même douze et plus dans certains cas; la coutume est de débuter par la *Reinette*, de passer ensuite à la *Royale* et de terminer par la *Cardinale*, mais ce n'est pas en vertu d'une règle rigoureuse. L'emploi combiné des bains, des douches et d'une hydrothérapie rationnelle, complète les ressources thérapeutiques de cette station, au point de vue de la méthode tonique et reconstituante dans le traitement des maladies chroniques.

Les eaux de *Forges* sont très-digestives et diurétiques, d'autant mieux, dans ce dernier cas, qu'elles agissent vite et peuvent être tolérées à des doses élevées. Les sujets les plus irritables les supportent sans difficulté. Nous avons trouvé dans leurs effets physiologiques et curatifs un type propre à caractériser la médication ferrugineuse et nous ne saurions que répéter ce qui nous a servi de préambule. L'essentiel est de déterminer les conditions d'absorption de l'élément minéralisateur prédominant et d'en induire les applications thérapeutiques. Les faits recueillis à *Forges* nous paraissent devoir résoudre ce problème épineux. Ils se résument en la prescription à doses fractionnées, à jeun, pendant que l'estomac est au repos, et dans l'absence de selles colorées en noir, tant que les propriétés stomachiques de l'*eau minérale* s'exercent avec profit pour l'économie. Parallèlement au développement des phénomènes qui manifestent dans l'organisme l'action d'un modificateur énergique, il en est d'autres d'atténuation et de sédation directe qu'on avait déjà constatés dans l'application des martiaux au traitement des troubles nerveux, mais que, pour la première fois, nous rencontrons en médecine thermale et dont les observations de M. Caulet font avec logique honneur aux eaux de *Forges*.

Ces eaux seront donc employées efficacement dans la débilité profonde des voies digestives, produite par de longues fièvres, continues ou intermittentes, en l'absence de symptômes d'irritation intestinale, et lorsqu'il ne reste plus qu'une faiblesse organique avec pâleur des tissus. C'est dans les dyspepsies de nature essentielle, comme les entendaient Cullen et Beau, qu'elles réussissent, à l'exclusion des cas où l'atonie est secondaire et dépend d'une affection de l'estomac, catarrhe gastrique, dyspepsie irritative, etc. La diarrhée et la dysenterie chronique sont justiciables de *Forges* également.

Ce que nous avons dit de l'intervention des ferrugineux dans l'état anémique, lié aux affections fonctionnelles de l'appareil utérin, se retrouve formellement ici en puissance. La chlorose ne peut en bénéficier que très-secondairement, en raison de son caractère de névrose diathésique.

Les maladies du système nerveux, étrangères à l'anémie et à la chlorose, telles que les vomissements nerveux, la gastralgie, l'entéralgie, la névralgie faciale, le nervosisme, etc., s'amendent remarquablement à l'aide du traitement de *Forges*. Nous avons déjà appelé l'attention sur l'importance de cette action hyposthénisante des eaux martiales, signalée par M. Caulet dans les affections cardiaques et celles des gros vaisseaux.

Naguère, les eaux de *Forges* ont joui d'une certaine vogue pour la guérison des affections calculeuses. L'impulsion qu'elles donnent à la diurèse, en même temps qu'elles remédient aux troubles de la digestion, légitimerait leur usage dans une certaine mesure, à ce propos.

Extérieurement, on tire un heureux parti des lotions, irrigations, injections et douches d'eau de *Forges* dans les cas d'ulcères atoniques, scrofuleux et scorbutiques, dans les trajets fistuleux, dans l'ozène, etc.

L'eau de *Forges* s'exporte.

§ 3. — EAUX FERRUGINEUSES SULFATÉES.

Saint-Christau (France, Basses-Pyrénées). — Lignes d'Orléans et du Midi, par Bordeaux et Bayonne (783 kil.). Station de Lacq (ligne de Bayonne à Pau) (81 kil.). De Lacq à *Saint-Christau* 40 kilom. en voiture. — Hameau situé à l'entrée de la vallée d'Aspe, dans une situation charmante, à 8 kilom. d'Oloron. Climat doux et salubre, prolongeant la saison thermale jusqu'en automne. Cinq sources, d'une température de 14 à 15° cent., alimentent un immense réservoir d'où elles sont dirigées vers deux établissements, l'un dit des *Bains Vieux*, et le second, récemment aménagé avec les perfectionnements modernes, désigné sous le nom d'établissement de la *Rotonde*, à destination de thermes et d'hôtel à la fois. La source des *Arceaux* fournit 8,056 litres à l'heure ; la source du *Pêcheur* ne sert qu'en boisson. Un travail très-complet de M. le professeur Filhol, publié en 1863, assigne à la plupart de ces sources, à l'exception de celle du *Pêcheur*, une analogie de composition telle qu'on peut les considérer comme ayant une origine commune. Nous extrayons du tableau des analyses dressé par M. Filhol celle de la source des *Arceaux* (*bicarbonatée calcique et ferro-cuivreuse*) et celle de la source du *Pêcheur* ou *sulfureuse* (sulfurée calcique).

EAU 1 LITRE.

	Arceaux.	Pêcheur.
Bicarbonate de chaux.....	0^{gr},1566	0^{gr},1905
— de magnésie...	0 0587	0 1033
— de lithine.....	traces.	traces.
Chlorure de sodium.......	0 0297	0 0277
— de calcium......	0 0230	traces.
— de magnésium...	traces.	»
Iodure de sodium.........	»	»
Sulfure de calcium........	»	0 0103
Hyposulfite de chaux......	»	traces.
Sulfate de chaux..........	0 0096	0 0777
— de cuivre...........	0 00035	traces.
— de fer...............	0 0042	»
Carbonate de manganèse..	traces.	»
Phosphate de chaux.......	0 0013	0 0026
Arséniate de chaux.......	traces.	traces.
Silicate de chaux..........	0 0139	0 0339
— de potasse........	traces.	traces.
Borate de soude..........	»	»
Matière organique........	»	»
Total des matières fixes.	0^{gr},29774	0^{gr},4920
Oxygène.................	7^{cc},40	7^{cc},80
Azote....................	24 60	24 80
Acide carbonique libre....	0^{gr},0004	0^{gr},0510

Les sources du *Chemin* et de la *Rotonde* sont à peu près minéralisées comme celle des *Arceaux*. Ces sources paraissent pouvoir être considérées comme devant surtout leur activité au cuivre et au fer (Filhol). Ces deux métaux sont à l'état de sulfates, et jusqu'ici aucune preuve n'a été produite de l'action thérapeutique de l'élément cuivreux, que nous voyons déjà intervenir dans les eaux chalybées de *Lamalou* et qui, comme le manganèse, a des affinités géologiques avec le fer. La source du *Pêcheur* appartient aux eaux sulfurées calciques et n'est pas ferrugineuse.

26 baignoires, 4 cabinets de douches ordinaires et 2 cabinets de douches ascendantes, des buvettes, composent l'installation balnéaire de *Saint-Christau*. L'eau étant froide, on la chauffe à l'aide d'un système de serpentinage qui n'altère pas sa composition.

On utilise l'*eau minérale* à *Saint-Christau* en boisson, en bains, en douches, en lotions et en fomentations. C'est surtout de l'eau ferro-cuivreuse qu'il s'agit dans cette médication. D'une saveur très-légèrement styptique, elle est bue facilement, à la dose de deux à six verres par jour, et même mélangée au vin des repas. Ses effets sont stomachiques et diurétiques. En bains et en douches, à faible pression, on n'aurait pas pu prévoir que l'eau de la source des *Arceaux*, préalablement échauffée, ne contenant que 4 milligrammes de sulfate de fer et 3 dixièmes de milligramme de sulfate de cuivre, par litre, dût produire une certaine excitation à la peau. M. Tillot a observé, sous l'influence du traitement qu'il dirige à *Saint-Christau*, des faits nombreux d'éruption papuleuse ou pustuleuse, principalement chez les sujets lymphatiques, et dans plus du cinquième des cas. Ce phénomène se montre d'emblée dans les prodromes initiaux, n'entraîne pas la suspension du traitement thermal et paraît n'exercer aucune action révulsive ou critique sur la marche de l'affection dont est atteint le malade chez lequel il s'est développé (Tillot). Il est impossible de reconnaître dans cette description les caractères de la *poussée substitutive* que certaines eaux déterminent et dont la médication sulfureuse , particulièrement, applique les propriétés à la cure des affections cutanées. Encore moins y reconnaît-on une action pathogénétique des eaux, laquelle serait en contradiction avec le peu d'intervention que prend cette prétendue poussée dans les résultats définitifs de *Saint-Christau*. En dernière analyse, il y a des effets topiques sérieusement observés dans l'emploi de ces eaux, et que l'expérience élucidera sans doute par la suite, au point de vue de l'hydrothérapie minérale.

Empiriquement, les eaux de *Saint-Christau*, indiquées dans les états anémiques, ont été fréquentées, de tout temps, par les malades affectés de dermatoses. Dans la scrofule et la syphilis, elles exercent une action tonique et reconstituante, d'une manière générale, mais il y a à considérer qu'elles conviennent particulièrement, en applications locales, aux affections ulcéreuses et indolentes, scrofuleuses, syphilitiques, variqueuses. Aussi multiplie-t-on à *Saint-Christau* les surfaces de contact entre l'eau et les parties malades, à l'aide des bains, des douches, des fomentations et des procédés de pulvérisation. Dans les maladies de la peau, l'eczéma et le lichen ont fourni plus de succès que le psoriasis, ce qui est d'accord avec la statistique des stations sulfureuses. M. Tillot a employé efficacement la douche pulvérisée d'eau à 14° cent. dans de nombreux cas d'ophthalmies chroniques, blépharite et kératite , d'accord avec la méthode de Chassaignac et de Bricheteau en pareil cas.

Auteuil (France, Seine). — Chemin de ceinture de Paris. — Sur le bord du plateau qui domine la Seine et la route de Versailles, à dix minutes de Passy, dans la rue du chemin de la Cure, jaillit la source *Quicherat*, parfaitement captée à son point d'émergence et alimentant une buvette, des bains et des douches, dans un établissement restreint, mais bien approprié. Froide (tempér. 12 cent.), limpide, l'eau de cette source laisse un arrière-goût atramentaire. Elle est *ferrugineuse sulfatée* et légèrement *arsenicale*. L'analyse suivante de M. Henry lui assigne cette composition :

EAU 1 LITRE.

Azote..		quant. ind.
Chlorures. { de magnésium / de sodium		0^{gr},1200
Sulfates anhydres.. { de chaux		1 7400
de strontiane		traces.
de magnésie		0 1100
de soude		0 2920
d'alumine, potasse et ammoniaque		0 0510
d'alumine et de fer protoxydé (sel double particulier)		0 7150
Sel de manganèse		0 0140
Azotate de potasse		traces.
Silice		0 1400
Matière organique et perte		0 0730
Principe arsénical dans le dépôt		sensible.
Total		3^{gr},2550

Cette eau, provenant des sédiments supérieurs du terrain parisien, se minéralise sans doute aux dépens des argiles plastiques, si riches en sulfate double d'alumine et de fer, aux environs de Paris. Elle présente une grande analogie avec les eaux crénatées ferrugineuses, mais leur composition les rend moins tolérables à l'estomac, du moins si on les prend à doses excessives et sans faciliter leur digestion par l'exercice entre chaque verre. La prescription peut aller jusqu'à cinq ou six verres, ingérés graduellement dans la matinée et à jeun. C'est dans les états d'anémie et de débilité cachectique qu'on l'utilise en boisson et en bains (Migon). L'eau d'Auteuil transportée se conserve facilement.

§ 4. — EAUX FERRUGINEUSES THERMALES.

Luxeuil (France, Haute-Saône). — Ligne de l'Est, station de Saint-Loup lès Luxeuil (395 kil.). De Saint-Loup à Luxeuil, 1 heure en voiture. Jolie ville située à l'extrémité d'une plaine délicieuse, adossée au nord au pied des Vosges, en pleine campagne, à 13 kilom. de Plombières; promenades pittoresques et faciles. Altitude : 417 mètres. Climat tempéré des Vosges; ressources multipliées; casino, établissement thermal très-bien installé, à proximité de la ville. — On compte dix-huit sources minérales, émergeant à travers les fissures que présentent des grès vosgiens, qu'imprègnent pour la plupart des oxydes de fer et de manganèse. D'après les travaux analytiques de M. Leconte, publiés dans les *Annales de la Société d'Hydrologie* en 1860, sur ce nombre de sources, Luxeuil en possède deux *ferrugineuses* et seize *salines*, il faut donc considérer chacun de ces groupes à part :

1° Sources *ferrugineuses*. Elles sont désignées sous les noms de source du *Puits-Romain*, et de source du *Temple*. M. Leconte en signale une troisième qu'il a découverte au nord-est de l'établissement et dénommée source *Labiénus*, d'ailleurs assez peu minéralisée, quoique le dépôt qu'elle abandonne spontanément sur le sol contienne des oxydes de fer et de manganèse et une quantité notable d'arsenic (Leconte).

Les eaux du *Puits-Romain* et du *Temple* sont limpides et se troublent au contact de l'air, en laissant déposer un précipité jaunâtre. Leur température est de 27°, 9 cent. pour la première, de 19°,6 pour la seconde. Elles ont une saveur franchement ferrugineuse et styptique.

EAU 1 LITRE.

	Puits Romain.	Temple.
Sesquicarbonate de potasse......	0^{gr},01909	0^{gr},01551
Sulfate de soude...............	0 06865	0 10826
Chlorure de sodium............	0 23596	0 11122
Carbonate de chaux.............	0 04011	0 15489
— de magnésie..........	0 00990	0 02428
Fluorure de calcium........... {	0 00239	0 00359
Alumine....................... {		0 00479
Sesquioxyde de fer.............	0 00939	0 02500
Oxyde rouge de manganèse......	0 00499	0 01220
Acide silicique.................	0 04100	0 03120
Matières organiques et perte.....	0 00911	0 00405
Iode et arsenic.................	tr. tr.-faibles.	tr. tr.-faibles.
Total des matières fixes..	0^{gr},44059	0^{gr},54199
Gaz oxygène....................	0^{cc},42	0^{cc},00
— acide carbonique............	30 58	25 95
— azote.......................	9 42	17 45

(Leconte.)

La source du *Temple* contient, outre du chlorure de calcium (0^{gr},02472), du chlorure de magnésium (0^{gr},02250), inscrits dans le tableau dressé par M. Leconte.

Le dépôt du *Puits-Romain*, peu abondant, est ferrugineux et arsenical. M. Leconte en donne l'analyse suivante :

Silice et sable......................	39^{gr},00
Carbonate de chaux...................	16 16
Magnésie.............................	traces.
Alumine..............................	30 00
Sesquioxyde de fer...................	562 00
Oxyde rouge de manganèse............	24 00
Sulfure d'arsenic....................	15 00
Eau et dégagement au rouge..........	213 84
Total......................	1000^{gr},00

Le dépôt de la source du *Temple* n'a présenté sur 1,000 parties de résidu séché à 100° que 46^{gr}, 12 de sesquioxyde de fer, 20^{gr},66 d'oxyde rouge de manganèse et des traces faibles d'arsenic (Leconte).

Ces eaux *ferrugineuses manganésiennes* forment un des éléments les plus importants de la station minéro-thermale de Luxeuil, et la présence de l'arsenic dans les dépôts des sources les désigne très-spécialement aux applications topiques.

2° Sources *salines* (*chlorurées sodiques*). Ces nombreuses sources échelonnent leur température entre 30 et 56° cent. Leurs caractères physiques les différencient à peine entre elles; limpides, quelques-unes troublées par un médiocre dégagement de gaz, elles ont une saveur très-légèrement salée et elles sont onctueuses au toucher. Leur composition chimique paraît, à peu d'exceptions près, la même pour toutes, et on a pu conclure qu'elles proviennent d'une origine commune, en tenant compte d'infiltrations d'eau pure qui se rencontrent sur leur parcours souterrain et peuvent les altérer (Braconnot). Elles se rangent parmi les eaux faiblement minéralisées. Nous empruntons l'analyse de la principale source, celle dite des *Bénédictins*, au travail très-complet de M. Leconte :

EAU 1 LITRE.

Sesqui-carbonate de potasse............	0^{gr},03084
Chlorure de potassium................	0 01861
— de sodium.................	0 72957
Sulfate de soude.....................	0 19206
Carbonate de chaux..................	0 04421
— de magnésie..............	0 00215
Alumine	
Oxyde rouge de manganèse..........	0 01145
Sesquioxyde de fer................	
Acide silicique.....................	0 08619
Matières organiques.................	0 03019
Iode et arsenic......................	traces tr.-faibles.
Total des substances solides..	1^{gr},14557

La plupart des eaux salines de Luxeuil laissent déposer dans leur tube de captage de petites quantités de matière organique, analogue à la glairine des eaux thermales sulfurées. Du gaz azoté en assez notable quantité se dégage de quelques-unes, de la source des *Dames* entre autres.

Le rendement des sources de Luxeuil fournit un débit évalué à 300 mètres cubes d'eau thermale saline et 54 mètres cubes d'eau ferrugineuse, par jour.

L'établissement, restauré et développé depuis une époque assez récente où il est devenu propriété de l'État, a reçu, sous l'impulsion de M. J. François, les aménagements les plus perfectionnés au point de vue balnéaire, et sans que la combinaison ou le mélange des eaux pût nuire à leurs propriétés. On y compte neuf salles de bains, dont trois (*Bain des Capucins, Bain gradué, Bain des Dames, Bain des Bénédictins, Bain ferrugineux*) mettent sept piscines à la disposition de 131 personnes; 18 baignoires simples, 38 baignoires avec douches, 2 grandes douches, 4 douches ascendantes, 19 douches d'injection, 2 étuves, 8 buvettes, constituent un ensemble d'installation des mieux entendues et dont les détails répondent à toutes les exigences du traitement thermal. Le confortable et l'élégance s'y trouvent également réunis; et l'on peut citer à cet égard le *Bain ferrugineux*, et l'ancien bain *Impérial*.

Les eaux de Luxeuil s'administrent en boisson, en bains, en douches, en étuves, en bains de vapeur.

On se renseigne difficilement sur la pratique de l'usage interne, parce qu'il est peu de malades qui ne fassent pas emploi simultané des sources salines et ferro-manganésiennes. Comme partout, la boisson est prescrite à doses graduées, en évitant les quantités excessives. Ces eaux passent bien, provoquent un peu de diurèse et de diaphorèse, parfois de la constipation, succédant à un flux diarrhéique. Leurs qualités les recommandent aux dyspeptiques par atonie et les contre-indiqueraient dans les affections gastriques proprement dites.

Il n'est pas d'établissement mieux disposé pour l'emploi des bains à des températures variées, frais, tièdes ou très-chauds. La durée du bain privé, à température indifférente, est d'une heure et demie. Les malades peuvent rester plusieurs heures dans les piscines à eau courante, et celles du *Bain ferrugineux* notamment leur sont efficaces en beaucoup de cas. Des demi-bains, des pédiluves s'administrent selon les indications. Des douches, variables de forme, de percussion, de température, et de destination, nous n'avons à mentionner que le complément d'hydrothérapie thermale qu'elles procurent sur une grande échelle ; il en est de même des étuves alimentées par les évaporations spontanées du *Grand-Bain*, à la température de 56°, et qu'on utilise dans un vaporarium ou à l'aide d'appareils partiels.

La médication usitée à Luxeuil emprunte beaucoup à la balnéothérapie. Cependant la prédominance du fer et du manganèse dans les sources du *Puits-Romain* et du *Temple* est à considérer à part. En boisson, cette eau ferro-manganique est parfaitement supportée par l'estomac, excite l'appétit, et agit comme reconstituante. L'auxiliaire des bains ferrugineux n'est pas à négliger, malgré l'obscurité qui règne encore sur la question de l'absorption des principes minéralisateurs des eaux par la peau. Sans nous prononcer non plus sur la valeur thérapeutique de l'association du manganèse au fer, nous pensons qu'elle ne peut que favoriser l'action des eaux de *Luxeuil*, eu égard à l'affinité de ces métaux l'un pour l'autre. De ces corrélations résulte nettement une médication tonique et reconstituante qui s'ajoute aux effets du traitement hydro-thermal de *Luxeuil.*

On envoie surtout au *Bain ferrugineux* les anémiques, par perte de sang ou épuisement nerveux, les gastralgiques, les dyspeptiques, les hypochondriaques, par suite de défaut d'assimilation, les sujets atteints de diarrhées chroniques et rebelles, ceux que la cachexie paludéenne, scorbutique ou scrofuleuse, a déprimés. Les maladies de l'utérus trouvent dans le bain et l'injection appropriés un remède incontestable, particulièrement en ce qui regarde la leucorrhée chronique, le catarrhe urétrovaginal, les engorgements ou les relâchements de la matière, reliés au lymphatisme. Quant aux contre-indications, ce sont celles de la médication ferrugineuse.

L'emploi topique des eaux et surtout des dépôts dont M. Leconte nous a signalé la composition très-accentuée, n'a peut-être pas pris à *Luxeuil* toute l'extension qu'il mérite. Des lotions ou des applications de sédiment ferrugineux arsénié conviennent aux ulcères indolents, variqueux, aux engorgements ganglionnaires, aux tumeurs blanches. Des varices elles-mêmes ont été guéries par le simple bain de piscine au *Bain ferrugineux;* à plus forte raison en serait-il ainsi de l'usage des dépôts des sources en question.

A côté de la médication par les eaux martiales le rhumatisme dans toutes ses formes, et les affections du système nerveux qui s'y rattachent à l'état chronique, composent en majeure partie le contingent de *Luxeuil.* Un hôpital y est ouvert aux malades indigents, pendant la saison thermale qui se prolonge du 15 mai à la fin de septembre.

Lamalou (France, Hérault). — Lignes de Paris-Lyon-Méditerranée et du Midi, par Cette à Béziers (1046 kil.). Chemin de fer de Béziers à Bédarieux (43 kil.), de Bédarieux à *Lamalou*, 7 kil., en voiture. — Hameau de la commune de Villecelle, à 7 kil. de Bédarieux, dans un vallon de la chaîne des Cévennes, baigné par la rivière d'Orb. Altitude : 170 m. ; climat méditerranéen, tempéré ; installation suffisante dans trois établissements thermaux distincts, désignés sous les noms de *Lamalou-le-Bas* ou *l'Ancien*, *Lamalou du Centre*, *Lamalou-le-Haut*. — Les diverses sources minérales sont groupées autour de ces trois centres principaux, à distances assez rapprochées ; chacune de ces stations principales compte elle-même plusieurs sources, présentant entre elles de grandes analogies de composition, mais réputées pour avoir des propriétés différentes. — Sur la rive gauche de l'Orb, on rencontre une autre source minérale dite de *la Vernière*, qui se rattache aux précédentes. L'émergence de ces sources a lieu dans le schiste talqueux, dont le fond de la vallée est tapissé.

1° *Lamalou-le-Bas ou l'Ancien.*— Trois sources, celle des *Bains* ou *Grande Source*, alimentant l'établissement thermal, la *Petite Source* ou *Buvette*, la source *Cardinal*, proviennent d'un même griffon et fournissent environ un débit total de 70 litres par minute. Leur composition est identique et sensiblement *ferrugineuse bicarbonatée*, avec une proportion marquée d'arséniate de soude et des traces de sulfate de cuivre. Limpides, ces eaux se troublent au contact de l'air, laissent dégager des bulles gazeuses et déposent des sédiments ocracés. M. Moitessier a établi en 1861 leur constitution chimique, comme il suit :

EAU 1 LITRE.

Bicarbonate de soude		$0^{gr},7016$
—	de potasse	0 2164
—	de lithine	traces.
—	de magnésie	0 2829
—	de fer	0 0102
—	de manganèse	traces.

Chlorure de sodium....................	0	0255
Sulfate de chaux	0	0362
Phosphate de soude...................	0	0030
Arséniate de soude....................	0	0004
Borate de soude, sulfate de cuivre, silice, acide crénique et apocrénique.	traces.	
Total des substances fixes...	$2^{gr},1068$	
Acide carbonique libre...............	204^{cc}.	
Oxygène..............................	2	0
Azote.................................	14	7

Les dépôts ocracés et les concrétions solides que forme l'eau de la *Grande Source* ont fourni au même chimiste une analyse très-digne d'intérêt, puisque l'oxyde de cuivre, l'arséniate de fer et des oxydes rares, tels que ceux de cobalt et de nickel, y figurent, mais sans utilité immédiate pour la thérapeutique.

La *Grande Source*, ayant une température de 34°,2 cent., est employée en bains de piscine, divisés en deux quartiers distincts pour les hommes et pour les femmes, à eau renouvelée constamment. Il y a des cabinets à baignoires, mais moins usités que la piscine, et un cabinet de douches.

La *Petite Source* (tempér. : 31°) dessert une piscine fraîche, fréquentée par les enfants et les personnes impressionnables à la chaleur. La source *Cardinal* (24° c.) sert en boisson.

2° *Lamalou du Centre* ou *Capus*. Trois sources également, savoir : la buvette de *Capus*, la source qui alimente les bains de *Capus*, et un filet obtenu par forage, servant à la buvette *Bourges*.

L'eau de *Capus* est remarquable par la petite quantité de principes minéralisateurs qu'elle renferme ($0^{gr},5017$), et par la proportion notable de bicarbonate de fer ($0^{gr},0780$) qui entre dans sa composition, ce qui la place à côté des eaux de *Forges* et de *Spa* (Moitessier). Elle abandonne aussi des sédiments ocracés, analogues à ceux de *Lamalou-l'Ancien*. La source à destination des bains a un débit de 50 litres par minute, ce qui suffit à la consommation. Sa température (de 24 à 26° c.) exige qu'on l'élève artificiellement, et elle est notablement gazeuse. La buvette *Bourges* (26°,8 c.) offre une proportion un peu plus considérable de gaz acide carbonique libre ; sa saveur est styptique et très-acidule.

3° *Lamalou-le-Haut*, au milieu de plusieurs sources minérales, suintant de tout côté à travers les schistes, en utilise quatre principalement, savoir : l'*ancienne Source* ou *Source tempérée* (30° c.) qui alimente une partie des piscines de l'établissement thermal, la *nouvelle Source* ou *Source chaude* (33° c.) de même affectée aux bains, le *Petit Vichy* et la *Source de la Mine*, employées en buvettes et d'ailleurs fraîches.

Les carbonates alcalins, le fer accompagné de traces de manganèse, d'arsenic et de cuivre, caractérisent toutes ces sources, à peu de différences près, soit dans les eaux des buvettes, soit dans celles des bains. Cependant, d'après M. Moitessier, les sources du *Haut* et du *Centre* sont plus ferrugineuses et plus gazeuses que celles de *Lamalou-le-Bas* qui est, au contraire, plus chargée en bicarbonates de soude et de chaux.

Prises à l'intérieur, en particulier l'eau de *Capus*, à la dose de quelques verres par jour, ces eaux produisent dans le début un peu de pesanteur de tête et d'embarras d'estomac, mais bientôt, après quelques jours de traitement, elles agissent comme toutes les eaux toniques et reconstituantes. Les proportions variables de bicarbonates alcalins et terreux que présentent les autres buvettes du vallon en font diversifier l'emploi avec avantage pour les dyspeptiques.

Les bains de piscine se prescrivent à courte durée, 15

à 20 minutes pour commencer, et ensuite sont prolongés pendant une heure. Il ne semble pas que la douche présente de particularités à *Lamalou.*

De nombreuses observations recueillies dans les trois établissements de *Lamalou* montrent l'efficacité de ces thermes dans le traitement des diverses formes de rhumatismes et des maladies du système nerveux qui ne relèvent d'aucune altération organique. Les états anémiques sont évidemment de ce ressort, et c'est ainsi que dans les paralysies par épuisement fonctionnel ou par appauvrissement du sang, les eaux de *Lamalou* ont été souvent utilisées. M. Privat a publié des faits fort remarquables de rhumatismes noueux traités avec succès à *Lamalou-l'Ancien ;* il ne serait pas éloigné de croire que la présence du principe arsénieux dans ces eaux, quelque minime qu'en soit la proportion d'après l'analyse chimique, ait exercé une influence curative sur une affection aussi rebelle ; mais, en général, il s'agissait de sujets faibles, lymphatiques, irritables, souvent anémiques, et il n'y a pas lieu de s'étonner de l'heureuse issue de la méthode tonique et antispasmodique qui leur a été appliquée avec discernement. A ces conditions, s'ajoutent celles d'un climat bienfaisant et capable de seconder l'action reconstituante des eaux : double privilége pour la station thermale de *Lamalou.*

VIII. — Médication minéro-thermale simple.

Quand les eaux minérales sont dépourvues d'une prédominance formelle dans leur composition chimique, ou que l'analyse n'y découvre que les matériaux ordinaires des eaux communes, avec les proportions constitutives de ces eaux, il ne faut pas cependant leur refuser une valeur médicale, confirmée par l'expérience de chaque jour. La thermalité qu'elles rapportent des entrailles de la terre ne diffère pas, nous le répétons, de celle qu'on communique à l'eau par des moyens artificiels ; mais on ne saurait non plus contester que cette élévation de température n'ait une signification thérapeutique, 1° tirée de l'action qu'elle produit sur l'économie, à l'aide de procédés variés d'application ; 2° en raison des propriétés que les conditions de pression, d'électricité, ou autres d'ordre dynamique, encore inconnues à nos moyens d'investigation, ont pu développer dans leur essence originelle.

Aussi nous laisserons de côté la dénomination d'eaux *indifférentes* ou *acrotothermes* attribuée par les Allemands aux eaux dans laquelle la somme des éléments minéralisateurs n'excède pas $0^{gr},50$ et que caractérise en général une température élevée. M. le professeur Gubler a proposé de qualifier ces mêmes eaux d'*inermes*, mais cette désignation emporte avec elle une idée trop négative pour être acceptée en principe. Mieux vaudrait encore, avec le *Dictionnaire général des Eaux minérales*, les nommer des eaux *faibles*, quoique leur activité, dépassant souvent les données d'une constitution apparente, semble en opposition avec cette expression toute conditionnelle. Le point capital pour la pratique, c'est que ces eaux, avec une minéralisation peu prononcée, à quelque classe qu'elles appartiennent, principalement bicarbonatées, chlorurées et sulfatées, à défaut de propriétés médicamenteuses, mais presque toujours très-chaudes, se prêtent d'une manière effective au développement des moyens balnéothérapiques, à l'usage externe en un mot, sinon exclusivement, du moins pour la majeure partie du traitement. Dans cette acception, la *médication minéro-thermale simple* prendra rang à la suite des médications, où l'action élective de l'agrégat minéral l'emportait sur les modes d'emploi complémentaires des eaux minérales, dans la cure des maladies chroniques.

L'usage du calorique, en hydrothérapie, a pour but l'élévation de la chaleur propre du corps et se base sur la solidarité étroite qui relie les modifications du système nerveux avec celles de la température normale de l'homme. « Dans l'état actuel de la science, dit M. Béni-« Barde, on peut admettre que le régulateur qui assure « au corps, au milieu de toutes les variations des fac-« teurs, la température moyenne de 37° environ, qui est « nécessaire pour la santé, n'est autre que le système « nerveux, ce grand régulateur des fonctions de l'orga-« nisme (1). »

C'est donc un agent bien puissant que celui dont nous disposons dans les eaux thermales et qui mis en rapport avec la vaste surface tégumentaire, non-seulement dilate les capillaires, accélère la circulation, active les sécrétions de la peau et l'exhalation pulmonaire, mais encore diminue ou calme l'irritabilité nerveuse et par suite exerce une action sédative des plus marquées, autant de phénomènes connexes et réciproques. A un degré élevé même, cette calorification artificielle devient un précieux révulsif, en attirant le sang à la périphérie, et en détournant des organes internes l'activité du processus de nutrition, en rappelant des transpirations disparues ou amoindries. Chez certains malades qui sont dans l'impossibilité de faire aucun exercice, ou chez lesquels il y a un abaissement morbide de la température, ce réveil de l'activité nerveuse et des fonctions vitales crée une nouvelle aptitude à la réaction, et le cours de la chaleur naturelle se rétablit de lui-même,

(1) BÉNI-BARDE, *Traité théor. et prat. d'hydrothérapie*, 1874, page 62 et suiv.

avec constance, en dépit des influences extérieures. Enfin la provocation des sueurs, si elle n'est pas éliminatrice dans le vrai sens du mot, n'en favorise pas moins cette détente fonctionnelle qui ramène l'équilibre de l'économie et dont s'inspire la méthode *diaphorétique*, avec tant d'avantages, dans beaucoup de cas pathologiques.

On a passé en revue dans la première Section de cet ouvrage tout ce qui regarde les procédés d'emploi des *eaux minérales* et en particulier les effets physiques et physiologiques du bain, de la douche, des vapeurs, dans leurs diversités d'applications. Il suffit de rappeler que, pour transformer les modes d'efficacité, on a recours à des variations de température, plus ou moins élevées. Le même liquide, qui de 35 à 37° cent. peut passer pour émollient, devient stimulant de 39 à 41° cent., et se traduit en un irritant énergique de 42° à 45°, température qu'il n'est guère possible de tolérer que pendant quelques instants. Les établissements thermaux, qui concourent à la médication dont nous parlons, rivalisent d'installations et d'aménagements appropriés aux indications de l'hydrothérapie thermale. Evidemment ce sont ceux où les moyens de traitement sont les plus multipliés et perfectionnés qui attirent la clientèle infirme et doivent fixer le choix des médecins. Quand l'*eau minérale* qui alimente ces thermes est facile à digérer et suffisamment chargée de principes fixes ou gazeux pour autoriser l'association de l'eau en boisson aux moyens externes, il n'est pas besoin d'insister sur l'importance de cette double ressource de traitement. La présence d'une matière organique en abondance dans ces eaux leur confère encore des propriétés particulières. Nous nous sommes étendu déjà sur l'utilisation des conferves qui croissent dans les bassins de certaines

stations. Au même titre d'emploi d'applications extérieures, on trouvera les boues composées de limon soit
minéral soit végétal, ou de l'un et l'autre à la fois, et
dont l'action topique, doublée parfois d'une minéralisation particulière et secondée par une température plus
ou moins élevée, donne des résultats très-appréciables
en thérapeutique thermale. En dernier lieu, nous signa-
lerons la part que prennent à cette médication certaines méthodes spéciales, telles que celle de l'immersion
prolongée dans un bain en commun pendant plusieurs
heures de la journée et dont la piscine de *Louéche* nous
fournit un exemple caractéristique.

Le rhumatisme chronique, les viscéralgies, les névropathies, composent le plus grand nombre des indications de la médication minéro-thermale simple. Il serait
exact d'y comprendre toutes les affections douloureuses,
toutes les idiosyncracies morbides ou primitives, qui
ne peuvent pas tolérer une médication excitante et pour
lesquelles on est forcé d'apporter le plus de tempéraments possible dans les moyens de traitement. Les
maladies des centres nerveux, celles de l'appareil sexuel
chez les femmes, les affections cutanées, les lésions
fonctionnelles du système musculaire, des articulations,
sont justiciables de la balnéothérapie, avec d'autant
plus de succès que les *eaux minérales* qu'on emploie, ou
les procédés dont on dispose, prêtent à des effets reconstituants, en même temps que sédatifs. Parmi ces
eaux, celles qui sont *sulfatées calciques*, ou séléniteuses, quoique peu destinées à l'usage interne, sont
expressément fortifiantes, et favorisent les diverses sécrétions et excrétions, au point d'exercer une action
résolutive assez marquée. Elles ne deviennent débilitantes que par un usage immodéré, ou à défaut d'une
direction rationnelle.

Les contre-indications résultent plutôt de la méthode qui préside à l'emploi des eaux en question que de la nature du composé minéral ; il n'y a pas lieu de les envisager à un point de vue général, et elles se particulariseront avec les attributions des principales stations thermales qui appartiennent en propre à cette médication.

Néris (France, Allier). —Ligne d'Orléans et du Bourbonnais par Bourges, de Paris à Montluçon (340 kil.). De Montluçon à *Néris*, 8 kil. en voiture. — Bourg et thermes, dans le canton de Montluçon, avec un climat salubre, que tempèrent en été le voisinage des montagnes de l'Auvergne et les vents assez fréquents du nord et du nord-est. Altitude : 354^m,47, au seuil de l'établissement. Hôtels nombreux et aménagements confortables. — Les sources minérales de *Néris*, émergeant du terrain granitique, ont une origine commune et sont captées dans six puits différents, lesquelles occupent un espace de 15 mètres de longueur sur 5^m,50 de largeur, et sont placés dans l'ordre suivant, en allant de l'est à l'ouest : *Puits de la Croix*, *Puits de César*, *Puits Carré*, *Grand Puits*, *Puits Dunoyer*, *Puits Innomé*. Le puits de la *Croix* sert de buvette et de fontaine publique ; le *Grand Puits* alimente les deux établissements thermaux. Le débit de ces sources est évalué, d'après un dernier jaugeage, fait en 1866 par M. de Gouvenain, à 1,000 mètres cubes, lorsque le niveau de l'émergence est très-élevé ; mais si l'eau vient à baisser de niveau, le débit augmente beaucoup. On estime à 1,700 mètres cubes par 24 heures l'approvisionnement des bassins de réfrigération, à l'aide de pompes d'élévation, avec un niveau moyen d'émergence à 1^m ou 1^m,50.

Très-limpides, à peu près sans odeur et sans saveur,

les eaux de *Néris* sont douces au contact, sans onctuosité. Leur température varie entre 49° et 53° cent. Deux immenses bassins sont disposés à ciel ouvert, l'un pour le développement des conferves à destination d'usage médical, l'autre pour la réfrigération de l'eau thermale. Au fond et autour de ce second bassin, l'eau arrive avec la chaleur originelle dans un énorme tuyau d'alimentation, mais elle est graduellement ramenée à la température de 38° par un courant d'eau commune froide, qui circule dans un tuyau intérieurement placé. Le contact prolongé de l'air extérieur la fait descendre à 34°, température encore trop élevée pour les exigences de l'hydrothérapie non thermale, que le peu d'abondance de l'eau commune à *Néris* satisfait médiocrement. Des traces d'aqueduc romain, amenant les eaux d'une petite rivière assez distante, montrent qu'il avait été obvié anciennement à cette pénurie.

M. J. Lefort a fait l'analyse des sources de Néris, en 1857, au nom de la Société d'hydrologie. Nous extrayons de son travail très-complet le tableau de la composition de l'eau du *Puits de César* (sels anhydres).

EAU 1 LITRE.

Acide carbonique libre	$0^{cc},0490$
Bicarbonate de soude	$0^{gr},4169$
— de potasse	0 0129
— de magnésie	0 0057
— de chaux	0 1455
— de fer	0 0042
— de manganèse	traces.
Sulfate de soude	0 3896
Chlorure de sodium	0 1788
Iodure de sodium	traces.
Silice	0 1121
Matière organique azotée	traces.
Total des matières fixes	$1^{gr},2657$

L'analyse du *Puits de la Croix* ne diffère pas essentiellement de la précédente. La prédominance du sulfate et du bicarbonate de soude, en quantité à peu près idenque dans ces eaux, les a fait ranger dans la classe des eaux *bicarbonacées mixtes.*

Depuis lors, en 1859, M. Lefort, opérant sur une plus grande quantité d'eau de *Néris,* y a trouvé des traces de fluorure de sodium. M. de Gouvenain, poursuivant cette recherche, a annoncé 60 milligrammes de fluor par litre d'eau; la signification thérapeutique de ce corps, reste encore indéterminée, et jusqu'ici c'est la haute thermalité, dont sont douées les eaux de *Néris,* qui les caractérise en hydrologie médicale.

Les conferves des bassins de *Néris* ont été indiquées (voir section Ire, § 7), d'après un mémoire très-circonstancié de MM. Becquerel et de Laurès, publié en 1854. On les désigne dans la localité sous le nom de *Limon,* mal appliqué à une substance végétale, d'un beau vert émeraude, de nature cryptogamique, qui se développe, à une température élevée constante et sous l'influence de la lumière solaire, dans les réservoirs en plein air, et finit par s'y décomposer. La végétation de ces conferves est fort intéressante à connaître, mais on en exagérait jadis les propriétés curatives. MM. Becquerel et de Laurès ont démontré que cette matière gélatiniforme, employée en frictions pendant le bain ou au sortir du bain, ou dans l'intervalle des pratiques balnéaires, n'agit que par la grande quantité de parcelles cristallines dont elle est imprégnée et qui rubéfient ou stimulent l'enveloppe tégumentaire par action mécanique. En applications topiques à demeure, les conferves ne sont qu'un mode d'imbibition, limitée à la surface qu'elles recouvrent momentanément, et utiles par cela seul dans les engorgements articulaires.

Il y a deux établissements à *Néris* et un hôpital thermal, fondation particulière pour les malades indigents.

Le *grand établissement*, organisé et dirigé avec une rare perfection, peut servir de modèle, non-seulement aux thermes de France, mais à ceux de l'Europe. Placé entre un jardin bien planté et la place publique, il représente la figure géométrique d'un parallélogramme de 66 mètres de long sur 42 de large. Alimenté par la majeure partie de l'eau minérale qui jaillit des six puits de *Néris*, et qu'on réfrigère ou recueille à proximité et dans des réservoirs appropriés, ·il comprend à droite et à gauche de son axe : 62 cabinets de bains, où les baignoires en marbre contiennent environ cinq cents litres d'eau ; quatre piscines, deux pour les dames et deux pour les hommes, les unes *tempérées*, entretenues par le renouvellement de l'eau à une température de 34°, les autres alternativement *intermédiaires* (36°,5 à 37°), ou *chaudes* à 42°, et toutes assez vastes pour permettre le mouvement ou la marche. Chaque cabinet de bains est pourvu de douches vaginales ; des cabinets spéciaux sont réservés aux douches ascendantes. Un certain nombre de cabinets de douches sont également affectés aux quatre piscines et sont munis de tous les ajutages nécessaires pour varier la forme et l'intensité de ces douches, lesquelles ont une pression de 2 à 5 mètres de hauteur. Cet ensemble se complète par des douches écossaises et hydrothérapiques, avec tous les perfectionnements modernes, et parmi lesquels il faut énumérer la douche à *aquapuncture* de M. de Laurès. Les étuves constituent un véritable *sudatorium*, où l'eau du puits de César arrive, sous les pieds des malades, avec presque toute sa température (52°). Des pièces sont disposées très-heureusement pour favoriser les transitions voulues dans un mode d'emploi aussi actif; un lit pour le massage, un bassin avec douche froide ou chaude à volonté, s'ajoutent à cette installation ; enfin au moyen du chauffage, on obtient une vaporisation artificielle qui facilite une température assez élevée. Les bains de vapeur s'administrent sous différentes formes : vapeur sèche, vapeur humide, partiels, par encaissement ou généraux. Les douches en sont le complément, et le massage pratiqué, soit dans les bains même, soit à la suite du bain et à domicile, en étend les effets.

Le *petit établissement*, situé au-dessus des sources thermales, met à la disposition de la clientèle de malades peu aisés, ou admis à la gratuité des eaux, ou hospitalisés, quatre piscines pour le bain en commun, dont deux *tempérées* et deux *chaudes*, deux étuves à la température constante de 42 à 44°, des cabinets de douches ascendantes, écossaises, de vapeur. On n'y trouve que deux baignoires. Cet établissement reste ouvert pendant toute l'année, tandis que les *grands Thermes* ne sont disponibles que du 1er mai à la fin de septembre.

Il y a des buvettes à Néris, et c'est surtout celle du *Puits de la Croix* (température : 51° cent.), qu'on fréquente le plus. La prescription de quatre verrées échelonnées pendant la journée ne doit pas être dépassée ; mais on boit peu dans cette station, et le traitement externe y domine la cure.

Ce traitement se subordonne, bien entendu, aux états morbides qui lui sont soumis ; mais considéré d'une manière générale, et au point de vue de l'emploi le plus habituel, celui des bains tièdes à 32 et 33°, administrés avec continuité, il provoque de prime abord une suractivité de la circulation qui porte la surface cutanée tout entière à la rubéfaction, de l'agitation pendant le sommeil chez les sujets nerveux ; bientôt ces phénomènes se modifient, et l'effet sédatif se prononce. A l'aide de la douche et du massage, il s'y joint des effets toniques qui se traduisent par une augmentation manifeste de l'énergie musculaire. Les piscines tempérées permettent de pratiquer la balnéation avec tout le profit désirable; on y séjourne en bonne compagnie pendant plus d'une heure, suivant les cas. M. de Laurès employait très-hardiment et avec un certain succès dans les affections nerveuses et mentales le bain prolongé jusqu'à des limites excessives. Aujourd'hui on ne franchit guère la durée de 4 à 5 heures, en vue de troubles profonds de l'innervation. La piscine chaude et révulsive paraît d'un usage très-restreint; l'immersion ne saurait s'y pratiquer que prompte et courte. A l'endroit des étuves, des bains et douches de vapeur, les effets obtenus ou cherchés reproduisent l'expansion vers la périphérie que comporte l'application de la méthode diaphorétique. Les appareils d'hydrothérapie qu'on possède à *Néris* sont des adjuvants de ces divers moyens.

Du vaste arsenal d'hydrothérapie minéro-thermale qui distingue l'établissement de *Néris*, il est facile de tirer une résultante d'applications thérapeutiques.

En première ligne se place le rhumatisme, soit musculaire, soit articulaire, soit nerveux, à l'état chronique. On sait quels caractères mixtes et compliqués revêtent les affections où les symptômes de rhumatisme et de névrose se confondent, alternent entre eux, avec une mobilité étrange, et se réveillent sous la moindre influence extérieure, principalement sous celle des impressions morales. Tous les systèmes peuvent être envahis par le rhumatisme nerveux, depuis la surface de la peau jusqu'aux organes profonds, muscles, articulations, appareil digestif, vessie, région rénale, région précordiale, etc. Dans ces circonstances où l'éréthisme nerveux est porté très-loin et s'impose tyranniquement à l'économie, le traitement de *Néris* est par-

faitement indiqué et donne les résultats les plus concluants. Quant au rhumatisme goutteux, maladie assez
mal définie encore, il confine trop au rhumatisme
et à la goutte pour recueillir autre chose qu'un amendement de l'application d'eaux peu minéralisées. La
goutte elle-même réclame une médication pour ainsi
dire plus diathésique, et les moyens thermaux ne
peuvent lui servir qu'avec circonspection.

Les névralgies, surtout lorsqu'elles sont d'origine rhumatismale, notamment la sciatique, les névralgies faciales et plantaires, retirent une grande utilité de la
combinaison des procédés de *Néris*. Parmi les névroses
ce sont l'hystérie, celles qui, comme la chorée, consistent en une perversion du mouvement et quelquefois
de la sensibilité, ou bien ce qu'on entend par état nerveux ou nervosisme, dont les modificateurs généraux
inhérents à l'emploi de ces eaux triomphent le plus fréquemment.

Se présentent au même titre les affections utérines;
principalement, suivant la remarque très-pratique de
M. Bonnet de Malherbe, celles qui succédant à l'inflammation de l'utérus et de ses annexes ont conservé un
caractère sub-inflammatoire; à plus forte raison, celles
qui sont compliquées d'accidents nerveux.

Un certain nombre d'affections cutanées, des eczémas,
des lichens, des prurigos qui s'accompagnent d'une irritabilité particulière de la peau, et surtout cette hy-
persthésie de l'enveloppe tégumentaire, sur laquelle
l'attention des médecins s'est fixée de nouveau et que
Beau avait le premier décrite sous le nom de dermalgie,
sont traitées avec avantage à *Néris*.

Des paralysies il ne peut être question que lorsqu'elles
ne dépendent pas de l'encéphale, mais au contraire, avec
une racine rhumatismale, provenant du centre rachi-

dien ou de ses enveloppes; ou encore quand il s'agit de paralysies ou d'atrophies localisées par quelque cause accidentelle, sans altérations organiques de près ou de loin.

Bagnères-de-Bigorre (France, Hautes-Pyrénées). — Lignes d'Orléans et du Midi, par Bordeaux et Tarbes, à *Bagnères-de-Bigorre* (853 kilom.). — Chef-lieu d'arrondissement, situé sur l'Adour, à l'entrée de la vallée de Campan, entouré de jolies promenades, à proximité des sites pyrénéens les plus renommés. Altitude : 527 m. Climat tempéré et accessible pendant une grande partie de l'année. Conditions d'installation et d'existence confortables. — Les sources minérales, extrêmement nombreuses, se font jour au travers de terrains secondaires, en rapport avec les affleurements d'ophite sousjacents; les plus importantes jaillissent au pied d'une montagne boisée, où elles sont reçues dans l'établissement thermal principal, appartenant à la ville, à l'exception de quelques-unes réservées pour des projets de développements ultérieurs. Un certain nombre d'établissements privés exploitent aussi des sources qui sont propriétés particulières; parmi celles-ci les sources de *Salut*, peu distantes de *Bagnères-de-Bigorre*, des eaux ferrugineuses, la source sulfureuse de *Labassère*, émergeant aux environs, étendent le groupe minéro-thermal déjà assez considérable de cette localité. La température de ces sources s'échelonne entre 12 et 50° cent. Le débit des sources minérales de la ville, de celles sur lesquelles notre description insistera de préférence, s'évalue, depuis de récents travaux, à 888,543 litres dans les vingt-quatre heures.

Les eaux de *Bagnères* sont limpides, incolores, dépourvues d'odeur. Quelques-unes exhalent une légère odeur sulfureuse due à la présence d'un peu de sulfure de calcium, provenant de la réduction du sulfate de chaux par des matières organiques que les eaux rencontrent sur leur passage. Leur saveur est plutôt amère que styptique, loin des griffons d'émergence. Presque toutes laissent déposer un dépôt floconneux rougeâtre ou concret dans leurs tuyaux de conduite. M. Filhol a fait l'analyse de ces sources en 1861. La source de la *Reine*, l'une des plus importantes, lui a fourni la composition chimique qui suit :

EAU 1 LITRE.

Azote...........................	$13^{cc},96$
Acide carbonique...................	11 04
Oxygène......................	traces.
Sulfate de chaux.......................	$1^{gr},7301$
— de magnésie...................	0 3670
— de soude.......................	0 0229
— de potasse....................	traces.
Chlorure de sodium...................	0 2120
Fluorure de calcium..................	traces.
Phosphate de chaux...................	»
Carbonate de chaux...................	0 0570
— de magnésie...............	0 0034
— de lithine...................	traces.
Silicate de chaux, avec excès de silice..	0 1377
Arsenic...........................	traces.
Oxyde de fer.	0 0008
— de manganèse...............	traces.
— de cuivre...................	»
Matière organique...................	»
Total des substances fixes...	$2^{gr},5309$

Les autres sources, dont M. Filhol a tracé le tableau analytique, présentent une identité de composition presque générale, et il semble hors de doute que ce sont des eaux *sulfatées calciques* et *magnésiennes*, à minéralisation relativement faible, quelques-unes très-légèrement et d'autres franchement ferrugineuses. Il en est qui se distinguent par une température peu élevée, une alcalinité plus forte, et par l'absence presque absolue de fer. La source *ferrugineuse*, proprement dite, contient moins de sels de chaux et de magnésie que d'autres, celles de *Salies* et du *Dauphin* par exemple, et son usage d'eau martiale est avantageux par cela même. La thermalité variée de ces sources paraît leur caractéristique prédominante, et il est à remarquer que la température de celles qui sont le plus minéralisées ne descend pas au-dessous de 30° cent.

Toutefois, des recherches chimiques, poursuivies par MM. A. de La Garde et Isambert, dans ces dernières années, et publiées par leurs auteurs en 1868 et 1873, attribuent à quatre des sources de Bagnères, celles dites de *Salies*, du *Dauphin*, du *Roc-de-Lannes*, des *Pauvres*, un dosage d'arséniate de soude, évalué de 3 à 15 milligrammes pour 1,000 gr. d'eau. Cette proportion notable de principe arsenical devrait classer ces eaux à côté de celles de la *Bourboule* et du *Mont-Dore*, et même dans un rang supérieur à celles de *Plombières* (voir MÉDICATION ARSENICALE, page 415).

M. Lefort, ayant eu l'occasion de doser l'arsenic contenu dans les eaux, puisées aux mêmes endroits que celles qui ont servi aux expériences de MM. de Lagarde et Isambert, déclare n'avoir pas trouvé une proportion aussi considérable d'arséniate, et il est loin de regarder les sources précitées comme franchement arsenicales. D'ailleurs, M. de Lagarde lui-même reconnaît que les sources ferrugineuses de *Bagnères-de-Bigorre*, employées en bains, abandonnent une grande partie de leur substance arsenicale, avant d'arriver aux divers services balnéaires. La source de *Salies* seule, employée en boisson au point même de son émergence, conserverait ses propriétés natives. La question d'analyse chimique reste donc en suspens. Il faut attendre de l'expérience médicale la confirmation d'une minéralisation plus effective que celle dont les analyses antérieures avaient doté les eaux de cette importante station.

Le grand établissement municipal, ou *Thermes Marie-Thérèse*, est alimenté par des sources exploitées à trois étages différents, en rapport avec l'élévation des griffons qui sortent de la montagne à laquelle est adossé l'édifice. La graduation de température de ces sources (de 41 à 49° pour les supérieures, de 30 à 36° pour celles du soubassement), modérée au besoin par des bassins de réfrigération, satisfait à la plupart des indications thérapeutiques qu'elles comportent. Une source froide naturelle, d'une température constante de 17°, sert à l'hydrothérapie complémentaire de l'emploi de ces eaux. Les thermes *Marie-Thérèse* se composent de 34 bains, 10 salles de douches, d'un cabinet de bains de pieds, de 2 cabinets de douches ascendantes. La plupart des baignoires sont munies de douches-injections. Il y a, en outre, un vaporarium très-complet, étuves, bains russes, appareils hydrothérapiques variés, une salle de pulvérisation.

Dans les établissements particuliers, de *Daignoux* et *Théas*, on a disposé également des appareils de pulvérisation et des douches locales filiformes. Ailleurs, on trouve seulement des baignoires. A l'établissement de *Salut*, situé à 1 kilomètre de la ville, les baignoires peuvent passer pour de petites piscines à eau courante, celle-ci fournissant une température invariable de 32 à 33°; une douche verticale, des douches ascendantes, des appareils à injections, complètent cette installation.

Les eaux de *Bagnères-de-Bigorre* s'administrent sous toutes les formes. L'association de l'élément ferrugineux aux principes salins que l'on constate dans ces eaux les approprie à l'usage en boisson, et la présence des sulfates de chaux, de magnésie et de soude, ne peut que seconder l'action des martiaux par des effets plus ou moins purgatifs. Certaines d'entre elles sont diurétiques, vraisemblablement par suite d'une ingestion abondante et facile à tolérer. Les eaux sulfureuses de *Labassère*, qu'on boit à la *villa Théas*, et à leur température originelle, ou chauffées par un procédé ingénieux, n'ont rien perdu de leurs propriétés avec le transport. En bains, certaines sources paraissent plus sédatives que d'autres; celle du *Foulon* possède depuis longtemps cette réputation. Des douches, des étuves, de l'eau pulvérisée, nous n'avons à mentionner que ce qui a déjà été l'objet d'une étude préliminaire.

Les indications des sources et du traitement de *Bagnères-de-Bigorre* embrassent tous les états anémiques, caractérisés par l'appauvrissement du sang et accompagnés de susceptibilité nerveuse ou de troubles de l'innervation. Les maladies fonctionnelles et subaiguës de l'utérus et de ses annexes appartiennent à cette thérapeutique multiple et où l'hydrothérapie minérale s'exerce dans d'excellentes conditions, avec le bénéfice d'un climat très-favorable. On doit y joindre le rhumatisme chronique, surtout chez les sujets nerveux, les affections de la peau également liées à l'éréthisme général ou local; subsidiairement, les paralysies d'origine rhumatismale et étrangères à toute altération organique.

Dax (France, Landes). — Lignes d'Orléans et du Midi, de Paris à *Dax*, par Bordeaux (730 kil.). — Ville sur la rive gauche de l'Adour; établissement thermal de récente création, installé très-confortablement à tous les points de vue, ouvert pendant l'année entière, et approprié aux cures d'hydrolhérapie minéro-thermale d'hiver. Altitude : 40 mètres ; climat doux, participant de ceux de Pau et de Bayonne. — De nombreuses sources thermales émergent du terrain tertiaire, en relation avec l'ophite, et ont pour origine commune une vaste nappe d'eau chaude, sur laquelle repose le sol de la ville ; de petits établissements, pourvus d'aménagements insuffisants, les exploitaient depuis longtemps et continuent à les mettre en œuvre, ainsi que les dépôts ou boues qu'elles abandonnent. La fondation des *Thermes Sainte-Eugénie*, en 1871, par MM. les docteurs Delmas et Larauza, a donné à la station thermale de *Dax* un nouveau relief.

Les *Thermes* ont capté, pour leur usage, les sources *Sainte-Marguerile*, et les sources du *Bastion*, les plus importantes de la contrée après la *Fontaine Chaude* de la ville. Ils sont édifiés sur un banc de boues *végéto-minérales* de $1^m,50$ d'épaisseur. Le débit des sources du *Bastion* s'élève à 500,000 litres par vingt-quatre heures, et les thermes peuvent encore développer cette alimentation, à l'aide d'une prise de 120,000 litres par vingt-quatre heures, qui leur a été concédée sur la *Fontaine Chaude*. La température de ces eaux est de 59° centig. Leur composition chimique les range parmi les *sulfatées calciques;* limpides, légèrement alcalines, elles déposent un sédiment abondant dans les baignoires ; leur saveur est peu prononcée.

Analyse de l'eau du *Bastion* par M. H. Serres.

EAU 1 LITRE.

GAZ EN SOLUTION :

Acide carbonique...................	5cc,90
Oxygène........................	3 40
Azote..........................	11 40
Total...................	20cc,70

SUBSTANCES FIXES :

Sulfate de chaux......................	0ᵍʳ,35921
— de magnésie	0 16893
— de soude............... : ...	0 04306
— de potasse....................	traces.
Chlorure de sodium...................	0 30077
Carbonate de chaux...................	0 09151
— de magnésie.............	0 01558
— de fer....................	traces.
— de manganèse...........	»
Silicate de chaux....................	0 04318
Phosphate de chaux, iode, brome, ma-tière organique....................	traces.
Total.............	1ᵍʳ,02224

Les Boues *minérales de Dax*, onctueuses au toucher, d'un goût styptique, noires et gluantes, sont constituées en gisements épais et considérables, depuis des siècles, par les dépôts limoneux de l'Adour, que traversent les griffons même des sources *minérales*. Dans ces limons, sous l'influence des rayons solaires, se développent des conferves, de l'ordre des *Anabaines* et des *Tremelles*. Ces matières organisées vivent et meurent dans l'eau thermale et l'on doit admettre que les bicarbonates terreux et métalliques dissous dans l'eau subissent une action réductible exercée par ces oscillariées, et entretenue par une évaporation spontanée. D'après les analyses de M. H. Serres, on trouve dans ces boues tous les éléments de l'eau thermale, de la silice en proportion prépondérante, de l'alumine, des sulfites, des hyposulfites, des sulfures et, en quantité relativement considérable, du fer et de la matière organique. Les boues de *Dax*, qu'on a qualifiées encore de *limon végéto-minéral*, se présentent comme de véritables condenseurs des éléments minéralisateurs des eaux qu'elles traversent. On y signale encore de l'acide sulfhydrique et des sulfuraires.

L'emploi des *eaux-mères*, que fournissent les salines

de *Dax*, par l'exploitation de magnifiques bancs de sel
gemme découverts il y a quelques années dans la ville
même ; l'usage interne de l'eau laxative de *Pouillon*
(chlorurée sodique et magnésienne) et de l'eau sulfurée
de la *Gamarde* à proximité, ajoutent aux ressources thérapeutiques de cet établissement.

Les Thermes couvrent une surface de 1,400 mètres
environ au milieu d'un jardin anglais, en face de
l'Adour. Les parties supérieures sont destinées aux malades pensionnaires. Toute l'installation balnéothéra-
pique occupe le sous-sol, et une vaste galerie vitrée,
large de 2 mètres et d'un parcours de 143 mètres, fait
le tour de l'édifice ; cette galerie, où une moyenne température de 15 à 18° au minimum est maintenue en
hiver, permet aux malades d'opérer la réaction, ou de
perdre tranquillement leur chaleur, quand ils ont été
soumis à l'action sudorifique. L'organisation balnéaire,
remarquablement entendue et dirigée, comprend des
salles de bains à eau minérale, des piscines à boues,
une salle d'applications locales, de boues, des étuves et
le bain de caisse, des salles de douches, à sudation, et
de massage, des salles de humage et d'applications locales de vapeur naturelle d'*eau minérale*, une salle de
pulvérisation, un bain de siége hydrothérapique, divers
appareils de douches ascendantes pour hommes et pour
dames, une grande piscine à *eau minérale* courante. Un
service spécialement affecté aux pauvres est composé de
baignoires à *eau minérale*, d'une piscine à eau courante,
d'une salle de douches descendantes et de deux piscines
à boues. Tous les détails de cette installation et leurs
dépendances réalisent les progrès les plus modernes, en
fait de procédés de balnéation. Notamment pour l'emploi médical des boues minérales, les thermes de
Dax ne souffrent aucune comparaison en France et ri-

valisent hautement avec les stations de l'étranger.

Les eaux de *Dax* sont prescrites en boisson, à la dose d'un verre ou deux, comme étant légèrement stimulantes des fonctions digestives. En bains, elles procurent des effets excitants ou sédatifs, selon la température de l'eau et la durée de l'immersion ; cependant il est à remarquer qu'elles provoquent souvent à la peau une production d'éruptions vésiculeuses ou généralisées, preuve d'une excitation périphérique, et aussi qu'elles activent la réparation dans les plaies et les ulcères. Les douches et les autres moyens extérieurs dont on dispose à ces Thermes agissent dans le sens habituel et recherché. Les piscines de boues sont parcourues par des courants d'eau minérale à débit variable, de manière à obtenir des boues graduées, depuis 35 jusqu'à 45°, limite au delà de laquelle le bain ne serait plus supporté. Au-dessous de 35°, il donne une sensation de froid désagréable. La durée du bain de boue est subordonnée à l'effet tonique ou révulsif qu'on se propose d'obtenir. A côté de chacune des piscines, se trouvent des baignoires remplies, ou des appareils à douches, en jet et en pluie. Les applications topiques de ces boues se font dans un but résolutif. Pour cela sont disposés des lits en marbre, reposant sur le réservoir même de la source principale et gardant ainsi une douce chaleur, au milieu d'une pièce close et chauffée. Le malade peut, sans vêtement, s'asseoir ou se coucher sur ce plan incliné. Un récipient à double fond, parcouru par de la vapeur et rempli de boue, est placé à côté de lui ; à l'aide de la main ou d'une palette, si la boue est trop chaude, on enveloppe toute la partie malade, le poignet, la main, le coude, le genou, le pied. S'il ne faut provoquer que des effets modérés, on se borne à ce mode d'application ; pour développer une action plus énergique, on recouvre la partie enveloppée de boue avec un manchon métallique à double fond, qu'on remplit de vapeur. Au sortir de là, et suivant les indications, le malade est soumis à une douche localé ou générale, en pluie ou en jet, chaude, tempérée, froide ou écossaise. Ces méthodes destinées à exercer une révulsion puissante et qui peuvent singulièrement favoriser l'absorption des principes minéralisateurs contenus dans le topique limoneux lui-même, n'ont pas besoin de commentaires; elles entrent de plein pied dans la médication minéro-thermale.

Aussi les affections tributaires de cette médication trouvent-elles à *Dax* toutes les ressources désirables. Telles sont les maladies rhumatismales, musculaires ou articulaires, les névralgies et les névroses. C'est surtout aux rhumatisants à constitution lymphatique exagérée, à forme torpide que convient la combinaison des bains d'*eau minérale* et des bains de boues. On obtient par ces moyens des résultats avantageux dans l'hydarthrose, pour le rétablissement progressif des mouvements articulaires, embarrassés par des altérations de tissus ou par des produits de traumatisme dans les grandes ou petites jointures. Il en est de même des contractions, des atrophies musculaires localisées de la paralysie rhumatismale. Le traitement des viscéralgies liées au rhumatisme réclame plus de modération, et l'usage interne de l'eau chaude s'allie alors avec succès aux moyens externes. Les névralgies de la face, du tronc ou des membres, essentielles ou consécutives, sont modifiées par l'emploi rationnel des eaux hyperthermales et des boues de *Dax*. Pour l'hystérie ou la névropathie soit simple, soit compliquée de troubles de la sensibilité ou de la myotilité, nous n'avons pas à insister sur la multiplicité de moyens hydrothérapiques qui distingue ces Thermes. Contre le rachitisme et la scrofule, on a l'adjuvant des eaux mères. Enfin le vaste *vaporarium* humide que représentent ces Thermes, chauffés en hiver par les émanations mêmes des sources sur lesquels ils sont édifiés, ne pourrait-il pas rendre de grands services aux malades atteints d'affections des voies respiratoires ; c'est ce que l'avenir démontrera.

Bourbon-Lancy (France, Saône-et-Loire). — Ligne d'Orléans et du Bourbonnais, par Montchanin, station de Gilly (478 kil.), de Gilly à *Bourbon-Lancy* 1 kil. 1/2 en voiture. — Petite ville située dans la vallée de *Saint-Léger*, ouverte seulement au Midi, et établissement thermal, appartenant à l'hospice de la ville, qu'une fondation du marquis d'Aligre a développé. Climat tempéré du centre de la France. — Six sources minérales, issues d'un terrain granitique, alimentent l'établissement. Les principales sont : le *Limbe* ou le *Grand-Bain* (tempér. : 57°), la source *Descure* (53°), la source de la *Reine* (52°), la source *Saint-Léger* (50°). Leur débit atteint 3,000 à 3,200 hectolitres dans les vingt-quatre heures. Toutes ces sources sont à peu près identiques de composition. MM. Laporte et Tellier en ont fait l'analyse en 1858 : nous reproduisons celle de la fontaine *Descure* qui peut être acceptée comme type :

EAU 1 LITRE.

Chlorure de sodium......................	1ᵍʳ,30
— de calcium......................	0 05
— de magnésium.......................	0 40
Iodure de sodium et arsenic...............	traces.
Sulfate de soude......................	0 25
— de chaux......................	0 02
Carbonate de chaux......................	0 06
— de magnésie....................	0 15
Silice..........................	0 02
Oxyde de fer......................	0 02
Total des matières fixes.....	2ᵍʳ,27

Ces eaux, de la classe des *chlorurées sodiques*, sont in-colores, d'une saveur fade, onctueuse. Il croît dans leurs bassins de réception et de réfrigération des con-ferves vertes, analogues à celles de *Néris*, du genre oscillaire, et dont on se sert en applications topiques. C'est dans des réservoirs à ciel ouvert que les eaux se refroidissent, et des tuyaux de terre les conduisent d'une bâche centrale aux cabinets de bains et de douches.

L'établissement, dans l'attente d'améliorations proje-tées, contient 24 salles de bains et un cabinet de grande douche, dont l'organisation laisse à désirer. En revan-che, il possède une piscine de natation, magnifique pièce d'eau courante, de 17 mètres de longueur sur 9 à 10 mè-tres de largeur, entourée de vestiaires. L'hôpital ancien a ses piscines et ses douches à part.

Les sources *Descure*, de la *Reine* et *Saint-Léger* sont employées en boisson, à doses modérées et graduées, et qui dépassent exceptionnellement six verres par jour. Lorsqu'elles sont tolérées à la chaleur native, elles sti-mulent l'appétit, favorisent les digestions, excitent la transpiration cutanée et ne sont que très-légèrement diu-rétiques. A haute dose, elles deviennent laxatives, mais si elles n'en restent pas moins toniques, comme on l'assure, c'est un effet de la suractivité des fonctions digestives.

En bains et en douches, les eaux de *Bourbon-Lancy* n'ont pas d'autre action que celle inhérente à leur ther-malité et aux modes d'emploi.

Les applications de conferves sont par-dessus tout émollientes.

Les indications thérapeutiques de ces eaux consistent principalement dans les affections rhumatismales chro-niques sous toutes leurs formes, les paralysies essentiel-les de la sensibilité et du mouvement, les névralgies sciatiques et faciales, les affections fonctionnelles de l'appareil utérin. On ne peut pas admettre que leurs propriétés reconstituantes et anti-diathésiques soient réellement accentuées.

Ussat (France, Ariége). — Ligne d'Orléans et du Midi, de Paris à Toulouse pour Bordeaux (840 kil.). De Toulouse à *Ussat*, 101 kil. en voiture.—Village, à 12 kilom. d'Ax, avec établissement thermal, situé dans une gorge étroite, sur les bords de l'Ariége. Altitude : 428 mètres. Climat de montagne. Site pittoresque. Les sources thermales, dont le point d'émergence est perdu sous d'anciennes alluvions recouvrant le pied de la berge étroite de la vallée, formaient naguère un lac souterrain, au niveau duquel on avait établi des baignoires sans fonds enfouies dans le gravier. La proximité de la rivière, sujette à de fortes crues, causait souvent le mélange des eaux chaudes avec l'eau froide. Un captage très-habile, entrepris en 1838 par M. J. François, a remédié à ces mauvaises conditions. Des galeries souterraines, creusées dans l'intérieur de la montagne, mettent l'*eau minérale* à l'abri de tout mélange, et un barrage artificiel à pression hydrostatique constante, que procure la création d'un canal latéral à l'Ariége, permet de rétablir à volonté l'équilibre entre les sources et le cours d'eau, à certaines époques de l'année. Les *eaux minérales*, conservées ainsi dans leur intégrité, aboutissent à une galerie de distribution et présentent une série de températures comprises entre 41°,25 et 31°,25 centig. Une digue insubmersible protége encore contre les inondations l'établissement thermal contigu à cette galerie. On évalue à 520 mètres cubes d'*eau minérale* le débit que l'ensemble de ces dispositions assure dans les vingt-quatre heures.

M. Filhol a déterminé, de la manière suivante, en 1856, la composition chimique des eaux d'*Ussat :*

EAU 1 LITRE.

Carbonate de chaux....................	0^{gr},6995
— de soude....................	0 0381
— de magnésie.................	traces.
— de fer....................	»
Sulfate de magnésie...................	0 1791
— de soude.................	0 0583
— de potasse....................	0 0200
— de chaux....................	0 1920
Chlorure de magnésium..............	0 0420
Matière organique et perte...........	0 0471
Total des matières fixes....	1^{gr},2761

L'établissement, de construction nouvelle, renferme
38 cabinets à baignoires, des piscines et des douches.
On emploie rarement l'eau d'*Ussat* en boisson, et l'usage
des douches même le cède de beaucoup à celui des
bains. Grâce à une échelle de graduation thermale parfaitement établie, on peut donner aux malades, suivant
les indications, des bains de température variée à partir
du griffon, sans aucune addition à l'*eau minérale*, de telle
sorte que la baignoire n° 1 marquant 36°,25, l'eau du
bain n'est plus qu'à 31°,55 au n° 38, avec des thermalités
intermédiaires. Les bains à basse température sont les
plus recherchés à *Ussat;* leur action hyposthénisante et
sédative les recommande dans la cure des névropathies,
des névralgies sciatiques et dans toutes les affections de
l'utérus empreintes d'éréthisme nerveux ou caractérisées
par des troubles fonctionnels. Le rhumatisme a recours
aux eaux chaudes de préférence.

Teplitz-Shönau (Autriche, Bohême). — Ligne du
Nord, de Paris à Dresde (1250 kil.). Chemin de fer de
Dresde à *Teplitz* par Aussig.— Double ville, dans une vallée fertile et riante de la partie septentrionale de la Bohême, au bord de la Saubach, entre deux chaînes de

montagnes. Altitude : 200 mètres. Climat doux en été. Promenades variées ; installations confortables. — Sources minérales et thermales fort nombreuses, jaillissant du terrain plutonien. Elles alimentent huit à dix établissements de bains. Toutes similaires, provenant d'une origine commune, elles peuvent être décrites d'une manière générale ; elles ne varient que par leur débit respectif, d'ailleurs considérable en masse, et par leur température échelonnée entre 49°,37 cent. (la *Hauptquelle*), et 25°,8 (la *Gartenquelle*). L'eau est claire, incolore et prend une belle teinte bleue dans les bassins; elle n'a aucune saveur ; un sédiment ocracé et quelquefois incrustant l'accompagne. Sa composition dénote une faible minéralisation.

ANALYSE DE LA HAUPTQUELLE, PAR WRANY (1863).

EAU 1 LITRE.

Sulfate de potasse	0gr,015
— de soude	0 064
Chlorure de sodium	0 065
Carbonate de soude	0 407
— de lithium	traces.
— de magnésie	0 012
— de chaux	0 054
— de strontiane	traces.
— de fer	0 0009
— de manganèse	0 0003
Phosphate d'alumine	0 001
— de soude	0 002
Silice	0 05
Fluor	traces.
Somme des parties fixes	0 67
Acide carbonique lié aux bicarbonates	0 20
— — libre	0 19
Total	1gr,0612

L'usage interne de l'eau étant à peu près délaissé, la cure de *Teplitz* consiste principalement en bains d'eau thermale. Les établissements actuels renferment plus de cent vingt cabinets dans lesquels on peut donner 1,200 à 1,500 bains par jour, au fort de la saison. Il y a des baignoires vastes, dites *de famille*, et plusieurs piscines pouvant contenir de vingt à cinquante personnes. Toutes ces installations sont parfaites. Des bassins de réfrigération, à serpentinage d'eau froide, permettent d'atténuer la température des sources trop chaudes ; plusieurs établissements ont leurs sources froides. On dispose donc des bains à tous les degrés ; il est rare que la température de 40° cent. se dépasse, excepté dans la piscine du *Frauenbad*, où s'est conservée l'habitude très-ancienne de l'immersion à 45° cent. La durée du bain est, comme chez nous, subordonnée à sa thermalité et aux indications du traitement. On administre aussi des demi-bains et même des bains de boues. La méthode diaphorétique par le procédé balnéaire prédomine à *Teplitz*. Les bonnes conditions du climat autorisent même à l'employer en hiver. Toutefois c'est du 15 juillet au 15 août qu'on compte le plus de baigneurs, quoique les sujets irritables ou sanguins doivent mieux s'accommoder du printemps et de l'automne. Enfin, le temps de la cure n'a rien d'absolu ; il est compris entre plusieurs semaines et plusieurs mois.

Les établissements hospitaliers, civils et militaires sont multipliés à *Teplitz*.

L'action thérapeutique des eaux de cette station intéressante se tire de leur thermalité et des moyens d'application ; elle est à volonté stimulante ou sédative, et subsidiairement douée d'un pouvoir résolutif qu'elle manifeste sur les productions plastiques ou exsudats, résultant soit d'une lésion traumatique, soit d'un état diathésique déterminé (Labat). C'est ainsi que les affections dites chirurgicales et la goutte à forme atonique ou torpide figurent conjointement avec les rhumatismes chroniques et les paralysies dans les attributions moyennes de *Teplitz*. Quand on y revendique la cure des paralytiques, il va de soi qu'il ne s'agit pas de cas où l'innervation est atteinte dans son principe, ni de ceux où il y a altération organique. Ainsi que l'a très-bien indiqué Schmelkes, c'est primitivement sur l'influx nerveux périphérique et en second lieu sur les actes réflexes qu'il faut porter l'agent curatif, et encore importe-t-il, selon ce sagace observateur, que la sensibilité soit, autant que possible normale, et la contractilité électro-musculaire conservée. Les paralysies dépendant de la moelle épinière, d'origine rhumatismale, les paralysies essentielles, celles consécutives à l'accouchement ou dues à une longue immobilité des membres atteints, pour une cause quelconque, sont particulièrement traitées avec efficacité sur ces données. Quand on a affaire aux paralysies des racines encéphaliques, il n'est pas besoin d'insister sur la prudence qu'elles réclament et dont on ne se départ pas plus à *Teplitz* qu'ailleurs. Au point de vue des névralgies sciatiques ou autres, les variétés de température et de moyens balnéaires sont également utilisées avec avantage et sur une grande échelle.

Wildbad-Gastein (Autriche, Alpes Tyroliennes). — Ligne de l'Est, de Paris à Munich; chemin de fer et voiture de Munich à *Gastein* par Salzburg (1264 kilom.). —Village thermal, situé au fond d'une vallée pittoresque, au bord d'une cascade torrentielle, entourée par les plus hauts sommets de la chaîne des Alpes noriques. Altitude : 1,050 mètres. Climat des contrées alpestres, toutefois accessible dès les premiers jours de mai jusqu'à la fin d'octobre. Installations très-confortables, par trop limitées pour le nombre de baigneurs qui fréquentent cette station en juillet et en août. On se baigne dans treize maisons ou hôtels, plus ou moins pourvus de baignoires et d'appareils de douches, avec des refroidissoirs particuliers pour diminuer la thermalité de l'eau minérale. — Huit sources, dont six sur la rive droite de la cascade, une au milieu même de cette chute d'eau, et la huitième sur la rive gauche, émergent du terrain primitif, granit, gneiss, et schistes. Ces sources ne diffèrent que par leur température et leur débit. La plus chaude et la plus abondante est la *Fürstenquelle* (49°,5 cent.); la *Trinkquelle* a 42°, cent.; la *Grabenbäckerquelle*, à destination des baignoires des pauvres, descend à 24° cent.; il y a des intermédiaires entre ces diverses températures; le débit total des sources, à l'exception de la *Trinkquelle* et de la *Grabenbäckerquelle*, est évalué à plus de 4,000 mètres cubes par 24 heures. Ces sources alimentent la plupart des hôtels. Une vaste salle (*Trinkhalles*) dessert la *Trinkquelle*.

Les eaux de *Wilbad-Gastein* sont limpides, sans saveur, inaltérables à l'air. Des conferves verdâtres se développent dans les endroits où elles stagnent. On leur a attribué des propriétés électriques particulières, mais qui sont encore hypothétiques. Leur composition chimique signale une minéralisation très-faible, tout au plus *sulfatée sodique*, comme en témoigne l'analyse suivante, faite en 1846 par le docteur Wolf :

EAU 1 LITRE.

Sulfate de soude............................	0gr,201671
— de potasse......................	0 001712
Chlorure de sodium...................	0 052632
Carbonate de soude...................	0 006130
— de chaux................	0 054740
— d'alumine................	0 003801
— d'oxyde de fer............	0 007050
— de manganèse.............	0 002815

Phosphate basique d'alumine........	0^{gr},005575	
Acide silicique..................	0 033510	
Fluorure de calcium, strontiane, matières organiques...............	traces.	
	0^{gr},369666	
Gaz acide carbonique........	0 188	
— oxygène............	0 905	p. 100 p. d'eau.
— azote	2 025	

On administre les eaux en boisson et en usage externe, mais principalement en bains. La dose des verrées varie entre deux à six, chaque matin, et se supporte très-facilement, sans aucun effet notable. Les bains sont pris très-courts, dans des baignoires ou de petites piscines très-bien aménagées, à la température de 37 à 38° cent.; l'immersion ne dépasse guère un quart d'heure ou vingt minutes ; en cas d'impressionnabilité du sujet, la température du bain est portée à 32 ou 33° cent. On peut admettre que cette pratique cause un bien-être général, accompagné d'augmentation d'appétit et d'une certaine satisfaction morale. Mais comment expliquer qu'après un temps plus ou moins long, ordinairement du vingtième au vingt-cinquième jour, il survienne des troubles morbides, tels qu'une horripilation dans le bain, des frissons, même des nausées ? Si malgré ces phénomènes on insiste sur la cure, il se produit de l'agitation nocturne, de l'insomnie, de l'inappétence, de l'embarras gastrique, de la soif, de la fièvre ; enfin, l'éréthisme nerveux peut aller jusqu'à simuler des accès hystériques (Rotureau). Il semblerait d'après les divers observateurs qui s'accordent à relater ces effets de la cure de *Wilbad Gastein*, que la différence de thermalité ne les contredit en rien, mais en définitive ils se traduisent par un remontement fonctionnel et général des plus prononcés. Quelquefois, comme cela a lieu avec les eaux fortement minéralisées et à l'aide de procédés balnéaires formels les états pathologiques semblent s'exaspérer et ce n'est que dans une période consécutive qu'ils s'améliorent ou se guérissent.

A côté de ces singularités, il n'est pas inutile d'insister avec Hoflicher et Seegen sur l'influence exceptionnelle d'une altitude, où le malade, qui jusque-là a vécu à 345 pieds seulement au-dessus du niveau de la mer, trouve et respire un air pesant trois mille soixante fois moins qu'auparavant. L'atmosphère raréfiée de ce site alpestre a donc une grande part dans les résultats curatifs qu'on rapporte exclusivement aux eaux, et ce n'est pas le seul exemple que nous présentent les conditions climatologiques des stations thermales (voir : section première, page 116). Le professeur Seegen a contesté la supériorité thérapeutique des sources de *Wilbad-Gastein* sur toutes les eaux similaires qu'on regarde en Allemagne comme *indifférentes ;* s'élevant même contre les préjugés du public à leur endroit, il démontre par des observations à l'appui que les bains de *Gastein* à 35° agissent comme partout ailleurs, où la minéralisation est peu effective, et sans qu'on ait à en redouter l'énergie.

Les maladies du système nerveux et les rhumatismes composent la majeure partie de la clientèle de ces Thermes. Évidemment il ne peut être question que de paralysies, étrangères aux altérations organiques du centre ou des organes cérébro-rachidiens, et alors qu'on n'a plus à modifier qu'une perte de mouvement ou de sensibilité de la périphérie, vestige de l'état pathologique disparu, ou suite d'un traumatisme localisé, ou encore dépendant d'une débilité générale. On assure que les bains de *Gastein* provoquent des contractions fibrillaires dans les muscles inertes, à la manière des courants d'induction ou des préparations strychnées ; mais ces phénomènes sont loin d'apparaître constamment, d'après les médecins qui en témoignent. On associe même les douches d'eau et les douches de vapeur, dans bien des cas, à l'emploi du bain, et nous rentrons de la sorte dans le plein ressort de l'hydrothérapie thermale. Aussi les rhumatisants profitent avec avantage de ces méthodes, et c'est souvent en bains et en douches de la vapeur naturelle qui s'élève des sources que consiste leur traitement, d'une manière très-rationnelle ; on ajoute avec succès le massage du membre ou des parties malades, à la suite du séjour plus ou moins prolongé dans le *vaporarium*.

L'état anémique, suite de convalescence de maladies aiguës ou prolongées, ou d'hémorrhagies, ou d'autres circonstances déprimantes, trouve dans les bains et le séjour de *Gastein* des ressources efficaces ; il en sera de même de tout épuisement ou affaiblissement de l'innervation.

L'altitude de la localité est nuisible aux affections des voies respiratoires, et le mode excitant des eaux minérales ne peut que les exclure, ainsi que les maladies organiques du cœur, des gros vaisseaux, et les menaces de congestions viscérales.

Il y a à *Wilbad-Gastein* une piscine affectée aux traitements vétérinaires, surtout pour les chevaux.

A quelque distance en contre-bas (8 kil.) se trouvent les bains de *Hof-Gastein*, où les eaux de *Wilbad* sont amenées par des conduites et employées en bains. Le climat de cette localité est moins rude que le précédent. On y fait aussi des cures de petit-lait.

Bagnoles-de-l'Orne (France, Orne). — Ligne de l'Ouest de Paris à Granville, station de Briouze (226 kil.). —Village et établissement thermal, entourés de sites charmants au bord d'un lac assez étendu ; altitude, 163 mètres.

Climat tempéré et permettant de prolonger le séjour du 15 mai au 1ᵉʳ novembre ; installation très-complète pour 250 pensionnaires. — Les eaux minérales sortent de terrains de nature granitique et sont toutes peu chargées de substances salines et gazeuses ; trois sources desservent l'établissement et ont été analysées par M. O. Henry en 1868. La *source thermale* ou *Grande-Source* coule avec un débit évalué à 152,500 litres par jour et accuse une température de 26 à 27° cent. Un appareil de chauffage permet de la pomper et d'en élever les degrés ; limpide à son griffon, elle dégage des bulles nombreuses de gaz et exhale une odeur très-légèrement sulfureuse, vraisemblablement accidentelle. On trouve dans cette eau une matière ulmique, empruntée également aux terrains qu'elle traverse. Sa composition est énoncée comme il suit par M. Henry pour 1 litre d'eau :

Acide carbonique.............	5 à 6	} p. 100 parties.
Azote.......................	95 à 94	
Acide sulfhydrique...........	1ᶜᶜ,224	
Chlorure de sodium.................		0ᵍʳ,0600
Sulfate de soude anhydre............		0 0020
Arséniate de soude.................		trace.
Phosphate de chaux.................		0 0200
Fer et manganèse..................		0 0005
Bicarbonates de chaux et de magnésie..		0 0150
Silicates de lithine, de potasse, d'alumine.		0 0270
Matières organiques................		0 0015
		0ᵍʳ,1309

Deux autres sources, dites des *Dames* et du *Jardin*, bien captées, froides, sont ferrugineuses crénatées et apocrénatées. Elles déposent un sédiment ocracé, faiblement arséniaté.

L'établissement met à la disposition des malades une buvette, de nombreuses salles de bains et de douches d'eau et de vapeur, des piscines, dont l'une d'une grande dimension, et où l'eau marque 25°, constitue un bain de natation très-agréable. Des appareils hydrothérapiques s'ajoutent à ces aménagements balnéaires.

Les eaux de *Bagnoles* s'administrent sous toutes les formes. Concurremment avec l'action reconstituante et stomachique de leur usage en boisson, elles procurent tous les effets d'une hydrothérapie thermale très-formelle, mais nécessairement inférieure à celle qu'on obtient d'eaux dont il ne faut pas élever la température par une caléfaction artificielle. De sa situation unique dans la contrée de l'Ouest en France, cette station tire en majeure partie son importance.

On y traite les rhumatismes, les névralgies et les troubles de la sensibilité ou du mouvement qui se relient à ces états morbides. A l'encontre des dyspepsies et des gastro-entéralgies, l'eau à dose fractionnée et les bains ou les douches, prescrites à la température native de la source, ont donné des résultats très-favorables. Les maladies nerveuses de l'appareil utérin trouvent aussi une médication appropriée à Bagnoles.

Avène (France, Hérault). — Lignes d'Orléans et du Midi. De Paris à Béziers, par Toulouse (1017 kil.)—. Ligne de Béziers à Lodève (77 kil.) De Lodève à *Avène* 27 kil. en voiture. — Source et établissement thermal, au bord de la rivière d'Orb, au milieu d'une vallée boisée. Altitude : 287 mètres, climat méditerranéen. — Une source minérale émerge en petits jets très-nombreux de schistes et de calcaires anciens, traversés par du porphyre et du feldspath. Sa température est de 28° centig. Son débit s'évalue à 30,000 litres par heure. Limpide, d'une saveur fade, d'une densité différant peu de celle de l'eau distillée, l'eau d'*Avène* n'abandonne aucun dépôt. L'analyse opérée en 1834, par M. Bérard, professeur à la faculté de médecine de Montpellier, ne dénote dans 10 000 grammes d'eau qu'un total de 3^{gr},279 de matières fixes, sur lequel le carbonate de soude compte pour 1^{gr},028. Depuis lors, MM. Rousset et Hugounenc, d'après des expériences faites sur 57 litres d'eau évaporée, en 1856, ont annoncé qu'un litre d'eau minérale d'*Avêne*, en admettant l'état de combinaison de l'arsenic, contiendrait :

Arséniate de soude........................   0^{gr},00020737

La présence d'un composé arsenical dans une eau où le fer n'existe qu'en des proportions inappréciables aurait quelque importance ; mais faute de recherche confirmatives sur cette minéralisation, nous la tenons en réserve.

L'eau d'*Avêne* s'administre en boisson, en bains de piscine et en douches. Chaque sexe possède une piscine spéciale, vaste, aérée, à eau courante et à la température du griffon sous-jacent, pouvant recevoir de 25 à 30 malades. Il y a en outre : 8 petites piscines, dites *de famille*, chacune contenant 1630 litres d'eau, avec renouvellement continu ; 6 cabinets de bains, où l'eau est employée après chauffage pour les rares baigneurs qui ne supportent pas les 28° des piscines ; à proximité, deux salles avec système de douches variées ; une salle de lotion.

La durée du bain varie d'une demi-heure à une heure. Au moment de l'immersion, on constate une impression de frisson et des actes réflexes, oppression, miction, etc., dus à la sensation du bain froid ; mais ces phénomènes sont suivis d'une réaction prompte à la peau et d'une détente générale qui se traduit par un sentiment de bien-être et de tolérance complète du bain. La continuité de ce moyen exerce une influence favorable sur les fonctions d'hématose et d'innervation. A doses modérées, l'eau d'*Avêne* régularise les selles ; ce n'est que par excès d'ingestion qu'elle constipe ou provoque de la diarrhée. En somme, l'effet habituel de ce traitement, dans sa donnée la plus simple, est tonique et sédatif (Lapeyre).

Les maladies de la peau, compliquées d'irritation nerveuse, ou sujettes à des recrudescences, sont parfaitement calmées par l'action hyposthénisante des bains d'*Avêne*. C'est surtout dans les dermatoses sécrétantes que l'amélioration obtenue après des alternatives de diminution et de retour, aboutit souvent à la guérison. Les affections sèchent présentent plus de résistance ; et il ne semble pas que les scrofulides ulcéreuses ou tuberculeuses profitent du même traitement, dans lequel l'intervention de l'élément arsenical ne nous paraît pas indispensable. On traite également à *Avêne* avec avantage les affections lymphatiques et les maladies atoniques de l'appareil utérin.

Châteauneuf (France, Puy-de-Dôme). — Lignes d'Orléans et du Bourbonnais, de Paris à Riom (433 kil.), de Riom à Châteauneuf 28 kil. en voiture. — Ville située sur les rives de la Sioule, dans une vallée pittoresque et à proximité des beaux sites de l'Auvergne. Altitude : 382 m.; climat de montagne. — Quatorze sources captées, dont la température varie depuis 150 jusqu'à 37° cent., émergent de terrains primitifs et sont utilisées depuis longtemps en usages médicaux. Leur débit est considérable ; elles subissent, par suite du voisinage de la Sioule, des effets de pression hydrostatique qu'on pourrait mettre à profit par leur captage et leur rendement. Malheureusement les installations ne répondent pas à ces conditions privilégiées.

Froides ou thermales, les eaux de Châteauneuf présentent une composition à peu près identique et qui les range parmi les eaux *bicarbonatées sodiques et ferrugineuses*. Nous extrayons d'un travail d'analyse très-complet, publié par M. Lefort en 1855, l'analyse de l'eau du *Grand-Bain chaud.*

EAU 1 LITRE.

Bicarbonate de soude....................	1^{gr},296	
— de potasse.............	0	540
— de chaux....................	0	314
— de magnésie..............	0	204
— de protoxyde de fer........	0	034
Sulfate de soude.......................	0	470
Chlorure de sodium....	0	395
Arséniate de soude.....................	traces.	
Crénate de fer.........................	indices.	
Lithine................................	traces.	
Silice........	0	101
Alumine................................	indices.	
Acide carbonique en excès.............	1	195

4^{gr},549

On compte à *Châteauneuf* quatre établissements privés et disséminés sur une étendue de plus de deux kilomètres, au bord de la Sioule. Le plus important, celui du *Grand Bain-chaud* possède deux belles piscines : l'une sert de bain aux hommes, l'autre pour le bain des femmes, et l'écoulement de l'eau y permet un renouvellement assez facile. Chaque salle est pourvue de deux douches. Ailleurs, il n'y a qu'une piscine dont on dispose à tour de rôle pour les séries des deux sexes. En boisson, les eaux agissent comme diurétiques et reconstituantes. Presque toute la cure réside dans le bain de piscine administré à la température différente des diverses sources, et par conséquent facile à conformer au genre de maladie, à l'âge et au tempérament du sujet. Il serait possible, avec la grande quantité d'eau minérale qui s'écoule en pure perte dans cette localité, d'y développer une hydrothérapie salutaire, mais tout reste à faire à *Châteauneuf*.

Au point de vue médical, ces eaux se partagent le traitement du rhumatisme nerveux et des névroses, de la goutte à forme torpide, des affections des voies génito-urinaires, des maladies de l'appareil utérin, et des dermatoses irritables. Leur action est surtout hyposthénisante. L'on peut regretter l'état arriéré d'une station aussi intéressante.

Bains-en-Vosges (France, Vosges). — Ligne de l'Est, de Paris à Épinal (427 kil.), d'Épinal à Bains, 32 kil. en voiture. — Ville située au pied du versant méridional de la chaîne des Vosges, dans un vallon arrosé par le Bagnerot. Altitude : 306 m.; climat tempéré de montagne. Existence calme. — Onze sources alimentent deux établissements de bains; elles émergent du grès vosgien, au-dessus d'affleurements de granite. Leur débit est évalué à 2,880 hectolitres en 24 heures. Leur température s'échelonne entre 23 et 49° centig. Limpides, sans saveur, ces eaux présentent sensiblement la même composition. L'analyse chimique de la *Grosse-Source* faite par M. Poumarède en 1840, a donné pour 1,000 grammes d'eau les résultats suivants :

Sulfate de soude........	0^{gr},110
Chlorure de sodium.....	0 083
Carbonate de soude.....	0 010
— de chaux....................	0 028
Silice.............................	0 069
Oxyde de fer......................	0 002
Matière organique...................	traces.
Total des matières fixes.......	0^{gr},302

Des traces d'arsenic ont été constatées dans toutes les sources de *Bains* par MM. Bailly et Faron.

Des deux établissements, 1° le *Bain Romain*, édifié au centre de la ville, contient 22 cabinets de bains et de douches variées, 3 piscines, où trente ou quarante baigneurs peuvent aisément s'asseoir, et dont l'eau est maintenue entre 31°,5 et 35 ou 36° cent.; 2° le *Bain des promenades*, distant du précédent, dispose d'une piscine divisée en trois compartiments et dans laquelle les sexes ne s'isolent pas. Il y a douze baignoires particulières. Toutes ces piscines sont à eau courante.

Les eaux de *Bains* se prennent en boisson, en bains généraux ou locaux, en commun ou à part, en douches de toutes formes, rarement en bains d'étuves.

On assigne aux diverses sources des propriétés différentes. Quand elles sont employées pour l'usage interne, il ne semble pas que leur minéralisation assez faible légitime ces distinctions, qui sans doute relèvent plutôt du mode et de la quantité d'ingestion d'une eau plus ou moins chaude, que de ses principes chimiques. En applications externes, ces eaux sont stimulantes ou sédatives, suivant la thermalité mise en œuvre dans le bain ou dans la douche.

Les affections rhumatismales bénéficient des sources chaudes du *Bain Romain*; les sources tempérées réunies au *Bain de la Promenade* s'adressent aux névropathies, aux affections utérines, toutes les fois qu'il s'agit de calmer le système nerveux ou de le ramener à ses fonctions normales. Les paralysies ne rentrent dans ces attributions qu'autant qu'elles sont rhumatismales ou essentielles. A l'égard des diathèses scrofuleuses et syphilitiques, des eaux plus effectives nous semblent mieux indiquées.

Louèche-les-Bains (Suisse, Valais). — Ligne de Paris à Genève, par Dijon et Mâcon (62 kil.). De Genève à

Sion (chemin de fer). 140 kil. De Sion à Louèche, 3 heures en voiture. Village et thermes situés au fond d'une vallée alpestre, au bord du torrent la Dala, fréquentés surtout en juillet et août. Altitude : 1,450 m.; climat de montagnes, variable; air pur et résineux; installations confortables. — Douze sources *minérales* émergent aux environs du village, sur les rives de la Dala, dans un terrain schisteux et pyriteux. Les principales sont la source *Saint-Laurent*, la source des *Pauvres* et la source des *Guérisons;* leur thermalité, aux griffons, s'échelonne entre 51°,25 et 44° cent., on évalue l'ensemble de leur débit à 100,000 hectolitres par 24 heures. Analogues dans leur composition, qui les range parmi les eaux *sulfatées calciques*, elles n'ont pas de caractères physiques distincts.

Analyse de la source *Saint-Laurent*, par M. P. Morin (1854):

EAU 1 LITRE.

Sulfate de chaux	1^{gr},5200
— de magnésie	0 3084
— de soude	0 0502
— de potasse	0 0386
— de strontiane	0 0058
Carbonate de protoxyde de fer	0 0103
— de magnésie	0 0096
— de chaux	0 0053
Chlorure de potassium	0 0065
Silice	0 0360
Alumine, phosphates, azotates, sels ammoniacaux	traces.
Glairine	quant. indét.
Total des matières fixes	2^{gr},0104
Gaz azote	11^{cc},5180
— acide carbonique	2 3890
— oxygène	1 0545

Quatre établissements principaux sont alimentés par les trois sources que nous avons nommées, savoir :

le bain *Saint-Laurent*, *Bain-Neuf* ou bain *Werra*, le bain des *Zurichois* et le bain de l'*Hôtel des Alpes*.

On se baigne à *Louèche* en commun à très-peu d'exceptions près, dans des piscines très-bien disposées à cet effet, d'une profondeur d'environ 1 mètre, et pouvant contenir de trente à quarante personnes. De longues tuniques de laine revêtent les baigneurs et il n'y a aucune séparation de sexe, d'âge ou de qualité. Des petites tables flottantes sont à la disposition de chacun. Une galerie bordée d'une balustrade de bois, régnant au milieu ou autour de l'enceinte qui contient quatre piscines, divisées en compartiments par des cloisons, permet les visites du dehors et la conversation avec les allants et venants. Des piscines de famille existent dans la plupart des établissements, ainsi que des douches variées. Le bain des *Zurichois* est fréquenté par les malades qui ne peuvent payer qu'une faible rétribution et par les indigents admis à la gratuité des bains.

L'eau des piscines de *Louèche* est maintenue à une température réglementaire de 34°,8 cent. La durée des bains ou de la *baignée*, suivant une expression locale, est de trois quarts d'heure à une heure le premier jour. Cette prescription se conformant aux indications du traitement, chaque jour le malade prolonge son immersion d'une demi-heure à une heure jusqu'à ce qu'il puisse endurer quatre, cinq et même six heures de bain, partagées en deux séances, dont la plus longue est toujours celle du matin. Autrefois ces baignées étaient excessives, mais maintenant on ne dépasse guère la limite indiquée. La causerie, les jeux, la lecture, les visites, le déjeuner aident à supporter la longueur du bain, et après l'essuiement avec des linges chauds dans un vestiaire, il est de règle de se rendre au lit à la hâte et d'y séjourner pendant une demi-heure, une heure ou davantage. La *débaignée* suit à peu près la même marche que la baignée, en sens inverse, et se détermine d'après l'apparition de l'exanthème que provoquent les longues heures de bains à Louèche et qu'on connaît sous le nom de *poussée* (*Hautausschlag* des Allemands).

C'est ordinairement après trois ou quatre bains, que la peau se recouvre d'une éruption pointillée, analogue à celle que détermine l'application d'un sinapisme. Cette éruption s'étend des extrémités inférieures aux membres supérieurs, puis au tronc. Quelquefois elle met plusieurs jours à occuper toutes ces surfaces et les parties affectées les premières sont guéries quand les dernières sont atteintes ; mais le plus souvent l'éruption est générale à la fois et bientôt elle prend une forme pustuleuse avec des élevures plus ou moins graves. En même temps, il survient de la fièvre et l'intensité de cet état est en raison de la force et de l'étendue de l'éruption. Ces phénomènes, quand ils atteignent ce degré, doivent être modérés par l'enveloppement d'un drap mouillé, si le bain lui-même ne les calme pas, contrairement à ce qui arrive d'habitude. Le tableau de la *poussée* retracé de la sorte par Payen souffre heureusement beaucoup d'exceptions. Le plus souvent, la poussée est modérée ; quelquefois, elle ne se manifeste que sur quelques parties ou disparaît avec rapidité, sans laisser de traces. M. Foissac a observé à *Louèche*, chez les sujets gras et à peau fine, ce qu'il appelle la poussée *simple*, par opposition avec le type d'éruption fluxionnaire que nous venons de reproduire. Dans d'autres cas, ce sont des furoncles ou des pustules disséminées d'acné, voire même une simple rugosité des papilles du derme, qui constituent la *poussée*. Quand elle manque, on augure mal des effets de la cure, dont la caractéristique est réellement cette action topique, variable dans ses traits et dans sa nature, comme on l'a vu, mais qui fournit une médication tantôt révulsive, tantôt substitutive, d'une valeur irrécusable.

Il est de précepte à Louèche, comme nous l'apprend Payen, de se baigner pendant la *poussée*; si elle apparaît pendant la *débaignée*, de prolonger la durée des bains, même de| les reprendre, si on avait interrompu la cure. Cette pratique est bien d'accord avec celle de toutes les *eaux minérales* capables de surexciter avec autant d'énergie l'appareil tégumentaire. C'est en quelque sorte par extinction de l'éruption artificielle qu'on procède alors et qu'on réussit à rétablir l'état normal de la peau.

Les bains de *Louèche* sont suspendus pendant le cours des règles, qu'ils provoquent fréquemment et dont ils aggraveraient l'abondance ou l'évolution.

Il n'y a pas longtemps que l'usage des ventouses scarifiées, en vertu d'une vieille tradition de la médecine thermale, était encore en faveur à la fin de la cure de *Louèche;* cette pratique est moins utilisée aujourd'hui.

Il est rare qu'on associe l'eau en boisson aux bains. L'eau séléniteuse, à la dose d'un ou deux verres à jeun, est difficilement acceptée par l'estomac (Rotureau). C'est donc le traitement externe, appliqué d'une manière spéciale, qui domine l'emploi curatif de ces eaux, à faible minéralisation, mais hyperthermales, et il n'y à pas à rechercher d'autres éléments intrinsèques de leur efficacité. D'ailleurs elles commencent très-souvent par augmenter les affections qu'on leur soumet; elles réveillent des symptômes disparus, pour les atténuer ensuite. Fréquemment aussi les malades n'éprouvent que peu ou pas de soulagement pendant leur séjour aux eaux, et c'est plus tard, avec les effets consécutifs, la

peau fonctionnant plus activement, que survient l'amélioration ou la guérison (Payen).

La principale indication du traitement de *Louèche* a
trait aux maladies de la peau, particulièrement à celles
à forme humide, l'eczéma, l'impétigo, l'herpès, l'acné.
Dans les dermatoses sèches, dont le psoriasis est le type,
le succès est moins certain, mais alors on peut user amplement des bains prolongés et en espérer une modification favorable et même décisive. Enfin la propriété
dérivative de la *poussée* peut rappeler à la peau une
éruption devenue indispensable, détourner ou prévenir
des métastases du côté des organes intérieurs, et,
selon la remarque de **M.** Rotureau, replacer l'affection sur son véritable terrain. Quoiqu'on ait pu prescrire les eaux de *Louèche* dans les dermatoses aiguës,
leur emploi ne nous semble pas devoir sortir du cercle
des affections chroniques.

Elles conviennent également dans les rhumatismes articulaires ou musculaires, en l'absence de toute période
inflammatoire, et notamment chez les sujets nerveux et
débilités. Si les mêmes conditions se rencontrent chez
les goutteux, ils pourront recourir aux bains de *Louèche*,
mais avec la plus grande circonspection. Le lymphatisme,
la scrofule, l'état anémique pourront être tributaires
des mêmes pratiques. Il est évident que des paralysies
rhumatismales ou fonctionnelles se loueraient d'immersions à longue portée.

La *poussée* serait-elle assez puissante pour agir révulsi-
vement dans les laryngites, les bronchites chroniques,
l'asthme, ainsi que dans les névroses et les affections utérines? Des médecins expérimentés l'affirment, tout en
excluant, bien entendu, de la clientèle de *Louèche*, les
états franchement phlegmasiques, les menaces de congestion, et les altérations organiques. Il ne faut pas non

plus omettre les conditions climatériques assez rudes de cette station.

Saint-Amand (France, Nord). — Ligne du Nord, de Paris à Valenciennes (270 kil.), de Valenciennes à Saint-Amand (12 kilom. en voiture). — Ville sur la Scarpe, et établissement à 3 kilom. de la ville, dans le hameau de la Croisette, avec logements pour une centaine de pensionnaires. Climat tempéré, du 1er juin à la fin de septembre. — Quatre sources émergent d'un terrain argileux et tourbeux ; la plus anciennement connue est la *Fontaine-Bouillon*, ainsi dénommée à cause des bouillonnements que produisaient ses eaux, avant d'être captées ; la deuxième est la source du *Pavillon-Ruiné ;* la troisième est dite *Petite-Fontaine*. La température de ces sources n'excède pas 20°,5. Leur composition les signale comme *sulfatées* et *carbonatées terreuses ;* placées à l'intérieur de l'établissement, elles se déversent toutes dans le même bassin. Il en est une quatrième, à destination de buvette, nommé la *Fontaine d'Arras* ou de l'*Évêque*, légèrement sulfureuse.

Dans l'espace compris entre les fontaines intérieures et cette dernière, s'élève la rotonde des boues, immense serre circulaire, renfermant au centre les cases des boues, et à la circonférence, des cabinets de bains ou lavoirs. C'est la mixtion des eaux minérales avec des matières ulmiques qui compose le vaste bassin de bain limoneux, dont nous avons déja décrit les dispositions (voir section 1re, page 96).

A l'extrémité du bâtiment principal des thermes, et près des sources intérieures, se trouvent placés symétriquement douze cabinets pour bains minéraux et douze autres pour douches variées, froides, chaudes, écossaises, en pluie, en cercle, etc., avec tous les perfectionnements modernes.

L'eau de *Saint-Amand* est facile à boire, légère à l'estomac, et on prescrit de trois à douze verres par jour, même mêlée au vin des repas. Elle est transportable. On administre des bains et des douches, sous toutes les formes, dans cette station, mais le bain de *Boue minérale* prédomine dans le traitement.

Ces boues gardent une température de 26° cent., pendant toutes les saisons de l'année. Elles dégagent de l'acide sulfydrique et de l'acide carbonique, en bulles nombreuses à la surface du bassin.

D'après M. Pallas, l'analyse des boues a fourni par kilogramme, en matières solides :

Carbonate de chaux........................	15^{gr},69
— de magnésie.................	5 68
Fer.......................................	14 50
Soufre....................................	2 00
Silice....................................	304 00
Matière extractive.......................	12 20
— organique.....................	63 80
Perte.....................................	27 00
	1000^{gr},00

La température native de ces boues, suffisante pour certaines constitutions et dans le cours de l'été, ne l'est pas pour le plus grand nombre et dans les temps ordinaires. On y obvie en plaçant dans les compartiments destinés aux malades des cylindres de fonte, préalablement chauffés, et remplis de sable chaud ou d'eau bouillante.

Le bain, précédé ordinairement d'une douche, a une durée variant d'une à six heures, mais en moyenne de quatre à cinq. On n'en prend jamais qu'un par jour. Les malades, plongés plus ou moins profondément dans la boue, y peuvent déjeuner, lire, jouer, causer, se distraire en commun. Au sortir de la case limoneuse, on les enveloppe d'une couverture de laine ; on les conduit aux lavoirs latéraux, où ils se débarrassent, dans un bain simple, de la boue attachée à leur corps. Ultérieurement, ou ils reprennent le lit, ou ils complètent la réaction par l'exercice et la promenade. La prolongation de cette médication varie avec les indications de l'état morbide ; en moyenne, la cure est de 30 à 40 bains. En général, on fait reposer les patients un jour sur huit ou dix, et on les délasse avec un grand bain d'eau naturelle.

Les effets du bain de boue, ainsi pratiqué, sont ceux d'une révulsion fluxionnaire à la surface du tégument externe, et qui opère aussi activement sur les fonctions nerveuses que sur la circulation capillaire. La douche préalable y contribue pour sa part et l'exercice recommandé en développe l'action réactionnelle. Il est très-possible que l'absorption par la peau des principes qui minéralisent ces eaux, soit gazeux, soit solides, s'effectue dans des conditions aussi propices de modifications des couches dermiques.

Dès les premiers jours, une légère éruption, du prurit, témoignent de la *poussée*, relativement faible, si on la compare à celle qu'on observe à *Louèche* et à *Schinznach*. Le réveil des douleurs, des fourmillements, ou autres symptômes nerveux, va de soi en pareil cas et présage, comme partout, une bonne issue de la cure.

Les indications des boues se déduisent de leurs propriétés toniques et reconstituantes. Aussi y voyons-nous figurer : 1° les paralysies d'origine rhumatismale et de nature fonctionnelle, celles notamment qui succèdent à un état cachectique, soit à la suite de longues convalescences, soit par abus d'innervation, soit par intoxication paludéenne ou métallique ; 2° les rhumatismes chroniques, musculaire ou articulaire, et les névralgies qui ont a même origine occasionnelle ou diathésique ; 3° les maladies dites chirurgicales, engorgements, arthrites ou ostéites chroniques, atrophies, rétractions, ankyloses, etc., par traumatisme. On range dans les mêmes attributions les affections cutanées; mais si les bains de boues ont pu transformer par action substitutive les dermatoses sèches, telles que le psoriasis, l'ichthyose, ils paraissent moins appropriés aux traitements des dermatoses, qui redoutent une vive stimulation, l'eczéma en tête.

La situation de la station thermale de *Saint-Amand*, dans le Nord de la France, est très-digne d'intérêt, et les agents multiples de médication minéro-thermale qui y sont réunis la recommandent encore.

Barbotan (France, Gers). — Lignes d'Orléans et du Midi, par Bordeaux et Port-Sainte-Marie (699 kil.). De Port-Sainte-Marie par Condom à *Barbotan* 72 kil. en voiture. — Dépendance de la commune de Casaubon. Altitude : 80 mètres. Climat tempéré. Sources nombreuses et éparses dans une vallée, jaillissant du terrain tertiaire. Six principales desservent un établissement thermal, à installations primitives ; savoir : 1° la *Buvette* (temp. 32°,5) ; 2° la *Piscine* ou bain des *Pauvres* (temp. 33°,7), où huit à dix personnes peuvent se baigner à la fois ; 3° les *Bains-Chauds* (temp. 35°), dont un grand bassin alimente 12 baignoires ; 4° les *Bains-Frais*, au nombre de trois, ayant chacun un bassin (31°,2) ; 5° la source qui alimente 3 douches (temp. 38°,7) ; 6° le bassin des *Boues* qui peut recevoir vingt personnes. Celui-ci est situé à proximité des douches, de sorte que les malades, au sortir du bourbier minéral, sont nettoyés promptement par la douche.

Les eaux de *Barbotan* sont *bicarbonatées ferrugineuses;* limpides, avec une légère odeur sulfhydrique, elles dégagent de l'acide carbonique dans toutes les sources.

C'est principalement le bina de *Boue* qui y attire une clientèle nombreuse des contrées voisines. Le limon noirâtre et sablonneux, provenant d'un terrain tourbeux et enclos dans une piscine, est parcouru par l'*eau minérale ;* la silice, la magnésie, le sulfate de chaux, les oxydes terreux et ferriques, font la base de sa minéralisation ; quoique la température du bain ne dépasse pas 36° cent. au fond et 26° à la surface, il est facilement toléré. Aussi convient-il aux affections rhumatismales, qui contre-indiquent toute excitation, chez les sujets irritables ou sanguins.

SECTION TROISIÈME

COROLLAIRES.

Durée et direction du traitement par les eaux minérales. — Indications dans les effets consécutifs des eaux minérales. — Choix et comparaison des stations d'eaux minérales en France et à l'étranger.

I. — Durée et direction du traitement par les eaux minérales.

L'emploi thérapeutique des *eaux minérales* ne peut pas faire l'objet de règles absolues. Il suffit, pour s'en convaincre, de jeter les yeux sur la variété des médications, des procédés et des conditions curatives auxiliaires, que coordonne notre étude. Elles s'adressent d'ailleurs, ces eaux médicamenteuses et thermales, à ce qu'il y a de plus complexe et de plus résistant en médecine, à la chronicité des maladies constitutionnelles. Et que serait-ce si nous entrions dans le détail des manifestations de ces états morbides, suivant leur période d'évolution, leur degré d'intensité, l'absence ou l'adjonction des complications, etc., sans compter les idiosyncrasies qui les revêtent de caractères si différentiels ! On a pu arguer souvent et avec raison des difficultés qui embarrassent la pratique aux stations minéro-thermales et lui créent un champ d'action à part. C'est donc pour des motifs sérieux que les médecins hydrologues s'élèvent aujourd'hui cóntre le préjugé de la durée du traitement par les *eaux minérales* pendant un temps déterminé à l'avance et que le malade ne doit ni abréger ni surtout dépasser.

Ce nombre de jours forme ce qu'on appelle une *saison*, et il y a, dans divers établissements, des saisons de durée un peu différente. Cependant la fixation de la saison à 20 ou 21 jours semble assez généralement passée dans les habitudes du public, et même avec l'approbation médicale en beaucoup d'endroits. Nous croyons, comme M. Durand-Fardel, que cette coutume ne dérive pas des idées hippocratiques sur les crises et les jours critiques ; après avoir eu pour origine probable la durée moyenne de l'époque cataméniale, elle a été appliquée d'une manière irréfléchie à tout le monde (1). Il y a des exemples très-anciens de brièveté de cure aux *eaux minérales ;* en Espagne même, à notre époque, on suit encore la méthode des doses fortes et des saisons limitées à neuf jours, à la *neuvaine*, ainsi qu'on les appelle, et dont Bordeu a fait une doctrine. Enfin, pour des considérations d'épargne ou d'administration, l'assistance et la gratuité des *eaux minérales* n'est accordée, en général, aux malades indigents, dans nos établissements hospitaliers thermaux, que pendant un délai rigoureux de trois semaines de traitement, tandis que les hôpitaux militaires, dans ces mêmes stations, assignent au delà d'un mois à leur contingent.

Il ne semblerait pas que la durée du traitement thermal dût être même mise en question. Si dans certaines circonstances on n'a à traiter que des affections pour ainsi dire superficielles, passibles de quelques moyens balnéaires ou d'une succession de verrées d'eau purgative, la majeure partie des cas concerne des diathèses

____

(1) *Annales de la Soc. d'hydrol.*, XVII, 99.

et des cachexies qu'il est impossible de modifier à jour fixe ou dans un laps de temps trop rapide et abrégé. Le plus aveugle empirisme reculerait à placer sous le même niveau tant de maladies différentes qui se concentrent aux eaux. D'ailleurs il apparaît aussi des diversités de tolérance individuelles ou occasionnelles, auxquelles il faut bien conformer les phases du traitement et sa prolongation, ou sa suppression. En présence de ces inconnues, l'intervention du médecin doit être libre et prépondérante. Quant aux malades qui, abusant d'une liberté préjudiciable à leurs propres intérêts, se baignent, se douchent ou ingèrent de l'eau tantôt à leur fantaisie, tantôt sur la foi du premier venu, qu'ils se persuadent, bien qu'ils risquent de compromettre leur santé par une fausse économie de temps et d'argent. Gerdy revenait sans cesse dans sa pratique sur les dangers d'un traitement incomplet, capable de pallier ou de modifier les symptômes du mal, mais jamais de le guérir, et d'autant plus nuisible qu'il prolonge les maladies et les rend plus réfractaires aux ressources de l'art (1). L'expérience vérifie ces observations et ces préceptes dont l'opportunité est incontestable. D'un autre côté, si l'on ne peut avoir la prétention d'assigner une durée uniforme au traitement thermal, personne ne se refuse à reconnaître l'inconvénient de l'usage des eaux, prolongé sans aucune interruption au delà de certaines limites, et sans une mesure qui variera avec les indications et les phénomènes de la cure. M. Verjon a appelé l'attention sur l'importance des jours de repos intercalaires dans le cours du traitement à *Plombières*. Ce n'est pas, en un mot, nous le reconnaissons avec lui, le nombre de bains, de douches et de verres d'eau qui doit être envisagé,

____

(1) GERDY, *loc. cit.*, 183.

mais la manière dont ils sont supportés et les symptômes que produit leur usage (1).

Parmi les troubles de l'économie imputables aux médications des *eaux minérales*, il s'en montre une série
assez caractérisée, et désignée sous le nom de *saturation
thermale*. Nous souhaiterions retrancher cette expression impropre du vocabulaire hydrologique. Dans les
stations où les moyens externes seuls sont mis en œuvre,
dans celles où la faible composition des eaux n'accentue
guère les propriétés de la boisson, ni plus ni moins
qu'aux sources les plus minéralisées, on voit survenir, à
des périodes diverses, mais d'ordinaire du vingt au
vingt-cinquième jour, du malaise, de la courbature, de
l'insomnie ou de l'agitation nocturne, de l'inappétence,
et bientôt un état saburral et de la fièvre ; les urines
deviennent sédimenteuses ; l'ensemble de l'économie accuse une lassitude, qui n'est plus la conséquence d'une
exaltation des fonctions ou de l'état morbide, mais qui
se traduit le plus habituellement par une véritable sa-
tiété des eaux et une intolérance marquée de leur application. La saturation ne peut s'entendre que d'un défaut
d'absorption par plénitude ou excès de combinaison. Ce
n'est pas le fait des malades qui n'ont pris que des bains
ou des douches, à titre de révulsifs, par exemple. Il
semble plus exact de s'en tenir à la notion de fatigue
fonctionnelle qu'expriment ces désordres et qu'on retrouve dans toutes les relations de médecine minéro-
thermale, à peu près indistinctement. Si la date presque
invariable de ces phénomènes ne saurait être encore
expliquée, sinon parce qu'elle répond aux effets de continuité du traitement, très-comparables à ceux de certains agents pharmaceutiques administrés à doses fractionnées et persévérantes, du moins elle est un avertis-

(1) *Annales de la Soc. d'hyd.*, XVII, 118.

sement utile. Selon les indications de la maladie et du traitement, elle impose soit un intervalle de repos plus ou moins long, avant une deuxième reprise du traitement, soit l'ajournement de l'emploi des eaux à une autre année.

L'apparition et la permanence des règles chez les malades du sexe féminin enjoignent la suspension de tous les moyens perturbateurs de l'orgasme nervoso-sanguin qui accompagne cette fonction. Le bain, la douche, l'étuve doivent être supprimés alors, et l'usage interne des eaux n'est permis que s'il n'y a à redouter aucune stimulation intempestive de la part de cette médication. Le traitement reprend son cours, quand l'apparition menstruelle est complétement terminée.

La considération de l'âge des malades soumis aux *eaux minérales* est relative aux affections qui les affligent et au but curatif qu'on se propose. L'enfance, même au début des trois ou quatre premières années, présentant un défaut d'équilibre entre l'état des organes et l'activité en quelque sorte exubérante dela vie, bénéficie des modificateurs généraux, inhérents à la pratique des *eaux minérales*. Le lymphatisme et la scrofule, ou ces états intermédiaires de débilité qui enrayent si souvent le développement de l'âge tendre, sont énergiquement combattus par les médications sulfureuses, salines, ferrugineuses, etc. Il est à noter que les enfants, même très-jeunes, supportent à merveille les moyens appropriés dans les diverses stations de ces catégories. A plus forte raison quand il s'y joint des influences reconstituantes et toniques de climat et d'altitude. A l'extrémité de l'existence, chez les vieillards, on constate également une tolérance très-remarquable, mais alors l'élément morbide et constitutionnel pèse d'un plus grand poids dans la balance des effets thérapeutiques.

Les accidents aigus qui peuvent résulter de l'action des eaux, pendant le traitement, sont de nature trop conditionnelle pour que nous essayions d'en reproduire les traits, d'ailleurs saisissables aux yeux du médecin instruit et attentif. Rien n'est à négliger pendant qu'un malade subit la cure des eaux. Il n'y a pas jusqu'aux variations atmosphériques qui ne doivent faire surveiller de près leur emploi. Souvent les chaleurs vives ou prolongées de l'été, des temps chauds et fortement orageux, provoquent dans des organisations impressionnables, rendues plus impressionnables encore par l'action excitante des eaux, une perturbation nerveuse, qui peut se dissiper avec la cessation des conditions météorologiques existantes, mais que d'autres fois on est dans l'obligation de calmer par les secours ordinaires de la médecine (1).

Ces médications accessoires sont nécessairement bornées à l'indispensable. En thèse générale, il convient de s'abstenir de médicaments pendant la durée de la cure minéro-thermale, à moins d'indications précises comme celle des agents spécifiques dans la syphilis, ou lorsqu'il s'agit de seconder ou de renforcer l'effet des eaux, d'en favoriser l'assimilation ou de corriger certains phénomènes anormaux qu'elles peuvent produire (2). L'électricité, à courants d'induction ou continus, se combine très-bien, par mode d'alternance, avec l'emploi des moyens thermaux, dans les affections paralytiques ou atrophiques, ainsi que l'ont prouvé de nombreuses observations à *Bourbon-l'Archambault*, à *Baréges*, à *Bourbonne*, à *Teplitz* (Bohême) (3). La cure de petit-lait peut être encore envisagée comme un complément utile dans cer-

---

(1) GERDY, *loc. cit.*, p. 172.
(2) KUHN, *loc. cit.*, p. 156.
(3) *Annales de la Soc. d'hyd.*, XIV, 351 et suiv.

tains cas. Les ventouses scarifiées sont moins usitées que jadis.

Aujourd'hui on a renoncé, du moins en France, au *traitement préparatoire* qui consistait invariablement naguère en une purgation unique, ou répétée pendant plusieurs jours, avant de boire les eaux ou de se baigner. En admettant que la routine inspirât cette méthode, elle avait peut-être sa raison d'être dans le long trajet que les difficultés de transport et de voyage nécessitaient chez nos pères, et c'était une façon de se délasser dont la vitesse des chemins de fer nous dispense. Une autre coutume dont on regretterait l'abandon était celle d'apporter au médecin consulté une note détaillée du médecin traitant habituel, de celui qui connaît les antécédents, les liens héréditaires ou autres, le genre de vie, les maladies successives et les traitements préalables du sujet. Cet exposé sera très-précieux à celui-ci, confiant sa santé à un praticien qui ne l'a jamais vu, qui lui fera subir un interrogatoire délicat, malaisé, au risque de décider en dernier ressort, sans connaissance de cause.

Il y a des vérités trop banales pour mériter qu'on s'y arrête. Celle-là est du nombre qui conteste au médecin éloigné de la station thermale la faculté d'ordonner à distance, rigoureusement et irrécusablement, l'emploi de telle ou telle source, de tel ou tel agent balnéaire, comme si aucune circonstance intercurrente ne devait modifier les prescriptions d'un traitement par les *eaux minérales*, en admettant même que le changement de lieu et d'habitude n'ait point transformé, dès l'abord en quelque point, l'état morbide auquel il s'agit de remédier.

II. — Indications dans les effets consécutifs des eaux minérales.

On ne saurait mettre en doute les effets consécutifs des *eaux minérales*. Celles-ci, rationnellement appliquées et pendant un temps suffisamment long, préparent plus souvent la guérison qu'elles ne la produisent d'une manière immédiate. Pâtissier l'affirme, preuves en main. Gerdy désignait la période qui succède au traitement minéro-thermal, dans la plupart des cas, pendant deux ou trois mois environ comme étant une période d'incubation. « L'économie semble alors, disait-il, conserver « son état antérieur, jusqu'au moment où se produit « la modification désirée, qui d'autres fois est signalée « non-seulement par la persistance de l'état morbide, « mais même par des exacerbations très-marquées de « l'irritation primitive (1). » Aucun signe n'annonce à l'avance les conséquences définitives de la médication. Il y a même des exemples dans lesquels les effets décisifs et certainement dus au traitement thermal ne se sont manifestés qu'au bout de six mois ; c'est ce qui arrive dans les affections localisées, telles que des abcès froids considérables, des épanchements articulaires, des engorgements ganglionnaires très-volumineux, etc. D'autre part, là où les procédés balnéaires remplissent le principal rôle, il n'est pas rare d'observer, à la suite de l'administration des eaux, une hyperdiaphorèse qui peut se prolonger et se répéter pendant assez longtemps. M. Vidal a vu de ces sueurs profuses durer souvent plusieurs mois, consécutivement à l'excitation thermale sulfureuse d'*Aix en Savoie*. Quand l'effet diaphorétique ne se continue pas aussi fortement, c'est par un coryza,

____

(1) *Annales de la Soc. d'hydrol.*, VI, 149 et suiv.

30.

une diarrhée tenace, ou une éruption exanthémateuse que s'opère cette espèce de crise, et finalement après des oscillations plus ou moins accentuées d'abattement ou d'agitation, l'équilibre se rétablit (1). Des faits analogues ont été recueillis à *Plombières*, à *Néris*, à *Bourbon-Lancy*, etc. Il faut alors prémunir les malades contre l'impressionnabilité de la peau aux influences atmosphériques et qui les expose à des affections catarrhales bronchiques ou pulmonaires plus ou moins graves. Les maladies cutanées sont fréquemment surexcitées après un traitement par les *eaux minérales* appropriées, même quand on avait le droit de les croire guéries. Cette stimulation nouvelle peut devenir substitutive et favorable, mais aussi elle a été parfois une aggravation à prendre en considération. On tirerait des inductions analogues de la cure de l'ostéite, dans laquelle les éliminations de séquestres sont presque toujours postérieures à l'emploi des eaux. La goutte, la gravelle urique, et beaucoup d'affections de nature diathésique témoignent de la cure consécutive assez haut pour qu'il n'y ait pas lieu de contester la réalité des effets à longue portée que procurent les *eaux minérales*. Au besoin, les relevés statistiques des hôpitaux militaires, dans nos stations thermales, entourés qu'ils sont des garanties les plus authentiques et d'un contrôle exceptionnel, achèveront cette démonstration. M. Armieux à *Barèges* a constaté un quart de guérisons consécutives sur un total de sujets de l'armée, traités de 1862 à 1867, proportion considérable, eu égard à la gravité et à la résistance des affections chroniques qui ont été soumises à la médication sulfureuse, au sortir pour la plupart de cures infructueuses, pharmaceutiques ou près d'autres stations

____

(1) Vidal, *loc. cit.*, p. 3.

thermales (1). L'assistance des malades indigents dispose également de documents aussi concluants, à en juger d'après les observations extraites par M. Verjon de la clinique de *Plombières* (2).

Pour M. le professeur Gubler, il y a lieu de distinguer entre les effets continuateurs de la cure minérale, comme sont ceux des selles à coloration verte qui s'observent à la suite de l'usage des eaux de *Carlsbad*, et ceux qui, plus tardifs, varient selon la maladie traitée, soit qu'il s'agisse d'affections mobiles et transitoires, soit que l'état morbide constitutionnel offre moins de prise à l'action du traitement. C'est ainsi qu'avec le bienfait d'eaux reconstituantes et toniques, on voit successivement disparaître les névropathies que causaient la débilité et l'anémie de l'organisme. L'action altérante, s'adressant aux fonctions de nutrition, mettra encore plus de temps à régénérer les tissus par un échange plasmatique; et quant aux phénomènes de substitution, ils sont pour ainsi dire sans limites précises (3). Une hygiène méthodique développera ces effets, dont il faut rechercher les modalités et les applications mieux qu'on ne l'a fait peut-être jusqu'ici, mais ils n'en sont pas moins d'accord avec les données les plus sûres de la thérapeutique hydrologique.

Sous l'empire de théories chimériques, beaucoup de malades appréhendent de prendre des bains simples, après avoir achevé leur cure sulfureuse ou autre. Il leur a été enjoint de ne pas contrarier par des immersions et un appel quelconque à la peau l'emmagasinement dans l'économie ou l'imprégnation du soufre, des principes salins, etc. A ce compte, on devrait supprimer les fonc-

(1) Armieux, *Études méd. sur Baréges*, p. 399.
(2) Verjon, in *Annales de la Soc. d'hydr. méd.*, XVIII,327.
(3) *Annales de la Soc. d'hyd.*, XVIII, 347.

tions des émonctoires, bien autrement éliminatoires que celles du tégument externe. L'opinion précitée tombe sous le ridicule, quoiqu'on ait l'occasion trop fréquente de la combattre.

Il n'en est pas de même de ce qu'on appelle en Allemagne la *cure subséquente;* ainsi les médecins de *Wiesbaden,* dont les eaux chlorurées sont très-énergiques, conseillent souvent, pour calmer l'excitation minéro-thermale, un traitement ou cure complémentaire aux sources hyposthénisantes de *Schlangenbad;* ceux d'*Ems* prescrivent d'aller à *Schwalbach* corriger l'affaiblissement de l'état général ou la prétendue fluidification du sang par des eaux ferrugineuses. Cette pratique peut avoir ses motifs et ses bons résultats dans certains cas; elle était autrefois assez suivie aux Pyrénées où *Bagnères-de-Bigorre* passait pour le correctif des eaux de *Baréges* et de *Cauterets.* Aujourd'hui il est rare qu'on recommande ces pérégrinations, à moins d'une distance assez rapprochée entre deux stations à spécialisations différentes, et qui pourraient se compléter l'une par l'autre. Chez les Allemands encore, la *cure de raisin* pendant l'automne est prescrite aux phthisiques, aux goutteux, aux scrofuleux, qui ont suivi des traitements minéro-thermaux, avant de regagner leurs foyers. Nous n'avons pas en France, comme dans la vallée du Rhin, en Hongrie, en Suisse, de localités où cette médication de supplément puisse être appréciée à sa juste valeur.

La question de l'opportunité des bains de mer après l'emploi des eaux minérales fut soulevée par M. Lhéritier devant la Société d'hydrologie. Du débat approfondi par lequel ce sujet important de pratique hydro-thermale a été éclairé, il résulte que, toutes choses égales d'ailleurs, on ne doit pas prescrire d'avance à un malade, et sans savoir comment agira sur lui la médication, un traitement thermal et un traitement marin à faire dans la même saison; que cette combinaison peut être utile parfois dans les maladies lymphatiques ou dartreuses, à caractères éminemment torpides, en l'absence de toute menace de répercussion, dans les affections utérines, signalées par un relâchement des organes du petit bassin et par de la faiblesse générale, ou encore pour réprimer une poussée persistante et semblant s'établir à demeure, à la suite du traitement de *Louèche* par exemple (Gerdy). Dans toutes ces circonstances, on suppose que le bain froid trouvera une certaine puissance de réaction chez ceux qui en font usage; autrement ce serait les exposer à perdre par un moyen perturbateur le bénéfice de la cure des *eaux minérales*. En principe, si la médication minéro-thermale a exercé une action diathésique, mieux vaut livrer le malade à ses effets consécutifs que de risquer de les compromettre en l'envoyant aux bains de mer (Lhéritier). Dans l'affirmative toutefois un intervalle de plusieurs semaines entre les deux traitements serait nécessaire (1).

Ces réflexions s'appliquent aux *secondes saisons* dans le même été à une station thermale unique, et que Pâtissier assurait n'avoir vu réussir que rarement. On doit convenir avec ce maître en hydrologie qu'une fois la stimulation de l'organisme établie à l'aide d'une action lente et graduelle des eaux, il y a avantage à la laisser tomber d'elle-même, sans la provoquer de rechef jusqu'à l'entier accomplissement de son effet. Point de voyages fatigants et lointains à la suite du traitement thermal, mais que le malade rentre dans ses habitudes et, s'il est possible, séjourne à la campagne, en observant l'hygiène prescrite pendant l'usage des eaux, sans y associer aucune

______

(1) *Annales de la Soc. d'hydr.*, VI, 149 et suiv.

médication proprement dite ; ainsi se formule dans son expression la plus pratique l'indication relative aux effets consécutifs des *eaux minérales*.

III. — Choix et comparaison des stations d'eaux minérales en France et à l'étranger.

Les règles générales de la thérapeutique doivent guider le médecin dans l'envoi aux *eaux minérales*. Nous croyons avoir assez amplement développé cet axiome en exposant les indications des médications minéro-thermales pour ne pas y revenir. Lorsque le cadre d'une médication déterminée comprend un groupe de sources que rapprochent entre elles leur composition chimique, leur thermalité et leurs propriétés électives, c'est à l'installation plus ou moins parfaite et étendue des établissements thermaux qu'il importe de s'attacher. Ce sont aussi les conditions d'altitude, de climat, de saison et d'hygiène de la localité vers laquelle le malade se dirigera qu'on doit apprécier. Dans certains cas, il ne serait pas prudent de négliger les circonstances étrangères au traitement, mais qui y concourent ou l'entravent, soit à l'égard des relations de société et des distractions, des promenades, etc., soit dans la nécessité d'éviter les milieux bruyants ou malsains, et de fuir des occasions d'écarts de régime. Chaque station garde pour ainsi dire sa physionomie particulière. Vouloïr réunir dans un tableau synoptique les caractères dissemblables de celles que nous avons passées en revue, ce serait tenter l'impossible, ou satisfaire notre curiosité au prix d'une confusion inévitable.

A côté des types les plus frappants des eaux françaises, il était de stricte justice de placer ceux qui à l'étranger répondent le mieux, ou par analogie avec les nôtres, aux besoins du traitement des maladies chroniques. Ce parallèle n'est qu'à l'honneur et à l'avantage des ressources naturelles que nous possédons dans cette branche de thérapeutique. Si. au lieu de la recherches des eaux qui se suppléent réciproquement ici et ailleurs, on se donnait pour but de trouver les équivalents de telle ou telle source de *Vichy*, des *Eaux-Bonnes*, par exemple, l'embarras serait inextricable, ainsi que M. Pétrequin l'exprime avec tant d'à-propos (1). Sur le terrain même des aménagements balnéaires dans nos établissements, il n'y a pas à redouter de comparaisons, *Aix en Savoie*, *Néris*, *Plombières*, *Dax*, en sont l'attestation éclatante entre beaucoup d'autres.

A peine rencontre-t-on la *médication sulfureuse* représentée en Allemagne. Les eaux sulfurées sodiques et thermales font complétement défaut dans cette contrée, où il n'y a à citer que des sources sulfatées et sulfurées calciques (*Nendorf*, *Meinberg*, *Weilbach*). Les eaux d'*Uriage* et de *St-Gervais* ne le cèdent en rien à celles d'*Aix-la-Chapelle*. En Suisse, l'importante station de *Schinznach* contre-balance seule la longue série de thermes sulfureux de premier ordre qui font la renommée des Pyrénées françaises. Sur le versant opposé, en Espagne, on énumère beaucoup de sources sulfureuses, mais dont l'installation est insuffisante.

La *médication saline*, en France, oppose *Salins*, *Salies de Béarn* aux bains de *Kreuznach* et de *Nauheim*; *Bourbonne*, *Balaruc*, *Bourbon-l'Archambault* à *Wiesbaden* etc. En Alsace, notre souvenir se reporte sur *Niederbroun*. A la vérité les eaux purgatives, sulfatées sodiques et magnésiennes, n'ont que de rares concurrentes chez nous.

(1) Pétrequin, *Étude compar. des Eaux min. de la France et de celles de l'Allemagne*. 1873, p. 33.

Vichy, Vals, St-Nectaire, Contrexeville, Vittel réunissent toutes les propriétés de la *médication alcaline*. Si *Carlsbad* et *Kissingen*, avec leur composition complexe peuvent revendiquer des spécialisations formelles, il y a tant de points d'identité entre les eaux d'*Ems* et celles de *Royat* également thermales et riches en principes fixes et gazeux de même nature, que nous pouvons quand même nous prévaloir de nos eaux sodiques et de la valeur médicale des types qui les signalent.

La *médication arsenicale* n'a pas encore été étudiée en dehors de l'hydrologie française; la *Bourboule*, le *Mont-Dore*, et en y associant *Plombières*, demeurent sans émules.

Si les eaux *ferrugineuses* sont communes, on recherche celles qui sont thermales. *Lamalou* et *Luxeuil* n'ont de similaires qu'en Hongrie et dans quelques localités espagnoles. La belle et attrayante station de *Spa* mise à part, *Forges-les-Eaux* vaut *Pyrmont* ou *Schwalbach*. *Saint-Christau* apparaît comme apte à modifier les affections cutanées. *Orezza, Bussang, Auteuil*, et bien d'autres dont la nomenclature s'accroît sans cesse, fournissent des eaux martiales à l'usage interne.

A l'empire d'Autriche appartiennent *Teplitz* et *Wilbad-Gastein*. Nous avons à mettre en parallèle *Néris, Bagnères-de-Bigorre, Dax, Ussat*. Avec le progrès des temps, des stations, comme celle de *Châteauneuf* et d'autres encore non développées étendront notre hydrothérapie minérale, administrée sous toutes les formes et à l'aide des procédés les plus perfectionnés. Les boues de *Saint-Amand*, celles moins actives de *Barbotan*, et le limon végéto-minéral de *Dax*, nous affranchissent des boues artificielles de *Franzensbad*, en Bohême, ou de leurs pareilles.

Un rapport de M. Durand-Fardel, au nom d'une commission de la Société d'hydrologie, les publications de MM. Rotureau, Pétrequin, Barrault et Garrigou, ont réduit à leurs proportions exactes les prétendus titres de supériorité attribués par la mode, beaucoup plutôt qu'en vertu d'une science impartiale, à l'hydrologie d'outre-Rhin. Plus qu'aucun autre pays, la France déploie dans ses eaux minérales et dans ses établissements thermaux une multiplicité de types et de procédés qui répond aux exigences de toutes les individualités morbides; elle peut donc se suffire à elle-même.

FIN.

TABLE DES MATIÈRES

CONTENUES DANS CE VOLUME.

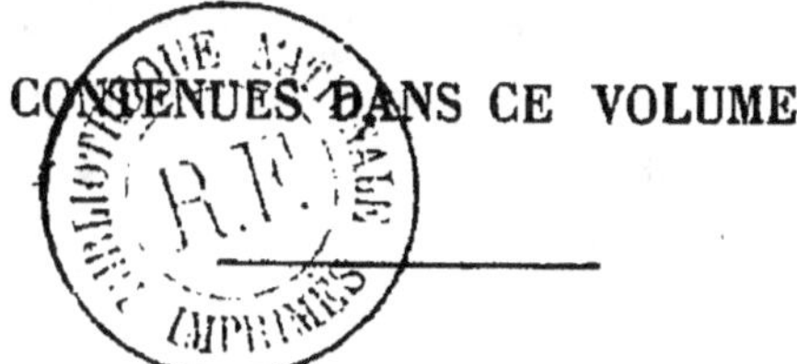

TABLE ALPHABÉTIQUE

TABLE DES EAUX MINÉRALES

DÉCRITES DANS CET OUVRAGE.

FIN DE LA TABLE DES EAUX MINÉRALES.

Corbeil, typ. et stér. de Crété fils.